Nicole Schuster

# Ein guter Tag ist ein Tag mit Wirsing

# Autismus

Studien, Materialien und Quellen

herausgegeben von Brita Schirmer

Band 17

Nicole Schuster

# Ein guter Tag ist ein Tag mit Wirsing

**(M)ein Leben in Extremen:**
**Das Asperger-Syndrom aus der Sicht einer Betroffenen**

WEIDLER Buchverlag

Für Frau Dr. Brita Schirmer

durch deren Tipps und Denkanstöße ich nicht nur dieses Buch schreiben konnte, sondern auch viel über mich selbst gelernt habe.

© WEIDLER Buchverlag Berlin 2007
Alle Rechte vorbehalten
Printed in Germany

ISBN 978-3-89693-483-3

Das Werk einschließlich aller Teile ist urheberrechtlich geschützt. Jede Verwertung außerhalb der engen Grenzen des Urheberrechtsgesetzes bedarf der Zustimmung des Verlages. Das gilt insbesondere auch für Vervielfältigungen, Übersetzungen, die Einspeicherung und Verarbeitung in elektronischen Systemen, Text- und Data-Mining sowie Einsatz und Training von KI-Systemen.

Herstellung durch Frank & Timme GmbH
Wittelsbacherstraße 27a, 10707 Berlin
info@frank-timme.de

www.weidler-verlag.de

# Inhalt

# Vorwort

Das vorliegende Buch beschäftigt sich aus der Perspektive einer betroffenen erwachsenen Frau mit dem Asperger-Syndrom oder dem sogenannten hochfunktionalen Autismus (englisch: „high functioning autism“). Da im Erwachsenenalter mit dem Asperger-Syndrom oder dem hochfunktionalen Autismus gleichermaßen ein Bündel von verschiedenen Störungen bei entweder normaler oder meist überdurchschnittlicher Grundintelligenz bezeichnet wird, ist eine Unterscheidung der beiden Autismus-Formen im Erwachsenenalter nur von akademischem Interesse. Wie im Text des Buches selbst ist im Folgenden daher vereinfachend vom Asperger-Syndrom die Rede.

Das Buch folgt in seinem Aufbau wesentlichen Domänen der beim Autismus vorliegenden Störungsfelder. Dabei nimmt die Interaktion und Kommunikation, die in der Umwelt als Rückzug aus dem sozialen Gefüge oder mangelnde Integrationsfähigkeit spürbar wird, sicher den größten Raum ein. Daneben sind aber auch Besonderheiten in der Wahrnehmung, der Bewegung oder Motorik sowie der Sprache relevant, wie im Buch ausführlich vorgetragen wird. Diese Störungsaspekte werden von der Autorin inhaltsreich und gut verständlich dargestellt. Das Buch ist daher eine sehr gelungene Lektüre, die in allgemeinverständlicher Form das Störungsbild des Asperger-Syndroms einer breiten Öffentlichkeit zugänglich macht.

Von besonderer Relevanz ist, dass die Autorin selbst vom Asperger-Syndrom betroffen ist. Daraus resultiert die größte Stärke des Buches. Die Autorin schildert nämlich das Asperger-Syndrom gleichzeitig aus einer „Außenansicht“, also aus der beobachtenden Perspektive einer hochintelligenten, naturwissenschaftlich geschulten Studentin, und aus einer „Innenansicht“, also aus der erlebenden Perspektive einer Betroffenen. Neben der inhaltsreichen Schilderung der einzelnen Symptomkomplexe wird dem Leser durch diese Dopplung und Engführung immer wieder auch eine direkte Einsichtnahme in die Innenwelt des Autismus möglich. Diese Einsichtnahme in das „Innere“ ist gerade dort besonders informativ, wo von „außen“ nur unverständliches Fehlverhalten zu beobachten ist. Hier versagt nämlich auch meist die soziale Kompetenz Nicht-Betroffener.

Diese Diskrepanz schildert Frau Schuster auch im Rückblick auf ihre eigene Lebensgeschichte sehr eindrucksvoll. Hier bietet die Autorin Übersetzungen an, die der allgemeinen Frage folgen: Wie fühlt es sich von „innen“ an, in für den Autismus charakteristischen psychischen Verfassungen zu sein, die sich von „außen“ oft genug inhaltlich nicht erschließen lassen oder nur als unverständlich und unangemessen erscheinen? Dadurch wird den Leserinnen und Lesern eine wesentliche Erweiterung des Verständnisses dieses Störungsbildes erschlossen. Neben der Autorin kommen auch andere Betroffene zu Wort. Da die Autorin diese Erlebnisweisen selbst nachvollziehen kann, erhalten auch diese zitierten Äußerungen eine besondere Autorisierung.

Eine weitere interessante Dimension eröffnet sich in der Schilderung der Entwicklung der Störungen. Eindrucksvoll schildert die Autorin nicht nur die Störungen selbst, sondern auch scheiternde und gelungene Versuche, sich dieser Störungen entweder zu entledigen oder mit ihnen umzugehen und sie in den Alltag einzufügen. Dadurch erhält dieser Text einen weiteren besonderen Wert für alle Personen, die sich im Umfeld von autistischen Kindern oder Jugendlichen aufhalten und nicht nur verstehen, sondern auch helfen und unterstützen wollen. Bisher ist der Autismus eine Erkrankung, die überwiegend dem Kindes- und Jugendalter zugeordnet und auch früh diagnostiziert wird. In Deutschland entstehen erst jetzt erste klinische und wissenschaftliche Aktivitäten zu Diagnostik, Versorgung und zur Erforschung des Autismus im Erwachsenenalter. Da die hohe Grundintelligenz beim Asperger-Syndrom hilft, Umgehungsstrategien zu entwickeln und mit den Defiziten umzugehen, werden diese häufig erst im Erwachsenenalter diagnostiziert. Gerade die Einsichtnahme in diese Entwicklungsmöglichkeit ist von unschätzbarem Wert für die Entwicklung von Therapieansätzen im Kindesalter.

In der äußeren Form ist das Buch in einem außergewöhnlich klaren Stil geschrieben und dadurch einer interessierten Leserschaft sehr gut zugänglich. Dabei wird der Text aber nie zu sachlich oder nüchtern, weil die verschiedenen Aspekte der Störung immer wieder durch eigene Schilderungen oder Beschreibungen anderer Betroffener aus der Innensicht angereichert werden. Das Buch wirkt so der Stigmatisierung entgegen, die durch eine Kennzeichnung des Autismus als unverständlich und unnachvollziehbar entstünde. Es macht aber auch aufmerksam auf besondere Talente, die etwa in Fähigkeiten in der Wahrnehmung von Details oder der Ausbildung von Spezialinteressen sichtbar werden. Auch diese positiven Leistungen werden immer sachlich dargestellt, so dass keine unangemessene Romantisierung des Autismus entsteht. Wir lernen das Asperger-Syndrom also nicht als eine Krankheit kennen, sondern als eine sehr vielgestaltige und differenzierte Art und Weise, sich selbst und die Welt zu erleben und mit sich und der Welt umzugehen.

Leserinnen und Leser, die dieses Buch in den Händen halten, können also auf eine ganz besondere Lektüre gespannt sein. Sie besticht gleich durch eine Vielzahl von besonderen Merkmalen, von denen jedes einzelne das Buch bereits lesenswert machen würde. Insbesondere in der doppelten Präsentation einer Innen- und Außensicht auf das Asperger-Syndrom ist das Buch von größtem Wert sowohl für Betroffene als auch für alle solchen Nicht-Betroffenen, die mit autistischen Menschen zu tun haben oder an ihrem inneren Erleben interessiert sind.

Köln, Oktober 2006
Kai Vogeley

# I. Wahrnehmungsbesonderheiten

Wahrnehmungsbesonderheiten werden in den Diagnosekriterien für die Erkrankungen des autistischen Spektrums nur am Rande erwähnt. Dies erstaunt umso mehr, als eine veränderte Wahrnehmungsverarbeitung als eine der Hauptursachen für die autistischen Symptome betrachtet wird.

Als Einführung in die Welt autistischer Menschen möchte ich zunächst einige ihrer Wahrnehmungsbesonderheiten darstellen. Sie ermöglichen erste Einblicke in das Innenleben und Erleben der Betroffenen.

## Wahrnehmung – ein alltägliches Phänomen

Wahrnehmung ist komplexer und individueller, als es auf den ersten Blick erscheint. Daher ist auch eine Beschreibung dessen, was unsere Wahrnehmung ausmacht, nicht einfach.

Der Weg vom Sinnesreiz bis zur bewussten Wahrnehmung ist lang. Es beginnt mit einem physikalischen Reiz, der von den Sinnesorganen aufgenommen wird. Die Sinnesorgane wandeln den Reiz in elektrische Impulse um. Über Nervenbahnen werden diese elektrischen Impulse ins Gehirn geleitet. In entsprechend spezialisierten Gehirnarealen werden die Reize verarbeitet. Es kommt zur Wahrnehmung.

Als menschliche Sinnesorgane werden primär fünf Organe genannt. Sie haben gemeinsam, dass sie Reize aus unserer äußeren Umwelt aufnehmen:

1. Das Auge: Als unser Sehorgan nimmt es elektromagnetische Strahlung einer Wellenlänge von 360 bis 780 nm auf. Das eintreffende Licht wird von Sinneszellen auf der Retina in Licht und Farbe umgesetzt. Im Gehirn entstehen daraus die Wahrnehmungserscheinungen des Gesichtssinnes.
2. Das Ohr: Das menschliche Ohr reagiert auf akustische Signale im Frequenzbereich zwischen 16 bis 20.000 Hertz. Es werden Veränderungen im Schalldruck registriert. Diese werden über das Trommelfell übertragen und im Gehirn zum Höreindruck umgewandelt.
3. Die Nasenschleimhaut: Umgangssprachlich bezeichnet man die gesamte Nase als Riechorgan, tatsächlich ist es aber nur ein Teil der Nasenschleimhaut, der diese Funktion ausübt. Die dort endenden Geruchsnerven gehen Interaktionen mit flüchtigen oder gasförmigen Stoffen ein. Die Nerven werden durch die Duftmoleküle erregt und leiten die Informationen weiter ins Gehirn, wo die Geruchsempfindung entsteht.

4. Die Geschmacksknospen: Die Geschmacksknospen liegen in Gruppen zu fünft oder zehnt in Geschmackspapillen auf der Zunge. Diese Rezeptoren reagieren mit Nahrungsmittelmolekülen. Es können fünf Geschmacksqualitäten unterschieden werden. Süß, salzig, sauer, bitter und umami. Umami soll besonders eiweißreiche Nahrung anzeigen. Einigen Theorien zufolge befinden sich die Geschmacksrezeptoren für die einzelnen Geschmäcker auf bestimmten Zungenarealen. Dies konnte wissenschaftlich nicht bestätigt werden und gilt als überholt. Neben den genannten Geschmacksrichtungen werden auch noch alkalisch, metallisch und scharf als sogenannte Nebenqualitäten diskutiert.[1]
5. Tastrezeptoren: Der Tastsinn, auch Oberflächensensibilität, reagiert auf Berührungen. Sinnesorgane in der Haut vermitteln Informationen über Druck, Berührung, Vibration sowie Kitzelempfindungen.[2]

Die taktile Wahrnehmung bildet zusammen mit der kinästhetischen Wahrnehmung den Tastsinn. Die kinästhetische Wahrnehmung gehört zu einer Gruppe erweiterter Wahrnehmungserscheinungen, welche auch Reize aus dem Körperinneren aufnehmen können. Zu dieser Gruppe zählen:

6. Kinästhetische Wahrnehmung (Proprizeption): Die kinästhetische Wahrnehmung oder auch Tiefensensibilität betrifft die Position und den Zustand von Muskeln und Gelenken. Sie beschreibt die Stellung der Körperglieder zueinander und zur Umwelt. Dafür greift sie auf so genannte Propriorezeptoren zurück, bei welchen es sich um Sinneszellen handelt, die im Körper gelegen sind.
7. Temperatursinn: Den Temperatursinn unterteilt man in einen Wärme- und einen Kältesinn. Vermittelt wird der Temperatursinn durch Wärme- und Kältesensoren in der Haut.
8. Nozizeption: Nozizeption beschreibt die Wahrnehmung von Schmerzen. Schmerzrezeptoren sind nahe der Hautoberfläche lokalisiert. Sie sprechen auf alle Arten von Reizen an.
9. Enterosensoren: Diese Sensoren liegen im Körperinneren und sind für Empfindungen wie Hunger und Durst verantwortlich. Sie messen Blutdruck, Kohlensäure- und Sauerstoffspannung.[3]

---

1 Vgl. http://www.Lexevita.de/physis/sinnesorgane, entnommen 25.12.2005. Wer sich mehr für die Funktion von Sinnesorganen interessiert, kann sich auf http://www.Lexevita.de/physis/sinnesorgane informieren.

2 Vgl. http://de.wikipedia.org/wiki/Wahrnehmung, entnommen 25.12.2005, 2-3.

3 aneben gibt es noch den Gleichgewichtssinn, auf den ich aber nicht näher eingehen möchte. Bei Menschen mit Autismus können zwar Gleichgewichtsstörungen auftreten, diese sind aber eher von untergeordneter Bedeutung.

Die genannten Wahrnehmungserscheinungen sind nicht allein von der physikalischen Funktionsfähigkeit des entsprechenden Sinnesorgans abhängig. Aufgenommene Informationen müssen auch analysiert, verarbeitet und gespeichert werden. In welcher Intensität die Sinneseindrücke wahrgenommen werden und welche überhaupt ins Bewusstsein gelangen, ist von Mensch zu Mensch verschieden. Auch wenn exakt die gleichen Reize aufgenommen werden, präsentieren sie sich als Folge von persönlichen Erfahrungen und Gewichtungsaspekten unterschiedlich. Als Beispiel mögen zwei Personen dienen, die dieselbe stark befahrene Straße entlanggehen. Der eine hat nur Augen für die attraktive Frau auf der anderen Straßenseite. Der andere möchte einen Brief einwerfen und richtet seine ganze Aufmerksamkeit auf einen entsprechenden gelben Kasten. Beide Personen nehmen die Straße völlig unterschiedlich wahr. Und trotzdem kann beiden gleichermaßen entgehen, wenn plötzlich ein Ball auf die Straße rollt und ein kleines Kind hinterherläuft.

An dem Mechanismus, der Reize zu Wahrnehmungen werden lässt, sind hauptsächlich zwei Vorgänge beteiligt: erstens die Fähigkeit, aus einem Pool von eintreffenden Informationen einige wenige herausfiltern zu können und zweitens, diese Informationen in einen größeren Kontext aus bereits im Gedächtnis vorliegenden Informationen einarbeiten zu können.

Der Filtereffekt hat die Aufgabe, wesentliche von unwesentlichen Informationen zu trennen. Einen Informationsgehalt bekommt die Wahrnehmung erst dann, wenn sie durch Vergleich und Einordnung in Erfahrungswissen Bedeutung erhält. Auf beide Vorgänge werde ich noch eingehen. Sie sind wichtig, wenn es darum geht, die abgebildete Realität verstehen und durch neue Eindrücke dazu lernen zu können.[4]

Entsprechend dieser beiden Prozesse differenziert man bei der Sinneswahrnehmung zwischen „Perzeption“ und „Apperzeption“. Als Perzeption wird in der Wahrnehmungspsychologie der unbewusst ablaufende Teilbereich der Wahrnehmung, also das bloße „Empfinden“ beschrieben. Zur eigentlichen „Wahrnehmung“ und damit dem Bewusstwerden von Sinnesreizen, kommt es erst dann, wenn der Wahrnehmungsinhalt kognitiv erfasst und aktiv in einen Kontext aus früheren Erfahrungsbeständen, Wissen und Kenntnissen eingeordnet wird. Dies wird in Abgrenzung zur Perzeption als Apperzeption bezeichnet.[5]

---

4 Vgl. http://de.wikipedia.org/wiki/Wahrnehmung, entnommen 25.12.2005, 5.

5 Vgl. Fischer, 2000, 30.

## Störungen der Sinneswahrnehmung

Autismus – eine Wahrnehmungsstörung? Diese Frage wird immer häufiger mit einem „ja“ beantwortet. Fest steht, dass die Sinneswahrnehmung und speziell die Verarbeitung von Sinnesreizen bei Menschen mit Autismus auf besondere Weise abläuft. Als Resultat erhalten sie eine Wahrnehmung, die sie von den meisten ihrer Mitmenschen unterscheidet.

Viele der typisch autistischen Auffälligkeiten lassen sich erklären, wenn man von einer veränderten Sinneswahrnehmung als zentraler Störung beim Autismus ausgeht. Die Wahrnehmungsfähigkeit beeinflusst, wie ein Kind mit seinem Umfeld interagiert, wie es Kontakt zu Menschen aufnimmt und wie es lernen und sich entwickeln kann.

Ein Kind mit veränderten Wahrnehmungseigenschaften kann nur beschränkt am Leben um es herum teilnehmen. Cordes und Wilker, zwei Wissenschaftler, auf die Stefan Dzikowski und Cordula Vogel in ihrem Buch „Störungen der sensorischen Integration bei autistischen Kindern“ verweisen, fassen die Ergebnisse verschiedener wissenschaftlicher Untersuchungen damit zusammen, „daß die optischen, akustischen und taktilen Wahrnehmungen der Außenwelt trotz intakter Sinne im zentralen Nervensystem nicht zu einer für das Kind verstehbaren Information verarbeitet werden.“[6] Diese Verarbeitungsstörung wirkt sich unmittelbar auf das Verhalten des Kindes aus. In den kommenden Kapiteln soll deutlich werden, dass es oft auf ein anderes, ein „extremes“ Erleben der Wirklichkeit zurückzuführen ist, wenn ein autistischer Mensch als „fremd“ und „andersartig“ erscheint.

Die Probleme in der Wahrnehmungsverarbeitung gehen auf verschiedene dysfunktionale Systeme zurück. Im Folgenden möchte ich einige typische Störerscheinungen aufführen.

### *Die Filterschwäche*

Der Filtereffekt ist so etwas wie ein Vorsortiersystem im Gehirn. Er sorgt dafür, dass wir nicht in einer Flut von Informationen „ertrinken“ und nur die als relevant Erachteten bis in unser Bewusstsein vordringen.

Ein anschauliches Beispiel dafür ist das Experiment „*Gorillas in Our Midst*“, das die autistische Professorin und Tierverhaltensforscherin Temple Grandin in ihrem Buch „Ich sehe die Welt wie ein frohes Tier“ beschreibt. In diesem Experiment wurden einer Gruppe von Versuchspersonen Videoaufnahmen eines Basketballspiels gezeigt. Die Probanden sollten zählen, wie viele Körbe die Mannschaften warfen. Während des Spiels lief eine Frau im Gorillakostüm durch das Bild und schaute in

---

6 Dzikowski/Vogel, 1988, 26.

die Kamera. Die Hälfte der Probanden konnte sich auch auf Nachfrage nicht an eine Frau im Gorillakostüm erinnern.[7]

Ein ebenso imposantes Experiment führte die WDR-Sendung „Quarks & Co“ durch. Versuchspersonen wurden auf der Straße von einem als WDR-Reporter getarnten Lockvogel angesprochen. Der Passant sollte ein Foto mit einer optischen Täuschung kommentieren. Zwei eingeweihte Helfer mit einem großen Paket drängelten sich für kurze Zeit zwischen Reporter und Versuchsperson. Während der Blick des Passanten auf den Reporter versperrt war, wurde dieser gegen einen Kollegen ausgetauscht. Das überraschende Ergebnis der Studie war, dass weniger als die Hälfte der Probanden bemerkte, dass sie es plötzlich mit einem ganz anderen Menschen zu tun hatten. Manchen entging sogar, dass der männliche Reporter in einigen Versuchsdurchgängen durch einen weiblichen ersetzt wurde. Wissenschaftler erklären das Ergebnis dieses Tests damit, dass die Passanten ihre ganze Aufmerksamkeit dem Foto gewidmet hätten und dadurch andere visuelle Reize nicht mehr hätten erfassen können.[8]

Auch wenn sich das Ausblenden von Informationen zunächst nachteilig anhört, zeigen die beiden Experimente doch einen entscheidenden Vorteil des Filtervermögens auf: Es befähigt den Menschen, seine gesammelte Aufmerksamkeit auf das Wesentliche zu richten, also hier die Anzahl geworfener Körbe bzw. das Foto mit der optischen Täuschung. Der Mensch ist handlungs- und entscheidungsfähig, weil er sich eben nicht durch andere Sinneseindrücke ablenken lässt und diese einfach ignorieren kann.

Wie die Verstärkung oder Abschwächung von Informationen genau funktioniert, ist nicht völlig geklärt. Man nimmt an, dass die verschiedenen Regionen des Gehirns wie ein Netzwerk funktionieren und ständig Informationen austauschen. Der Austausch läuft über Nervenzellen ab, welche als Informationsüberträger Signale weiterleiten. Die Weiterleitung läuft innerhalb einer Nervenzelle und ihrer Fortsätze durch elektrische Impulse ab. Anschaulich kann man sich dies wie eine elektrische Leitung vorstellen. An der Kontaktstelle zweier Nervenzellen findet die Informationsübertragung auf chemischem Wege statt. Die chemische Übertragung funktioniert nach dem „Schlüssel-Schloss-Prinzip“: Eine Sorte von Molekülen – die Transmitter – werden von dem ersten Neuron ausgeschüttet und binden an Rezeptoren des zweiten Neurons. Dadurch wird das zweite Neuron angeregt und leitet den elektrischen Impuls wieder wie ein Stromkabel weiter. Informationen werden auf diese Weise

---

7 Vgl. Grandin 2005b, 34.

8 Vgl. Quarks und Co, Thema „Wunder Wahrnehmung – von Sinnestäuschungen und Hirngespinsten“, WDR 2005.

im Gehirn hin und her geschickt. Eine Verstärkung entsteht vermutlich dann, wenn Informationen von höheren Verarbeitungsebenen wieder zurückgeleitet werden.[9]

Ausfiltern einerseits und Verstärkung andererseits müssen miteinander im Gleichgewicht stehen, damit die Wahrnehmung optimal funktionieren kann. Bei einem zu durchlässigen Filtersystem würde störendes „Hintergrundrauschen" vom Wesentlichen ablenken. Ist im anderen Fall die Verstärkung in extremer Weise ausgeprägt, würden alle eintreffenden Informationen mit erhöhter Aufmerksamkeit wahrgenommen. Der Mensch befände sich in permanenter Alarmbereitschaft.[10]

Dietmar Zöller leidet unter autistischen Störungen. Er beschreibt die immerwährende Reizüberflutung, die ihm seine Filterschwäche beschert:

> Alle unterschiedlichen Geräusche drangen ungefiltert in mich ein, und ich konnte das einzelne Geräusch nicht identifizieren. Wenn es zu viel wurde, habe ich nur noch geschrien.[11]

An anderer Stelle sagt Zöller:

> Man sieht alles auf einmal, alles ist so verworren. Man braucht so lange, um sich zu sortieren und um sich zu erinnern, was was ist.[12]

Bei Betroffenen wie Zöller werden zu viele Sinneseindrücke zu Wahrnehmungen. Der ebenfalls autistische Lutz Bayer empfindet dies so:

> Meine Augen lassen mich obergenau alles sehen. Gekonnte, beinahe unselektierte Registratur aller gesehenen Einzelheiten. Benötige immer wieder Ruhe für meine überanstrengten Augen. Ich kenne so wenig das geruhsame Schauen. Immer bekenne ich, dass ich aber alles Gesehene für immer in meinem Kopf habe.[13]

Der daraus resultierende Dauerstress führt zu rascher Ermüdung und dem Bestreben, möglichst reizarme Orte aufzusuchen. Einige Menschen mit Autismus haben Abwehrstrategien gegen die ständige Reizüberflutung entwickelt. Das können zum Beispiel stereotype oder ritualisierte Handlungen sein. Die Tierverhaltensforscherin und amerikanische Hochschullehrerin Temple Grandin erzählt, dass sie als Kind stundenlang am Strand gesessen hätte und Sand durch ihre Finger habe rieseln lassen. Dadurch sei sie für Anblicke und Geräusche rund um sie unemp-

---

9 Zur Funktion der Wahrnehmung siehe unter anderem Skript zur Sendereihe Quarks und Co, Thema „Wunder Wahrnehmung – von Sinnestäuschungen und Hirngespinsten", WDR 2005.

10 Vgl. Busse, 1999, 28.

11 Zöller, 2001, 62.

12 Autistische Menschen verstehen lernen II, 1996, 13.

13 Ebd.

fänglich geworden. Eine ebensolche Funktion habe ihr rhythmisches Hin-und-her-Wippen gehabt.[14]

Liane H. Willey, Ehefrau und Mutter, die bei sich selbst ein Asperger-Syndrom diagnostiziert hat, empfiehlt gegen visuelle Wahrnehmungsüberflutung:

> ... legen Sie sich ihre Hände so vor das Gesicht, dass Sie nur noch die Dinge in ihrer Gesichtsmitte wahrnehmen. Versuchen Sie sich auf die Dinge in der Mitte vor Ihnen zu konzentrieren und ignorieren Sie alles in Ihrem peripheren Gesichtsfeld.[15]

Methoden wie diese funktionieren wie ein externer Filter, der die Menge der eintreffenden Reize von vornherein reduziert. Oft ist es auch hilfreich, für eine Weile die Augen zu schließen und gar keine Reize zuzulassen. Ich schaue manchmal in die Ferne und fokussiere auf einen bestimmten Punkt. Langsam verschwimmt der Vordergrund vor meinen Augen und auch andere Reizeindrücke werden schwächer, bis ich mich völlig von ihnen abgetrennt habe. Ich kann für eine unbestimmte Zeit in diesem Zustand verharren und fühle mich danach erholt.

Mein mangelndes Filtervermögen lässt mich mein Umfeld sehr intensiv erleben. Besonders leide ich darunter, dass ich Geräusche nicht ausfiltern kann. Für mich ist es unmöglich, nicht zuzuhören, wenn Menschen in meiner Gegenwart sprechen, sei es im Radio, im Fernsehen oder im Nebenzimmer. Das schränkt meine Konzentration ein, wenn ich arbeiten muss. Nie könnte ich wie meine Schwester beim Lernen den Fernseher laufen lassen oder Musik hören. Die Bilder und Geräusche würden mich so ablenken, dass an sinnvolle geistige Arbeit nicht mehr zu denken wäre.

Belastend ist für mich das tägliche Pendeln nach Bonn per Bahn. Bahnhof ist Stress, Zugfahren in vollen Zügen ist Stress, Menschenmassen sind Stress. Zu viele Sinnesreize prasseln auf mich ein: Bewegungen, Gerüche, Bilder, Geräusche. Oft habe ich das Gefühl, von einer Menschenmasse förmlich aufgesogen zu werden. An ein Lernen in mit Menschen gefüllten Zügen ist nicht zu denken. Immer wieder überkommt mich der Impuls, laut zu schreien, um den ständigen Lärm zu übertönen. Manchmal ist es so schlimm, dass ich Tabletten gegen die Kopfschmerzen schlucken muss, um die Heimfahrt zu überstehen.

14 Vgl. Grandin, 1997, 53.
15 Willey, 2003, 189.

*Mangelnde zentrale Kohärenz*

Als zentrale Kohärenz bezeichnet man die Fähigkeit, Einzelaspekte in einen Gesamtzusammenhang einfügen zu können. Kohärenzbildung lässt sich auf verschiedene Bereiche beziehen. Sie ist wichtig, damit aus einem aufgenommenen Sinnesreiz eine bewusste und sinnvolle Wahrnehmung werden kann.

Die zentrale Kohärenz sorgt dafür, dass eine neue Information in einen Kontext aus früheren Erfahrungs- und Wissensbeständen eingeordnet werden kann. Die Information wird auf Relevanz untersucht und entsprechend gewichtet. Diese Bewertung der eintreffenden Informationen ermöglicht, dass sich unsere Aufmerksamkeit nur auf die als wesentlich betrachteten Dinge richtet. Ist diese Fähigkeit gestört – man spricht dann von mangelnder Kohärenz – fällt die Aufmerksamkeit willkürlich auf bestimmte Objekte.[16]

Was es bedeutet, eine mangelnde zentrale Kohärenz zu besitzen, beschreibt Birger Sellin, welcher ebenfalls vom Autismus betroffen ist:

> ein sehen das jene sachen verschleiert
> die wesentlich sind
> und aufdeckt, was anderen verborgen bleibt
> ich sehe aus der ferne wesentliches
> aber aus der astreinen naehe alles verschwommen[17]

Sellin besitzt eine besondere Wahrnehmung. Einerseits sieht er mehr als alle anderen, andererseits *übersieht* er das Wesentliche. Damit erklärt der Betroffene anschaulich eine Folge der mangelnden zentralen Kohärenz.

Infolge der Kohärenzschwäche ist ein Lernen durch Erfahrung nur eingeschränkt möglich. Lernen durch Erfahrung bedeutet, auf bestehende Kenntnisse zurückgreifen und neue Informationen integrieren zu können.[18]

Verständlich wird die Funktion der Kohärenzbildung beim Lernen, wenn man die Wahrnehmungserfahrungen eines kleinen Kindes betrachtet. Durch neue Sinneseindrücke wird sein Langzeitgedächtnis mit Inhalten gefüllt. Bei einem gesunden Kind läuft dies wie folgt ab (in Anlehnung an Rohracher 1963)[19]:

Das Kind sieht zum ersten Mal einen Apfel. Dieser Apfel erscheint ihm zunächst als ein rötlicher Fleck, der sich von seinem Hintergrund abzeichnet. Wenn das Kind den Apfel in die Hand nimmt und näher untersucht, erhält er eine Form. Das Kind erfährt den Apfel als etwas

16 Vgl. Frith, 2005, 227.
17 Autistische Menschen verstehen lernen II, 1996, 13.
18 Vgl. Nieß/Dirlich-Wilhelm, 1995, 85.
19 Vgl. Fischer, 2000, 29.

„Glattes“ und „Rundliches“. Die neuen Informationen werden zu der Farbwahrnehmung „rötlich“ hinzugefügt. Leckt das Kind an dem Apfel, erfährt es ihn als von außen hart und geschmacklos. Je mehr Erfahrungen das Kind mit dem Apfel macht, desto mehr wandelt sich der rötliche Fleck in einen Gegenstand. Aber erst, wenn das Kind in den Apfel beißt und dessen Geschmack erlebt, wird der Apfel in seiner Erfahrungswelt eine besondere Bedeutung erhalten. Das Kind begreift, was einen Apfel ausmacht: ein Apfel ist essbar, schmeckt süß und ist fruchtig. Sieht das Kind von nun an einen Apfel, steht ihm sofort wieder der ganze Komplex von Seh-, Tast-, und Geschmacksempfindungen zur Verfügung.

Aus einer sinnlichen Wahrnehmung wird auf diese Weise ein sinnhafter Begriff.

Diese Verbindung von Sinnlichkeit und Sinnhaftigkeit ist wichtig für die Wahrnehmung. In bestimmten pathologischen Fällen ist dieser Prozess gestört. Man spricht dabei von Agnosien oder Dysgnosien. Ein Betroffener kann dann zwar Hundegebell hören, es aber nicht als solches identifizieren. Dinge werden trotz intakter Sinnesfähigkeit nicht (wieder)erkannt.[20]

Mit der Theorie der Kohärenzschwäche lassen sich nicht nur Wahrnehmungsbesonderheiten autistischer Menschen, sondern auch viele andere ihrer Defizite erklären. Dies geht sogar so weit, dass die mangelnde zentrale Kohärenz zu den drei häufigsten Theorien zählt, welche das Phänomen Autismus erklären wollen.

Die Kohärenzschwäche ist entsprechend gut untersucht. Eine Forscherin, die sich intensiv damit beschäftigt, ist Uta Frith. Uta Frith ist Professorin für Kognitive Entwicklung am University College in London. In Tests überprüft sie die Fähigkeit zur Kohärenzbildung bei Menschen mit Autismus. Einer dieser Tests ist der so genannte Mosaik-Test, der auch zur Diagnose autistischer Menschen herangezogen wird. Bei diesem Test werden dem Probanden Blöcke vorgelegt, die zu einem vorgegebenen Muster angeordnet werden sollen. Menschen mit Autismus schneiden bei diesem Test im Allgemeinen besser ab als normale Versuchspersonen. Ihre guten Leistungen sind unabhängig davon, in welcher Anordnung sie die Blöcke präsentiert bekommen. Normalen Probanden fällt die Aufgabe hingegen leichter, wenn die Blöcke vorsegmentiert sind. Die Ergebnisse lassen darauf schließen, dass Menschen mit Autismus ein Muster besser in seine Einzelheiten aufgliedern können als normale Menschen.

20 Vgl. ebd., 30.

Im Alltag zeigt sich eine mangelnde zentrale Kohärenz unter anderem in der beachtlichen Beobachtungsgabe für Details. Menschen mit Autismus erleben ihre Welt als aus vielen Einzelteilen zusammengesetzt und merken sofort, wenn sich auch nur ein Detail verändert. Für die Kinder ist dies in der Regel ein Auslöser von Angst. Veränderungen, und seien sie noch so geringfügig, werden als bedrohlich empfunden.[21]

Bei Kindern, aber auch noch bei älteren Betroffenen lösen diese kleinen Veränderungen das Gefühl aus, als würde ihre mühsam zusammengefügte Welt aus den Fugen geraten. Für mich bedeutet Gleichmäßigkeit Sicherheit.

Veränderungen jeder Art stechen mir sofort ins Auge. Sei es ein Telefon, das nicht auf der Ladestation liegt, ein frischer Blumenstrauß, den ich noch nicht gesehen habe, oder eine Schale mit Süßigkeiten, deren Herkunft mir nicht bekannt ist. Ich kann von diesen Dingen nicht absehen und sie in ihrer Bedeutsamkeit nicht einschätzen. Eine Veränderung kann Verwirrung auslösen, mich innerlich aufwühlen. Hat es etwas zu sagen, dass heute ein Teller zu wenig auf dem Küchentisch steht, den meine Mutter am Abend zuvor für das Frühstück vorbereitet hat? In der Regel nichts weiter, als dass sie vergessen hat, einen weiteren Teller aus der Spülmaschine zu nehmen. Trotz besseren Wissens lasse ich mich von solchen kleinen Abweichungen verrückt machen.

Veränderungen keine Beachtung schenken, kann ich nicht. Meine Augen finden sie unwillkürlich, ihnen entgeht nichts. Es ist, als würde ich unbewusst meine Umgebung nach Veränderungen abscannen – und doch wünsche ich mir manchmal, gewisse Dinge einfach übersehen zu können.

In anderen Fällen ist eine gute Beobachtungsgabe auch von Vorteil. Niemand aus der Familie findet so oft wie ich Münzen auf dem Bürgersteig oder vierblättrige Kleeblätter auf einer Wiese. Mein Blick für Veränderungen hat Leute schon beeindruckt, als ich noch ein kleines Kind war. Damals habe ich der Oma Freude gemacht, da ich ihr sofort sagen konnte, wenn sie etwas Neues anhatte. Für mich war das wie ein Spiel, ich merkte es ja so oder so und ohne jede Mühe. Die Oma fühlte sich indes geschmeichelt – wahrscheinlich dachte sie, dass ich mich für ihre Kleidung besonders interessieren würde.

### *Intermodale Störungen: der Monokanal*

Zur Verarbeitung von Sinneswahrnehmungen gehört, dass verschiedene Informationen zusammengefügt werden können. Stammen die Informa-

21 Vgl. Klicpera/Innerhofer, 2002, 48.

tionen aus unterschiedlichen Sinneskanälen, so spricht man von intermodaler Verarbeitung.

Durch intermodale Verarbeitung entsteht ein umfassendes Bild der Wirklichkeit. Bei Menschen mit Autismus ist der Prozess, der die Informationen zusammenfügen soll, gestört. Ihre intermodalen Verarbeitungsstörungen zeigen sich schon in einem gewöhnlichen Gespräch. Ein Betroffener kann nicht gleichzeitig akustische Informationen und visuelle aufnehmen, für ihn ergeben Stimme einerseits und Mimik und Gestik andererseits keine Einheit.[22]

Dietmar Zöller berichtet von seinen Problemen, Hören und Sehen zu einem Bild zusammenzufügen:

> Hören und Sehen stehen nicht im Einklang miteinander. Das bedeutet, dass ich z.B. von einem Auto das Geräusch so verstärkt wahrnehme, als käme es geradewegs auf mich zu, während mir meine Augen das Auto weit entfernt zeigen.[23]

Bei kleineren Kindern fehlt die Erkenntnis, dass ein Gegenstand mit mehreren Sinnen erforscht werden kann. Ein gesundes Kleinkind weiß einfach, dass etwas zum Hören meist auch etwas zum Sehen ist und schaut sich entsprechend nach der Geräuschquelle um.[24]

Donna Williams ist eine Frau mit Autismus. Sie wurde in Australien geboren und lebt jetzt in England. Sie leidet unter verschiedenen, teils sehr starken sensorischen Problemen. Williams beschreibt sich selbst als „Monokanal". Wie Zöller könne auch sie nur sehen oder nur hören, aber nicht beides zugleich.[25]

Dass beim Autismus intermodale Wahrnehmungsstörungen auftreten können, wurde erstmals von Edward Ornitz 1974 vermutet. Er beobachtete, dass autistische Kinder visuelle Stimuli eindeutig den auditiven vorzögen. Ornitz zog daraus den Schluss, dass es den Kindern unmöglich sei, auf Stimuli zu reagieren, welche über verschiedene sensorische Nervenbahnen dem Gehirn zugeführt würden.[26] Fünf Jahre später ergründeten Lovaas und Mitarbeiter mit Hilfe gezielter Experimente die sensorische Leistungsfähigkeit von autistischen Kindern. Als Vergleichgruppen untersuchten die Wissenschaftler das Verhalten von geistig behinderten bzw. normalen Kindern. Die Kinder wurden gleichzeitig drei verschiedenen Reizen – akustischen, visuellen und taktilen – ausgesetzt. Die Tests zeigten, dass autistische Kinder immer nur einen der drei Rei-

22 Vgl. Nieß/Dirlich-Wilhelm, 1995, 84.
23 Autistische Menschen verstehen lernen II, 1996, 17.
24 Vgl. http://www.osn.de/user/hunter/buch-a1.htm, entnommen 07.01.2006, 1.
25 Vgl. Grandin, 1997, 93f.
26 Vgl. Wilker, 1989, 79.

ze verarbeiteten, während die geistig behinderten Kinder im Durchschnitt auf zwei Reize, die nicht behinderten auf alle drei reagierten.[27]

Mit dem Begriff „overselectivity“ (übermäßige Reizselektion) beschreibt Lovaas, dass autistische Menschen ihre Aufmerksamkeit nur auf einen Sinnesreiz bzw. eine selektierte Auswahl richten könnten und alle anderen ausblenden würden.[28] Diese Überselektion hat Auswirkungen auf das Lernverhalten eines Kindes. Gegenstände können nur mit einem oder wenigen ihrer Merkmale verbunden werden. Hat ein Kind mit einem blauen Becher gelernt, Becher aus dem Schrank zu nehmen, wird es auf die Aufforderung „Bring mir einen Becher“ nur blaue Becher holen. Die Aufforderung „Becher holen“ ist also unmittelbar mit der Farbe „blau“ des Übungsbechers verknüpft und nicht mit den allgemeinen Eigenschaften des Trinkgefäßes wie etwa Form, Größe und Funktion.

Auch in sozialen Situationen spielt die überselektierte Wahrnehmung eine Rolle. Menschen mit Autismus neigen dazu, Personen anhand von einzelnen Merkmalen zu erkennen, die andere Leute als eher unwesentlich bezeichnen würden.[29] Das kann bedeuten, dass eine Person hauptsächlich an ihrer Haarfarbe, ihrer Brille oder auch ihrem Gang oder ihrer Stimme wiedererkannt wird.

Frank Schauer spricht in diesem Zusammenhang von „Fixierung“. Schauer ist ein vom Autismus Betroffener, der 1972 geboren wurde und als Telekommunikationselektriker berufstätig sein kann. Mit Fixierung beschreibt er, dass aus einer Auswahl von Gegenständen nur einer wahrgenommen, also „fixiert“ werde und dieser Gegenstand dann das gesamte Wahrnehmungsspektrum ausmache. Schauer drückt es auch so aus:

> Er nimmt weitgehend nur den Gegenstand wahr, der sich nicht verändert, und kann die kurzweilig sich verändernde Umgebung kaum wahrnehmen.[30]

Die Aufmerksamkeit fokussieren zu können, ist für mich eine sehr wichtige Eigenschaft. Bei Klassenarbeiten und Klausuren könnte ich sonst kaum bestehen. Die vielen Hintergrundgeräusche und andere Ablenkungsfaktoren würden mich zu sehr am Arbeiten hindern. Indem ich meine ganze Konzentration nur auf die Klausur richte, kann ich sie erfolgreich lösen. In diesem Zustand bin ich unansprechbar und nehme nichts um mich herum wahr. „Um Nicole herum könnte die Welt untergehen“, sagte einmal ein Lehrer, als ich nicht merkte, dass er lange hinter mir stand und mir beim Schreiben zusah, etwas, das Mitschüler halb wahnsinnig gemacht hätte. Meine Fokussierung war auch ein wirksamer

---

27 Vgl. Nieß/Dirlich-Wilhelm, 1995, 84f.

28 Vgl. Klicpera/Innerhofer, 2002, 49.

29 Vgl. Nieß/Dirlich-Wilhelm, 1995, 85.

30 Autistische Menschen verstehen lernen II, 1996, 6.

Schutz gegen aufdringliche Mitschüler, die mich während Klassenarbeiten um Hilfe fragen wollten. Nur auf eins reagiere ich empfindlich: angefasst zu werden. Dann ist es mit meiner Fokussierung vorbei.

Ich gucke wenig Fernsehen, aber einige Wissenschaftsmagazine schaue ich mir hin und wieder gerne an. Mir fällt immer wieder auf, dass ich dabei Probleme habe, mich gleichzeitig auf Ton und Bilder zu konzentrieren. Entweder verfolge ich die Stimme des Sprechers oder ich lasse die Bilder auf mich wirken. Beides gleichzeitig geht nicht. Je nach dem, wie müde ich bin, lasse ich nur die Bilder an mir vorbeilaufen. Vom Inhalt des Films entgeht mir dann eine ganze Menge. In der Schule haben wir früher Filme gesehen, um Unterrichtsinhalte zu vertiefen. Hier war es besonders wichtig, den Inhalt des Films, also das Gesagte, zu verstehen, da man sonst an der anschließenden Diskussion im Unterricht nicht teilnehmen konnte. Ich habe mich deshalb gezwungen, akribisch alles mitzuschreiben, was die Sprecher erzählten. Auf diese Weise waren meine Augen auf das Papier gerichtet und die Bilder konnten mich nicht ablenken. Während ich schrieb, habe ich kaum etwas verstanden. Worum es eigentlich ging, wurde mir erst in der Nachbearbeitung klar: jetzt ergaben die Worte für mich Sinn.

### *Intramodale Besonderheiten*

Intramodale Störungen betreffen die fehlerhafte Verarbeitung von Informationen aus nur einem Sinneskanal. Zu den Störungen zählen in erster Linie Über- und Unterempfindlichkeiten gegenüber Sinnesreizen sowie ein Phänomen, das speziell aufs Hören bezogen ist und als „weißes Geräusch" bezeichnet wird. Das „weiße Geräusch", auch „weißes Rauschen" genannt, wurde erstmals von Dr. Carl H. Delacato, einem amerikanischen Autismus-Forscher, beschrieben. Er gilt als einer der Vorreiter, wenn es darum geht, den Autismus von einem wahrnehmungsbezogenen Gesichtspunkt zu erklären.

Seine Erkenntnisse leitete Delacato aus Beobachtungen an blinden und gehörlosen Kindern ab. Bei beiden Gruppen entdeckte er stereotype Verhaltensmuster: bei den blinden Kindern Kopfschaukeln, Augenbohren oder unaufhörliches Drehen mit einem Gegenstand vor dem Gesicht, bei gehörlosen Kindern ein rhythmisches Schlagen an Gegenstände oder ein gleichmäßiges Erzeugen von Lauten mit der Stimme.

Ähnliche Verhaltensweisen kannte Delacato von autistischen Kindern. Der Wissenschaftler schloss daraus, dass auch bei ihnen Störungen in der Wahrnehmung vorhanden sein müssten.[31] Im Gegensatz zu blin-

31 Vgl. www.autismus-wir-eltern.com, entnommen 23.12.2005, 5.

den oder gehörlosen Kindern ist bei den autistischen Kindern jedoch nicht die Funktion eines speziellen Sinnesorgans beeinträchtigt. Bei den betroffenen Kindern kann die Wahrnehmungsveränderung jeden beliebigen Sinn betreffen.

Delacato unterschied diese Veränderungen wie folgt:

Unter **Hypersensibilität** versteht er, dass dem Gehirn zu viele Sinneseindrücke vermittelt werden. Das überempfindliche Sinnessystem habe zur Folge, dass die Eindrücke nicht mehr normal bewältigt werden könnten.

Mit **Hyposensibiltät** beschreibt er den entsprechend gegenteiligen Fall. Im Gehirn kämen zu wenige Sinneseindrücke an. Es liege ein Reizmangel vor.

Das **„weiße" Geräusch** oder **„Rauschen"** entstehe wiederum, wenn körpereigene Geräusche wie der Herzschlag nicht ausgefiltert werden könnten. Die Wahrnehmungen aus dem Körperinneren vermischten sich mit denen aus der Außenwelt und entstellten oder überdeckten diese.[32]

Es ist zu beachten, dass die beschriebenen Wahrnehmungsbesonderheiten nicht in gleichbleibender Intensität auftreten. Ein steter Wechsel von Hypersensibilitäten und Hyposensibilitäten führt zu einer besonders unzuverlässigen Wahrnehmungsfähigkeit: Mal findet die Wahrnehmung zu schwach, dann wieder übersteigert statt.[33] Darren White, ein Mann mit Autismus, beschreibt dies wie folgt:

> Manchmal, wenn Kinder mit mir sprechen, konnte ich sie kaum verstehen und andere Male klangen sie wie Schüsse ...[34]

Über- und Unterempfindlichkeiten sind die Folge einer veränderten Reizschwelle. Ist die Reizschwelle zu niedrig, können selbst harmlose Reize als unangenehm bis unerträglich wahrgenommen werden. Am Beispiel des Hörempfindens sei dies verdeutlicht: Ein normaler Mensch empfindet einen Lautstärkepegel ab etwa 130 Phon als schmerzhaft, bei akustisch hypersensiblen Menschen liegt diese Schmerzschwelle deutlich niedriger.[35]

Gelegentlich werden bei einer erniedrigten Reizschwelle sogar Reize wahrgenommen, die nicht zu der Wahrnehmungserfahrung eines normalen Menschen gehören. Dies können etwa Frequenzen außerhalb des menschlichen Hörbereichs oder ein besonderes Wahrnehmen von elektrischem Licht sein. Elektrisches Licht wird pro Sekunde 60 Mal aus- und eingeschaltet. Manche Betroffene sehen dieses ständige Ein- und Aus-

---

32 Vgl. www.autismus-wir-eltern.com, entnommen 23.12.2005, 4.

33 Vgl. Autistische Menschen verstehen lernen II, 1996, 13.

34 Schirmer, 2001, 40.

35 Vgl. ebd., 36.

schalten und werden dadurch extrem irritiert.[36] Kinder, die von Überempfindlichkeiten betroffen sind, leiden entsprechend unter hellem Licht, lauten Geräuschen oder bestimmten körperlichen Berührungsreizen.

Ist die Reizschwelle im entgegengesetzten Fall erhöht, so reagiert ein Kind auf eintretende Reize gar nicht oder kaum. Einige betroffene Kinder zeigen keine Reaktion auf Schmerzreize oder bestimmte Geräuschfrequenzen. Um der Reizarmut entgegenzuwirken, wird bei manchen Kindern ein Augenbohren ähnlich dem bei blinden Kindern beobachtet.[37]

Die vom Autismus betroffene Tierverhaltensforscherin Temple Grandin vergleicht die Wahrnehmungsbesonderheiten autistischer Menschen mit den scharfen Sinnen einiger Tierarten. Manche Tiere seien in der Lage, auf Reize zu reagieren, die der normale Mensch nicht, jedoch einige Menschen mit Autismus wahrnehmen könnten.[38]

Grandin glaubt, dass bei autistischen Menschen evolutiv ältere und damit eher tierische Hirnareale aktiv sein könnten. Bei normalen Menschen seien diese Bereiche zwar vorhanden, aber inaktiviert. Unter bestimmten Umständen könnten diese Bereiche reaktiviert werden und zu einer geschärften Wahrnehmung führen. So sei nachgewiesen, dass Menschen, die auf die Funktion eines Sinnesorgans verzichten müssten, dies durch sensibilisierte andere Sinne kompensieren könnten.[39] Ein Beispiel sind blinde Menschen, die besonders gut hören können.

Nicht jeder vom Autismus Betroffene weist extreme Wahrnehmungsfähigkeiten auf. Bei vielen Menschen mit autistischer Behinderung schwächt sich die Übersensibilität auch im Laufe der Kindheit ab.[40] Andere lernen, mit ihren Empfindlichkeiten zu leben. Dietmar Zöller hat herausgefunden, dass er mit scharf gewürzten Speisen seinen Geschmackssinn überreizen und dadurch starke akustische oder visuelle Reize abschalten kann.[41] Auch Methoden wie gezieltes Hörtraining[42] können dazu beitragen, mit einer Hypersensibilität besser leben zu können.

Von dieser bewusst herbeigeführten Abschaltung der Wahrnehmung unterscheidet man einen unbewusst ablaufenden Mechanismus, der den Körper vor Überbelastung schützen soll. Diesem sind die Betroffenen ausgeliefert, was Grandin anhand ihrer akustischen Wahrnehmung beschreibt:

---

36 Vgl. Grandin, 1997, 92.
37 Vgl. Autistische Menschen verstehen lernen II, 1996, 13.
38 Vgl. Grandin, 1995, 166.
39 Vgl. Grandin, 2005b, 76.
40 Vgl. Attwoods, 2000, 146.
41 Vgl. Zöller, 2001, 76.
42 Vgl. ebd., 66.

> Mein Gehör schaltet unerwartet ab. Ich will im Radio meinen Lieblingssong hören und stelle fest, dass ich die Hälfte verpasst habe.[43]

Mir geht es häufig so, dass ich abends vom Fernsehprogramm nichts mehr mitbekomme, wenn ich einen kräftezehrenden Tag hinter mir habe. Ich sehe die Tagesschau, nehme die Bilder wahr, aber die Stimme des Sprechers läuft an mir vorbei.

Ich habe eine besondere Sensibilität für akustische Reize und als kleines Kind oft genau das gehört, was nicht für meine Ohren bestimmt war. Ebenso sind meine Berührungsempfindlichkeit und mein Geruchsempfinden extrem ausgeprägt. Ich habe einen sehr feinen Geschmackssinn und rate gerne, was für Kräuter und andere Zutaten in einem Essen drin sind. Manchmal spiele ich mit meiner Mutter Tee-Raten. Wir haben eine große Sammlung aromatisierter Roibosh-Tees. Bei neuen Sorten darf ich durch Riechen und Schmecken herausfinden, um welche Aromastoffe es sich handelt.

### Wahrnehmungsbesonderheiten

Besonders häufig sind die Fernsinne Sehen und Hören durch die Wahrnehmungsveränderungen beeinträchtigt. Kinder mit Autismus greifen daher bevorzugt auf ihre Nahsinne Riechen, Schmecken und Tasten zurück.[44]

Die andersartige, teils dysfunktionale Wahrnehmung hat ihren Ursprung fast immer im Verarbeitungsmechanismus der eintreffenden Reizinformationen im Gehirn. Nur selten gehen die Störungen auf Ausfälle von Sinnesorganen – wie es bei Gehörlosigkeit oder Blindheit der Fall ist – zurück.

Wenn Reize von der Norm abweichend verarbeitet werden, können die Reaktionen darauf ebenfalls verändert erscheinen. Nicht-behinderten Menschen müssen bestimmte Wahrnehmungsreaktionen eines autistischen Menschen als unangemessen und inadäquat erscheinen.[45] Besonders die starken Angst- und Panikreaktionen, die eine allgemein als unbedenklich bewertete Situation bei Menschen mit Autismus auslösen kann, stoßen auf Unverständnis. Ein Kind mit Autismus kann zutiefst erschrecken, wenn es das Geräusch einer Bohrmaschine hört, aber nicht weiß, dass dieses Gerät den Lärm erzeugt. Erhard Fischer weist als ein weiteres Beispiel auf ein frierendes Kind hin, das sein Kälteempfinden weder auf eine von außen kommende Kälte noch auf eine nur unzurei-

---

43 Grandin, 1997, 87.
44 Vgl. Autistische Menschen verstehen lernen II, 1996, 17.
45 Vgl. Fischer, 2000, 31.

chende Bekleidung zurückführen könne. Die scheinbar frei von jeder Ursache entstehende Kälte mache dem Kind Angst.[46]

Durch diese und ähnliche Schwierigkeiten wird die Orientierung in der Alltagswelt für einen Menschen mit Autismus deutlich erschwert. Für Bezugspersonen ist es schwer, damit umzugehen, da es kein Schema oder Muster gibt, wie „der“ autistische Mensch schlechthin empfindet.

Im Folgenden möchte ich am Beispiel verschiedener Sinneserfahrungen darlegen, was es bedeutet, eine Sinneswahrnehmung zu haben, die anders als normal funktioniert.

### *Der Geschmackssinn*

Die meisten Menschen haben einen recht weit gefächerten Speiseplan und nur wenige Dinge, deren Genuss sie strikt ablehnen. Als Hans Asperger die sensorischen „krassen Über- und Unempfindlichkeiten“ bei einigen autistischen Knaben beschrieb, stellte er hingegen extreme Ab- oder Zuneigungen zu bestimmten Gerichten fest.[47]

Bei vielen autistischen Menschen entwickelt sich ein eng umgrenzter und stark eingeschränkter Speiseplan. Besonders Kinder bestehen auf gleichbleibenden Zubereitungsformen und lehnen andere Speisen rigoros ab.[48]

Vitamin- und Nährstoffmangel bis hin zu Essstörungen und Mangelernährungen können Folgen der eingeschränkten Vorlieben sein. Verstärkt wird dieser Effekt noch dadurch, dass manche Mütter aus Angst, dass ihr Kind noch weniger essen könnte, dessen einseitige Ernährung unterstützen.[49] Neben einigen ausgemergelt erscheinenden Kindern sind auch gegenteilige Fälle bekannt. So berichten zum Beispiel die beiden Autorinnen Maureen Aarons und Tessa Gittens von Kindern, die durch eine Diät aus Burgern und Chips fettleibig geworden seien.[50] Aarons und Gittens greifen bei ihren Beobachtungen auf eine über 20-jährige Erfahrung mit den Eigenarten autistischer Kinder zurück.

Die Schwedin Gunilla Gerland hat das Asperger Syndrom. Sie wurde nach einer langen und harten Zeit, in der sie immer wieder krampfhaft versuchte „ein richtiger Mensch“ zu werden, von dem Kinderpsychiater Professor Christopher Gillberg mit Autismus diagnostiziert. Heute hat Gerland Erklärungen für ihre seltsamen Verhaltensweisen als Kind und

---

46 Vgl. ebd., 32.
47 Vgl. Asperger, 1961, 191.
48 Vgl. Attwood, 2000, 155.
49 Vgl. Kehrer, 2005, 83.
50 Vgl. Aarons/Gittens, 2000, 68.

Jugendliche gefunden. Zurückblickend schreibt sie zu ihren Essgewohnheiten:

> Mir wurde es nie langweilig, immer wieder das gleiche zu essen, und selbst wenn es je ein wenig monoton werden sollte, war das gar nichts im Vergleich mit der Lebensgefahr, die damit verbunden war, sich unbekanntem Essen auszusetzen.[51]

Gerland berichtet, dass sie nur Wurst ohne Haut oder Schokoladenpudding gegessen habe. Bei unbekanntem Essen habe sie nie gewusst, was ihr damit passieren könne:

> Meine Zähne waren sehr empfindlich, und manche Speisen hatten eine Konsistenz, die sich im Mund unangenehm anfühlte und im ganzen Körper ein scheußliches Gefühl auslöste.[52]

Die Geschmacksvorlieben sind oft über Jahre hinweg konstant, können sich dann aber ganz plötzlich ändern. Bei Gerland wurde die Pudding- und Wurstphase von einem schier unersättlichen Verlangen nach Leberpastete und Backpflaumen abgelöst. Alles andere habe sie als damals Fünfjährige verweigert.

Bei einigen, in der Regel geistig eher eingeschränkten autistischen Menschen wird beobachtet, dass sie ungenießbare Dinge wie Kot, Zigarettenkippen oder giftige Beeren verschlingen. Diese Störungen sind meistens unabhängig vom Alter der Betroffenen und können bis ins hohe Alter hinein auftreten.[53] Donna Williams erinnert sich, dass sie mit dreizehn Jahren „immer noch Blumen, Gras, Rinde und Plastik"[54] gegessen habe. In der angelsächsischen Literatur hat man für dieses Verhalten den Namen Pica eingeführt.[55]

Es wird vermutet, dass die extremen Ernährungsgewohnheiten der Betroffenen dazu dienen könnten, einen unterentwickelten Geschmackssinn zu stimulieren, und eine kinästhetische Reizung darstellen könnten. Auch die beim Zerkauen entstehenden Geräusche können als anziehend empfunden werden. Dies beschreibt Liane Willey:

> Ich liebte es, knirschende Gegenstände zu zerkauen, auch wenn sie giftig waren. Als ich mein Aluminiumgeschirr fertig gebastelt hatte, kaute ich darauf herum, bis es zu einem kleinen festen Ball geworden war.[56]

51 Gerland, 1998, 15.
52 Ebd.
53 Vgl. Kehrer, 2005, 41.
54 Autistische Menschen verstehen lernen II, 1996, 17.
55 Vgl. Kehrer, 2005, 41.
56 Willey, 2003, 29.

Betroffene, die ein geringes Körperempfinden haben, nutzen Geschmacksreize, um ihren Körper von innen her zu spüren.[57] Dazu Dietmar Zöller:

> Scharfe Gewürze liebe ich sehr, nicht weil es gut schmeckt, sondern weil ich dann meinen Mund gut spüren kann.[58]

Der Geschmackssinn gilt trotz dieser Verwirrungen als einer der zuverlässigeren Sinne. Kleine Kinder greifen bevorzugt auf ihn zurück, um ihre Umgebung zu untersuchen. Sie erkunden Dinge, indem sie an ihnen lecken.[59] An meine ausgeprägte und lange „Leckphase" kann ich mich gut erinnern. Ich hatte das drängende Bedürfnis, alle Dinge zu erschmecken. Dabei habe ich viele unangenehme Geschmackserfahrungen machen müssen, aber auch Interessantes festgestellt. Der eiserne Türgriff der Flurtür schmeckt zum Beispiel genauso wie Blut. Ein ähnliches Aroma fand ich auch im Nachgeschmack des Leitungswassers und zwar genau dann, wenn man das Wasser gerade heruntergeschluckt hat. Aus diesem Grund mochte ich pures Wasser lange Zeit nicht trinken.

Überhaupt waren und sind meine Speisegewohnheiten recht ungewöhnlich. Als Baby wollte ich nicht gestillt werden. Auch das Füttern mit dem Milchfläschchen erwies sich als schwierig.

Als Kleinkind konnte ich an keinem richtigen Mittagessen teilnehmen, da ich das Gefühl gekochter Lebensmittel nicht auf der Zunge ertragen konnte. Gemüse habe ich überhaupt nicht gegessen und besonders die Oberfläche von Kartoffeln erzeugte Ekelgefühle, wenn sie mit meinem Mundraum in Berührung kamen. Ganz schlimm waren gekochte Zwiebeln, die ich auf meiner Zunge als widerlich schleimig empfand. Wenn meine Mutter wollte, dass ich von Gerichten wie Gulasch aß, musste sie diese ohne Zwiebeln zubereiten. Manchmal gab es auch andere Wege: Tomatensauce mit Gehacktem und Zwiebeln siebte ich mir durch ein sehr feines Sieb. Aber auch nur das kleinste grobe Stückchen auf meinem Teller machte für mich das ganze Mittagessen ungenießbar. Auch die Anordnung der Speisen auf dem Teller war immens wichtig. Die Tomatensauce siebte ich in die untere Hälfte meines Tellers und aß sie mit einem Dessertlöffelchen. Die Nudeln kamen auf die obere Hälfte und durften nicht mit der Sauce in Berührung kommen.

Es hat bis in meine Jugendzeit gedauert, bis meine Mutter mich allmählich dazu bringen konnte, „gemischte" Lebensmittel zu essen. Bis dahin aß ich alles getrennt: Die Scheibe Wurst musste neben dem Bröt-

---

57 Vgl. Autistische Menschen verstehen lernen II, 1996, 17.
58 Ebd.
59 Vgl. Aarons/Gittens, 2000, 59.

chen liegen, Äpfel konnten erst in eine Quarkspeise gerieben werden, nachdem ich mir meine Portion abgenommen hatte, und von Eiern aß ich grundsätzlich nur das Gelbe. Joghurts durften keine „Schleimstückchen“, sprich Früchte enthalten, gekochter Pudding keine Klümpchen. Ich aß gerne Eis, lehnte es aber sofort ab, wenn auf meinem Hörnchen mehr als nur eine Sorte war, auch wenn mir jede für sich schmeckte. Restaurantbesuche endeten meistens in großer Peinlichkeit. Ich konnte kaum etwas essen und ließ einen gefüllten Teller zurückgehen.

Essen in Gesellschaft bereitet mir immer noch Unbehagen. Ich bin es überdrüssig, die Kommentare anderer zu hören, wenn ich trotz meiner schlanken Figur jedes Gericht ohne Sauce bestelle, das Fleisch nicht anrühre und in den matschigen Beilagen nur herumstochere. Es fällt mir schwer, Dinge zu essen, die nicht zu meinem täglichen Speiseplan gehören. Wenn ich zu Hause bin, läuft Essen automatisiert ab. Ich weiß genau, um welche Uhrzeit was gegessen wird, denn auf ein Hungergefühl, das ich fast nie empfinde, kann ich mich nicht verlassen. Wenn ich auswärts bin, muss ich darauf achten, überhaupt etwas zu mir zu nehmen.

### *Der Geruchssinn*

Der Geruchssinn ist für viele Menschen mit Autismus ein besonders wichtiger Sinn. Eine Vorliebe, neue Dinge zu „beschnuppern“ kann schon bei kleinen Kindern festgestellt werden.[60] Temple Grandin erzählt, dass sie als kleines Kind Menschen wie ein Hund beschnüffelt habe. Die Gerüche unterschiedlicher Menschen seien für sie interessant gewesen.[61] Einige autistische Menschen können Personen sogar an deren Geruch erkennen.[62]

Ein geschärfter Geruchssinn erweist sich im Alltag oft als hinderlich. Für manche Betroffenen sind die extremen Geruchswahrnehmungen sogar Auslöser von Angst, dazu Albrecht Leipert:

> ICH RIECHE SAGENHAFT ANDERS ALS ANDERE MENSCHEN. ICH DENKE, ICH RIECHE ZU GUT. MANCHE GERÜCHE BEREITEN MIR ANGST, WEIL SIE ZU SCHMERZHAFT SIND. DANN KANN ICH BESTIMMTE DINGE NICHT ESSEN. VOR FREMDEN GERÜCHEN HABE ICH AM MEISTEN ANGST.[63]

Ein anderer Mann weigert sich, über Rasen zu gehen, weil er dessen Geruch nicht ertragen kann.[64] Gunilla Gerland hatte als Kind eine Phase, in

---

60 Vgl. Kehrer, 2005, 12.
61 Vgl. Grandin, 1995, 166.
62 Vgl. Grandin, 1997, 93.
63 Handreichungen zur schulischen Förderung, entnommen 06.07.2006, 8.
64 Vgl. Grandin, 1997, 93.

der sie sich nicht auf einen Stuhl setzen wollte, auf dem unmittelbar vor ihr jemand gesessen hatte:

> „Auf deinem Sitz kann ich nicht sitzen“, erklärte ich der betreffenden Person. Sie sollte sich nicht so unüberlegt hinsetzen, damit machte sie nämlich den jeweiligen Stuhl für mich „kaputt“.[65]

Gunilla erklärt, dass der Stuhl einen eigenartigen Geruch angenommen habe, wenn sich jemand davon erhob. Sie wollte sich erst dann wieder setzen, wenn der Stuhl geruchsfrei geworden war. Dieses extreme Geruchsempfinden habe ca. ein halbes Jahr angehalten.

Es ist offensichtlich, dass selbst eine gewöhnliche Geruchskulisse auf Menschen, die Gerüche viel diffiziler und intensiver wahrnehmen, belastend wirkt. Zigarettenrauch, Körpergerüche, selbst Essensdünste können als unerträglich empfunden werden.[66] Zöller ist sich der Nachteile seines sensiblen Geruchssinns bewusst:

> Ich habe eine feine Nase und werde darum von unangenehmen Gerüchen sehr gestört ... Die Milch, deren Geschmack mich irgendwann abstieß, hatte einen üblen Geruch ... Heute rieche ich es von Ferne, wenn jemand geschwitzt hat oder wenn jemand einen üblen Mundgeruch hat.[67]

Entsprechend unangenehm sind alle jene Orte, an denen übermäßig viele Gerüche umherschwirren. Für mich sind öffentliche Verkehrsmittel, belebte Straßen und überfüllte Plätze wie Bahnhöfe schwer zu ertragen. Am Bahnhof riecht es nach fettiger Wurst, nach frischen Laugenbrezeln, nach Pommes Frites, Pizza und Hamburgern. Das sind noch die angenehmeren Gerüche. Schlimmer sind die Gerüche, die von Menschen ausgehen. Ich finde den Geruch und die Ausdünstungen von fremden Menschen abstoßend. Schweiß, Menstruationsgeruch, der Geruch von nassen Jacken und nassen Haaren sind besonders widerlich. Manchmal kann ich nur noch durch den Mund atmen, um mich zumindest ein wenig vor den Gerüchen zu schützen.

Im Zug ist es für mich eine Qual, neben einem Menschen zu sitzen, der nach Körper riecht. Mir wird davon übel, und ich kann kaum noch etwas essen.

Zigarettenrauch ist mit das Übelste. Ich kann es nicht ertragen, in der Nähe eines Rauchers zu sein, und halte die Luft an, wenn ich an einem vorbeigehen muss. Frauen, die Parfümwolken vor sich herschieben, empfinde ich als Belästigung. Meine Riechorgane sind oft so empfindlich, dass es mir bei starken, süßlichen, sich aufdrängenden Gerüchen so

65 Gerland, 1998, 66.
66 Vgl. Zöller, 2001, 75.
67 Autistische Menschen verstehen lernen II, 1996, 17.

vorkommt, als würde keine Luft mehr in meinen Körper gelangen können. Ich habe das Gefühl zu ersticken.

Neben diesem Ekel beschert mir mein empfindlicher Geruchssinn aber auch interessante Entdeckungen. Ich überrasche meine Mutter damit, dass ich bereits im Hausflur sagen kann, was sie zum Mittagessen gekocht hat. Wenn jemand in meiner Nähe ein belegtes Brötchen, einen Apfel, ein Butterbrot oder Ähnliches auspackt, rieche ich das sofort. Wie verlässlich mein Geruchssinn dabei funktioniert, zeigt folgende kleine Geschichte: Einmal saß ich im Zug und aus der Reihe vor mir kam ein Geruch nach Erdnussflips. Ich erhob mich ein bisschen, da ich kein Rascheln einer Tüte vernahm, das da sein sollte, wenn Leute Chips essen. Der Mann vor mir aß jedoch zu meiner Verwunderung keine Flips, sondern nur ein Brot! Auf dem zweiten Blick sah ich, dass mich mein Geruchssinn doch nicht getäuscht hatte: Auf dem Brot war ein hellbrauner, cremiger Aufstrich: Erdnussbutter.

Zu Hause ist mein Geruchssinn von Nutzen: Weder meine Mutter noch meine Schwester Jenny können besonders fein riechen. Sie merken oft nicht, wenn unsere Katze Lucky irgendwo im Haus versteckt ihr Geschäft hingesetzt hat. Ich rieche das sofort und kann meiner Nase folgend den Ort von Luckys Untat aufspüren.

### *Die visuelle Wahrnehmung*

Der Gesichtssinn wird von vielen Menschen mit Autismus als ihr unzuverlässigster Sinn beschrieben. Die Spannbreite reicht von völligen Ausfällen, in denen nur noch „Schnee“ wie bei einem nicht belegten Fernsehkanal wahrgenommen wird, bis hin zu speziellen Störungen wie etwa Problemen im räumlichen Sehen.

Augenärztliche Untersuchungen ergeben in der Regel, dass an den Augen selbst kein Defekt vorliegt. Bei den visuellen Problemen handelt es sich also wieder in erster Linie um Verarbeitungsstörungen.[68]

Es treten verschiedene Formen von Überempfindlichkeiten auf. Donna Williams erzählt in ihrer Autobiografie „Ich könnte verschwinden, wenn Du mich berührst“ von winzigen Pünktchen, die ihr Bett umgaben:

> Sie waren eine Art mystischer Glassarg. Inzwischen habe ich erfahren, daß das eigentlich Luftteilchen sind. Aber mein Gesichtssinn war so überempfindlich, dass sie oft zu einem hypnotisierenden Vordergrund wurden, hinter dem der Rest der Welt verblaßte.[69]

---

68 Vgl. Grandin, 1997, 90.

69 Williams, 1992, 27, zitiert nach: Autistische Menschen verstehen lernen II, 1996, 13.

Ein weiteres Anzeichen für eine sensible visuelle Wahrnehmung ist, dass Kinder Änderungen in ihrer Umgebung sofort bemerken. Die beiden Autismusforscher Christian Klicpera und Paul Innerhofer geben dazu den Bericht einer Mutter wieder:

> Als wir einmal für das Esszimmer einen neuen Teppich kauften, starrte er zuerst mit offenen Augen auf den Teppich, lief dann wie verrückt um den Teppich herum, als ob er da etwas ganz Besonderes entdeckt hätte.[70]

Auch auf Änderungen in der Beleuchtung können Kinder auf extreme Weise reagieren. Helle Lichteinstrahlung ist für viele ein großes Problem, Betroffene berichten, dass sie „von Helligkeit geblendet“[71] würden. Andere leiden wie Darren White an hellen Tagen unter einer verschwommenen Sicht[72], auch fluoreszierendes Licht empfinden viele als irritierend. Temple Grandin erklärt dies damit, dass sie darin „ein aus sechzig Kreisen bestehendes Flimmern sehen können“[73].

Objekte, die sich bewegen, faszinieren manche Kinder besonders. Dazu Temple Grandin:

> Wenn ich zusah, wie sich die Kante der Tür quer durch mein Gesichtsfeld bewegte, empfand ich ein kleines genußvolles Prickeln, das meinen Rücken empor wanderte.[74]

Einige Kinder verschaffen sich selbst solche Stimulationen, indem sie ihre Finger oder Gegenstände vor den Augen bewegen.[75] In anderen Fällen kann der Sehsinn gerade beim Betrachten von Bewegungen gestört sein. Dietmar Zöller leidet darunter. Besonders problematisch sei es, „wenn ich selbst an der Bewegung teilhabe“[76].

Eine intensive Farbwahrnehmung tritt bei einigen Menschen mit autistischer Behinderung auf. Sie weisen extreme Vorlieben oder Abneigungen gegen bestimmte Farben auf. Liane Willey kann Pastellfarben nur schwer ertragen. Sie beschreibt einen Versuch, sich an die blassen Töne zu gewöhnen:

> Ich hatte mein ganzes Haus in hellen Farben gestrichen. Zwei Wochen später habe ich alles mit klaren, kräftigen Farben wieder übermalt. Jedes Mal, wenn ich einen Raum betrete, der in diesen verblichenen Tönen gestaltet ist, füllt sich mein Mund mit Speichel und mein Kopf tut mir weh. Diese Räume lösen in mir etwas aus, so dass ich mich unausgeglichen, übel und unwohl

70 Klicpera/Innerhofer, 2002, 48.
71 Attwood, 2000, 155.
72 Vgl. ebd.
73 Grandin, 1997, 92.
74 Ebd., 90.
75 Vgl. Klicpera/Innerhofer, 2002, 48.
76 Autistische Menschen verstehen lernen II, 1996, 13.

fühle. In geringerer Dosierung kann ich Pastellfarben noch ertragen; wenn sie in einer ganzen Packung mit Malkreiden vorkommen oder in einem Stoff, der von dunkleren Farbtönen dominiert wird. Aber ich kann mich nicht in sie versenken; sie drohen mich dann zu ertränken.[77]

Eine verbreitete Störung betrifft das perspektivische Sehen. Dinge im Raum werden anders wahrgenommen, als sie tatsächlich sind. Gunilla Gerland empfindet dies so:

> Manchmal verlor ich die Perspektive. Wenn etwas mit großer Geschwindigkeit auf mich zukam, oder wenn ich auch nur darauf unvorbereitet war, konnte es mir ungeheuer riesig vorkommen. Wenn jemand sich plötzlich über mich beugte, konnte mich das sehr erschrecken. Dann hatte ich das Gefühl, daß etwas auf mich herabfiel, unter dem ich zermalmt werden konnte.[78]

Von Wahrnehmungsverzerrungen wieder anderer Art berichtet Darren White:

> Ich hasste kleine Läden, weil meine Augen sie noch kleiner wirken ließen, als sie tatsächlich waren.[79]

Viele Betroffene berichten von Schwankungen in ihrer Wahrnehmungsfähigkeit. Dazu Lutz Bayer:

> Meine Augen sind ohne Kraft. Meine Augen lachen oder weinen. Meine Augen lachen, weil sie zu viel sehen ohne Bremse vom Gehirn. Meine Augen weinen, weil sie zu wenig sehen.[80]

Auch Dietmar Zöllers visuelle Probleme sind Veränderungen unterworfen. Es ist ihm praktisch unmöglich, sich darauf einzustellen. Der Mann klagt darüber, dass ihm seine Augen ständig neue Streiche spielen würden. Als Beispiel beschreibt er seine Erlebnisse bei einem gewöhnlichen Spaziergang im Dunkeln:

> Ich konnte keinen Schritt tun, ohne mich an meiner Mutter festzuhalten, denn meine Orientierungsfähigkeit war gleich Null. Einige Male blieb ich unvermittelt stehen, weil sich vor mir ein Abgrund auftat.[81]

Als Zöller später die Straße genauer untersuchte, merkte er, dass dort, wo er Abgründe geahndet hatte, Teeransätze waren. Zöller schließt daraus, dass sein Kontrast-Sehen übermäßig stark ausgebildet sei. Hell-Dunkel-Kontraste wie eben an Teeransätzen nehme er als Höhenunterschiede wahr. Schatten als Abgründe wahrzunehmen ist äußerst beirrend und vor allem beim Autofahren gefährlich. Viele Betroffene berichten

77 Willey, 2003, 115.
78 Gerland, 1998, 15.
79 Attwood, 2000, 156.
80 Autistische Menschen verstehen lernen II, 1996, 13.
81 Zöller, 2001, 57.

von ähnlichen Schwierigkeiten, wenn sie im Dunkeln Treppen hinabsteigen müssen.[82]

In einigen Fällen können sogenannte Irlen-Brillen die visuellen Irritationen abmildern. Diese Brillen filtern irritierende Farbfrequenzen aus und helfen, scharfe Kontraste visuell bewältigen zu können.[83] Donna Williams hat positive Erfahrungen mit einer solchen Brille gemacht. Sie beschreibt die eingetretenen Verbesserungen so:

> Ich habe meine Welt immer als fragmentiert erlebt. Meine Mutter war ein Geruch, mein Vater ein Ton und mein älterer Bruder war etwas, das sich bewegt hat. Nichts war ganz außer den Farben and dem Funkeln in der Luft. Die Irlen-Brille hat alles geändert. Gesichter und Körperteile und Stimmen sind eine Einheit geworden und können verstanden werden.[84]

Andere Betroffene bestätigen, dass sie durch die Irlen-Brille die Welt nicht mehr nur bruchstückhaft wahrnähmen und eine verbesserte Tiefenwahrnehmung aufwiesen.

In milderen Fällen kann auch durch Sonnenbrillen Abhilfe geschaffen werden. Ich trage bei grellem Licht gerne getönte Brillen. Obwohl mir selbst sehr helles Licht lieber ist als halbdunkle Dämmrigkeit, kriege ich an strahlend hellen Sommertagen schnell Kopfschmerzen. Manchmal tanzen dann kleine glänzende Punkte, die an Flitterpartikel erinnern, vor meinen Augen. Diese Punkte sind höchst lästig, aber abschalten kann ich sie nicht. Erst eine Sonnenbrille lässt sie verschwinden.

Sonnenbrillen können problematisch sein, wenn Betroffene ohnehin schon Brillenträger sind und dann noch eine getönte Zweitbrille bräuchten. Das dauernde Wechseln der Brillen kann besonders für Kinder umständlich sein. Bei mir kommt erschwerend hinzu, dass sich meine Kurzsichtigkeit ständig verschlechtert, und ich ein bis zwei Mal im Jahr eine neue Sehstärke brauche. Ein Ausweg sind für mich Kontaktlinsen. Ich finde Kontaktlinsen für autistische Menschen ziemlich ideal. Vorher war für mich schon das Gefühl, mit der Brille ständig „etwas" im Gesicht zu haben, unerträglich. Wenn man schon Make-up kaum ertragen kann, wie dann so ein Plastikgestell? Die Kontaktlinsen setze ich morgens ein und kann sie dann den Tag über vergessen. Auch das Aufsetzen von Sonnenbrillen ist dann keine Schwierigkeit mehr, da diese keine Sehstärke mehr aufweisen müssen. Sonnenbrillen sind mir zwar ebenfalls unangenehm im Gesicht, aber hier überwiegt ganz klar der Vorteil, von dem blendenden Licht nicht gereizt zu werden.

---

82 Vgl. Grandin, 2005b, 54f.
83 Vgl. Grandin, 1997, 96.
84 http://www.donna.williams.net, entnommen 13.12.2005, eigene Übersetzung.

Mit elektrischem Licht habe ich keine Probleme, im Gegenteil, es ist für mich unentbehrlich. Wenn ich morgens um fünf Uhr vier aufstehe und mit meiner Morgenroutine anfange, ist es nur an den längsten Tagen des Jahres hell. An den anderen Tagen schalte ich in meinem Zimmer mindestens drei starke Lampen an, damit alles erleuchtet ist. Im Dämmerlicht kann ich nicht arbeiten. Dann verschwimmen die Buchstaben in den Büchern vor meinen Augen und ich kann mich kaum noch konzentrieren. Licht ist für mich Lebensqualität. Ich schalte nie gerne einen Lichtschalter hinter mir aus.

Mit Dunkelheit kann ich mich entsprechend schwer abfinden. Ich kenne das Problem, Kontraste wie Löcher wahrzunehmen. Wenn ich im Dunklen draußen bin, fühle ich mich unwohl und den Schattenerscheinungen ausgeliefert. Ich erinnere mich an einen an sich idyllischen Abendspaziergang in der Toskana. Wir gingen eine unbeleuchtete kleine Straße entlang. Plötzlich wurde mir ganz schwindelig vor Panik. Ich hatte das Gefühl, jeden Moment in einem Loch versinken zu müssen. Noch lange verfolgten mich Albträume, in denen ich in Abgründe stürzte.

Besonders ausgeprägt ist meine Beobachtungsfähigkeit. Meine Familie staunt über meine Begabung, Dinge zu entdecken, die alle anderen übersehen. Wenn in einem Raum in irgendeiner Ecke eine Spinne sitzt, sehe ich das sofort. Früher, als ich mich noch vor Spinnen ekelte, habe ich mich gewundert, wie meine Schwester, die genauso Angst vor den Tierchen hatte, sich ihnen so weit nähern konnte. Tatsächlich hatte sie die Achtbeiner einfach nicht gesehen.

### *Die auditive Wahrnehmung*

> Die Kinder schauen her, nur Stefan ignoriert die Aufforderung völlig und hantiert weiter an einem Steckspiel herum. Die Kindergärtnerin läßt ihren Schlüsselbund klirrend fallen, die Kinder lachen, einige schauen zu Stefan, er rührt sich nicht. Er hantiert weiter an seinem Spielgerät, als ob er nichts gehört hätte, oder als ob ihn das Ganze nichts anginge.[85]

So beschreiben die Autoren Klicpera und Innerhofer einen Besuch im Kindergarten in der Spielgruppe des autistischen Stefan. Viele Kinder zeigen wie Stefan früh Auffälligkeiten im Hörverhalten. Sie wenden sich weniger zu einem Geräusch hin als dies normale Kinder tun und reagieren weder auf Rufe noch auf laute Geräusche.[86]

Diese Unempfindlichkeiten können einer extremen Sensibilität für andere akustische Reize gegenüberstehen. Es gibt Kinder, die sich vom Klang fließenden Wassers oder dem Geräusch des Staubsaugers angezo-

---

85 Klicpera/Innerhofer, 2002, 47.
86 Vgl. ebd.

gen fühlen.[87] Auch auf Musik und Gesang reagieren viele autistische Kinder intensiver als auf gesprochene Sprache.

Kindern, die sehr sensibel auf akustische Reize reagieren, können in normaler Lautstärke gesprochene Worte Schmerzen bereiten. Eltern wundern sich dann, dass das Kind viel besser reagiert, wenn sie sich flüsternd mit ihm unterhalten oder in einem leichten Singsang.[88]

Generell stößt eine Hörleistung, die auf Flüstern empfindlich reagiert, sich aber Wörtern in normaler Lautstärke gegenüber versperrt, auf Unverständnis. Gunilla Gerland wurden von ihrer Familie häufig Vorwürfe gemacht: „Sie hört nur das, was sie hören will! Verflixtes Gör!“[89]

Gerland erklärt es aus ihrer Sicht:

> Geflüster hörte ich allerdings jederzeit – doch das war natürlich nicht möglich. Man konnte nicht das eine hören und dem anderen gegenüber taub sein. [...] Daß ich nicht hörte – das war nur eine meiner verrückten Ideen. Dabei hatten sie das selbstverständliche Recht, mich für meine Albernheiten zu schelten.[90]

Ein geschärftes Gehör kann bei autistischen Kindern ohne einen für andere ersichtlichen Grund Angstzustände auslösen. Sie hören Geräusche, die nur sie wahrnehmen können. Es wird von Menschen mit autistischer Behinderung berichtet, die Klänge aus einem Radio empfangen können, auch wenn dieses gar nicht eingeschaltet ist. Alltagsgeräusche können in so übersteigerter Form empfunden werden, dass sie Schmerzen bereiten. Ein plötzlich platzender Luftballon, komplexe Geräuschskulissen wie in Supermärkten oder durchdringende Töne wie Hundegebell oder Kinderschreien können in ihrer Intensität quälend sein.[91]

Als besonders störend beschreiben Betroffene die Wahrnehmung körpereigener Geräusche, das so genannte „Rauschen“. Sie hören, wie das Blut durch ihre Gefäße rauscht, der Magen den Verdauungsvorgängen nachgeht und nehmen das Geräusch des eigenen Atems wahr. Die ständige Beschallung ist eine unabschaltbare Belastung, die, wie Doktor Brita Schirmer anmerkt, mit einem Tinnitus vergleichbar sei.[92]

Akustische Informationen werden oft nur verzerrt wahrgenommen. Temple Grandin berichtet, dass sie dann raten müsse, was ein anderer gesagt habe.[93] Als Erwachsene hat die Professorin an einem Hörtest teilgenommen, der ihre akustischen Defizite offen darlegte. Die Untersu-

87 Vgl. Grandin, 1997, 82.
88 Vgl. Wing, 1973, 235.
89 Gerland, 1998, 34.
90 Ebd.
91 Vgl. Attwood, 2000, 147ff.
92 Vgl. Schirmer, 2001, 37f.
93 Vgl. Grandin, 1997, 85.

chungen beschreibt sie in ihrem Buch „Ich bin die Anthropologin auf dem Mars“. Unter anderem habe sie den so genannten binauralen Fusionstest durchführen lassen. Dabei werde ein Wort in seine Hoch- und Niedrigfrequenzlaute aufgespaltet und diese dann jeweils in ein Ohr geleitet. Bei Grandin ließ sich ein signifikanter Hörunterschied feststellen. Niedrigfrequenzlaute konnte sie mit dem rechten Ohr zu 45 % besser verstehen als mit dem linken. Links beschreibt sich die Tierverhaltensforscherin als „funktional taub“[94]. Sie habe nur fünf Prozent der Wörter richtig verstanden. „Woodchuck“ (= Waldmurmeltier) sei zum Beispiel zu „workshop“ (= Werkstatt) und „therefore“ (= deshalb) zu „Air Force“ (= Luftwaffe) geworden. Grandin sagt, sie müsse im Alltag Worte aus dem Kontext verstehen.[95]

Auf ein ähnliches Phänomen hat auch Lorna Wing hingewiesen, eine Wissenschaftlerin, die maßgeblich an der Wiederentdeckung des Asperger-Syndroms Anfang der 80er Jahre des letzten Jahrhunderts beteiligt war. Sie hat beobachtet, dass ein Kind Wörter, die es nicht kennt, in Sequenzen bekannter Wörter umwandelt. Aus „hospital“ (= Krankenhaus) könne dann „horse-a-petal“ (= wörtlich: „Pferd-ein-Blütenblatt) werden oder aus „Peter and the wolf“ (= Peter und der Wolf) „Peter on the roof“ (= Peter auf dem Dach). Wing hat ebenfalls festgestellt, dass die Kinder manchmal nur Sprachfragmente zur Kommunikation benutzen würden. Als Beispiel führt sie unter anderem, „jui“ für „orange juice“ (= Orangensaft) an. Sie interpretiert dies dahingehend, dass das Kind Sprachfragmente „als Bedeutungsträger“ verwende.[96] Ursache für die Sprachfragmente als Bedeutungsträger könnte sein, dass das Kind den Rest des Wortes nicht richtig verstehen bzw. bilden kann. Das deckt sich mit eigenen Erfahrungen und auch den Berichten Betroffener wie dem autistischen Schriftsteller Axel Brauns und Temple Grandin. Grandin schreibt dazu Folgendes:

> Ich kann mich erinnern, wie frustriert ich war, als ich im Alter von drei Jahren noch nicht sprechen konnte. Das löste so manchen Wutanfall bei mir aus. Ich konnte verstehen, was die Leute zu mir sagten, aber ich konnte meine Worte nicht herausbringen. Es war wie ein schweres Stottern, und es war mühsam, die Sprache in Gang zu bringen. Es fiel mir sehr schwer, meine ersten Worte zu bilden, und sie hatten im allgemeinen nur eine Silbe, so wie „Bah“ für Ball.[97]

94 Ebd.
95 Vgl. ebd., 85.
96 Vgl. Wing, 1973, 22.
97 Grandin, 1997, 52.

Lorna Wing war eine der ersten, die ein gestörtes Richtungshören bei Kindern mit Autismus bemerkt hat. Sie hätten Schwierigkeiten herauszufinden, woher ein Geräusch komme.[98] Verantwortlich scheinen auch hier Verarbeitungsstörungen zu sein. Um die Quelle eines Geräusches orten zu können, müssen die Hörinformationen aus beiden Ohren verglichen werden. Das Gehirn verrechnet dann die unterschiedlichen Ankunftszeiten des Schalls und/oder seine Intensität.[99]

Auch bei auditiven Störungen treten Unzuverlässigkeiten in der Wahrnehmungsleistung auf. Grandin kennt „kleine auditive Stillstände“[100], wenn sie in Tagträumen versinke. Andere Betroffene erzählen, dass die Lautstärke wechsle, in denen sie Geräusche wahrnähmen. Einmal sei ein Geräusch kaum hörbar und im anderen Extrem werde das gleiche Geräusch als unerträglich laut empfunden.

In meiner Familie fallen einige Personen, darunter besonders die Großväter, durch ihre Geräuschempfindlichkeit auf. Ich selbst kann schallende Musik, einen zu laut eingestellten Fernseher oder schrille Stimmen kaum ertragen. Die Geräuschkulisse an belebten Plätzen empfinde ich als Qual und reagiere mit Stresssymptomen.

Wörter kann ich mir wie Grandin oft nur aus dem Kontext erschließen, da ich sie nicht richtig höre. Als kleines Kind hat dies wahrscheinlich dazu beigetragen, dass ich mich trotz Jahre andauernden logopädischen Unterrichts immer noch so schwer tat, richtig zu sprechen. Ich habe viele Wörter nur fragmenthaft verstanden und entsprechend nur „so ungefähr“ wiedergeben können. Ein Wort, das mir sehr lange Schwierigkeiten bereitet hat, ist zum Beispiel das Verb „passieren“. Irgendwann hatte meine Mutter die Idee, dass ich anstelle von dem für mich unaussprechlichen „passieren“ einfach „geschehen“ sagen sollte. Mit der Zeit entwickelten wir eine ganze Menge solcher Ersatzwörter, die es mir erleichterten, mich auszudrücken.

Vor den Wörtern, mit denen ich Probleme hatte, entwickelte ich eine Hemmschwelle. Noch in der Schule bei Meldungen habe ich mir die Sätze im Kopf so zurechtgelegt, dass keines der Stolpersteinwörter darin vorkommen würde. Beim Lesen habe ich mich nur für Absätze gemeldet, von deren aussprechsicherem Inhalt ich mich vorher überzeugt hatte.

In unangenehme Situationen gerate ich, wenn mir in einem Gespräch der Kontext keinen Hinweis auf ein nicht richtig gehörtes Wort gibt. Das ist zum Beispiel dann der Fall, wenn mir jemand seinen (Nach-)Namen nennt. Ich bekomme ihn oft auch nach mehrmaliger Wiederholung nur

98 Vgl. Wing, 1973, 20.
99 Vgl. Schirmer, 2001, 39.
100 Grandin, 1997, 87.

halb mit, traue mich dann aber irgendwann nicht mehr, weiter nachzufragen.

### *Die taktile Wahrnehmung – Berührungsempfindlichkeit der Haut*

Man unterscheidet in der taktilen Wahrnehmung zwischen Berührungs- und Druckempfindungen. Bei einer leichten mechanischen Reizung der Haut kommt es zu Berührungsempfindungen. Wird die Haut stärker gereizt, spricht man von Druckempfindungen.

Kinder mit Autismus reagieren oft unterschiedlich auf Berührungs- und Druckempfindungen. Während erstere meist als unangenehm empfunden werden, haben viele Kinder ein Verlangen nach Druckerlebnissen.

Die Empfindlichkeit gegenüber Berührungen ist schon bei Babys zu beobachten. Die Kleinen wehren sich mit allen Mitteln dagegen, angefasst zu werden. Temple Grandin berichtet aus ihrer Kindheit:

> Ich war das erste Kind meiner Mutter und, ich war wie ein wildes kleines Tier. Wenn ich gehalten wurde, kämpfte ich, um mich zu befreien, aber wenn man mich allein in dem großen Kinderwagen ließ, machte ich selten Theater.[101]

Manche Körperpartien, wie Kopf, Handflächen oder Oberarme erweisen sich als besonders berührungsempfindlich. Ein gewöhnlicher Friseurbesuch kann sogar für erwachsene Betroffene zur Tortur werden.[102] Dazu Dietmar Zöller:

> Wenn mein Vater mir die Haare schneidet, dreh' ich immer noch durch, und die Aktion endet mit einem handfesten Krach. Es ist, als wenn lauter Nadeln in den Kopf pieksen und als ob innen alles revoltiert gegen den gewaltsamen Eingriff.[103]

Donna Williams ist ein Beispiel dafür, dass Wahrnehmungsbesonderheiten nicht bei jedem Menschen mit Autismus gleichermaßen ausgeprägt sind. Denn im Gegensatz zu Zöller hatte sie es gerne, wenn man ihr als Mädchen die Haare kämmte. Wenn ihre Tante fragte, ob es ihr wehtue, war Donnas Kommentar: „Harder“[104], also „kräftiger“. Sie habe es genossen, die Haare von der Tante bürsten zu lassen. Die Haare von anderen Kindern anzufassen, sei Jahre lang der einzige freundschaftliche, körperliche Kontakt gewesen, den sie zulassen konnte. Zu anderen Berührungen sagt Williams: „I felt that all touching was pain, and I was

---

101 Grandin, 1997, 51.

102 Vgl. Attwood, 2000, 152.

103 Autistische Menschen verstehen lernen II, 1996, 16.

104 Williams, 2002, 9.

frightened.“[105] (Übersetzung der Verfasserin: „Ich fühlte, dass jede Berührung schmerzhaft war und hatte Angst.“)

Für manche Betroffenen ist es unerträglich, mit bestimmten Materialen in Kontakt zu kommen. Gunilla Gerland kann zum Beispiel kein Metall auf ihrer Haut ertragen. Schmuck flößte ihr als Kind Angst ein:

> Wenn ich gezwungen wurde, Schmuck anzufassen, vernahm ich einen schneidenden, pfeifenden, metallischen Ton in den Ohren, und mir drehte sich der Magen um. Dieser Ton kroch mir erst wie elektrifiziert vom Steißbein aus die Wirbelsäule hoch, bevor er in den Ohren aufschrillte, mir die Kehle hinunterglitt und sich als Übelkeit im Magen niederließ.[106]

Es ist ebenfalls eine Folge der Berührungsempfindlichkeit, dass autistische Menschen bestimmte Stoffe nicht auf der Haut ertragen können. Kinder haben in der Regel nur wenige Kleidungsstücke, die sie immer wieder anziehen wollen, solange, bis diese auseinanderfallen.[107] Sich auf eine der Jahreszeit konforme Kleidung umzustellen, ist ein mühsamer Prozess. Manche Betroffenen tragen deshalb das ganze Jahr über das gleiche. Extrem ausgeprägt war dies bei Grandin:

> Ich konnte überhaupt keine Veränderung in der Bekleidung ertragen. Als ich mich an lange Hosen gewöhnt hatte, konnte ich das Gefühl nackter Beine beim Tragen eines Rockes nicht mehr ertragen. Nachdem ich mich im Sommer daran gewöhnt hatte, Shorts zu tragen, konnte ich keine langen Hosen mehr ertragen.[108]

Liane Willey machten vor allem die Etiketten an ihren Kleidungsstücken zu schaffen:

> Ich riss sofort die Etiketten aus meinen Kleidern heraus, selbst wenn ich wusste, dass es wegen des Lochs, das dort entstand, wo das Etikett gewesen war, Ärger gab.[109]

Sanfte Berührungen, und seien sie nur durch leichte Stoffe verursacht, können die sensorischen Systeme vieler autistischen Menschen „überladen“. Dennoch sehnen sich oft gerade diese Menschen nach körperlichem, druckintensivem Kontakt. Damit Umarmungen nicht als überwältigend und unangenehm empfunden werden, ist es wichtig, dass die Kontakte von den Betroffenen ausgehen und von ihnen kontrolliert werden können.

Viele Kinder mit Autismus suchen gezielt Druckstimulationen auf. Sie zwängen sich in enge Ecken, rollen sich in Decken ein oder kriechen

105 Ebd., 8.
106 Gerland, 1998, 60.
107 Vgl. Attwood, 2000, 153.
108 Grandin, 1997, 81.
109 Willey, 2003, 30.

unter Matratzen. Liane Willey hat sich in eine Nische unter ihrem Bett verkochen, wenn sie etwas zu sehr verwirrt hatte:

> Ich konnte mich hineinzwängen, bis ich mir wieder ebenso symmetrisch und rechteckig vorkam wie meine Nische.[110]

Donna Williams hat sich in einen engen Küchenschrank verkrochen, wo sie sich zusammengerollt zu einer Kugel eine Zeit von der Welt außerhalb abschottete.[111] Temple Grandin hat sich ihren Kindheitstraum erfüllt und eine „Quetschmaschine" konstruiert. Die Quetschmaschine ist eine Vorrichtung, mit der sie sich selbst nach Belieben Druckreize zufügen kann.[112] Durch diese Stimulation ihres Körpers erfährt Grandin eine Milderung der Überregung ihrer Nerven.

Je nach Schwere der Verarbeitungsstörung benötigen Betroffene stärkere Druckreize, um zur Ruhe zu gelangen. Bei manchen kann dies so weit führen, dass sie sich selbst Schmerzreize zufügen. Selbstverletzungen können manchmal eine wenn auch rabiate Methode sein, sich Abhilfe bei einem sensorischen Chaos zu verschaffen.

Manchmal glaube ich, dass dieses Bestreben auch dahinter steckt, wenn ich meine Ausraster bekomme und Aggressionen gegen mich selbst richte. Dies passiert mir fast immer nur dann, wenn ich durch unerwartete Dinge oder einen harten, sensorisch belastenden Tag nicht mehr richtig funktioniere.

Allgemein reichen Druckreize als Mittel zur Entspannung aus. Ich habe sie schon als Kind gezielt aufgesucht. Wir hatten damals ein altes braunes Sofa im Wohnzimmer stehen. Es war abgenutzt und ausgesessen, aber dafür umso gemütlicher. Damit man es bequem zu einer Schlafcouch umwandeln konnte, waren die großen viereckigen Polster abnehmbar. Mit größtem Vergnügen habe ich die Polster angehoben und mich darunter gelegt. Am besten war, wenn meine Schwester sich auf das Polster mit mir darunter gesetzt hat. Diesen Druck habe ich als angenehm und wohltuend empfunden.

Ich habe auch gerne kleine Höhlen gebaut, indem ich Decken zwischen Stühle und die Fensterbank geklemmt habe. Darunter konnte ich ewig sitzen. Auch habe ich mich gerne im Küchenschrank unter der Spüle versteckt, was nur ging, wenn gerade wenige Töpfe darin standen.

Ich quetsche mich immer noch in diverse enge Plätze, dränge mich an Wände oder kuschle mich in Ecken. Sei es in Bussen, wo ich am Fenster sitzen muss und ganz nah an die Wand rücke, oder sei es im

---

110 Ebd., 33.
111 Vgl. Williams, 2002, 19.
112 Vgl. Grandin, 1997, 76f.

Bett, wo ich mich an die Zimmerwand schmiege und am liebsten den Kopf gegen die harte Wand drücke. Deshalb sind fremde Betten, die nicht an einer Wand stehen oder an einer Wand, die schmutzig ist und vor der ich mich ekle, ein Problem. Vor dem Einschlafen zwänge ich die dicke Steppdecke ganz eng um mich. Damit die Bettdecke richtig schön fest anliegt und nicht verrutschen kann, stopfe ich die Seiten der Decke überall unter meinen Körper. So liege ich, wenn alles perfekt ist, oben und unten von Bettdecke umgeben. Im Winter wird mir dabei schön kuschelig warm. Im Sommer ist es eher unangenehm wegen der Hitze, und ich schwitze sehr stark. Auf die Druckreize, die mir die straff gespannte Bedeckung zufügt, will ich dennoch nicht verzichten.

Wichtig bei all meinen engen Plätzen ist, dass ich mich dort allein aufhalte. Die unmittelbare Nähe eines anderen Menschen ist für mich unerträglich. Ich habe zu viel Angst vor kurzen, unerwarteten Berührungen. Sie lösen in mir Fluchtinstinkte aus.

Furchtbar unangenehm für mich war, wenn mein Vater beim gemeinsamen Frühstück über Eck neben mir saß und versehentlich unter dem Tisch mit seinem Fuß gegen meine Wade stieß. Das war so schlimm für mich, dass ich hätte schreien können. Mühsam habe ich die sich aufstauende Energie so umlenken können, dass ich aufsprang und so schnell ich konnte in die erste Etage lief. Dort konnte ich mich wieder erholen und irgendwann an den Tisch zurückkehren.

Selbst liebevolle Berührungen kann ich kaum ertragen. Ganz selten lasse ich zu, dass mich sehr vertraute Personen kurz umarmen. Küsschen geben und Streicheln mag ich nicht und habe ich nie gemocht.

Meine wenigen Freundinnen wissen darüber Bescheid. Nie kämen sie auf die Idee, mich in den Arm zu nehmen oder drei Küsschen auf die Wange zu drücken, wie dies unter Mädchen üblich ist. Auch Floskeln wie ein „fühl dich gedrückt“ am Ende eines Briefes lassen sie weg.

Ich denke, dass man mit den Berührungsempfindlichkeiten betroffener Menschen recht gut umgehen kann. Den Angehörigen und Freunden muss nur klar vermittelt werden, dass es dabei nicht um eine Zurückweisung ihrer Person geht, sondern schlicht um eine Wahrnehmungssensibilität, die Betroffenen das Leben auch so schon schwer genug macht.

### *Die kinästhetische Wahrnehmung*

Die kinästhetische Wahrnehmung greift auf so genannte Propriozeptoren zurück, bei welchen es sich um Sinneszellen handelt, die im Körper gelegen sind. Sie beschreiben die Stellung und Bewegung der einzelnen Gliedmaßen. Man unterscheidet zwischen Stellungssinn, Bewegungssinn und Kraftsinn. Beim Autismus können in allen drei Funktionen Störungen auftreten.

Wenn Dietmar Zöller davon spricht, dass er seinen Körper nicht spüren könne, meint er damit nicht nur die taktile Wahrnehmung. Vielmehr gehe es „um die Wahrnehmung und Steuerung von Gelenken, Muskulatur und Gleichgewicht.“[113]

Zöller beschreibt die Ausfälle, die im Bereich der kinästhetischen Wahrnehmung bei ihm auftauchen, wie folgt:

> Wenn mein Körper keine Rückmeldung erhält, fühle ich mich, als falle ich auseinander. Das ist ein Zustand, den ich kaum aushalten kann.[114]

Auch andere Betroffene kennen dieses Gefühl von „Körperlosigkeit“. Axel Brauns beschreibt es poetisch als nur selten „Anwesenheit“[115] in seinen Gliedmaßen fühlen.

Die mangelnde Körperwahrnehmung hat direkte Auswirkungen auf die Art, wie sich Betroffene verhalten. Dazu Zöller:

> Den Körper wahrnehmen zu können, ist die Voraussetzung dafür, daß man sich kontrolliert verhalten kann. Im körperlosen Zustand habe ich kein Ich und mache Sachen, die mir fremd sind, die gar nicht zu mir gehören.[116]

Wenn er sich nicht spürt, fühlt Zöller sich auch nicht als richtiger Mensch. Besonders leidet er unter den Handlungsstörungen, die durch sein mangelndes Körperempfinden ausgelöst werden. Bei Betroffenen kann dies so weit führen, dass sie noch nicht mal zum Sprechen fähig sind.

### Weitere Wahrnehmungserscheinungen

Neben den fünf klassischen Wahrnehmungstypen möchte ich noch auf drei weitere Wahrnehmungserscheinungen hinweisen:

#### *Hungergefühl*

Ein gestörtes Empfinden von Durst und Hunger sowie Schwierigkeiten bei der Stuhlentleerung sind Erscheinungen, die sich durch eine veränderte Innenwahrnehmung erklären lassen.

Einige Betroffene beschreiben das Problem, nicht zu wissen, wann sie auf die Toilette gehen müssen. Gunilla Gerland erzählt:

---

113 Autistische Menschen verstehen lernen II, 1996, 16.
114 Ebd., 17.
115 Vgl. Brauns, 2004, 135.
116 Autistische Menschen verstehen lernen II, 1996, 16.

> Ich spürte nämlich nicht, wann ich die Toilette aufsuchen mußte, sondern mußte mir überlegen, wann ich gehen sollte. Daß andere Menschen ein Signalsystem besaßen, das sie in bestimmten Intervallen warnte, bevor es zu dringend wurde, wußte ich nicht.[117]

Beschwerden mit der Stuhlentleerung, die an eine Verstopfung erinnern können, werden von Experten ebenfalls auf eine mangelnde Wahrnehmungsfähigkeit zurückgeführt. Sie nehmen an, dass die Füllung des Enddarms nicht gespürt und der Stuhl entsprechend übermäßig lange zurückgehalten werde.[118]

Einige autistische Menschen kennen kein Hungergefühl. Sie besitzen kein Empfinden dafür, wann es an der Zeit ist, die Energiereserven wieder aufzufüllen. Gunilla Gerland beschreibt entsprechend ihre Probleme:

> Ich fühlte nie deutlich, ob ich hungrig war oder satt, und wußte nicht, was ich essen sollte. Kochen konnte ich nicht, und manchmal aß ich überhaupt nichts.[119]

Manchmal habe sie Tage lang nur von Kaffee und Zigaretten gelebt. Bei vielen Menschen sind Mangelernährungen die Folge. Die Gefahr, das Essen zu vergessen oder einfach zu übergehen, ist besonders groß, wenn man gerade ohnehin keine Zeit oder Lust dazu hat. Bei Donna Williams war es so, dass sie zeitweise kaum Geld besaß, um sich etwas Nahrhaftes zu kaufen. Sie zehrte ihre Kräfte auf und hungerte fast bis zum Zusammenbruch.[120]

Gunilla Gerland hat es so weit nicht kommen lassen. Sie suchte sich Menschen, an deren Essverhalten sie sich orientieren konnte. Eines ihrer Vorbilder war der drogenabhängige Jon:

> Wenn ich bei ihm war, konnte ich abschätzen, wieviel und wie oft man essen mußte. Ich aß ganz einfach immer dann, wenn er aß, und fand es gut, daß ich so auch die richtige Menge herausfand.[121]

Manchmal werden Hunger- und Durstgefühl verwechselt. In der Regel ist es jedoch so, dass das Durstempfinden stärker ausgeprägt ist als das Hungerempfinden.[122] Das Bedürfnis, viel zu trinken, wird sogar in Autismus-Checklisten (unter anderem Kehrer) aufgeführt.[123] Auch in biografischen

117 Gerland, 1998, 134.
118 Vgl. Kehrer, 2005, 42.
119 Gerland, 1998, 204.
120 Vgl. Williams, 2002, 93, 122.
121 Gerland, 1998, 209.
122 Vgl. Kehrer, 2005, 41.
123 Ebd., 171ff.

Schriften findet es immer wieder Erwähnung, zum Beispiel bei Susanne Schäfer, in deren Tagesplan es feste Zeiten zum Teekochen gibt.[124]

Auch in meinem Tagesrhythmus hat das Aufbrühen von Teewasser einen festen Platz. Ich koche mir jeden Morgen und jeden Nachmittag eine große Kanne grünen Tee. Zum Mittagessen trinke ich drei bauchige Gläser mit leicht angewärmtem Leitungswasser, nach dem Joggen zwei Gläser Sprudel und zum Abendbrot drei hohe Gläser, die ebenfalls mit warmem Leitungswasser gefüllt sind. Insgesamt nehme ich weit mehr als die empfohlenen 3 Liter Flüssigkeit am Tag zu mir. Ich habe ständig Durst, schleppe auch nach Bonn für einen langen Tag an der Uni bis zu dreieinhalb Liter Flüssigkeitsvorrat mit mir herum.

Zwangsläufig muss ich sehr häufig auf die Toilette. Ich habe normalerweise feste Toilettenzeiten, zu denen ich gehe. Kann ich mich danach nicht richten, zum Beispiel weil ich gerade im Zug sitze, spüre ich irgendwann ein Reizempfinden auf der Blase. Wenn ich diesen Druck spüre, ist es meistens schon so schlimm, dass ich kaum noch Zeit habe, rechtzeitig zur Toilette zu gelangen. Manchmal entleert sich meine Blase dann sturmflussartig. Dieses Problem ist mir sehr unangenehm. Ich habe bereits mehrmals einen Tag an der Uni mit nasser Hose verbringen müssen. Zum Glück bin ich kein Mensch, der sich etwas daraus macht, was andere von ihm denken mögen. Und direkt angesprochen hat mich noch niemand auf die verräterischen dunklen Stellen an meiner Jeans.

Im Gegensatz zu meinem extremen Durstempfinden spüre ich fast nie Hunger. Ich muss mich mit dem Essen nach der Uhr richten, da ich es sonst vergessen würde. Wenn ich zu wenig gegessen habe, merke ich, dass ich zittrig werde, weil mein labiler Blutzuckerspiegel zu tief abgesackt ist.

Wenn ich zu Hause bin, verfolge ich einen bis auf die Minute organisierten Essensplan, um genügend Nährstoffe zu mir zu nehmen. Ich esse jeden Tag genau das Gleiche. Mein Plan sieht folgendermaßen aus:

- Frühstück (von Viertel nach acht bis neun Uhr):
  ein selbstgebackenes Körner-Vollkornbrötchen, dessen untere Hälfte flach abgetrennt und mit einer hauchdünnen Schicht Teewurst bestrichen ist, dazu Apfelspalten
- Zwischenmahlzeit (von halb elf bis halb zwölf):
  250 Gramm Magerquark mit Milch und Zucker angerührt, 1 Schale Grießbrei oder Haferflockenbrei im täglichen Wechsel, restliche Apfelspalten vom Frühstück

124 Vgl. Schäfer, 2002, 91, 224-228.

- Mittagessen (von Viertel vor eins bis eins):
  Ein halber Kopf Wirsing in Tomaten-Knoblauch-Sauce, dazu Kartoffeln
- Nachmittags (von drei bis halb vier):
  1 kleineres selbstgebackenes Brötchen, zubereitet wie zum Frühstück, dazu Apfelspalten
- Zwischenmahlzeit (halb fünf bis fünf):
  1 Griesbrei aus der Tüte zum Anrühren mit Wasser, eine Banane
- Abendbrot (von Viertel nach acht bis Viertel nach neun):
  1 Scheibe selbstgebackenes Dinkelbrot, 1 Stück selbstgebackenes Schwarzbrot, 1 Schale Blumenkohlsalat, 1 Tomate, 2 Äpfel.

### *Temperaturreize*

Viele Menschen mit Autismus nehmen Temperaturreize anders wahr als normale Menschen. Häufig beschreiben sich Betroffene als kälteunempfindlich. In extremen Fällen wollen sie sogar im Winter in T-Shirt und kurzer Hose raus gehen und betroffene Kinder weigern sich, etwas überzuziehen, um im Schnee zu spielen. Begünstigt wird diese Neigung dadurch, dass sie auch aus taktilen Gründen Probleme haben, sich auf neue Kleidung einzustellen.

Albrecht Leipert leidet unter einem gegensätzlichen Problem:

> ICH BIN MANCHMAL TEMPERATUREMPFINDLICH. ICH FRIERE IM WINTER IMMER SEHR. MANCHMAL KANN ICH ABER KEINE HITZE SPÜREN.[125]

Wie Leipert reagiere ich ebenfalls sensibel auf Kältereize. Ich habe als kleines Kind nie Schneebälle formen können, da ich bei der bloßen Berührung von Schnee das Gefühl hatte, als würden meine Hände absterben. Bei Kontakt mit Kältereizen spüre ich meine Hände nicht mehr und kann sie nicht bewegen, so steif sind sie. Wenn ich eines meiner eingefrorenen Brötchen aus der Gefriertruhe holen möchte, kann ich auch nur ganz kurz darin kramen, da sonst meine Hände zu sehr wehtun.

Im Winter ist jedes Rausgehen für mich eine Qual. Mein Körper versteift bei niedrigen Temperaturen und ich habe das Gefühl „festzufrieren". Meine Kälteempfindlichkeit geht so weit, dass ich sofort spüre, wenn irgendwo im Haus ein Fenster geöffnet ist, sogar bei geschlossenen Zimmertüren.

Gegenüber Hitze und Wärmereizen bin ich unempfindlich. Wenn ich mir beim Teekochen siedend heißes Wasser über die Finger schütte, merke ich nur das Gefühl von fließendem Wasser auf meiner Haut, nicht

125 http://www.schule-bw.de, 06.07.2006.

aber einen Wärmereiz. Entsprechend unvorsichtig verhalte ich mich auch, wenn ich mit heißen Sachen hantiere.

Ich beschreibe mich als schlechten Wärmeleiter, so, wie Porzellan Wärme schlechter leitet als Metall. Um überhaupt Wärme zu spüren, muss ich meinem Körper starke und langanhaltende Wärmereize zuführen. Damit ist immer die Gefahr verbunden, dass ich mich verbrenne. Dies möge folgende kleine Geschichte verdeutlichen: Als ich in Bonn ein eigenes Zimmer bewohnte, habe ich mir abends Wärmeflaschen gekocht und diese ganz heiß und ohne Schutzüberzug zwischen meine Füße gepresst. Eines Morgens entdeckte ich an meinen Knöcheln kirschgroße Brandblasen. Wie die Blasen dahingekommen sein sollten, war mir ein Rätsel, bis mir einfiel, dass wohl die nächtlichen Wärmeflaschen dafür verantwortlich sein mussten.

### *Schmerzreize*

Bei kleinen Kindern mit Autismus wird beobachtet, dass sie selten weinen, wenn sie hinfallen oder sich verletzen. Viele Menschen mit Autismus haben kein oder nur ein verringertes Schmerzempfinden.

Normalerweise entsteht eine Schmerzempfindung dann, wenn eine bestimmte Schmerzschwelle überschritten wird. Diese Schmerzschwelle scheint bei Menschen mit Autismus besonders hoch zu sein. Was andere als schmerzhaft empfinden, nehmen sie oft noch nicht mal als unangenehm wahr.

Das reduzierte Schmerzempfinden ist nach Meinung einiger Wissenschaftler auf eine gesteigerte Aktivität von Endorphinen im Gehirn zurückzuführen. Entsprechende Hinweise in der Gehirnflüssigkeit haben Gillberg und Terenius 1985 gefunden. Endorphine oder auch Opioide genannt, sind Eiweißstoffe, die das Schmerzempfinden absenken können.[126]

Gunilla Gerland legt den Gedanken nahe, dass ihr gesenktes Schmerzempfinden auch damit zusammenhängen könnte, dass sie sich als Jugendliche von ihrer Umwelt total abgeschirmt und keine Reize von außen an sich herangelassen habe. Entsprechend sei zu Zeiten der größten Abschirmung das Schmerzempfinden am geringsten gewesen:

> Sowohl meine Schwester als auch meine Lehrer verpaßten mir Ohrfeigen, schüttelten und schubsten mich, aber ich empfand keinen Schmerz mehr. Meine Schmerzunempfindlichkeit war mittlerweile fast total.[127]

Axel Brauns hat Ähnliches erlebt. Auch zu ihm drangen Schmerzreize nicht durch:

---

126 Vgl. Kehrer, 2005, 85.
127 Gerland, 1998, 174.

> Voller Wut schlug die Haha heftiger zu. Die Schläge erreichten mich nicht in meiner Welt.[128]

Trotzdem sei etwas da gewesen, meint Gerland. Sie spricht von einem „Nichtschmerz“:

> Dennoch konnte ich noch fühlen, das Gefühl an sich war nicht abgeschaltet, denn wenn ich wusste, daß ich mich irgendwo verletzt hatte, spürte ich, wie etwas – ein Nichtschmerz – sich von der verletzten Stelle aus in den Körper hinaus verästelte. Nur daß es eben nicht schmerzte.[129]

Die reduzierte Schmerzwahrnehmung kann sich auch als Gefahrenpotential auswirken. Bei gefährlichen Situationen fehlt der Lerneffekt. Ein Kind, das die Hand auf eine heiße Herdplatte legt und keinen Schmerz empfindet, lernt zum Beispiel nicht, dass es in Zukunft besser aufpassen muss. Schmerz hat eine wichtige Funktion als Warnsignal. Besonders problematisch ist, dass nicht nur jene Schmerzreize, die von außen kommen, nicht wahrgenommen werden, sondern oft auch Schmerzen, die aus den Eingeweiden stammen. Selbst ernste Erkrankungen wie eine Blinddarmentzündung können lange unbemerkt bleiben. Eltern sollten daher bei ihrem betroffenen Kind auch das kleinste Anzeichen von Schmerz ernst nehmen.[130]

Für meine Eltern war es entsprechend alarmierend, wenn ich mir einmal Schmerzen anmerken ließ. Schrecksekunden durchlebten sie aber auch dann, wenn ich hinfiel und keine Reaktion zeigte. Meine Mutter dachte gleich an eine Gehirnerschütterung, bei der die meisten Kinder infolge einer kurzen Bewusstlosigkeit zuerst nicht schreien.

Meine Unempfindlichkeit gegenüber Schmerzreizen zeigte sich auch darin, dass ich mir selbst Schmerzreize zugefügt habe. Meine Eltern waren schockiert, wenn sie mit ansehen mussten, wie ich mit dem Köpfchen wieder und wieder gegen das Gitter des Laufstalls oder den bloßen Boden schlug.

In meinem Schmerzempfinden hat sich seither wenig verändert. Ich stoße mich dauernd an Gegenständen, ohne es zu merken, finde höchstens später neue blaue Flecken vor. Manchmal entdecke ich auch verkrustete Stellen an meinen Armen, Beinen oder Händen. Wie ich mir diese zugezogenen habe, weiß ich meistens nicht, da mich keine Schmerzempfindung auf die Verletzung hingewiesen hat.

---

128 Brauns, 2004, 105.
129 Gerland, 1998, 175.
130 Vgl. Attwood, 2000, 157.

## Außergewöhnliche Wahrnehmungen

### *Was niemand sonst empfindet*

Die Problematik außergewöhnlicher Sinnes- und Reizwahrnehmungen ist, dass sie nicht zur Erfahrungswelt normaler Menschen gehören und von ihnen nicht nachvollzogen werden können. Oft werden die Betroffenen noch nicht einmal ernst genommen.

Besonders groß ist bei Kindern die Gefahr, ungewöhnlich klingende Beschreibungen als bloße „Erfindung" abtun zu wollen. Gunilla Gerland versuchte gar nicht erst, jemandem von ihren als Tortur erlebten Empfindungen zu berichten:

> Während meiner ganzen Kindheit und Jugend litt ich unter einem beinahe immerwährenden Schauder, der mir die Wirbelsäule entlanglief. Es gab Perioden, da verstärkte sich der Schauder, in anderen dagegen verhielt er sich relativ ruhig, so daß man damit leben konnte. [...] Es war, als würde kalter Stahl durch meine Wirbelsäule fließen – fest und flüssig zugleich, metallische Finger, die meine Wirbel entlangtrommelten und kitzelten und wie mit harten Klammern in mein kribbelndes Rückgrat kniffen. Eisige Wärme und heiße Kälte.[131]

Es sei, wie das Geräusch von Kreide, die auf der Tafel kreische, jedoch empfinde sie es als konzentriert und in ihrem Nacken gebündelt.

Donna Williams hatte als Kind eine besondere Wahrnehmung für Dinge, denen außer ihr niemand Beachtung schenkte. Wenn sie in ihrem Bett lag, sah sie sich umgeben von „tiny stars" (= kleinen Sternen) und es schien ihr, als läge sie in einem geheimnisvollen Glassarg. Später erfuhr Williams, dass es sich bei ihren „Sternen" tatsächlich um feine Luftpartikel gehandelt habe. Ihre übersensible Wahrnehmung habe diese zu einem hypnotisierenden Vordergrund und den Rest der Welt unscharf werden lassen.

Als Williams ein Kind war, hatten die „Sterne" eine große Bedeutung für sie. Sie fühlte sich nachts nur sicher, solange sie die „Sterne" sah, und wagte es nicht, die Augen zu schließen. Das Mädchen lernte, mit geöffneten Augen zu schlafen.[132]

Gunilla Gerland hat schließlich eine Methode gefunden, ihre Schauder abzumildern. Ihre Empfindungen waren besser auszuhalten, wenn sie Gegenstände berührte, mit ihren Fingern darüber strich oder ihre Hände dagegen presste. Zuerst seien die Schauder dadurch verstärkt worden, doch schließlich hätten sie einen Punkt erreicht, an dem sie

---

131 Gerland, 1998, 63.

132 Vgl. Williams, 2002, 10.

nicht mehr so deutlich spürbar gewesen seien. Als besonders effektiv habe sich das Berühren von gebogenen Gegenständen erwiesen:

> Jeden Türgriff, an dem ich vorbeikam, faßte ich an. Dabei legte ich die Spitze des Zeigefingers genau auf den Punkt, an dem der Griff sich bog. Das fühlte sich gut an.[133]

Als ebenso geeignet erwiesen sich für Gerland Treppengeländer oder Flaschen. Welche Erlösung sie bei der Berührung dieser gebogenen Gegenstände gespürt haben muss, kann wohl kein normal wahrnehmender Mensch nachempfinden.

Wahrnehmungserscheinungen wie Gerlands Schauder oder die Sterne von Williams sind mir nicht bekannt. Das einzige, was mir einfällt, ist, dass ich auf äußere Einflüsse sensibel reagiere. Ich bin sehr wetterfühlig. Das habe ich natürlich mit vielen nicht-autistischen Menschen gemeinsam. Ich spüre, wenn sich ein Gewitter zusammenbraut, und nehme die feine elektrische Aufladung der Luft wahr. Bei starker Sonneneinstrahlung spüre ich die Belastung durch hohe Ozonwerte. Schnelle Wechsel von Hoch- und Niedrigdruckgebieten lösen bei mir Migräne aus.

***Synästhesie***

Unter Synästhesie versteht man die Vermischung von Informationen aus verschiedenen Sinneskanälen. Synästhesie kommt nicht nur bei autistischen Menschen vor, tritt bei diesen aber gehäuft auf.

Betroffene nehmen mit einem Sinnesreiz eine andere Sinneswahrnehmung wahr, die durch den aufgenommenen Reiz normalerweise nicht ausgelöst wird. Sie beschreiben ihre Synästhesie, als würden „Kanäle" durcheinander geraten.[134]

Am häufigsten wird vom „Farbenhören" berichtet. Ein aufgenommener Laut oder Klang löst nicht nur eine Hörempfindung aus, sondern gleichzeitig auch eine Farbwahrnehmung.

Auch andere Kopplungen von Reizwahrnehmungen sind möglich. Manche Synästhetiker müssen störende Geräusche abschalten, bevor sie ihr Essen schmecken können. Bei ihnen lösen Geräusche Geschmacksempfindungen aus.

Von Synästhesie sind besonders oft künstlerisch tätige Menschen betroffen. So sollen einige große Komponisten Synästhetiker gewesen sein.

In der schon erwähnten Sendereihe Quarks & Co „Wunder Wahrnehmung – von Sinnestäuschungen und Hirngespinsten" wurde Elisabeth S. vorgestellt. Die junge Frau ist Flötistin und „schmeckt" Töne. Für sie

---

133 Gerland, 1998, 64.
134 Vgl. Attwood, 2000, 158.

schmecken Quinten nach Wasser, Terzen nach Zucker und eine kleine Sexte nach Sahne. Zusätzlich sieht sie Farben, wenn sie Töne hört. Die Musikerin kann sich Tonarten und Intervalle besser merken als ihre Kollegen, da bei ihr Geschmackswahrnehmungen das Wiedererkennen erleichtern.[135]

Was die Synästhesie betrifft, steht die Forschung noch ganz am Anfang. Ein interessanter Aspekt scheint mir die Frage zu sein, ob und in wie fern sich die Fähigkeit zur synästhetischen Wahrnehmung mit der Zeit abschwächen kann. Bei mir verblassten meine synästhetischen Fähigkeiten, je älter ich wurde. Als ich klein war, habe ich jedes Wort und jeden Ton als Farbe wahrgenommen. Für mich war es ganz normal, dass Namen und Dinge Farben hatten. Wenn ich meiner Mutter davon erzählte, schwieg sie nur. Das war für mich eine seltene Erfahrung, da meine Mutter normalerweise immer etwas zu antworten wusste. Ich fühlte mich unverstanden.

Manchmal habe ich sie oder meine Schwester gefragt, ob ihnen die Farbe von einem bestimmten Wort auch so gut gefalle. Auch darauf erhielt ich keine Antwort, niemand wollte mit mir über diese Farben reden, die ich doch für so selbstverständlich hielt. Erst später lernte ich, dass die meisten Menschen diese Fähigkeit überhaupt nicht besitzen. Zu diesem Zeitpunkt nahm ich selbst nur noch selten Wörter als Farben wahr. Ich hatte Jahre lang daran gearbeitet, die Farben zurückzudrängen, da sie mir als falsch, als eine Verwirrung erschienen. Heute erlebe ich die Farben nur noch selten. In meiner Erinnerung sind mir aber die schönsten geblieben, zum Beispiel ein samtenes Pink bei meinem Namen „Nicole“ oder ein perlendes Silber bei dem Namen meiner Schwester „Jennifer“.

### *„Overload“*

Bei Menschen mit schwerwiegenden sensorischen Problemen kann es zu einer Überlastung der Sinnessysteme, dem so genannten „Overload“, kommen.

Informationen aus verschiedenen Sinneskanälen wie den Seh-, Gehör- und anderen Sinnesorganen fließen ineinander und vermengen sich zu einem verwirrenden, sensorischen Chaos. Besonders häufig erleben Betroffene diese Zustände, wenn sie ohnehin schon müde und erschöpft sind.[136]

Kinder können bei sensorischer Überlastung zu Wutanfällen neigen. Liane Willey beschreibt, wie sie als Kind eine Weile ruhig gespielt habe und dann in einen Wutanfall geraten sei. Sie erklärt es sich so:

---

135 Vgl. Quarks & Co, Thema „Wunder Wahrnehmung – von Sinnestäuschungen und Hirngespinsten“, WDR 2005.

136 Vgl. Grandin, 1997, 93.

> Ich glaube, dass ich immer in dem Moment ausrastete, in dem mein sensorisches System überlastet wurde. [...] Ich denke, dass ich so lange durchhielt, wie ich konnte, nicht erkannte, wenn es genug für mich war, und dann meiner Wut freien Lauf ließ.[137]

Ich erlebe meinen „Overload“-Zustand, wenn zu viele Reize auf mich einprasseln. Die Grenze, was zu viel ist, ist nicht immer gleich. An manchen Tagen kann ich sehr viel ertragen, ohne Reaktionen zu bekommen. An anderen Tagen bin ich schon mittags nach zwei Vorlesungen übersättigt. Ich kriege dann Heulkrämpfe, werde zittrig, kann meine Bewegungen kaum noch koordinieren und muss mich stark zusammenreißen, um überhaupt noch jemandem Gehör schenken zu können. Meistens laufen diese Zustände in einer Migräne aus. Dagegen hilft dann nichts mehr, als mich aufs Bett zu legen und zu warten, bis ich einschlafe und ein neuer, mit etwas Glück beschwerdefreier Tag beginnt.

Schmerz betäubt bei Reizüberflutung und kann deshalb fast als angenehm empfunden werden. Wenn ich nichts mehr geregelt bekomme und alles über mir zusammenzukippen droht, schlage ich manchmal mit dem Kopf gegen Schränke oder Türen. Irgendwann tut es so weh, dass sich die Überflutung kurzzeitig ausblendet. Von einer Freundin weiß ich, dass sie bei ähnlichen Gelegenheiten gegen die Wände boxt, manchmal bis ihre Hände grün und blau sind.

Ein zuviel an Reizen ist eine quälende Belastung. Was ich besonders schlimm finde, ist, dass es eine Wahrnehmungseigenschaft ist, die normale Menschen so nicht kennen. Entsprechend wenig Verständnis bringen viele für einen „Overload“ auf. Wenn ich darüber klage, dass der Lärm, die Hektik, die Schreierei und die vielen Menschen im Praktikumlabor für mich schier unerträglich seien, mich überladen, fragen die meisten nur: „Warum? Das kann ich nicht verstehen. Was ist denn daran so schlimm?“ Nur andere Betroffene mit dem Asperger-Syndrom können mich verstehen. Hier brauche ich nicht viele Worte zu machen, um auf Verständnis zu stoßen. Jeder, der mit „Overload“-Zuständen Erfahrung gemacht hat, weiß, wie furchtbar sie erlebt werden können.

## Folgen einer anderen Wahrnehmung

### *Folgen für die Aufmerksamkeit – ADHS*

Das Aufmerksamkeits-Defizit-Syndrom wird auf Verarbeitungsstörungen im Gehirn zurückgeführt. Durch die veränderte Verarbeitung kommt es zu leichter Ablenkbarkeit, Unaufmerksamkeit, Impulsivität und Ver-

137 Willey, 2003, 34.

träumtheit.[138] Des Weiteren weisen betroffene Kinder je nach Ausprägungsart motorische Koordinationsprobleme und eine Vorliebe für Routinen und Übersichtlichkeit auf.[139]

Die genannten Symptome ähneln jenen, die auch bei autistischen Kindern auftreten. Es handelt sich bei beiden Störungen um separat definierte Erkrankungen, die sich aber nicht gegenseitig ausschließen. Es gibt durchaus Kinder, die von beidem betroffen sind.[140]

Eine interessante Diskussion ist, ob Autismus eine Fortentwicklung von ADHS im Sinne einer Verstärkung der Symptome sein könnte. Die Frage ist, in wie fern sich die jeweils zugrundeliegenden Mechanismen tatsächlich ähneln.

Das Krankheitsbild ADHS wird im skandinavischen Bereich auch als DAMP (Deficits in Attention, Motor Control and Perception) bezeichnet. Die beiden Begriffe sind teilweise synonym, DAMP berücksichtigt jedoch stärker Störungen in der Motorik und Wahrnehmung.

***Folgen für das Lernen – Beispiel Leseschwäche***

Die gestörte Sinneswahrnehmung kann sich negativ auf die Aufmerksamkeit auswirken. Betroffene Kinder leiden häufig unter Lernschwierigkeiten.

Legasthenie beschreibt eine Lernstörung, bei der das Erlernen von Lese- und Rechtschreibefähigkeiten beeinträchtigt ist. Sie ist mit einer Häufigkeit von 3-5 % eine eher gängige Störung, wobei Jungen drei- bis viermal so oft betroffen sind wie Mädchen.

Autismus geht in vielen Fällen mit Legasthenie einher. Als Ursachen für eine Legasthenie werden neben Aufmerksamkeitsstörungen unter anderem Verarbeitungsstörungen von auditiven oder visuellen Informationen diskutiert.[141] Auch eine genetische Komponente gilt als möglich und wird durch Familienstudien gestützt. Legasthenie ist ein ernstzunehmendes Handicap, das Betroffenen nicht nur im Deutschunterricht Versagenserlebnisse beschert, sondern auch in allen anderen Fächern, in denen Textverständnis eine grundlegende Voraussetzung für das gute Abschneiden ist.

---

138 Vgl. www.familienhandbuch.de(cmain/f_Aktuelles/a_Haeufige_Probleme/s_776.html, entnommen 07.01.2006, 1.

139 Vgl. Attwood, 2000, 167.

140 Vgl. ebd., 24.

141 Vgl. www.kjp.uni-marburg.de/kjp/legast/leg/ueberblick.htm, entnommen 04.01.2006, 5.

*Weitere Auffälligkeiten*

Eine veränderte Wahrnehmungsfähigkeit wirkt sich auch auf folgende Bereiche aus. Die jeweiligen Erscheinungen werde ich in den entsprechenden Kapiteln besprechen:

*a) Folgen für die Sprachentwicklung*

Auffälligkeiten im Spracherwerb sind ein typisches Merkmal für den Autismus. Es werden verschiedene Gründe diskutiert, warum autistische Kinder selbst bei gegebener durchschnittlicher bis überdurchschnittlicher Intelligenz und intakten Hörorganen Schwierigkeiten haben, sprechen zu lernen. Die Unfähigkeit mancher Betroffener, Sprache von Hintergrundsgeräuschen zu differenzieren, wird als eine mögliche Ursache angesehen, die zur Sprachretardierung führen kann.

*b) Selbstverletzende und autoaggressive Stereotypien*

Auch Selbstverletzungen und Autoaggressionen sollten im Zusammenhang mit Störungen der Wahrnehmungsverarbeitung betrachtet werden.

Allgemein werden Stereotypien dahingehend erklärt, dass sie dem Kind ein Gefühl von Sicherheit verleihen. Durch die selbststimulierenden Bewegungen werden bekannte und erwartete Reize erzeugt. Außerdem schützen die vertrauten Handlungsmuster vor der Wahrnehmung einer oft als feindlich und bedrohlich empfundenen Umwelt.[142]

*c) Folgen für die Beziehung zu anderen Menschen*

Ihre veränderte Wahrnehmung unterscheidet betroffene Kinder von ihren Mitmenschen. Sie teilen nicht die gleichen Wahrnehmungserfahrungen mit ihnen und tun sich schwer, Reize zu interpretieren und mit Bedeutungen zu versehen. Die veränderte Wahrnehmung kann begünstigen, dass das Kind seine sozialen Kontakte einschränkt und kaum Nachahmungsverhalten ausbildet. Das Kind zieht sich zurück und lernt nicht, Bindungen zu anderen Menschen einzugehen.[143]

**Kompensationsstrategien**

*Handlungen routinieren*

Eine Folge der Reizverarbeitungsstörungen ist, dass zeitlich aufeinanderfolgende Abläufe nur schlecht erkannt werden können. Es ergeben sich Schwierigkeiten, komplexere Handlungen zu durchschauen und zu

142 Vgl. Fischer, 2000, 33.
143 Vgl. ebd., 33.

planen. Betroffene finden vielfach dann Erleichterung, wenn sie auf routinierte und einförmig ablaufende Tagesgestaltungen zurückgreifen können.

### *Störende Lichtreize vermeiden*

Kinder mit Autismus können grelles Tageslicht, das Licht von Glühbirnen oder das Leuchten von Neonröhren als extrem störend und ablenkend empfinden. Möglichkeiten zur Abhilfe können recht einfach sein. Oft hilft es schon, auch in geschlossenen Räumen eine Sonnenbrille zu tragen. Wenn möglich, sollte versucht werden, die Beleuchtung auf die speziellen Bedürfnisse abzustimmen.

### *Schutz vor ablenkenden und reizenden Geräuschen*

Die Konzentration und Aufmerksamkeit eines autistischen Kindes kann erheblich eingeschränkt werden, wenn es von akustischen Reizen abgelenkt wird. Im Extremfall helfen hier Ohrenstöpsel. Auf diese Weise kann erreicht werden, dass sich das Kind beispielsweise bei Klassenarbeiten konzentrieren kann.

### *Ein gesunder Speiseplan*

Es ist wichtig, dass der Körper mit allen wichtigen Nahrungsbausteinen versorgt wird. Betroffene, die einen sehr eingeschränkten Speiseplan haben, sollten versuchen, ihn zumindest um die wichtigsten Nährstoffe zu erweitern.

Einige Menschen mit Autismus reagieren auf bestimmte Nahrungsmittel allergisch. Besonders diskutiert werden Unverträglichkeiten von Getreide- und Milchprodukten, weswegen auch gluten- und casein-freie Diäten als Therapiemöglichkeit in Bedacht gezogen werden. In manchen Fällen liegen Mangelversorgungen mit bestimmten Vitaminen und Spurenelementen vor. Diese müssen dann gegebenenfalls in Ergänzungspräparaten zugeführt werden.

### *Schutz vor Geruchsbelastungen*

Bei extremen Geruchseinströmungen kann ein Teil der Belastung schon dadurch vermieden werden, dass man anstatt durch die Nase durch den Mund atmet. Mitmenschen sollten gebeten werden, nicht zu rauchen und sparsam mit Parfüm umzugehen. Deos, Duschlotionen oder Waschmittel sollten mit einem neutralen, milden Geruch gewählt werden, der nicht zu aufdringlich erscheint.

### *Reizungen der Haut*

Betroffene sollten versuchen, Kleidungsstücke zu finden, die sie ohne sensorische Beschwerden tragen können. Oft empfiehlt es sich, diese Lieblingsstücke gleich in mehreren Ausführungen zu kaufen. Meistens sind bestimmte Materialen verantwortlich, wenn Stoffe nicht auf der Haut vertragen werden können. Kleidungsstücke, aber auch Bettwäsche oder Handtücher aus diesen Geweben sollten von vornherein gar nicht erst gekauft werden.

## II. Gruppe A: Soziale Interaktion

Die Diagnosekriterien der Gruppe A beziehen sich auf das zwischenmenschliche Miteinander. Bei Kindern mit autistischer Behinderung treten bereits in früher Entwicklung Schwierigkeiten auf, Beziehungen zu anderen Menschen einzugehen. Sie weisen deutliche Defizite im Nachahmungsverhalten auf. Ihr Spielverhalten ist eingeschränkt. Weitere Schwierigkeiten liegen darin, Emotionen zu erkennen und auszudrücken. Gestik und Mimik sind begrenzt.

### Das Baby als soziales Wesen betrachtet

Lange Zeit hielt man den Säugling für ein passives Wesen, das von seiner Umwelt nur wenig wahrnimmt. In den 70er Jahre des letzten Jahrhunderts entdeckten Säuglingsforscher, dass ein Kind bereits in seinen ersten anderthalb Jahren als aktiv, lernbegierig und beziehungsfähig zu betrachten ist. Es setzte sich der Begriff vom „kompetenten Säugling" durch.[144]

Doch was heißt das? Ein kompetenter Säugling? Und was bedeutet das für autistische Säuglinge? Sind diese weniger kompetent? Diesen und anderen Fragen soll im Folgenden nachgegangen werden.

Die beiden deutschen Wissenschaftler Mechthild und Hanuŝ Papouŝek sowie der amerikanische Forscher Andrew Meltzoff haben die frühen Interaktionen eines Babys mit seiner Umwelt untersucht. Das Baby erwies sich dabei als ein waches und fähiges Wesen, das bereits über erstaunliche Nachahmungsfähigkeiten verfügt. Durch frühe wechselseitige Imitation, beispielsweise von Gesichtsausdrücken, macht das Kind erste belohnte Gehversuche im sozialen Bereich. Da die Imitation auf Gegenseitigkeit beruht, fühlt sich das Kind verstanden.

Verweigert man einem Kind diesen gegenseitigen emotionalen Austausch, zieht es sich zurück. Eine entsprechende Situation wird als „still face procedure" beschrieben: die Bezugsperson bringt ihr mimisch regungsloses Gesicht in das Blickfeld des Kindes. Die mimische Ausdruckslosigkeit führt dazu, dass sich das Kind abwendet. Auf Dauer führt eine rein rationale, emotionslose Erziehung dazu, dass ein Kind unfähig wird, mit anderen Menschen in emotionalen Kontakt zu treten.[145]

Zwischenmenschliche Emotionen spielen für den Säugling eine große Rolle. Bereits ab dem zweiten Monat bemüht er sich um eine gefühlsmäßige Übereinstimmung mit der Mutter. Mit drei Monaten weiß das Kind, dass es durch sein Verhalten Reaktionen bei seinen Bezugsperso-

144 Vgl. Dornes, 1998, 21.
145 Vgl. Bauer, 2005, 62.

nen auslösen kann.[146] In dieser wichtigen Phase werden erste Anzeichen einer „Joint Attention" beobachtet. „Joint Attention" bedeutet, dass das Kind seinen Blick und seine Aufmerksamkeit nach der Blickrichtung der Bezugsperson ausrichten kann. In der Weiterentwicklung der „Joint Attention"-Fähigkeit wird es dem Kind möglich, von den Erfahrungen Anderer zur profitieren. Oft genügt ein Blick zur Mutter, und das Kind weiß, wie es die entsprechende Situation einzuschätzen hat. Zeigt die Mutter Zeichen der Beunruhigung, reagiert das Kind ebenfalls mit Angst. Auf diese Weise lernt es, Gefahren von vornherein zu meiden. Die Entwicklungsforscherin Uta Frith hat diese Fähigkeit bereits bei acht Monate alten Babys nachweisen können.[147]

Ab dem zehnten Monat zeigt das Kind auf Objekte. Auch dies setzt das Wissen voraus, dass der Andere ein lenkbares Bewusstsein besitzt. Erste belohnte Formen von Kommunikation entstehen, wenn die angesprochene Person ihr Verständnis signalisiert und eine positive Rückmeldung gibt.[148]

Zwischen dem zwölften und 18. Monat geschieht ein weiterer wichtiger Entwicklungsschritt: Das Kind bildet die Vorstellung von anderen Menschen als Personen aus.[149] Es begreift, dass die Menschen um es herum Gedanken, Vorstellungen und Gefühle haben, die von seinen eigenen abweichen können.[150]

Das Kind erhält nun zunehmend Einblicke in soziale und psychologische Zusammenhänge. Es lernt, dass Dinge nicht immer so sein müssen, wie eine Person es sagt, und beginnt, die falschen Angaben anderer Personen zu durchschauen. Gleichzeitig übt es sich selbst darin, Dinge vorzutäuschen.

Nicht bei jedem Kind läuft diese Entwicklung gleich schnell ab. Doch spätestens ab dem dritten bis vierten Lebensjahr sollte das Kind in der Lage sein, zwischen den bloßen Annahmen einer Person und der Realität zu unterscheiden.[151]

Durch aufmerksames Beobachten seiner Mitmenschen lernt das Kind immer mehr. Im Alter von sechs Monaten beginnt es, Bewegungsabläufe abzuspeichern, sowie das Ziel, zu dem diese Abläufe jeweils führen. Bis zum neunten Monat entwickelt sich daraus die Fähigkeit zur sogenannten Objektkonstanz: Das Kind weiß, dass ein Mensch oder ein Gegenstand weiterhin existiert, auch wenn es ihn nicht mehr sehen kann. Spä-

146 Vgl. ebd., 63.
147 Vgl. Frith, 2003, 101.
148 Vgl. ebd., 101f.
149 Vgl. Bauer, 2005, 64f.
150 Vgl. ebd., 65.
151 Vgl. Klicpera/Innerhofer, 2002, S. 132f.

ter kann das Kind ganze Handlungen weiterdenken und beginnt vorauszusehen, welche Absichten dahinter stecken.[152]

Die motorische Entwicklung des Kindes verläuft über weite Strecken parallel zu seiner sprachlichen. Im Alter von acht bis zehn Monaten benutzt das Kind erstmals einfache Gesten. Gleichzeitig beginnt es, erste sprachliche Äußerungen anzuwenden, wie etwa ein hinweisendes „Da!“[153]

Mit zunehmendem Horizont nehmen Neugier und Verlangen nach Neuem bei dem Kind zu. Es laufen Phasen ab, in denen es alles alleine machen will und gleichzeitig den Eltern Löcher in den Bauch fragt. Das Kind schult dadurch seine Fähigkeiten und gewinnt an Selbstständigkeit.

Es zeigt sich ein wachsendes Interesse an anderen Kindern. Den Umgang untereinander und das gemeinsame Spielen müssen die Kinder jedoch erst lernen. Am Anfang können sie noch wenig miteinander anfangen. Spiele finden nur nebeneinander statt. Mit der Zeit entwickelt sich dann aus dem Parallelspiel ein gemeinsames, immer kreativer werdendes Spiel.

## Das autistische Baby – ein unsoziales Wesen?

> Schon bevor sie geboren wurde, wusste ich, dass das zweite meiner Zwillinge ein besonderes Kind sein würde. Sie bewegte sich zu viel, sie war zu hektisch, sie fand nie Ruhe und Gelassenheit, die ihre beiden Schwestern hatten.[154]

Liane Willey beschreibt auf diese Weise die vorgeburtlichen Erfahrungen mit ihrer autistischen Tochter.

Komplikationen vor und bei der Geburt eines autistischen Kindes treten häufig auf. Inwieweit diese durch die Behinderung des Kindes ausgelöst werden, ist unklar. Bei dem Geburtsvorgang muss das Baby einen aktiven Part übernehmen. Vermutlich verhält sich ein autistisches Kind bei der Geburt zu passiv, will praktisch „nicht geboren werden“. Dazu Liane Willey:

> Wie sehr ich es auch versuchte, ich konnte sie nicht zur Welt bringen. Ihre Zwillingsschwester war ohne größere Anstrengungen geboren worden, aber dieses Baby rührte sich nicht von der Stelle. Eine Ultraschallaufnahme zeigte dann warum – ihre Geburtsstellung war über Kopf und rückwärts.[155]

152 Vgl. Bauer, 2005, 64f.
153 Vgl. ebd., 78.
154 Willey, 2003, 128.
155 Ebd.

Charlotte Moore, Mutter der autistischen Jungen George und Sam und des nicht-autistischen Jakes, schreibt in ihrem Buch „Der Junge, der aus dem Fenster sah“:

> Es gibt noch eine andere Theorie über „autistische“ Geburten, die mir recht plausibel erscheint. Diese Theorie besagt, dass der Autismus bereits pränatal wirksam ist. Die schwierige Geburt resultiert aus der Unfähigkeit des Babys, beim Geburtsvorgang zu kooperieren. Die Instinkte des Kindes sind bereits irgendwie verquer. Diese Vorstellung erschien mir nach Jakes Geburt viel einleuchtender. Bei George und Sam war nichts gelaufen, wie es sollte. Sie waren beide in einer falschen Lage, die Nabelschnur hatte sich um ihren Hals gewickelt und keiner von beiden kam ohne fremde Hilfe zur Welt. Bei Jake war alles vollkommen anders. [...] Jakes Geburt war ein aktiver Prozess, kein passiver; es kam mir wirklich so vor, als wüssten wir beide, was wir taten.[156]

Entgegen dieser Erfahrungen betroffener Mütter stellen einige Autoren wie der auf das Asperger-Syndrom spezialisierte Psychologe Tony Attwood die These auf, dass Autismus erst die Folge einer schwierigen Geburt sei und beispielsweise durch eine unterbrochene Sauerstoffzufuhr ausgelöst werden könne. Diese und ähnliche Theorien konnten noch durch keine Studien überzeugend bestätigt werden.

Das unbestimmte Gefühl vieler Mütter, dass die Kinder noch nicht bereit seien für die Welt, findet sich bei der Autismusforscherin Lorna Wing wieder. Sie interpretiert das Verhalten autistischer Kinder wie folgt:

> Man scheint im Wesentlichen von der Annahme auszugehen, daß das Kind zu normalem Verhalten zwar fähig, aber nicht willens ist, und daß es Sprache perfekt versteht; man meint, daß sein Verhalten in vielerlei Einzelheiten den Wunsch ausdrückt, an die Brust der Mutter oder in ihren Leib zurückzukehren (was etwa im Spiel mit Flaschen bzw. an der zusammengekrümmten, „fötalen“ Haltung beim Liegen erkennbar sei).[157]

Worin unterscheidet sich nun ein autistisches Baby von einem gesunden? Nach einem einheitlichen Bild sucht man hier vergebens. Allgemein lässt sich aber sagen, dass viele Verhaltensweisen im Babyalter bei einem autistischen Kind extremer ausgeprägt sind als bei normalen Kindern. Oft fällt Eltern dies erst zurückblickend und im Vergleich mit nicht-autistischen Geschwistern auf.

Es gibt Babys mit Autismus, die übermäßig viel schreien und durch nichts zu beruhigen sind. Bei anderen wird genau der gegenteilige Fall beobachtet und das Kind als äußerst selbstgenügsam und pflegeleicht

156 Moore, 2004, 43.
157 Wing/Wing, 1973, 189.

empfunden. Oft macht es noch nicht mal bei Hunger auf sich aufmerksam.[158]

Als ein frühes Problem werden Schlafprobleme genannt. Davon ist etwa die Hälfte aller autistischen Kinder betroffen. Im Gegensatz zu normalen Kindern, die sich durch körperlichen Kontakt und Wiegen meistens schnell beruhigen lassen, schreien viele dieser Kinder bis zur Erschöpfung.[159]

Sehr auffällig sind die Anzeichen im Sozialverhalten. Es kommt zu keiner frühen Kontaktaufnahme mit den Eltern. Kinder reagieren nicht mit Anzeichen der Freude, wenn die Mutter in ihr Umfeld tritt. Fast durchgängig wird berichtet, dass das autistische Kind seine Eltern weder anlächelt noch ihren Blickkontakt erwidert. Auch körperliche Nähe lehnt es ab, will nicht hochgenommen werden und passt sich nicht in seiner Haltung an, wenn es auf den Arm genommen wird. Die desinteressierte Einstellung anderen Menschen gegenüber zeigt sich auch darin, dass die Kinder nicht bevorzugt auf menschliche Stimmen oder Gesichter reagieren.[160]

Diese und ähnliche Beobachtungen werfen die Frage auf, ob autistische Kinder andere Menschen überhaupt als Personen wahrnehmen können. Vieles lässt vermuten, dass die Kinder genau das nicht können. Darauf deuten zum Beispiel fehlende Antizipationsgesten hin. Nur wenn das Baby die Idee vom anderen als Person hat, wird es den Eltern Zeichen geben wie etwa das Ausstrecken der Ärmchen, wenn es hochgenommen werden will.[161]

Generell bindungsunfähig sind autistische Kinder nicht. Einige hängen besonders an der Mutter und zeigen Zeichen emotionaler Belastung, wenn sie von dieser getrennt werden.[162] Die Bindung zur Mutter ist jedoch kein universales Merkmal; andere Kinder zeigen keinerlei Bevorzugung bestimmter Personen. Sie reagieren auf alle gleichermaßen – seien es die Eltern oder völlig fremde Menschen. Bei einigen Kindern ersetzen zwanghafte Bindungen an Objekte die Kontakte zu Menschen.[163]

Es ist schwer, in der frühen Kindheit zwischen normalen und vorübergehenden Entwicklungen und pathologischen Verhaltensweisen zu unterscheiden. Bis zum ersten Lebensjahr können zum Beispiel auch gesunde Kinder noch Probleme haben, Menschen als Personen zu betrachten. Ausschlaggebend für die Diagnose Autismus ist, dass die auffälligen Verhal-

158 Vgl. Klicpera/Innerhofer, 2000, 65.
159 Vgl. ebd., 193.
160 Vgl. Frith, 2005, 100.
161 Vgl. Remschmidt, 2005, 16.
162 Vgl. Klicpera/Innerhofer, 2002, 97.
163 Vgl. Aarons/Gittens, 2000, 49.

tensweisen langanhaltend sind oder sich sogar verstärken. Eine zuverlässige Diagnose ist aber frühestens ab dem zweiten Lebensjahr möglich.[164]

Anlass dafür, dass Eltern mit ihrem Kind ärztliche Hilfe suchen, kann unter anderem sein, dass es bereits erworbene Fähigkeiten wieder verliert. Beate Kynast hat dies bei ihrer Tochter Lea erlebt, die früh mit atypischem Autismus diagnostiziert worden ist. Nach dem Umzug von einer kleinen Dreizimmerwohnung in ein Einfamilienhaus begann Lea auffällig zu werden:

> Lea wurde sehr ruhig, und nach wenigen Wochen war sie von einem lebendigen, fröhlichen Kleinkind zu einem Kind geworden, das ich nicht mehr wiedererkannte. Sie vermied jeden Augenkontakt mit uns, reagierte nicht mehr auf direkte Ansprache und schien nur noch dann zufrieden zu sein, wenn sie in einer Ecke saß und Stifte von einer Hand in die andere sortierte.[165]

Leas Sprachfähigkeiten verschwanden. Vor dem Umzug hatte sie noch wenige Worte sprechen können, jetzt sagte sie gar nichts mehr. Ihr Verhalten wurde auffälliger und fiel auch Bekannten der Familie auf.

Wie bei Lea wird häufig neben einem Rückgang des sozialen Interesses auch ein Verlust der sprachlichen Fähigkeiten beobachtet. Die Autismusexpertin Uta Frith nimmt an, dass sich in solchen Fällen das Zusammenspiel von kindlicher Entwicklung einerseits und autistischer Störung andererseits zeige. In den ersten Monaten sei die Entwicklung des Kindes so durchschlagend, dass sie alles andere überdecke. Autistische Defizite würden so erst verzögert zum Vorschein kommen.[166]

In den meisten Fällen sind es eher subtile Anzeichen, die eine unbestimmte Beunruhigung bei den Eltern auslösen. Sie finden bei ihrem Kind Verhaltensweisen, die ihnen als nicht normal erscheinen, können diese aber nicht erklären. So traten auch bei mir Merkmale auf, die man im Rückblick als eindeutig autistisch bezeichnen würde. Meinen Eltern und den anderen Menschen, die mit mir zu tun hatten einschließlich des Kinderarztes, waren die Symptome rätselhaft. Autismus war noch so wenig bekannt, dass nicht einmal Spezialisten im Aachener Klinikum erklären konnten, was mit mir los war. Viele Verhaltensabnormalitäten stellten meine Eltern auch erst im Nachhinein fest, als sie meine zwei Jahre jüngere Schwester erlebten.

Die ersten Komplikationen fingen mit den Umständen meiner Geburt an.

Bei den Vorsorgeuntersuchungen war noch nichts Außergewöhnliches festgestellt worden. Meine Mutter meinte einmal scherzhaft, dass

---

164 Vgl. Frith, 2003, 14.
165 Aus persönlichem Email-Kontakt, eingegangen am 14.03.2006.
166 Vgl. Frith, 2003, 15.

das einzige, was die erste Schwangerschaft von ihrer zweiten unterschieden habe, ihr enormer Appetit auf Äpfel gewesen sei. Nach meiner Geburt sei diese Leidenschaft wieder vorbei gewesen. Vielleicht bin ich auch deshalb eine solche Apfelnärrin geworden. Ich liebe Äpfel so sehr, dass ich mich bis zum heutigen Tag allein von Äpfeln ernähren könnte. Würde man mir die Äpfel nehmen, so würde man mir viel Lebensqualität rauben.

Gegen Ende der Schwangerschaft traten die ersten Probleme auf. Ich sackte nicht tief genug in der Gebärmutter ab und bereitete mich nicht darauf vor, geboren werden zu wollen. Im Krankenhaus wurde überprüft, ob das Becken meiner Mutter zu eng war. Auch andere Faktoren, die mich daran hindern könnten, in die geburtsvorbereitende Position zu gleiten, konnten ausgeschlossen werden. Meine Mutter hat dies mit der Bemerkung „Du wolltest einfach nicht raus“ in Worte gefasst.

Anfang Januar war ich körperlich so weit entwickelt, dass ich geboren werden konnte. Die Ärzte warteten jeden Tag auf die Niederkunft, doch es tat sich nichts. Um die Geburt einzuleiten, legten sie meine Mutter täglich an den Wehentropf. Auch das half nichts. Meine Mutter nahm die Prozedur so mit, dass sie nur noch nach Hause wollte. Schließlich entließ man sie wieder.

In der Nacht zum 14. Januar 1985 platzte meiner Mutter die Fruchtblase. Dann ging alles sehr schnell. Meine Mutter stieg die schmale Treppe hinunter, um nach draußen zu gelangen, wo der Krankenwagen auf sie wartete. Man machte ihr Angst, dass ich Schaden genommen haben könnte, da Frauen mit geplatzter Fruchtblase nicht aufstehen sollten.

Ein paar anstrengende Stunden später war ich endlich da. Hineingestoßen in ein Leben, in eine Welt von Mitmenschen, die ich erst gar nicht und jetzt nur wenig verstehen kann.

Bei der Geburt hatte sich die Nabelschnur um meinen Hals gelegt. Sie war so kurz, dass die Ärzte einen Sauerstoffmangel ausschlossen. Die ersten Tests im Krankenhaus verliefen ohne Auffälligkeiten.

Zu Hause wurde meinen Eltern schnell klar, dass sie mit mir kein einfaches Baby bekommen hatten. Ich schrie viel und gab auch nachts kaum Ruhe. Was sie auch probierten, es half alles nicht, mich zu beruhigen. Die letzte Rettung in halb durchwachten Nächsten war oft, dass mein Vater mit mir ein paar Runden um den Block fuhr. Das Autofahren hatte eine beruhigende, einschläfernde Wirkung auf mich.

Äußerlich war ich ein ansehnliches Baby. Meine Mutter sagt, dass ich außergewöhnlich hübsch gewesen sei und dass sie ständig darauf angesprochen worden sei. Bilder von mir als Kleinkind zeigen ein süßes Mädchen mit braunen Locken und einem ernsten, abwesenden Gesichtsausdruck. Meine Mutter meint, dass ich in vielen Dingen sehr früh erstaunlich einsichtig gewesen sei und immer viel gegrübelt hätte.

Manchmal stimmt es mich traurig, wenn ich diese Bilder sehe. Ich bedauere es, dass ich schon damals nicht habe unbekümmert in den Tag hinein leben können. Ich kann mich eigentlich gar nicht daran erinnern, jemals ohne irgendwelche Sorgen, Ängste oder schweren Gedanken gewesen zu sein.

Manchmal denke ich, dass ich nie richtig Kind gewesen bin. Auch äußerlich war ich eher eine kleine Erwachsene. Mir fehlte der offene Blick von Kindern, der jede ihrer Gefühlsregungen verrät. Ich habe nie durch ein verschmitztes Lächeln mein Vergnügen zeigen können und kann mich an keine einzige Gelegenheit erinnern, bei der ich unbefangen auf Menschen zugegangen wäre. Andere Menschen und besonders Fremde habe ich als störend empfunden.

Meinen Eltern konnte ich früher leider nie das Gefühl geben, dass sie wichtig für mich waren. Als Baby habe ich meine Mutter traurig gemacht, weil ich nie reagierte, wenn sie zu mir in den Raum kam. Ich habe lieber fortwährend an die Decke gestarrt und es ihr und anderen unmöglich gemacht, mit mir in Kontakt zu treten. Wechselseitige Interaktionen, die in der Literatur so facettenreich beschrieben werden, haben meine Eltern nie mit mir erfahren. Die erste kindliche Antizipationsgeste erlebte meine Mutter erst, als meine kleine Schwester ihr die Ärmchen entgegenstreckte, um aus dem Stubenwagen gehoben zu werden.

## Das autistische Kleinkind: Wie reagieren die anderen?

Für Eltern ist Autismus eine besondere Herausforderung. Viele wünschen sich im Nachhinein, schon vor der Geburt von der Behinderung ihres Kindes gewusst zu haben. Dazu noch einmal die Mutter der kleinen Lea:

> Vielleicht wäre es einfacher gewesen, wenn man in der Schwangerschaft von der Behinderung erfahren hätte, ich hätte mich darauf vorbereiten können. Aber so, ich kannte Lea schließlich eine lange Zeit als ‚gesundes normales' Kind, und plötzlich ist sie behindert.[167]

Die Diagnose Autismus bricht nicht nur aus scheinbar heiterem Himmel über die Eltern herein, sondern macht ihnen auch mit einem Schlag klar, dass eine Beziehung zu diesem Kind oft nur unter erschwerten Bedingungen möglich sein wird. Sie sehen sich mit einem teils widersprüchlichen Verhalten konfrontiert: Einerseits weist ihr Kind Menschen von sich ab, andererseits benötigt es eine Menge mehr Zuwendung und Pflege als an-

167 Aus privater Korrespondenz mit Beate Kynast, eingegangen am 14.03.2006.

dere Kinder. Gerade bei praktischen Tätigkeiten braucht es sehr lange Unterstützung. Dies betrifft verschiedene Bereiche: vom Essen mit Besteck bis hin zum Waschen und Anziehen. Eltern müssen vielfach auch noch Schulkinder ankleiden, da diese alleine nicht dazu in der Lage sind.

Kinder mit Autismus sind in vielerlei Hinsicht Nachzügler. Sie werden nur langsam selbstständig und einige von ihnen werden zu vielen Dingen nie allein fähig sein. Um zu verdeutlichen, auf was sich Eltern eines autistischen Kindes einstellen sollten, möchte ich ein paar grundlegende Merkmale aufzeigen, die ein autistisches Kind aufweisen kann.

Bei vielen Kindern bereitet das Reinlichkeitstraining große Probleme. Es gibt Kinder, die kein Bedürfnis verspüren, wenn sie müssen. Einige tun sich schwer, dass Prinzip des Sauberwerdens zu verstehen und weigern sich, eine Toilette zu benutzen.[168] Andere akzeptieren genau eine Toilette und lehnen alle anderen ab. Die Toilettenspülung kann dabei ein Hinderungsgrund sein. Sie löst bei einigen Kindern eine ungeheure Angst aus, andere Kinder wiederum sind von genau diesem Geräusch fasziniert und betätigen unablässig die Spülung.[169] Dieses Beispiel zeigt, wie unterschiedlich autistische Kinder in ihren Anforderungen und Bedürfnissen sein können.

Extreme Essgewohnheiten einiger autistischer Kinder können ihr äußeres Erscheinungsbild prägen. Manchen von ihnen sieht man ihre einseitige und meist karge Ernährung an, was im Extremfall zu der Vermutung führen kann, dass das Kind nicht genug zum Essen bekommen würde.[170]

Ein Grund zur Beunruhigung ist fast immer die Sprachentwicklung. Bei autistischen Kindern verläuft sie selten nach der Norm. Ein Drittel bis die Hälfte der Kinder verwendet Sprache nie zur Kommunikation. Oft tritt die Sprachentwicklung verzögert ein. Wieder andere Kinder lernen erst normal sprechen und entwickeln sich dann ganz plötzlich zurück. So erinnert sich Axel Brauns, dass plötzlich aus Worten nur noch „Lärm, aus dem ich weder Klang noch Bedeutung heraushören konnte."[171] geworden sei. Bei Asperger-autistischen Kindern ist häufig zu beobachten, dass sie früh zu sprechen beginnen und sich von Anfang an überaus korrekt ausdrücken. Auf diese und weitere sprachliche Eigenarten werde ich im Kapitel 3 eingehen.

Die meisten Eltern machen die Erfahrung, dass Veränderungen in der unmittelbaren Umgebung große Probleme hervorrufen. Das Kind reagiert mit Panik- und Angstzuständen. Für die Eltern bedeutet dies einen

---

168 Vgl. Klicpera/Innerhofer, 2002, 193.
169 Vgl. Aarons/Gittens, 2000, 67.
170 Vgl. ebd., 69.
171 Brauns, 2004, 15.

ungeheuren Zwang zur Gleichförmigkeit, der sie nicht nur in ihrer Bewegungsfreiheit einschränkt, sondern auch soziale Kontakte nur noch begrenzt zulässt. Dazu Uwe Petersen, Vater eines autistischen Kindes, der auf der Tagung „Autismus und Familie" im November 1994 Folgendes berichtete:

> Durch Nils Schlafverhalten konnten wir ihn auch nicht mehr vorübergehend zu den Großeltern geben, so daß eine zunehmende soziale Isolierung begann. Kino- oder Theaterbesuche fielen ganz aus, zum Sport mußten wir nun getrennt gehen, bei Geburtstagsfeiern oder anderen Zusammenkünften mussten wir oft schon nach dem Kaffeetrinken wieder nach Hause gehen.[172]

Eine Lösung könnte sein, das Kind einfach mitzunehmen. Doch davor scheuen viele Eltern zurück. Das Verhalten des autistischen Kindes ist zu unberechenbar. Oft lässt das allgemeine Benehmen zu wünschen übrig. So können die Tischmanieren dermaßen schlecht sein, dass sich die Eltern kaum noch trauen, mit dem Kind in Gesellschaft zu essen. Sogar ein Besuch in einem auf Kinder eingestellten Restaurant wie McDonald's ist dann nicht möglich.[173]

Wutausbrüche autistischer Kinder können besonders heftig ausfallen. Sie können ein weiterer Grund sein, warum Eltern die Öffentlichkeit meiden. Dcr Anlass für die unkontrollierbaren Zornesattacken ist oft schwindend gering oder gar nicht erkennbar. Schon ein längeres Warten an der Kasse kann der Auslöser sein. Christiane Nagy, Mutter des autistischen Christoph, hat damit leidige Erfahrungen gemacht:

> In der Öffentlichkeit steigt die Anspannung. Christoph muß ständig im Auge behalten werden, da er nicht verkehrssicher ist, und da er in Lebensmittelgeschäften oder Gaststätten gerne zur Selbstbedienung greift.
> Besonders belastend sind aggressive Ausbrüche: da wird der Ausflug schnell zum Spießrutenlauf.[174]

Oft ist es so, dass das extreme Verhalten des Kindes vor allem ein schlechtes Licht auf die Eltern und deren Erziehungsqualitäten wirft. Gerade Müttern wird vorgeworfen, bei der Erziehung des Kindes versagt zu haben. Wenn sie dann noch die anhaltende Unselbstständigkeit und übrigen Defizite des Kindes betrachten, plagen sie sich schnell mit Selbstzweifeln.[175]

Früher wurden diese Versagensgefühle noch dadurch verstärkt, dass man so genannte „Kühlschrankmütter" als Ursache des Autismus in Betracht zog. Die Bezeichnung lässt sich auf Studien von Leo Kanner und

---

172 Petersen, 1994, 17.
173 Vgl. Aarons/Gittens, 2000, 68.
174 Nagy, 1994, 21.
175 Vgl. Klicpera/Innerhofer, 2002, 195.

Hans Asperger zurückführen, die beide Kinder untersuchten, welche aus intellektuellen und gebildeten Familien stammten, in denen häufig auch die Mutter berufstätig war.[176] Die „Karrierefrauen“, besonders jene vom „intellektuellen“ Typ, sollten verantwortlich gemacht werden für die Unfähigkeit der Kinder, Beziehungen zu anderen Menschen einzugehen. Klinische Erfahrungen und Forschungsergebnisse belegen heute die Haltlosigkeit der Theorie von den „Kühlschrankmüttern“. Autismus hat seine Ursache im Gehirn und entsteht nicht durch falsche oder emotionslose Erziehung.[177]

Trotz der eindeutigen Widerlegung derartiger Thesen wird eine gewisse „Schuldfrage“ viele Mütter weiterhin belasten. Gerade, wenn die Diagnose Autismus noch nicht gestellt ist und sich das Kind seltsam entwickelt, suchen Eltern die Ursache häufig bei sich selbst.

Meine Mutter hatte das Gefühl, dass Entwicklungen weniger aus mir heraus kämen als durch sanften Druck von ihr herbeigeführt werden müssten. In den ersten zwei Jahren war sie mit ihrer Referendarzeit beschäftigt und konnte entsprechend wenig Zeit mit mir verbringen. Meine mangelnden Fähigkeiten erklärte sie damit, dass sie sich nicht genug um mich kümmern konnte. Als ich mich zu einem zunehmend weniger „gesellschaftsfähigen“ Kind entwickelte, zweifelte sie an ihren erzieherischen Qualitäten. Mein unberechenbares Verhalten in der Öffentlichkeit fiel immer wieder auf sie zurück. Besonders schlimm waren für meine Mutter die Wutanfälle, denen sie hilflos ausgeliefert war.

Tatsächlich war es nicht ihr Versagen, dass ich mich nicht benehmen konnte. Die Benimmregeln und Verhaltensweisen, die sie mir einprägen wollte, drangen nicht zu mir durch. Ich weiß, dass ich vieles einfach unverständlich fand und keinen Sinn darin sah, gewisse Anstandsformen zu befolgen. So konnten meine Eltern mich noch so oft auffordern: „Nun wink doch mal der Oma!“, ich winkte trotzdem nicht. Begrüßungs- und Abschiedsgesten waren mir peinlich. Ich fand es sinnlos und fast schon lächerlich, auf Kommando die Hand wedelnd in die Luft zu halten.

Meine Tischmanieren waren ein weiteres Problem. Ich hatte große Schwierigkeiten, mit Messer und Gabel zu essen. Das Messer habe ich in einem merkwürdigen Griff in der linken Hand gehalten, obwohl ich rechtshändig bin. Auf der Klassenfahrt im dritten Schuljahr fiel mein ungeschickter Umgang mit dem Essbesteck so stark auf, dass die Klassenlehrerin meine Mutter darauf hinwies.

Besonders unschön fanden meine Eltern, dass ich beim Essen so laut schmatzte. Ich konnte einfach nicht mit geschlossenem Mund kauen,

---

176 Vgl. Frith, 2003, 30.
177 Vgl. ebd.

auch wenn ich mich noch so sehr bemühte. Es war bestimmt keine Frage von Unachtsamkeit oder Trägheit wie vielleicht bei anderen Kindern, die eine Gewohnheit nicht ablegen wollen. Bei mir war es eher ein motorisches Nicht-Können. Meine Eltern konnten das nicht wissen. Sie sahen nur, was für einen schlechten Eindruck das „Patschen" hinterließ, und wiesen mich immer wieder darauf hin, es sein zu lassen. Im Nachhinein glaube ich, dass meine Mundmuskeln tatsächlich Schwierigkeiten hatten, Kaubewegungen bei geschlossenem Mund auszuführen, so, wie sie auch keine richtigen Laute artikulieren konnten. Jedenfalls musste ich viel trainieren, bis ich lautlos essen konnte.

Ich habe früh angefangen, mir andere Menschen bewusst zum Vorbild zu nehmen. Beim Essen ohne zu schmatzen war das Vorbild meine Mutter. Ich beobachtete, welche Bewegungen ihr Mund beim Kauen machte, und mir fiel auf, dass sich der Bereich zwischen Nase und Mund bei ihr hoch und runter bewegte. Das sollte doch machbar sein! Ich drückte also die Lippen mit den Fingern zusammen und bewegte meine Zahnreihen gegeneinander. Es war anstrengend und ungemütlich. Sollte das wirklich der richtige Weg zu essen sein?

Heute kann ich problemlos mit geschlossenem Mund kauen. Was ich aber nicht kann, ist gleichzeitig essen und sprechen. Auch deswegen esse ich nicht gerne in Gesellschaft. Wenn ich beim Kauen gestört werde, spielt mein Mund verrückt und ich beiße mir versehentlich auf Lippen und Wangen.

### *Exkurs Spiegelneuronen*

Spiegelzellen sind eine bestimmte Klasse von Nervenzellen, auch Neuronen genannt, im Gehirn. Diese Zellen funktionieren in einer wichtigen Eigenschaft anders als unsere übrigen Nervenzellen: Sie feuern nicht nur, wenn wir selbst handelnd aktiv werden, sondern auch dann, wenn wir eine Handlung oder eine Emotion nur beobachten.

Die Erforschung der Spiegelzellen ist ein noch recht junges Gebiet der Neurologie. Den Spiegelneuronen auf die Spur gekommen ist Giacomo Rizzolatti, Chef des Physiologischen Instituts der Universität Parma. Der Forscher wollte herausfinden, welche Gehirnbereiche für die Planung und Ausführung zielgerichteter Handlungen zuständig sind.

Im Jahre 1996 machte Rizzolatti mit seinem Team folgende Entdeckung an Affen: Sie schlossen die Tiere an feine Messfühler an, um mitzuverfolgen, wann ihre Nervenzellen aktiv werden. Die Wissenschaftler identifizierten eine Nervenzelle, die immer dann feuerte, wenn der Affe nach einer Erdnuss griff. Für Überraschung sorgte die weitere Entdeckung, dass genau diese Nervenzelle auch dann feuerte, wenn der Affe nur *beobachtete*, wie jemand nach einer Erdnuss griff. Damit war die erste Spiegelnervenzelle (engl. *mirror neuron*) entdeckt.[178]

Professor Vilayanur Ramachandran, Arzt und Psychologe an der University of California in San Diego, interpretiert dies als eine Art Gedankenlesen. Er erklärt das so:

> Immerhin unterscheidet sich die visuelle Wahrnehmung eines nach Erdnüssen greifenden Gegenübers komplett von dem, was ich wahrnehme, wenn ich selbst zupacke. Und trotzdem feuern meine Spiegelzellen, als wäre ich es, der handelt. Dafür muss ich irgendeine mentale Übersetzung der Aktion meines Gegenübers geleistet haben.[179]

Für die Spiegelneuronen ergibt sich eine wichtige Rolle im sozialen und zwischenmenschlichen Bereich. Professor Ramachandran behauptet sogar, die Spiegelzellen seien das, was den Menschen zum Menschen mache.[180] Dadurch, dass sie aktiviert würden, wenn ein anderer handle, könnten wir dessen Aktionen nachvollziehen. So ermöglichen es uns die Spiegelneuronen, dass wir uns in andere hineinversetzen und mit ihnen mitfühlen können. Diese Fähigkeiten sind genau jene, welche auch die Theory of Mind-Fähigkeit ausmachen, auf die ich später noch eingehen werde.

Eine Erkenntnis, die Ramachandran durch die Spiegelneuronen ausgedrückt sieht, ist, dass wir uns nicht grundsätzlich von anderen Menschen unterscheiden würden. Das Einfühlungsvermögen sei nun nicht mehr länger als ein abstraktes kognitives Konstrukt zu betrachten, sondern nachweisbar im Gehirn verankert. Ramachandran glaubt sogar an die Entdeckung von richtigen Empathiezellen, die er als „Dalai-Lama-Zellen“ bezeichnet. Dalai-Lama-Zellen nennt er sie deshalb, weil die Zellen die Barriere zwischen dem Ich und dem anderen auflösen und damit an den fernöstlichen Mystizismus erinnern würden.[181]

Der Autismus ist für den Neurologen ein Zustand von schlecht arbeitenden Spiegelzellen. Im Gegensatz zu anderen Theorien, die sich mit der Entstehung des Autismus befassen, glaubt er, dass sein Ansatz alle spezifischen autistischen Symptome erklären könne.

Ramachandran hat zur Untermauerung seiner These die Gehirnströme von Menschen mittels Elektroenzephalographie gemessen. Von besonderem Interesse ist für ihn die sogenannte μ-Welle. Diese Welle wird unterdrückt, wenn ein gesunder Mensch handelt. Ebenfalls unterdrückt wird die μ-Welle, wenn eine andere Person handelt und ein gesunder

178 Vgl. Bauer, 2005, 21ff.
179 Blech/von Bredow, 2006.
180 Vgl. ebd.
181 Vgl. ebd.

Mensch sie dabei beobachtet. Bei autistischen Kindern zeigt sich hier ein anderes Bild: Nur, wenn sie selbst handeln, wird die μ-Welle unterdrückt. Beobachten sie dieselbe Handlung aber bei einer anderen Person, wird die μ-Welle weiter gesendet.[182]

Auch Joachim Bauer, Autor des Buches „Warum ich sehe, was du fühlst. Intuitive Kommunikation und das Geheimnis der Spiegelneurone", sieht den Autismus durch schwach ausgebildete Spiegelsysteme erklärt. Er spricht in Analogie zum autistischen Kontinuum bei der Fähigkeit zu intuitivem Verständnis und emotionaler Resonanz ebenfalls von einem breiten „Spektrum mit fließenden Übergängen".[183] Der Autor erklärt, wie das Krankheitsbild Autismus seiner Ansicht nach entstehen könnte:

> Minimale Defizite in den biologischen Anlagen können es den Bezugspersonen erschweren, spiegelnden Kontakt zu ihrem Säugling zu finden, und umgekehrt erleiden die angeborenen Spiegelsysteme einen entscheidenden frühen Trainingsausfall, wenn sie nicht in Funktion treten können.[184]

Verschiedene Ausprägungsformen der autistischen Störung könnten demnach auf wechselhafte genetische Aktivitäten, neurobiologische Strukturen und unterschiedliche Umwelterfahrungen zurückzuführen sein.

Die vorgestellten Ideen, wie Spiegelneurone mit dem Autismus in Zusammenhang stehen könnten, klingen in ihrer Einfachheit verlockend und nähren die Hoffnung, nun endlich eine fassbare Ursache gefunden zu haben. Ob diese Hoffnung berechtigt ist, müssen weitere Forschungen erbringen.

Unbestritten ist jedenfalls, dass autistische Kinder eindeutig Defizite aufweisen, die sich direkt mit defekten Spiegelsystemen erklären lassen. Primär das fehlende Nachahmungsverhalten findet oft Erwähnung. Auswirkungen hat dies unter anderem auf das Lern- und Spielverhalten des Kindes.

### *Nachahmungsverhalten*

Für den Säugling ist das Imitieren ein erstes Kommunikationsmittel. Durch das Nachahmen von Gesichtsausdrücken und ersten Gesten baut er eine Beziehung zu seinen Eltern auf. Mit der Zeit werden die Interaktionsmöglichkeiten des Kindes komplexer und es spielt eine zunehmend aktivere Rolle.[185]

---

182 Vgl. ebd.
183 Bauer, 2005, 72.
184 Ebd., 74.
185 Vgl. Dornes, 1998, 68.

Brazelton (1975) hat protokolliert, wie eine Mutter und ihr 60 Tage alter Säugling im wechselseitigen Spiel aufeinander eingehen. Ihre Beziehung ist durch Nachahmen geprägt:

> Nach 70 Sekunden wird er ganz ruhig und schaut mit dunklem, ernstem Gesicht auf seine Füße. Sie wird sehr still, ihr Gesicht ernst, ihre Stimme langsamer und tiefer. Ihr Mund ist nach unten gezogen und spiegelt seinen ernsthaften Gesichtsausdruck wieder. Nach 3 Sekunden hellt sich sein Gesicht wieder auf, er lächelt breit und macht Zungenbewegungen. Dieses Mal ist er etwas zurückgezogener, die Bewegung seiner Extremitäten und seine Aufregung sind gedämpfter. Sie reagiert sofort, schüttelt auffordernd den Kopf. Lächelt sanft, und ihre Stimme wird kräftiger.[186]

In solchen Wechselspielen imitiert der Erwachsene das Kind, indem er seine Signale nicht eins zu eins zurückgibt, sondern um zusätzliche Elemente erweitert. Dadurch setzt sich ein fruchtbarer Kreislauf in Gang: Das Kind empfängt die zurückgesendeten Signale, fühlt sich erkannt und ist motiviert, weiter zu kommunizieren. Der Körper des Kindes schüttet dabei Opioide aus, was sich in seelischem und körperlichem Glück äußert.[187]

Später begreift das Kind die Bedeutung von sozialen Zeichen immer besser und lernt, wie es sie anwenden kann. Die Gesichtsausdrücke entsprechen nun zunehmend seinen Gefühlen.

Auch das Kleinkind erweist sich noch als erstaunlich nachahmungs- und lernbegabt. Intuitiv und unwillkürlich imitiert es alles, was es bei seinen Bezugspersonen beobachtet. Ab einem bestimmten Alter – das Kind ist nun ungefähr anderthalb Jahre alt – bilden sich erste Hemmmechanismen aus. Diese schränken das Imitationsverhalten ein und lenken es damit in kontrollierte Bahnen.[188]

Bei einem Erwachsenen tritt spontanes Nachahmen nur noch selten auf. Meistens handelt es sich dabei um unwillkürliche Regungen, wie ein Gähnen durch „Ansteckung“. Hier haben Nachahmungsmechanismen auch eine starke soziale Komponente. Bei einem Gespräch gleichen sich die Interaktionspartner aneinander an, wenn sie sich gegenseitig sympathisch sind. Sie nehmen dazu eine ähnliche Körperhaltung an und stimmen Mimik, Sprechrhythmus und Verhaltensweisen aufeinander ab. Das Nachahmen hört jedoch an einem gewissen Punkt auf, beispielsweise dann, wenn eine der Personen stolpert. Hier schaltet sich ein Hemmmechanismus ein: Das Straucheln wird zwar registriert, führt aber in der Regel nicht dazu, dass man selbst stürzt.

---

186 Brazelton, 1975, 141f., zitiert nach Dornes 1998, 63.
187 Vgl. Bauer, 2005, 62.
188 Vgl. ebd., 92f.

Bei Menschen mit Autismus findet das Nachahmungsverhalten nur begrenzt statt. In Experimenten haben Wissenschaftler das Imitationsvermögen autistischer Kinder mit dem geistig behinderter Kinder verglichen. Die Kinder wurden aufgefordert, Handlungen nachzumachen, die ihnen andere Kinder vorgemacht hatten. Es handelte sich dabei um einfache Tätigkeiten wie das Einschenken von Tee. Die Kinder, die als Modell dienten, haben dafür entweder die richtigen Gegenstände benutzt oder zweckentfremdete Gegenstände. Es zeigte sich, dass autistische Kinder im Gegensatz zu geistig Behinderten deutliche Schwierigkeiten hatten, die Handlungen mit unpassenden Gegenständen nachzumachen. Auch pantomimisch ausgeführte Handlungen bereiteten Probleme.[189]

Das begrenzte Nachahmungsverhalten zieht Konsequenzen für die soziale Reifung des Kindes mit sich. Ein Kind, das nicht früh anfängt, Mimiken und Gesten seiner Bezugspersonen nachzuahmen, wird nur ein geringes Repertoire daran aufweisen.[190] Es lernt nicht, auf Empfindungen anderer Menschen zu achten und zu reagieren. Ein solches Kind bleibt sozial „unterentwickelt". Dies war bei mir deutlich zu erkennen. Mir fehlte von Anfang an der natürliche Drang, Handlungen, Gesten oder Mimiken anderer nachzumachen. Als Baby habe ich kein Lächeln oder Grimassieren erwidert und später fiel bei Gelegenheiten wie dem Beifall klatschen auf, dass ich mich der allgemeinen Rituale enthielt. Bei Umarmungen habe ich nie einen aktiven Part gespielt und die andere Person nicht ebenso an mich gedrückt, wie sie es mit mir tat. Meistens stand ich nur da, die beiden Arme schlaff am Körper herabhängend in versteifter Haltung. Ich wusste nicht, wohin mit meinen Extremitäten, und fand die ganze Situation nur unangenehm.

Ich glaube, dass normale Kinder einen natürlichen Instinkt haben, der ihnen sagt, wie sie sich in solchen körpernahen Situationen verhalten sollen. Sie scheinen die Bewegungen ihres Gegenübers so lesen zu können, dass sie ihren Körper anschmiegsam daran angleichen können.

Ich vermute, dass andere Menschen eine Art natürlichen Reflex haben, wenn es darum geht, Zärtlichkeiten zu erwidern. Bei mir funktioniert das nicht. Wenn meine Eltern mir früher Küsschen gaben oder mich drückten, erwiderte ich das nicht. Bestenfalls ließ ich alles widerstandslos über mich ergehen. Heute wissen sie, dass sie mir mit derartigen Liebesbezeugungen keine Freude machen können und es kommt eigentlich gar nicht mehr vor.

Bis es zu diesem Einverständnis kommen konnte, habe ich Jahre lang den fehlenden inneren Impuls dadurch ausgeglichen, dass ich mich rein

189 Vgl. Klicpera/Innerhofer, 2002, 39.
190 Vgl. ebd., 42.

rational zwang, Zärtlichkeiten zurückzugeben. Verstandesmäßig hatte ich die Regel erkannt, ebenfalls küssen zu müssen, wenn man selbst geküsst wird.

Besondere Probleme hatte ich wegen meiner Defizite im Sportunterricht. Die Lehrer haben mich für unaufmerksam und faul gehalten, wenn ich auch nach mehrmaligem Zuschauen etwas nicht konnte. Manchmal forderten sie sogar andere Mitschüler auf, es mir noch mal zu zeigen. Es war sinnlos. Man kann mir Dinge noch so oft vormachen, ich lerne sie dadurch trotzdem nicht schneller, sondern werde bei motorischen Übungen nur noch mehr verwirrt. Was ich mir wünschte, war ein schriftlicher Plan, wie man einen bestimmten Bewegungsablauf Schritt für Schritt auszuführen hat. Ich glaubte, dass es mir dadurch leichter fallen würde zu verstehen und auszuführen, was ich durch Demonstrationen nicht lernen konnte.

Auch heute begegnen mir Situationen, in denen typische Nachahmungsreflexe zu versagen scheinen. Ich spüre überhaupt keinen Drang, mitzulachen, wenn sich alle anderen in meiner Umgebung über etwas amüsieren. Auch andere Gefühlsbekundungen wie Weinen lassen mich gleichgültig. Es ist sogar oft das Gegenteil der Fall: Wenn andere traurig sind, spüre ich einen merkwürdigen Impuls zu lachen. Nicht aus Schadenfreude, sondern eher aus Unverständnis.

Ich beobachte an mir, dass sich mein Gang nicht an den Gehrhythmus einer anderen Person angleichen kann. Meine Arme pendeln, wie sie wollen, und stoßen oft an die Arme des anderen. Bei normalen Menschen sieht es viel harmonischer und abgestimmter aus, wenn sie nebeneinander hergehen.

Nachahmen hat trotz dieser Probleme eine Bedeutung für mich. Ich wende es als bewussten Prozess an, um meine Fähigkeiten zu verbessern. Im Gegensatz zum intuitiven Nachahmen wähle ich mir die Leute und Verhaltensweisen, die ich kopieren will, gezielt aus. Diese Strategie benutze ich in verschiedenen Bereichen, meistens jedoch bei Dingen, in denen ich selbst karg mit Ausdrucksmöglichkeiten ausgestattet bin. Indem ich beispielsweise das Mimikspiel einer anderen Person übernehme und deren Maske aufsetze, fühle ich mich sicherer und in sozialen Situationen besser gerüstet.

### *Das Lernverhalten*

Das Lernverhalten beruht bei kleinen Kindern noch hauptsächlich auf der Fähigkeit, Dinge nachzuahmen. Die meisten gesunden Kinder machen intuitiv Handlungen ihrer Bezugspersonen nach. Später werden sie selbst zunehmend aktiv und können die übernommenen Handlungen verändern und an ihre Bedürfnisse anpassen. Lerneffekte werden erzielt, wenn es zu einem Zusammenspiel aus Imitationsfähigkeit einerseits und spontanen, eigenen Ideen andererseits kommt.

Bei autistischen Kindern muss man von anderen Ausgangsvoraussetzungen ausgehen. Die Kinder sind deutlich weniger nachahmungsbegabt. Dies blockiert den normalen Lernvorgang.

Es fängt bereits damit an, dass sie aus mangelndem Interesse an anderen Menschen ihr soziales Umfeld weniger beobachten. Ihre schwach ausgebildeten Spiegelsysteme verhindern, dass sie das wenige, was sie beobachtet haben, erfolgreich nachmachen können. Der Lernmechanismus aus Beobachten, Imitieren und eigenen Ideen kann also so nicht ablaufen.

Betroffene Kinder benötigen eigene, besondere Lernweisen. Diese Lernstrategien entwickeln sie in der Regel aus sich heraus. Das erklärt, warum typische Entwicklungsschritte bei ihnen auf ungewöhnliche Weise und in von der Norm abweichender Reihenfolge ablaufen können. Leo Kanner hat einige dieser seltsamen Entwicklungen dokumentiert. Über den Jungen Herbert B. schreibt er:

> He held up his head at 4 months and sat up at 8 months, but did not try to walk until 2 years old, when suddenly, he began to walk without any preliminary crawling or assistance by chairs.[191]
> (Übersetzung der Verfasserin: „Er konnte mit vier Monaten seinen Kopf hochhalten, saß aufrecht mit acht Monaten, versuchte aber nicht zu gehen, bis er zwei Jahre alt war, als er plötzlich, ohne vorangegangenes Krabbeln oder Hilfe von Stühlen anfing zu laufen.“)

Über Barbara K. hält er fest:

> Phenomenal ability to spell, read, and a good writer, but still has difficulty with verbal expressisons. Written language has helped the verbal.[192]
> (Übersetzung der Verfasserin: „Phänomenale Fähigkeit zu buchstabieren, zu lesen und gut im Schreiben, hat aber immer noch Schwierigkeiten mit dem verbalen Ausdruck. Die geschriebene Sprache hat die verbale vorangetrieben.“)

Temple Grandin weist darauf hin, dass manchen Kindern, die nicht sprechen können, das Singen beigebracht werden könne.[193] Dieses auch als „Motivlieder“ beschriebene Phänomen wird darauf zurückgeführt, dass beim Sprechen und Singen unterschiedliche Hirnareale aktiviert werden.

---

191 Leo Kanner, 1943, 231.

192 Ebd.

193 Vgl. Grandin, 1997, 89.

Wenn die Zentren für die Sprachentwicklung beeinträchtigt sind, muss sich das nicht auf die Singfähigkeit auswirken.[194]

Lernen ist bei älteren Kindern in erster Linie mit schulischem Lernen verbunden. Auch hier kommt der Nachahmungsfähigkeit eine wesentliche Rolle zu. Die Wissenschaft konzentriert sich besonders auf das „Lernen am Modell". Indem Handlungen von einer lehrenden Person vorgemacht werden, soll die eigene Bereitschaft und Fähigkeit erhöht werden, diese auszuführen. Wichtig dabei ist, dass es eine zwischenmenschliche Beziehung zwischen Lernendem und Modell gibt. Joachim Bauer erklärt dies neurobiologisch damit, dass die Spiegelzellen nur dann feuern, wenn eine Handlung beobachtet wird, die ein anderer Mensch und nicht etwa ein Roboter oder eine Maschine ausführt. Ein gesichertes Wissen entstehe daraus, wenn der Lernende es dann selbst handelnd und fühlend ausprobiere, so Bauer.[195]

Auch das schulische Lernen erfolgt bei autistischen Kindern nach anderen Prinzipien. Sie tun sich schwer, Kenntnisse von anderen Menschen, zum Beispiel dem Lehrer, zu übernehmen. Vieles können sie sich nur autodidaktisch beibringen. Der deutsche Autismusforscher Hans Kehrer beschreibt exemplarisch den Jungen Thomas:

> Schon mit fünf Jahren hat er sich ohne wesentliche Hilfe der Eltern das Lesen und Schreiben selbst beigebracht. Auch seine Rechenleistungen sind vorwiegend autodidaktisch entstanden.[196]

Analog zum Erwerb von Fähigkeiten im Kleinkindalter kann auch die Abfolge von Lernerrungenschaften in der Schule ungewöhnlich sein. Gerade um sich grundlegende Fertigkeiten anzueignen, brauchen die Kinder oft recht lange. Dafür sind sie in anderen Bereichen ihren Mitschülern voraus und entwickeln reife und originelle Ideen. Auf die besondere Art des Denkens und Problemlösens autistischer Kinder macht Tony Attwood aufmerksam.[197]

Lernen war bei mir etwas, das eigentlich nie von alleine funktioniert hat. Was ich kann, habe ich mir hart erarbeiten müssen. Das fing schon mit dem Sprechen an, das mir nicht einfach „zufiel", sondern das ich mir Silbe für Silbe erkämpfen musste.

Meine Eltern erinnern sich, dass auch andere Entwicklungsschritte merkwürdig abgelaufen seien. Ich habe lange nicht gekrabbelt, dafür aber plötzlich und sehr früh angefangen zu laufen. Nach dem Laufen lernte

---

194 Dazu auch: Wing, 1973, 20.
195 Vgl. Bauer 2005, 122f.
196 Kehrer, 2005, 12.
197 Vgl. Attwood, 2000, 136.

ich auch zu krabbeln, im Gegensatz zu anderen Kindern aber fast nur rückwärts.

Schulische Fertigkeiten habe ich mir ebenfalls auf besondere Weise angeeignet. Ich habe sehr früh rechnen können. Manchmal hat mein Vater mir aus Spaß zu Aufgaben verknüpfte Zahlen an meine Schiefertafel geschrieben und mich in die Grundrechenarten der Mathematik eingeführt. Multiplizieren ist mir leichter gefallen als addieren, und es dauerte recht lange, bis ich das Prinzip der Addition verstand.

Obwohl ich genau wusste, wie die einzelnen Ziffern aussehen, habe ich sie lange nicht schreiben können. Das gleiche wiederholte sich mit den Buchstaben. Ich habe nach der Einschulung sehr schnell lesen gelernt, nur meine schriftliche Ausdrucksfähigkeit hinkte noch hinterher. Meine Buchstaben waren der Lehrerin zu unleserlich.

Den größten Teil dessen, was ich an schulischem Stoff gelernt habe – und das ist bis zu meinem Abitur eine ganze Menge gewesen – habe ich mir autodidaktisch beigebracht. Die Schule war eigentlich nie ein Ort, an dem ich lernen konnte. Die Unterrichtszimmer waren zu laut, zu unruhig und zu sehr mit Anwesenheit von Mitschülern gefüllt. Was die Lehrer sagten, nahm ich oft nicht an, zweifelte, ob sie das wirklich so genau wissen könnten. Besser war es, wenn sie etwas an die Tafel schrieben. Was ich geschrieben vor mir sehe, nehme ich eher auf.

Richtig lernen kann ich nur zu Hause. Hier gibt es keine störenden Menschen, die meine Aufmerksamkeit beeinträchtigen, und keinen quälenden Hintergrundlärm.

### *Das Spielverhalten*

Bei jungen Tieren hat das Spiel eine wichtige Funktion: Die Jungen erlernen und trainieren dabei Fähigkeiten, mit denen sie sich für das spätere, selbstständige Leben rüsten.

Hier lässt sich eine Parallele zum Menschen ziehen. Auch Kinder erproben im frühen Spiel ihre Handlungsfähigkeit, bevor sie diese in der realen Situation anwenden.

Die Grundlage dieser Spiele sind oft die an den Eltern beobachteten Handlungen, die das Kind – manchmal auch in modifizierter Form – wiederholt. Wie bei jeder Imitation spielen auch hierbei die Spiegelneuronen eine wichtige Rolle. Nach Bauer könne ein Kind ab dem 18. Monat die Imitation selbst steuern und spielerisch anwenden. Schwer falle es noch, das Spiel zu initiieren. Das Kind bedürfe dazu Anregungen und Anleitungen durch seine Bezugspersonen. Kinder, die nicht durch Erwachsene auf entsprechende Weise angeleitet würden, erwiesen sich später als gehemmt, ungeschickt und grob in der Körpermotorik.[198]

Die Entwicklung des Spielvermögens ist ein dynamischer Prozess, den Wissenschaftler in verschiedene Phasen untergliedern. Angefangen bei der bloßen Manipulation von Körperteilen wie Händen und Füßen, bezieht das Kind immer mehr Gegenstände in sein Spiel ein. Es kombiniert diese erst gemäß ihrer psychischen, dann ihrer funktionellen Eigenschaften. Als Meilenstein in der kindlichen Entwicklung betrachtet man den nächsten Schritt: Das Kind sieht von den tatsächlichen Eigenschaften eines Gegenstandes ab und tut so, *als ob* er ein anderer sei. Im Als-ob-Spiel weist es den Spielgegenständen neue, nicht vorhandene Eigenschaften zu. Durch die Vorstellungskraft des Kindes kann so aus einer gewöhnlichen Banane ein Telefon werden oder so getan werden, als sei eine Tasse mit Tee für die Puppe gefüllt. Zu Handlungsketten verknüpft entstehen daraus erzählbare Geschichten. An diesem Punkt ist das symbolische oder kreative Spiel voll ausgereift.[199]

Autistische Kinder erreichen diese Phasen der Spielentwicklung gar nicht oder erst verspätet. Nur wenige werden überhaupt zu einem spontanen, kreativen Spiel fähig. Das fehlende kreative Spiel scheint ein Merkmal zu sein, das speziell bei autistischen Kindern auftritt. Dies zeigen Vergleiche des spontanen Spielverhaltens von jüngeren normalen, nicht-autistischen geistig behinderten und sprachentwicklungsgestörten Kindern mit dem von autistischen Kindern. Die meisten autistischen Kinder können Spielsachen nur in stereotyper Form benutzen und weisen ein wenig abwechslungsreiches Spielverhalten auf. Es kommen nur kurze Handlungssequenzen zustande. Ein symbolisches Spiel findet kaum und wenn, dann nur auf geringem Niveau statt.[200]

Überraschend ist das Ergebnis weiterer Studien, dass autistische Kinder trotzdem in der Lage sind, Als-ob-Handlungen auszuführen. Fordert man sie zu einer symbolischen Handlung auf und leitet sie konkret mit Sätzen wie „Zeig mir, wie die Mutter das Baby füttert“[201] an, so können sie diese Aufgaben ebenso bewältigen wie nicht-autistische Kinder des gleichen Entwicklungsstandes. Selbst dann, wenn die Kinder nur allgemein angewiesen werden, mit einer Reihe Spielsachen Als-ob-Handlungen auszuführen, sind sie dazu imstande. Sie zeigen allerdings weniger

198 Vgl. Bauer, 2005, 65ff.
199 Vgl. Klicpera/Innerhofer, 2002, 58f.
200 Vgl. ebd., 60.
201 Ebd., 61.

Handlungsalternativen als Vergleichsgruppen und brauchen mehr Zeit, um sich die Handlungen auszudenken.[202]

Autistischen Kindern fällt es schwerer als normalen Kindern, tatsächliche Eigenschaften von Gegenständen zu ignorieren und durch gedachte zu ersetzen. Sie haften in ihrer Vorstellung stärker an der Realität und können sich nur schwer davon lösen.[203] Ein normales Kind baut sich hingegen eine Fantasiewelt auf, in der ihm völlig neue Handlungs- und Interaktionsmöglichkeiten offen stehen. Im Spiel kann es beliebige Rollen annehmen und die tollsten Abenteuer erleben. Voraussetzung dafür ist, dass es sich Dinge vorstellen kann, die es noch nie erlebt hat. Die Vorstellungskraft autistischer Kinder reicht dazu oft nicht aus.[204] Entsprechend beschreibt Gunilla Gerland ihre Erfahrungen mit Fantasiespielen im gemeinsamen Spiel mit ihrer Schwester Kerstin:

> Wenn Kerstin allein mit mir spielte, steuerte sie oft das ganze Spiel, indem sie mir erzählte, während wir es spielten. Dann baute sie phantastische Urwälder in meinem Zimmer auf und sagte mir, wer ich sei und wer sie sei. Das Spiel bestand im eigentlichen Erbauen unserer Umgebung. Mit Decken, Stühlen und ihrer Phantasie baute sie und erzählte dazu.[205]

An die Stelle des Spiels rückt bei Kindern mit Autismus ein zweckentfremdeter und stereotyper Umgang mit ihrem Spielzeug. Beschrieben wurde diese Auffälligkeit 1972 von Lorna Wing[206], und schon Jahrzehnte zuvor wunderte sich Hans Asperger über „ein stundenlang dauerndes, einförmiges Spielen mit einem Schuhband, mit einem bestimmten Spielzeug, das fast wie ein Fetisch behandelt wird".[207]

Stereotype Beschäftigungen können Züge des kreativen Spiels annehmen. Tony Attwood berichtet von einem Asperger-autistischen Jungen, der sich täglich in eine Ecke des Schulhofs zurückgezogen und immer auf die gleiche Weise mit Grassamen Brot backen gespielt habe. Er habe niemanden daran teilhaben lassen und in völliger Selbstgenügsamkeit den routinierten Ablauf durchgeführt. Auffallend sei gewesen, dass dieser Junge im Vergleich zu anderen Kindern auf einem gleich bleibenden Schema beharrt habe und es so gut wie keine Abwechslung gegeben habe.[208]

Ein gemeinsames Spielen trägt in der Regel dazu bei, dass Kinder Einblicke in soziale Zusammenhänge erhalten. Ein Beispiel sei das zu-

---

202 Vgl. ebd., 61.
203 Vgl. ebd., 63.
204 Vgl. Jørgenson, 1998, 5.
205 Gerland, 1998, 43.
206 Vgl. Wendeler, 1973, 291f.
207 Asperger, 1961, 182.
208 Vgl. Attwood, 2000, 139f.

nehmende Verständnis für Rollenbilder. Das Kind beobachtet, dass Mutter und Vater unterschiedlich agieren und baut diese Beobachtungen als neue Anregungen in sein Spiel ein. Im Kindergarten finden entsprechende Gruppenspiele wie „Mutter-Vater-Kind" statt. Dabei entwickeln und verfeinern Kinder auch ihre sozialen Fähigkeiten. Sie lernen, aufeinander einzugehen, Konflikte zu lösen und sich untereinander abzustimmen. In Spielen bilden sich Rangordnungen zwischen den Kindern heraus. Am beliebtesten sind Kinder, welche die Initiative übernehmen und andere zum Spielen auffordern und anregen. Eine Außenseiterrolle fällt meist jenen zu, die unkommunikativ und in sich gekehrt sind und ihre Spielgeräte nicht teilen mögen. Dies trifft auf viele autistische Kinder zu. Sie sind mit den sozialen und kognitiven Ansprüchen, die Gruppenspiele verlangen, überfordert. In Konfliktsituationen zeigen sie sich hilflos oder aggressiv, sie können mit den Gefühlen anderer nicht umgehen. Auch die zu einem gemeinsamen Spiel erforderliche körperliche Nähe kann ein Hindernis sein.

Plötzliche, unerwartete Wendungen im Spielverlauf können bei einem autistischen Kind Wut auslösen. Ihm fehlt die Zeit, sich darauf einzustellen, und es fühlt sich überfordert. Zudem widersprechen unvorhergesehene Änderungen dem Drang des Kindes, alles kontrollieren zu wollen.[209]

Im fortgeschrittenen Alter finden sich dann doch Möglichkeiten, mit anderen zusammen zu spielen. Es handelt sich dabei häufig um Spiele mit intellektuellen Anforderungen. Schach, Dame, aber auch Kartenspiele haben feste Regeln, sind vorhersehbar und bieten demjenigen Vorteile, der ein gutes Gedächtnis hat.[210]

Meine Lieblings„gesellschafts"spiele waren Spiele, bei denen es um das Abfragen von Wissen ging. Die besondere Faszination ging dabei von den Karten aus, die mit den Fragen bedruckt waren. Fragekarten gab es nicht nur bei typischen Quizspielen, sondern auch bei manchen Brettspielen. Dass man hier noch eine Spielfigur über ein Brett bewegen musste, fand ich nur lästig. Ebenso unnötig waren für mich die anderen Mitspieler. Am liebsten wäre mir gewesen, wenn man mir eine Frage nach der anderen vorgelesen hätte. Warum eigentlich nicht? Ich kam auf die Idee, die Quizspiele mit mir alleine zu spielen. Ich nahm mir jeden Abend einen kleinen Stapel Frage-Karten von *Trivial Pursuit* oder ähnlichen Spielen mit ins Bett und fand großes Vergnügen daran, mich selbst abzufragen.

Schach und Dame bereiteten mir großes Vergnügen. Meistens fehlte mir ein Spielpartner. Mein Vater musste viel arbeiten und konnte sich

209 Vgl. ebd., 32.
210 Vgl. Aarons/Gittens, 2000, 62.

häufig nur im Urlaub Zeit für uns nehmen. Mit Jenny zusammen haben wir dann zu dritt Federball gespielt und ein allabendliches Kartenspiel wurde zur Urlaubsroutine. Oberflächlich unterschied sich mein Spielverhalten eher wenig von dem anderer Kinder in meinem Alter. Ich benutzte Spielzeug, das für ein Mädchen als typisch angesehen wird. Dazu gehörten Puppen und Puppenzubehör, später sogar Barbies. Vieles davon stammte aus dem Spielwarengeschäft einer Tante, die zusammen mit den Großeltern dafür sorgte, dass zu Weihnachten und an Geburtstagen reichlich davon auf den Gabentischen lag. Meine Schwester Jenny konnte gar nicht genug bekommen von den Plastikwesen und den Puppenutensilien. Mir waren meine alten abgenutzten Spielsachen die liebsten, und die künstlich riechenden Geschenke verwirrten mich.

Hin und wieder beschäftigte ich mich mit einigen Sachen, die lange genug in meinem Zimmer gelegen hatten, so dass ich mich an sie gewöhnen konnte. Ich konnte dann stundenlang vor dem Puppenschrank knien und alle Puppenkleider fein säuberlich falten und einsortieren. Die Ordnung im Schrank forderte, dass keines der Kleider herausgenommen werden durfte. Wenn wir gemeinsam mit den Puppen etwas „spielen“ wollten, mussten wir Jennys Puppenkleider benutzen.

Vor dem Urlaub befiel mich ein besonderer Puppen-Eifer. Meine beiden Puppen mussten mit, und das auch noch, als ich dreizehn oder vierzehn Jahre alt war. Es gehörte dazu. Wenn wir in den Urlaub fuhren, saß ich in der Mitte auf der Rückbank des Autos. Links neben mir saß meine Schwester. Rechts neben mir auf dem freien Sitz baute ich alles auf: Die Puppentragetasche, in der die beiden Puppen sorgfältig nebeneinander gebettet waren und Taschen mit Zubehör, von Windeln bis zum Puppenteller war alles dabei. Der Sitz war so voll gepackt, dass für mich kaum Platz blieb. Das war das Beste daran. Ich mochte es, den Druck all dieser Dinge gegen meinen Körper zu spüren. Es war für mich ein so erhabenes Gefühl, dass ich schon Tage vorher genau plante, wie ich alles aufbauen würde.

Aussteigen konnte ich durch die rechte Tür natürlich nicht mehr, aber das war mir egal. Wichtig war, dass niemand außer mir die aufgetürmten Dinge anrühren durfte. Am Urlaubsort wurden die Puppen ausgepackt und in einem Zimmer der Ferienwohnung abgestellt. Bis zur Rückfahrt interessierten sie mich nicht mehr.

Ich dachte lange, dass ich als kleines Kind sehr schön mit meiner Schwester gespielt hätte. Erst allmählich und nachdem ich in Büchern gelesen hatte, wie sich das Spiel autistischer Kinder vom normalen Spielen unterscheidet, habe ich gemerkt, dass ich eigentlich nie richtig spielen konnte.

Meine Schwester hat sich jedenfalls nicht viel anmerken lassen. Für sie war ich die große und irgendwie auch bewundernswerte Schwester und sie war dankbar, wenn ich mich überhaupt mit ihr beschäftigte. Das habe ich ausgenutzt, um ihr meine Vorstellungen aufzudrängen. Ich erstellte feste Regeln, wie alles ablaufen musste. Verstieß sie gegen die Regeln, hörte ich sofort auf, mit ihr zu spielen und wurde so wütend, dass ein großer Streit entstehen konnte. Bei Streitereien bin ich nie gewalttätig geworden, außer einmal, als ich ihr in die Schulter gebissen habe.

Unsere Spiele verharrten in den frühen Stadien der Spielentwicklung. Figuren wurden fast nie zum Leben erweckt und Gegenstände behielten ihre reale Bedeutung und ihren vorgesehenen Zweck. Alles andere widerstrebte mir.

Mit Legosteinen spielen bedeutete für mich, dass „zuerst" alles aufgebaut werden musste. Das Bauen, das jeder für sich und schweigsam auszuführen hatte, war für mich das eigentliche Vergnügen. Ich zögerte die Aufbauphase so lange hinaus, fand immer wieder neue Dinge, die noch fertiggestellt werden mussten, dass es fast nie zum eigentlichen Spiel mit den Legofiguren gekommen ist. Bei einem „richtigen" Spiel hätte ich die Kontrolle verloren, Jenny hätte plötzlich mitreden und über das „Leben" ihrer Figuren selbst bestimmen können. Ganz zu schweigen davon, dass ich überhaupt nicht wusste, was ich mit den Figuren tun sollte, wenn ich sie in die Hand nahm. Zwar hatte ich im Kindergarten beobachtet, wie andere Kinder spielten, konnte aber nicht verstehen, was daran Freude bereiten sollte. Es war für mich im Gegenteil ein Gräuel, etwas an meinen aufgebauten Häusern, Autos oder Schiffen verändern zu müssen, was beim Spielen zwangsläufig passiert wäre. Mein Ordnungsdrang ging so weit, dass meine Eltern nur noch auf Zehenspitzen durchs Wohnzimmer staksen konnten, um die auf dem Boden aufgereihten Kunstwerke nicht zu zerstören.

Wenn Jenny und ich im Sommer zusammen draußen spielten, spielten wir mehr neben- als miteinander. Zu meinen Lieblingsspielen gehörte „Steinzeitmenschen". Das bedeutete, dass wir wie Steinzeitmenschen leben und arbeiten sollten. Eine von uns saß meist an der Abflussrinne der Terrasse, die mit schönen runden Kieselsteinen gefüllt war. Die Kiesel schlugen wir gegeneinander und hofften, dass Funken sprühen würden, um ein Feuerchen zu entfachen. Ich konnte Stunden damit verbringen, zwei Steine aneinander zu klopfen und genoss den leicht angekokelten Geruch, der dabei entstand.

Auch für ein Steinzeitessen musste gesorgt werden. Wir zupften Blätter von Gartenkräutern ab und garnierten damit das weiche Innere von Brotscheiben. Manchmal fertigten wir auch aus zerriebenem Gras

Farben an, mit denen wir Höhlenzeichnungen an der Garagenwand anbrachten.

Ich kann mich nicht erinnern, dass bei diesen Tätigkeiten viel geredet wurde. Ich habe im Voraus erklärt, welche Aufgaben die Steinzeitmenschen zu erfüllen hatten, und mich dann ganz einer monotonen Tätigkeit hingegeben. Jenny wurde dabei oft langweilig. Es kam vor, dass sie reinging und mich alleine weitermachen ließ.

Mit anderen Kindern konnte ich nichts anfangen. Das Äußerste war, dass ich mit Jenny und einer ausgewählten Freundin von ihr spielte. Die beiden kleinen Mädchen ließen mich als die Größere bestimmen. Ich mochte diese Spiele zu dritt nicht, da ich gegenüber Fremden befangen war. Je älter die Freundinnen meiner Schwester wurden, desto weniger unterlagen sie meiner Kontrolle. Irgendwann verlor ich die Lust daran. Meine Eltern schlugen vor, dass ich selbst mal ein Kind zum Spielen einladen sollte. Die Idee sagte mir überhaupt nicht zu. Ich beharrte darauf, dass man mit anderen Kindern nicht spielen könne, da diese sich nicht zu benehmen wüssten. Niemand kam gegen mich an, wenn ich bei einer Sache so stur und entschieden war.

So blieb mir nur Jenny als Spielgefährte. Ich bin meiner kleinen Schwester dankbar für die schöne gemeinsame Zeit. Sie hat mich immer so akzeptiert, wie ich war, mir sogar ihre Bewunderung und ihren Stolz geschenkt. Durch ihr wortloses Einverständnis gegenüber meinen Eigenarten gab sie mir das Gefühl, normal zu sein.

### *Exkurs: Theory of Mind*

Die Interaktion mit der Umwelt ist von entscheidender Bedeutung für die kindliche Entwicklung. Dazu gehört vor allem ein kommunikativer Austausch mit anderen Menschen. Um mit anderen kommunizieren zu können, benötigt das Kind Fähigkeiten aus dem Bereich der sozialen Kognition.

Die soziale Kognition umfasst mehrere Fähigkeitsbereiche. Eine Teileigenschaft besteht in der so genannten „Theory of Mind"-Fähigkeit oder kurz TOM-Fähigkeit. Mittels dieser Fähigkeit kann sich ein Mensch in andere hineinversetzen. Er kann verstehen, welche Gedanken sie haben und wie sie sich fühlen. Damit ist ihm die Voraussetzung gegeben, das Verhalten anderer Menschen entweder erklären oder voraussagen zu können.

Die Fähigkeit, anderen Bewusstseinsinhalte zuzuschreiben, wird intuitiv angewendet. Der dänische Facharzt für Kinderpsychiatrie Ole Jørgensen berichtet, dass normale Kinder sogar dazu neigten, Gefühle oder Gedanken in Zeichentrickfiguren zu projizieren. Auch eine noch so einfache Skizze eines Kätzchens könne in ihnen Gefühle wie Mitleid auslösen, so Jørgensen.[211]

„Theory of Mind“ bedeutet im Deutschen so viel wie „Theorie über mentale Zustände“. Das Konzept dahinter wurde erstmals von dem Schweizer Entwicklungspsychologen Jean Piaget (1896-1980) beschrieben. Er verwendete dafür die Begriffe „Dezentrieren“ und „nicht egozentrisches Reagieren“.[212] Piagets Bezeichnungen beschreiben die Fähigkeit, sich in eine andere Person zu versetzen, klarer, als die moderne Bezeichnung, welche fälschlicherweise an eine Theorie im wissenschaftlichen Sinne erinnern kann. Der Begriff Theory of Mind wurde 1978 von Premack und Woodruff eingeführt.[213] Zum besseren Verständnis ersetzt Uta Frith ihn durch „mentalizing“ – „Mentalisieren“.[214]

Das Konstrukt der „Theory of Mind“-Fähigkeit bedarf einer anschaulichen Erklärung. Ich möchte das Sally-Anne-Experiment des Cambridge-Professors Simon Baron-Cohen (1985) vorstellen. Der Test dient dazu, die Fähigkeit zum Mentalisieren bei Kindern zu prüfen. Gruppen von autistischen, geistig behinderten und jüngeren normalen Kindern wird folgende Szene mit Puppen vorgespielt:

Die Puppe Sally hat einen Korb mit einer Murmel vor sich, die Puppe Anne eine Schachtel. Sally verlässt den Raum. Während ihrer Abwesenheit nimmt Anne die Murmel aus dem Korb und legt sie in die Schachtel.

So weit die Szene. Dann wird den Kindern folgende Frage gestellt: Wo wird Sally nach der Murmel schauen, wenn sie zurück ins Zimmer kommt?

Die autistischen Kinder antworten spontan, dass Sally die Murmel in der Schachtel suchen werde. Das ist natürlich falsch und zeigt eines der Kerndefizite der Kinder auf: Sie können sich nicht in die Perspektive eines anderen, hier der Puppe Sally, hineinversetzen.

Die geistig behinderten und jüngeren normalen Kinder differenzieren zwischen ihrem Wissen und dem Wissensstand einer anderen Person. Sie geben an, dass Sally die Murmel im Korb suchen werde. Damit geben sie die richtige und erwartete Antwort. Sally war ja *nicht dabei*, als die Murmel in die Schachtel gelegt wurde und wird folglich erst vergebens in den Korb gucken.[215]

---

211 Vgl. Jørgensen, 1998, 51.
212 Vgl. Baron-Cohen, 2004, 46.
213 Vgl. Klicpera/Innerhofer, 2002, 122.
214 Vgl. Frith, 2003, 80.
215 Vgl. Klicpera/Innerhofer, 2002, 122.

Die Theory of Mind-Fähigkeit wird als Voraussetzung angesehen, eine Aufgabe wie das Sally-Anne-Experiment lösen zu können. Die Ausbildung einer Theory of Mind durchläuft verschiedene Vorstufen. Als entscheidend wird der Zeitpunkt betrachtet, an dem Kinder fähig werden, andere Menschen als Personen wahrzunehmen. Autistische Kinder erreichen diese Stufe erst spät, manche vermutlich gar nicht. Die Betroffenen nehmen Menschen wie Gegenstände wahr und bauen keinen ausgezeichneten emotionalen Bezug zu ihnen auf. Gunilla Gerland beschreibt ihre Gefühle als Kleinkind, als der Vater auszog:

> Das Verschwinden meines Vaters war für mich nicht verwunderlicher als die Tatsache, daß eine Schale mit Obst abends vor dem Zubettgehen auf dem Küchentisch stand und am nächsten Morgen, als ich aufwachte, verschwunden war. Mit meinem Vater war es genauso. An einem Tag hatte ich einen Vater, am nächsten Tag hatte ich keinen. Ich dachte nicht weiter darüber nach.[216]

Normale Kinder machen einen Entwicklungssprung, sobald sie andere als Personen erkennen. Dies lässt sich an der Qualität von Zeigegesten beschreiben. Bis zu einem Alter von ca. neun Monaten blicken Kinder nur auf eine ausgestreckte Hand, nicht aber auf den gemeinten Gegenstand. Haben sie erst einmal begriffen, dass nicht die Hand, sondern der Gegenstand das Interessante ist, beginnen sie selbst, anderen etwas zu zeigen.

Es geht hierbei darum, zwischen dem frühen „auf etwas zeigen“ und dem späteren „dem anderen etwas zeigen“ zu unterscheiden. Das gleiche gilt für Blicke. Ab neun Monaten kann ein Kind dem Blick des anderen folgen und auf dasselbe Objekt wie dieser schauen. Dieses Phänomen bezeichnet man als „Joint Attention“.[217] Das Kind muss dafür begriffen haben, dass Aufmerksamkeit gerichtet ist und man ihre Fokussierung an der Blickrichtung der Augen ablesen kann.

Autistische Kinder verstehen nicht, welche Botschaften von der Blickrichtung der Augen ausgehen. Sie können höchstens Grundzüge einer „Joint Attention“ entwickeln.[218] Einige Autoren glauben, dass sie auch deshalb später dem Merkmal Augen so wenig Aufmerksamkeit schenken würden.[219]

Aus der„Joint Attention“ entwickelt sich der „Shared Attention-Mechanism“.

Dieser ist dadurch charakterisiert, dass sich das Kind nochmals versichert, ob es wirklich das gleiche sieht wie die andere Person. Das Ziel ist es also, nicht nur dasselbe, sondern dasselbe auch gemeinsam zu se-

---

216 Gerland, 1998, 48.
217 Vgl. Dornes, 1998, 152f.
218 Vgl. Klicpera/Innerhofer, 2002, 102.
219 Vgl. ebd., 133.

hen.[220] Die drei Eckpunkte – Kind, Bezugsperson und Objekt – führen zu dem Begriff „trianguläre Aufmerksamkeit".

Wenn das Kind zurück zur Mutter schaut, liest es an deren Gesicht auch die Einstellung zu dem Gegenstand ab. Oft ist das Kind dabei primär nicht am Objekt, sondern an der mütterlichen Beurteilung interessiert.[221]

Ein autistisches Kind stellt nur selten und wenn, dann nur eingeschränkt, diesen gemeinsamen Bezugspunkt mit einem anderen her. Es ist weder daran interessiert, der Mutter mitzuteilen, wenn es ein Objekt besonders faszinierend findet, noch hat es ein Bedürfnis, ihre Einschätzung einer Situation zu erfahren. Wenn das Kind einen Erwachsenen auf etwas aufmerksam macht, dann häufig nur deshalb, um ihn als Werkzeug, als „verlängerten Arm" zu benutzen. Das Zeigen auf Objekte impliziert dann „Hol mir das!". Meistens benutzen die Kinder dazu noch nicht einmal Zeigegesten, sondern führen die Eltern an der Hand hin.[222]

Je älter die Kinder werden, desto offensichtlicher wird, dass sie die Gedanken anderer nicht erkennen können. Uta Frith vergleicht diese Mind-Blindness (Gedankenblindheit) mit Farbenblindheit. Wie farbenblinde Menschen keine Vorstellung von Farben besäßen, so hätten Menschen ohne Theory of Mind keine Vorstellung davon, was es bedeute, automatisch den mentalen Zustand eines anderen zu erfassen.[223]

Je nach Begabung können autistische Menschen ihre Defizite mehr oder weniger geschickt kompensieren. Einigen von ihnen gelingt es, analytisch und intellektuell auf „rechnerischem" Wege zwischenmenschliche Situationen zu verstehen. Dabei handelt es sich um reine Verstandesleistungen und nicht um ein intuitives, müheloses Verstehen.

Gunilla Gerland fasst in Worte, was es bedeutet, nicht zu können, was andere intuitiv beherrschen:

> Ich müßte meine Mutter gern haben, und ich müßte auch rotfleckige Backen kriegen und an die Toilettentür klopfen, wenn sie weinte. Ob ich wohl lernen konnte, dahinterzukommen, wann man so reagieren sollte? Ich hätte es vielleicht üben sollen? Doch das Gefühl sagte mir, man müsse von alleine reagieren. Und von alleine, das war schwierig. Ich wußte nicht, wie das ging. In mir ging nie irgend etwas von alleine.[224]

Das Fehlen einer Theory of Mind wird von Wissenschaftlern wie Uta Frith und Simon Baron-Cohen als Hypothese vorgeschlagen, die Kerndefizite des Autismus zu erklären. Diese Kerndefizite äußern sich als

220 Vgl. Dornes, 1998, 152f.
221 Vgl. Frith, 2003, 101.
222 Vgl. ebd., 106.
223 Vgl. ebd., 79.
224 Gerland, 1998, 54.

Störungen in der sozialen Interaktion, Kommunikation und Vorstellungskraft.[225]

Sogar die erschwerte Sprachentwicklung ließe sich mit einer fehlenden Theory of Mind begründen: Demnach könnten autistische Kinder kommunikative Sprache nicht von Hintergrundgeräuschen unterscheiden, da das Verständnis für andere Menschen als Personen fehle.

Diese umfassende Anwendung der Theory of Mind-These ist umstritten, da die Fähigkeit zum Mentalisieren von der allgemeinen Begabung eines Kindes abhängt. Bei intellektuell beeinträchtigten autistischen Kindern trifft die Idee, dass diese keine funktionsfähige Theory of Mind entwickeln, meistens zu. Bei intellektuell begabten Kindern versagt sie hingegen: Diese Kinder können einfache Theory of Mind-Aufgaben lösen.

Es bieten sich zwei Erklärungsmöglichkeiten an: Entweder sind die begabteren autistischen Menschen doch fähig, die Perspektiven anderer einzunehmen, wenn auch vielleicht in eingeschränkterem Maße als normale Menschen.[226] In diesem Fall würden sie über rudimentäre Anlagen einer Theory of Mind verfügen. Die zweite Möglichkeit würde bedeuten, dass die positiven Ergebnisse der Tests nicht auf ein intuitives Verstehen im Sinne einer Theory of Mind, sondern auf reine Verstandesleistung zurückzuführen seien. Betroffene wie Temple Grandin stützen mit ihren Aussagen die letzte Annahme:

> Aber ich bediene mich seit jeher der Visualisierung und der Logik, um Probleme zu lösen und herauszufinden, wie Menschen reagieren werden, und ich weiß seit jeher, wie die Täuschung funktioniert.[227]

Dies wirft die Frage auf, wie es überhaupt möglich ist, rein verstandesmäßig Theory of Mind-Aufgaben zu lösen. Einige Autoren nehmen an, dass die Betroffenen dabei auf typische Verhaltensschemata und bekannte Situationen zurückgreifen würden. Dadurch könnten sie Rückschlüsse auf die Absichten anderer bilden. Dieses Prinzip müsse jedoch immer dann versagen, wenn die Person mit ungewohnten Reaktionen oder neuen Situationen konfrontiert werde.[228]

Eine grundsätzliche Kritik an dem Konzept der Theory of Mind stützt sich auf die Frage, inwieweit das Lösen von Theory of Mind-Aufgaben von der Sprachentwicklung abhängig ist. Das schlechte Abschneiden bei Theory of Mind-Tests geht in der Regel mit schwach entwickelter verbaler Intelligenz einher. Es konnte noch nicht hinreichend bewiesen werden, dass das erfolgreiche Lösen von Theory of Mind-Aufgaben

---

225 Vgl. Frith, 2005, 19.
226 Vgl. Klicpera/Innerhofer, 2002, 235.
227 Grandin, 1997, 171.
228 Vgl. Frith, 2005, 232.

nicht einfach nur eine Folge davon ist, dass ein Kind verbal in der Lage ist, die Aufgabe zu begreifen.[229]

Als Beispiel für eine entsprechende Theory of Mind-Aufgabe möchte ich einen Test beschreiben, den ich bei meiner Diagnose in der Kölner Uni-Klinik gemacht habe. Bei diesem Test bekam ich Karten, auf denen jeweils eine kleine Geschichte stand. Nach dem Lesen der Geschichte sollte ich die Karte umdrehen und die Frage auf der Rückseite beantworten. Eine dieser Geschichten möchte ich hier sinngemäß wiedergeben:

> Peter isst in der Schulkantine. Heute gibt es Würstchen, Peters Lieblingsspeise. Peter weiß, dass die Köchin jedem nur eine Wurst gibt. Als Peter an der Reihe ist, sagt er, dass er zu Hause nichts mehr zu essen bekommen werde. Dabei weiß Peter genau, dass die Mutter ihm eine Portion Mittagessen aufheben wird.

Auf der Rückseite fand ich folgende Frage: Warum erzählt Peter der Köchin, dass er nichts zu mehr zu essen bekommen werde?

Für manche Menschen mit Autismus ist diese Frage nicht zu beantworten, da ihnen Peters Verhalten völlig unverständlich erscheint. Hier soll nun erklärt werden, was es mit der Aufgabe auf sich hat:

Peters Ziel ist es, mehr als ein Würstchen zu bekommen. Er stellt sich vor, wie die Köchin reagieren wird, wenn sie glaubt, dass er zu Hause hungern muss. Um die Reaktion der Köchin voraussagen zu können, nimmt er kurzfristig ihre Perspektive ein. Peter würde an ihrer Stelle Mitleid mit dem armen hungrigen Jungen empfinden und ihm aus Mitgefühl mehr geben, als ihm zusteht. Genau auf diese Gedanken der Köchin spekuliert Peter, wenn er ihr seine Lüge erzählt.

An dem beschriebenen Beispiel wird deutlich, dass tatsächlich ein gewisses sprachliches Niveau vorhanden sein muss, damit eine solche Aufgabe gelöst werden kann. Schwierigkeiten kann dabei nicht nur das Textverständnis bereiten, sondern auch, die eigene Antwort verständlich zu formulieren. Seine Antwort in Worte zu fassen, ist gerade bei Theory of Mind-Fragen schwierig, da es um Zusammenhänge geht, die eigentlich intuitiv erkannt und weniger verbal ausgedrückt werden sollten.

### Zwischenmenschliches: Verschiedene Bewusstseinsinhalte

Für die meisten ist es selbstverständlich, dass andere Menschen Bewusstseinsinhalte („minds“) haben und dass sich diese Bewusstseinsinhalte von den eigenen unterscheiden können.

Autistische Kinder bilden dieses Wissen so nicht aus. Gerade bei jüngeren Kindern wird häufig beobachtet, dass sie andere Menschen wie

229 Vgl. Kim/Volkmar/Sparrow, 2000, 382.

Gegenstände behandeln. Der „Gegenstand Mensch“ ist noch nicht einmal ein bevorzugtes Objekt für die Kinder. Leo Kanner beschreibt entsprechende Situationen. Hier soll der Fall des fünfjährigen Herbert B. wiedergegeben werden:

> Both times he entered the office without paying the slightest attention to the people present. He went after the Seguin form board and instantly busied himself putting the figures into their proper spaces and taking them out again adroitly and quickly.[230]
> (Übersetzung der Verfasserin: „Beide Male betrat er das Büro, ohne die anwesenden Leute zu beachten. Er ging zum Seguin-Formboard und beschäftigte sich sofort damit, die Figuren ordentlich und schnell in ihre richtigen Plätze einzufügen und sie wieder herauszunehmen.“)

An anderer Stelle beschreibt der Pädiater das Verhalten eines Jungen namens Donald:

> Aber er war nie auf die sich einmischende *Person* böse. Er schob ärgerlich die *Hand* beiseite, die ihm im Wege war, oder den *Fuß*, der auf einen seiner Blöcke trat. Dabei bezeichnete er einmal den Fuß auf dem Block als ‚Schirm‘.[231]

Wenn Menschen, wie es bei Donald der Fall ist, als Gegenstände empfunden werden, dann gibt es keinen Grund, warum man für sie Gefühlsregungen aufbringen sollte. Betroffene Kinder regen sich selten über andere auf, bringen ihnen aber genauso wenig Emotionen wie Mitgefühl entgegen und teilen auch keine Freude mit.

Für Eltern ist es schwer, mit dieser Verschlossenheit ihrer Kinder umzugehen. Besonders meine Mutter hat es als mangelnde Zuneigung interpretiert, wenn ich meine Gefühle und Wünsche vor ihr verborgen hielt. Ich war bis ins junge Erwachsenenalter hinein ein höchst introvertierter Mensch. Andere Menschen waren für mich etwas außerhalb meines Selbst, etwas, mit dem ich nichts zu tun hatte. Für mich gab es keine Wesensgleichheit zwischen mir und anderen.

Eine erste einschneidende Erfahrung machte ich, als ich neun oder zehn Jahre alt war. Plötzlich, und es war wirklich eine plötzliche Eingebung, überkam mich der Gedanke, dass meine Mutter wie ich empfinden könnte. Sollte sie ebenfalls abends so schrecklich müde sein, sollten auch ihr die Beine nach einem langen Spaziergang schmerzen und sollte sie sich ebenso verletzt fühlen, wenn jemand sie zurückweist?

Die sich mir aufdrängende Wahrscheinlichkeit dieses Gedankens wühlte in mir. Neue Erkenntnisse bemächtigten sich meiner, denn ja, es

---

230 Kanner, 1943, 232.
231 Kehrer, 2005, 17.

musste so sein, dass meine Mutter die viele Hausarbeit anstrengte, dass sie Gefühle hatte, dass sie Einsamkeit und Freude kannte.

Das nächste Mal, als ich etwas aus dem Keller brauchte, ging ich selbst hinunter. Meine Mutter würde schließlich genauso die Kellerkälte auf ihrer Haut spüren und vielleicht hatte sie auch die gleiche Angst vor den schwarzen Schatten hinter den Regalen.

Ich glaube, dass ich erst nach dieser Erkenntnis zu bestimmten menschlichen Affekten fähig geworden bin. Jedenfalls war mir nun klar, warum man um Dinge bitten muss, warum man sich für so Vieles bedanken sollte und warum Menschen nach dem Befinden anderer fragen.

Ich versuchte, mich nicht mehr so sehr über unliebsame Fragen meiner Mutter aufzuregen. Es gab viele solcher Fragen, zum Beispiel jene besonders irritierende: „Wie geht es Dir?" Diese Frage trat beharrlich wiederkehrend auf, wenn ich krank war.

Trotz aller Mühe ertrage ich mehrmaliges Nachfragen immer noch nicht gut. Irgendwie kann ich mich entgegen besseren Wissens nicht völlig von dem Gedanken lösen, dass es unnötige Worte seien, denn müsste sie nicht genauso gut wie ich wissen, dass mir die Ohren wehtun oder die Halsschmerzen nachgelassen haben? Wir sind heute dazu übergegangen, dass sie mich gar nicht mehr fragt, sondern dass ich sie von mir aus über das informiere, was ich für mitteilungswert halte.

Im Folgenden möchte ich einige typische Alltagssituationen vorstellen, in denen autistische Kinder durch ihr Verhalten auffallen:

### *Trost suchen*

Die meisten autistischen Kinder suchen keinen Trost, wenn sie Kummer oder Schmerzen haben. Manche von ihnen wissen mit dem Begriff des Tröstens überhaupt nichts anzufangen. Im Gegenteil kann es für die Kinder sogar lästig sein, wenn sie getröstet werden sollen, so wie Gunilla Gerland es beschreibt:

> Als ich älter wurde, konnte es vorkommen, daß ich ihr Bedürfnis, mich zu trösten, spürte. Dann verstand ich, daß diese Stimme etwas damit zu tun hatte. Bei solchen Gelegenheiten konnte ich dem Bedürfnis meiner Mutter den Vorrang lassen vor meinen eigenen Bedürfnissen nach Ruhe, konnte mich von ihr zum Schein trösten lassen, weil sie das brauchte, weil es so am einfachsten war – erst mußte ich dies ertragen, danach wurde ich dann in Ruhe gelassen.[232]

232 Gerland, 1998, 20f.

Es wird deutlich, dass bei Gerland der Trost nicht die Funktion ausübt, um derentwillen er gespendet wird. Der Wunsch, in Ruhe gelassen zu werden auch und gerade zu Zeiten des Kummers, ist stärker.

Im Gegensatz zu den meisten normalen Menschen ziehen sich Betroffene lieber in sich zurück, wenn sie unglücklich sind. Für mich ist es so, dass mich die Trösterei meiner Familie oft noch zusätzliche Kraft kostet. Früher stand ich dabei unter ständiger Anspannung, dass sie mich wohlmeinend streicheln oder drücken könnten. Denn das hätte ich in diesen Momenten am wenigsten ertragen können.

Überhaupt von meinen Sorgen zu erzählen, ist anstrengend und war lange auch ungewohnt für mich. Manchmal kam es vor, dass die Eltern meine Probleme gar nicht verstehen konnten. Ihr Unverständnis führte dazu, dass ich noch weniger Sinn darin sah, ihnen etwas zu erzählen.

Als ich kleiner war, fehlte mir die Einsicht, dass man über Dinge, die einen berühren, egal ob positiv oder negativ, sprechen kann und auch soll. So wäre ich nie auf die Idee gekommen, im Kindergarten Trost bei einer der Erzieherinnen zu suchen, als mir die anderen Kinder übel mitspielten. Auch zu Hause sprach ich nicht darüber. Ich dachte einfach, es müsse so sein und würde dazu gehören.

Schlechte Erfahrungen in der Schule, körperliche und verbale Angriffe von Mitschülern, persönliche Versagenserlebnisse, all das habe ich für mich behalten. Auch wenn es mir nicht gut ging oder ich mir wehgetan hatte, empfand ich kein Bedürfnis, dies anderen mitzuteilen. Wie ein verwundetes Tier habe ich mich in mein Zimmer zurückgezogen und dort ewig Probleme gewälzt. Erst mit ca. zwölf Jahren begann ich, meinen Eltern von dem Leid mit Gleichaltrigen zu erzählen. Sie waren schockiert, als sie hörten, was in der Schule ablief und wie ich gequält wurde. Die Eltern ließen mich mitten im Schuljahr die Schule wechseln. Es war das erste Mal, dass ich merkte, wie gut es sein kann, bei anderen Hilfe zu suchen.

Zwar verstehe ich mittlerweile, warum Menschen einander trösten, aber ich selbst habe immer noch keinen richtigen Zugang dazu. Es ist mir immer noch lästig, anderen von meinen Problemen zu erzählen und die übliche Prozedur des Tröstens ist mir nach wir vor unangenehm.

Doch über alles zu schweigen, ist keine Lösung. Meine Eltern vertrauen darauf, dass ich ihnen gewisse Dinge sage. Manchmal kann ich ihre Hilfe und ihre Trostversuche annehmen. Viel wirkungsvoller als eine Umarmung ist für mich, wenn mir zum Beispiel meine Mutter eine Blume aus dem Garten reinholt und in einer Vase mit einem kleinen Briefchen vor die Tür stellt oder mir mein Vater mit einem kleinen Geschenk seine Anerkennung zeigt.

Ich würde mir wünschen, dass andere ihre Trostversuche öfter in Handlungen oder Ratschlägen ausdrücken, die mich aufmuntern oder mir sogar bei meinen Problemen helfen können. Die tröstende Wirkung von zärtlichen Gesten und gesprochenen Worten in mitleidigem Ton entgeht mir gänzlich.

### *Um Hilfe fragen*

Autistische Kinder fragen selten um Hilfe. Die Gründe dafür scheinen ähnlich zu sein wie bei dem ausbleibenden Trostsuchen.

Vielen betroffenen Kindern fehlt einfach die Erkenntnis, dass andere ihnen Hilfe leisten können. Dies kann auf ihr mangelndes Personenverständnis zurückzuführen sein oder auch darauf, dass die Kinder in ihrem tiefsten Inneren überzeugt sind, alles alleine aushalten und regeln zu müssen. Darauf deuten auch Aussagen von Gunilla Gerland hin:

> Ich wäre nie auf die Idee gekommen, mich an die Kindergartentanten um Hilfe zu wenden. Ich wußte nicht, daß man das tun konnte.[233]

Neben diesem „Nicht-Wissen" könnte es auch eine Rolle spielen, dass einige Kinder gar nicht um Hilfe bitten wollen. Sie möchten gerne alles auf ihre eigene Art und alleine für sich erledigen.

Ein weiterer Aspekt ist, dass es bestimmte kommunikative Leistungen erfordert, um Hilfe zu bitten, und dass viele Kinder diese Kommunikationsfähigkeiten nicht aufbringen können. Sie drücken einen Wunsch so unbeholfen aus, dass der andere vielleicht gar nicht versteht, dass das Kind ihn gerade um Hilfe gebeten hat. Auch diese Kommunikationsschwierigkeiten können zu dem Eindruck beitragen, dass das Kind „wunschlos" glücklich sei.

Entsprechend wurde ich für ein besonders genügsames Kind gehalten, da ich nie nach etwas fragte. Genügsam war ich insofern, als ich tatsächlich nur wenige Wünsche hatte. Die wenigen Wünsche aber, die ich besaß, sprach ich nicht aus. Meine Mutter erzählt, dass sie mir am Mittagstisch immer alles habe aufdrängen müssen, da ich von selbst nie um etwas gefragt hätte. Ebenso wenig habe ich darum gebeten, dass jemand mit mir spielt oder sich sonst wie mit mir beschäftigt. Ein anderes Beispiel ist, dass ich im Supermarkt an der Kasse nicht um Süßigkeiten gebettelt habe. Diese für Eltern eher unangenehme Seite eines Kleinkinds lernten meine Eltern erst bei meiner Schwester kennen.

Es war nicht so, dass ich nicht manchmal etwas hätte haben wollen. Mir war nur nicht klar, dass man Wünsche kommunizieren muss, damit sie sich erfüllen. Ich musste lernen, dass die anderen eben nicht wissen

233 Gerland, 1998, 85.

können, dass ich gerade auf eines der wohlriechenden Schokoladeneier im Pralinengeschäft Lust habe oder etwas Bestimmtes im Fernsehen schauen möchte.

Auch in der Schule habe ich nicht um Hilfe gefragt. Wenn ich etwas nicht verstanden habe, habe ich versucht, es mir alleine beizubringen.

Mir fällt es immer noch schwer, einen anderen um Unterstützung zu bitten. Das gilt sogar für engste Familienangehörige. Ein Grund, warum ich so selten um Hilfe frage, ist, dass ich fürchte, die Hilfe verweigert zu bekommen. Ich habe eine tiefsitzende Angst davor entwickelt, mich dann als ganze Person zurückgewiesen zu fühlen.

### *Freude teilen können*

Auch um Freude mitteilen zu können, ist die Vorstellung von unterschiedlichen Bewusstseinsinhalten notwendig. Wie sollte man sonst auch einsehen können, dass der andere gar nicht weiß, dass man gerade glücklich ist?

Für einen normalen Menschen ist es unverständlich, anzunehmen, dass alle das Gleiche empfinden könnten. Für einen autistischen Menschen mit seinen Schwierigkeiten, die Perspektive anderer Personen anzunehmen, ist es jedoch ein naheliegender Gedanke.

Uta Frith vermutet, dass kleine Kinder mit Autismus nicht zwischen ihren eigenen Gedanken und denen anderer Personen unterscheiden könnten.[234] Entsprechend besteht für sie keine Notwendigkeit, über Freude oder Glück zu sprechen. Da sich viele Kinder auch mimisch oder gestisch kaum etwas anmerken lassen, ist es für Eltern schwer, den Gemütszustand ihres Kindes einzuschätzen. Viele Situationen müssen daher enttäuschend auf Eltern wirken, erscheint es doch oft so undankbar, dem Kind etwas Gutes tun zu wollen.

Wichtig ist, dass man aus der gar nicht oder kaum kommunizierten Freude nicht den Rückschluss ziehen darf, dass Kinder mit Autismus nicht fähig seien, sich zu freuen. Im Gegenteil können viele von ihnen ein sehr tiefes Glücksempfinden erleben.

Die Anlässe dazu sind jedoch andere als bei einem normalen Kind. Ein autistisches Kind wird es wahrscheinlich eher gleichgültig aufnehmen, wenn man ihm eine Kiste mit neuem Spielzeug hinstellt, etwas, das andere Kinder begeistern würde. Dagegen kann das gleiche Kind pures Glück empfinden beim Anblick einfacher, alltäglicher Dinge wie vielleicht eines Baisers. Axel Brauns dazu:

234 Vgl. Frith, 2003, 102.

Das luftig leichte Schaumgebäck schwebte vor meinen Lippen und wartete darauf, verspeist zu werden. Meine Zähne knabberten an einer der Gebäckwindungen, bissen ein quietschendes Stückchen der Kostbarkeit ab und übergaben die leckere Beute an meine Zunge, deren Aufgabe nun darin bestand, dieses Stückchen bedächtig am Gaumen zu zerdrücken und dann die harten, kantigen Krümel im Speichel schmelzen zu lassen. Genießerisch ließ ich die Gebäckmasse über Zähne und Zunge gleiten, sog die süße Schmelze von einer Backentasche in die andere und spürte mit meiner Zungenspitze in dem Beseebrei nach den garstigen Bröckchen, die raspelnd meinen Gaumen reizten. Erst musste der letzte Krümel Brei geworden sein, bevor ich genüsslich schluckend meinen Mund von der süßen Plage befreien durfte. Erst musste alles ausgekostet sein, bevor ich dem nächsten Happen meine Aufmerksamkeit schenken mochte.[235]

Wenn ich Axel Brauns Beschreibung lese, fühle ich mich erkannt. Genauso empfinde ich, wenn ich meinen Griesbrei auf der Zunge zerschmelzen lasse oder meinen Wirsing genüsslich im Mund ertaste und mit den Zähnen liebevoll zerkleinere.

Wenn mich früher jemand gefragt hat, ob es mir schmecke, habe ich mich aufgeregt. Warum stellte man mir so unvernünftige Fragen? Es war doch klar, dass es mir schmeckte, ich spürte doch das Glück bei jedem Bissen, warum fragte man dann noch?

Ich musste Freude nie teilen, um sie voll zu empfinden. Als kleines Kind habe ich Glück empfunden, wenn ich in meinem Zimmer Murmeln im Marmeladendeckel schwenken konnte, wenn ich auf der Terrasse Steine gegeneinander schlagen konnte oder ein kühlendes Eis vom Italiener bekam. Obwohl ich diese tiefe Freude empfand, habe ich mit niemandem darüber geredet. Sätze wie „Ich bin glücklich, wenn ich mit dem Bobby Car meine Runden fahre“ oder „Es macht mir Spaß, ein Bild zu malen“ gehörten nicht in meine Welt.

Erst allmählich im Jugendalter wurde mir klar, wie wichtig es ist, zu sagen, dass etwas schön ist. Ich merkte, dass es gut tut, wenn ein geliebter Mensch durch mitgeteilte Freude ebenfalls glücklich wird. Wenn ich meiner Mutter heute für meinen Wirsing zum Mittagessen danke und ihr sage, wie gut es mir wieder geschmeckt hat, lächelt sie und ich glaube, sie ist glücklich.

Ich habe lange gebraucht, um den Mechanismus der geteilten Freude, die sich verdoppelt, zu durchschauen. Aber ich bin dankbar, dass ich diese Erkenntnis jetzt habe und dass ich fähig bin, sie zu genießen.

---

235 Brauns, 2004, 25.

### *Die Kunst zu Lügen*

Viele Menschen mit Autismus werden als sehr ehrlich beschrieben. Es fällt ihnen schwer zu lügen, was, wie Temple Grandin vermutet, damit zusammenhängen könnte, dass Täuschung mit komplexen Emotionen einhergehe. Sie selbst tue sich schwer, wenn sie die Unwahrheit sagen müsse:

> Ich werde extrem ängstlich, wenn ich spontan eine kleine, harmlose Lüge erzählen muß. Um die geringste Unwahrheit sagen zu können, muß ich sie wieder und wieder im Geist aufsagen.[236]

Autistische Kinder begreifen später als normale Kinder, was eine Lüge ist. Für sie gibt es nur die Realität und es ist ihnen unbegreiflich, warum Menschen etwas erzählen sollten, was anders ist als diese eine Realität.

Dieses Unverständnis beschreibt auch Gunilla Gerland. Als ihr Vater begann, die Mutter zu schlagen, versuchte diese, die Misshandlungen durch Lügen vor den Töchtern zu verbergen. Gerland konnte nicht begreifen, warum die Mutter sagte „wie es nicht war". Immer wieder stellte sich das Mädchen die Frage: „Warum sagt sie nicht, wie es ist?" Die Erlebnisse wurden für Gerland zu einem Wendepunkt:

> Ich verstand, daß man sich anders über Sachen äußern konnte, als sie eigentlich waren. Dieses Wissen konnte ich benutzen, um anderen Kindern ähnlicher zu werden und um in schwierigen Situationen zurechtzukommen. Etwas so zu sagen ‚wie es nicht war', wurde oft zum Synonym dafür, das zu sagen, was die Erwachsenen hören wollten.[237]

Der Sinn und Zweck von Notlügen ist vielen Kindern mit Autismus nicht bekannt. Tony Attwood beschreibt dies anhand folgender Geschichte, die autistische Kinder nur schwer verstehen können:

Helen wünscht sich sehnlichst zu Weihnachten ein Kaninchen. Als es dann so weit ist, schenken ihr die Eltern eine große Schachtel. Helen ist sicher, dass darin ein Käfig mit dem Kaninchen sein wird. Doch stattdessen packt sie eine Lexika-Reihe aus. Lexika wollte Helen nie haben. Als die Eltern fragen, wie ihr das Geschenk gefalle, bedankt sich Helen artig mit den Worten „Genau das habe ich mir gewünscht".[238]

Die Kinder sollen erklären, warum Helen diese Antwort gibt. Einigen autistischen Kindern ist nicht einmal klar, dass Helen die Unwahrheit gesagt hat. Sie vermuten, dass Helen in ihrem neuen Lexikon etwas über Kaninchen lesen möchte. Selbst wenn die Kinder durchschauen, dass es sich um eine Lüge handelt, können sie nicht erklären, warum Helen sie

---

236 Grandin, 1997, 170.
237 Gerland, 1998, 56f.
238 Vgl. Attwood, 2000, 127f.

anwendet. Normale Kinder antworten ohne langes Nachdenken, dass Helen die Gefühle ihrer Eltern nicht verletzen wollte. Wenige Kinder mit Autismus finden schließlich dieselbe Antwort. Sie brauchen dafür allerdings wesentlich mehr Zeit als die normalen Kinder.

Die Schwäche, Lügen nicht durchschauen zu können, lässt Menschen mit Autismus häufig als naiv erscheinen. Sie lassen sich relativ leicht täuschen, was manche ihrer Mitmenschen auszunutzen wissen. Das bedeutet aber nicht, dass autistische Menschen generell mit Täuschungen nicht zurechtkommen können. Einfache Prinzipien der Täuschung sind vielen durchaus verständlich und einige spielen auch selbst Streiche, so wie Temple Grandin:

> Als Schulkind spielte ich Verstecken. Ich lernte, wie ich den Fänger überlisten und in die falsche Richtung locken konnte, indem ich meinen Mantel mit Laub füllte und in einen Baum hängte. Ich brachte all meine Mitschüler im Internat zu der Überzeugung, sie hätten eine fliegende Untertasse gesehen, indem ich ein Blitzlicht auf einen Pappteller montierte und diesen vor dem Fenster eines anderen Mädchens hin und her schwang.[239]

Grandin liebte es, diese Streiche zu spielen. Aber es ist immer noch ein Unterschied, ob man andere reinlegt oder selbst das Opfer von Späßen wird. Ich habe es genossen, am ersten April Dinge zu verstecken, Zucker in den Salzstreuer zu füllen oder die Fernbedienung des Fernsehers vorne mit Tesafilm zu bekleben. Mit Scherzen und Streichen, die mir gespielt werden, macht man mir hingegen keine Freude. Deshalb ist meine Beziehung zum ersten April zwiespältig: Ich kann es nicht leiden, dass mich an einem solchen Tag jederzeit dumme Ablenkungen aus meiner Routine bringen können.

Ich hänge an der Wahrheit und Wirklichkeit. Ich will wissen, wie es wirklich ist und gebe mich ungern mit Spekulationen oder Halbwahrheiten zufrieden. Das bedeutetet nicht, dass ich nicht hin und wieder auch eine Lüge anwenden kann. Ich habe gelernt, dass ich viele Alltagssituationen besser überstehen kann, wenn ich nicht immer die Wahrheit sage. Was heute für mich relativ selbstverständlich ist, nämlich lügen zu können, war für mich nicht immer eine Selbstverständlichkeit.

Ich habe die Lüge erst sehr spät für mich entdeckt, war damals zwischen sechs und sieben Jahre alt. Es mag seltsam erscheinen, aber ich kann mich noch genau daran erinnern, wann mir das erste Mal die Idee kam, etwas anderes zu sagen als die Wahrheit. Es geschah an einem Tag, als ich mich allein im Arbeitszimmer meines Vaters aufhielt, wo ich eigentlich nicht sein sollte. Ich war gekommen, um mir ein neues Blatt Pa-

---

239 Grandin, 1997, 171.

pier zum Malen zu nehmen und wollte auch gleich wieder verschwinden. Da stieß ich in der Eile an einen Stapel mit bedruckten Blättern, wovon einige zu Boden fielen. Ich bekam Angst. Der Vater würde gewiss mit mir schimpfen, wenn er die Unordnung sah. Ich hob die Blätter auf und legte sie so sorgfältig es ging zurück auf den Tisch. In dem Moment hatte ich einen Einfall: Könnte ich nicht einfach sagen, dass nicht ich es gewesen sei, die die Blätter durcheinander gebracht hatte? Die Idee war völlig neu für mich, aber sie schien mir nützlich. Mir war ganz schummerig, als ich kurz darauf das Arbeitszimmer verließ. Immer wenn ich meine kleine Lüge im Kopf durchspielte, plagte mich ein schlechtes Gewissen.

Die Lüge habe ich nie aussprechen müssen. Erstaunlicherweise hatte der Vater gar nicht bemerkt, dass mit dem Blätterstapel etwas nicht in Ordnung war.

Von da an verlor ich meine kindlich reine Wahrheit. Ich beschmutzte mich durch die betrügerischen Möglichkeiten, die mir die Lüge bot, neigte immer öfter dazu, mich einfach rauszureden und die Unwahrheit zu sagen. Von meiner ersten Lüge an hatte ich dabei das Gefühl, etwas Verwerfliches zu tun.

Die Lügen anderer lernte ich noch später zu durchschauen und noch heute habe ich Schwierigkeiten, Täuschungen zu erkennen. Als Kind habe ich alles für die Wahrheit gehalten, was andere mir erzählten. Vielleicht dachte ich, dass die anderen nicht so verwerflich sein könnten wie ich, dass sie nicht ebenso wie ich den bequemen Weg über die Lüge einschlagen würden.

In der Grundschule haben die anderen Kinder oft ihre Späße mit mir getrieben. Sie wussten, dass ich ihnen alles abnahm, was sie mir erzählten. Auch sogenannte Freundinnen konnten der Versuchung nicht widerstehen. Eine von ihnen erzählte mir stundenlang von den vielen Palästen, die ihre Familie angeblich besaß, und in denen sie in den Ferien wohnten. Mir ist die Diskrepanz zwischen diesen Behauptungen und der Tatsache, dass besagte Familie in einer winzigen Dachwohnung lebte, nicht aufgefallen. Ich erzählte atemlos meiner Mutter von den tollen Häusern, die andere Leute doch hätten. Und als meine Mutter mir nicht glaubte und es als „Flunkerei“ abtat, war ich auch noch böse auf sie. Ich fühlte mich persönlich beleidigt, weil sie etwas, das meine „Freundin“ gesagt hatte, anzweifelte.

### *Danke sagen*

Die Geschichte von Helen und dem missglückten Weihnachtsgeschenk zeigt noch etwas anderes: In unserer Gesellschaft gehört es dazu, sich für ein Geschenk zu bedanken. Das sollte man ganz unabhängig davon tun, ob einem das Geschenk gefällt oder nicht.

Autistische Kinder haben, wie mit so vielen sozialen Regeln, auch mit dem Bedanken Schwierigkeiten. Neben ihrer allgemeinen Schwäche, Dinge zu kommunizieren, wird ein weiteres Problem sein, dass die Kinder sich an vielen Geschenken gar nicht so sehr erfreuen können wie von ihnen erwartet wird. Neue Dinge wie blankes Spielzeug, kauffrische Kleidung und Ähnliches interessieren sie gar nicht. Sie benutzen lieber ihr altes, abgenutztes Spielzeug und empfinden es als Belastung, sich an ein neues Kleidungsstück gewöhnen zu müssen. Warum also „Danke" sagen, für etwas, das gar nicht gefällt? In diesen Situationen fehlt den Kindern wahrscheinlich das Gespür dafür, dass sie ihre wahren Gefühle unterdrücken und so reagieren sollten, wie andere es von ihnen erwarten.

Seit ich weiß, dass ich in vielen Situationen eine bestimmte Rolle zu spielen habe, sind gerade Festtage wie Weihnachten sehr anstrengend für mich. Als kleines Kind habe ich die komplizierten Anstandsregeln noch nicht gekannt, Weihnachten aber trotzdem als etwas eher Unangenehmes empfunden. Besonders die vielen Geschenke fand ich störend. Die Großeltern, Tanten und Onkel überluden den Gabentisch mit Päckchen. Mir war es peinlich, die bunt eingewickelten Geschenke auszupacken und eine neue Barbie oder ein neues Brettspiel anstarren zu müssen. Wie sollte ich reagieren? Ich wusste es nicht. Den Erwartungen der Verwandten, die doch nur sehen wollten, ob es ihnen gelungen war, mir eine Freude zu machen, konnte ich nicht gerecht werden. Ich wusste noch nicht einmal, dass mich das kleine Wörtchen „Danke" aus der Bredouille hätte bringen können.

Manchmal haben Leute ihrem Missmut über mein undankbares Verhalten Ausdruck verliehen. Für die Eltern war das sehr unangenehm und sie machten mir deswegen Vorhaltungen. Sie erklärten mir, dass man sich grundsätzlich für alles bedanken müsse. Das führte dazu, dass ich ständig „Danke" sagte, aus Angst, den richtigen Moment sonst nicht abpassen zu können und wieder als undankbar zu gelten. Ich übertrieb es so sehr, dass meine Eltern es nicht mehr hören konnten. Sie meinten, dass ich „Danke" gar nicht so meinen und nur so dahin sagen würde. Irgendwie verstand ich jetzt gar nichts mehr. Brauchte ich mich also nur für manche Geschenke und Aufmerksamkeiten zu bedanken? Und wenn ja, für welche?

Da mir immer noch oft das Gefühl dafür fehlt, wann bedanken richtig ist und wann übertrieben, sage ich auch heute noch lieber einmal zu viel „Danke" als einmal zu wenig.

## Gefühle und ihre Ausdrucksweise

Autismus und Gefühle? Was wie ein Gegensatz klingen mag, ist gar keiner. Auch autistische Menschen besitzen Gefühle. Viele Betroffene reagieren in bestimmten Bereichen überaus sensibel und sind unglücklich, wenn sie fälschlicherweise als „gefühlskalt" bezeichnet werden.

Die Gefühle eines autistischen Menschen sind nicht unbedingt die gleichen wie die eines normalen Menschen. Temple Grandin sagt über ihr Gefühlsleben:

> Ich habe zweifellos Emotionen, aber es sind eher die Emotionen eines Kindes als die eines Erwachsenen.[240]

Grandin glaubt, dass ihr Gefühlserleben weniger variantenreich sei als das normaler Menschen. Auch seien die Auslöser, die bei ihr ein bestimmtes Gefühl hervorbrächten, andere als bei normalen Menschen. So berichtet die Konstrukteurin von Viehhaltungsanlagen von starken Glücksmomenten, wenn Klienten ihre Konzepte gefielen, und von einer tiefen Befriedigung, wenn sie mit Hilfe ihres Intellekts ein anspruchvolles Projekt entwickle.

Als ihre stärkste Emotion beschreibt Temple Grandin die Angst. Dies mag bei einer so erfolgreichen Frau wie Grandin überraschend klingen. Wer sich jedoch mit Erfahrungen autistisch behinderter Menschen auseinandergesetzt hat, weiß, dass viele Betroffene ein starkes Angstempfinden besitzen.

Grandin schreibt, dass Angst bei ihr immer sehr intensiv gewesen sei und sich in der Pubertät noch zusätzlich verstärkt habe. Als empfindsamer Mensch habe sie unter den Hänseleien der anderen leiden müssen:

> Schon die Gefahr, verspottet zu werden, erfüllte mich mit Furcht; ich hatte Angst davor, über den Parkplatz zu gehen, weil ich fürchtete, jemand könne mir einen Spottnamen nachrufen. Jede Veränderung in meinem Stundenplan bereitete mir größte Angst und Furcht vor einer Panikattacke.[241]

Studien von Ulrike Kutsch aus dem Jahre 1981 scheinen der Ansicht zu widersprechen, dass autistische Menschen ein besonders starkes Furchtempfinden besäßen. Sie hat die Eltern von 25 autistischen und 25 normalen Kindern befragt, wie sich die Kinder in bestimmten Situationen verhielten, die allgemein als angsteinflössend beschrieben werden. Das Ergebnis fiel überraschend aus: Es ergab sich, dass die autistischen Kinder in ihrer Angstbereitschaft statistisch nicht von den normalen Kindern

---

240 Ebd., 108.
241 Ebd., 109.

zu unterscheiden waren. Allenfalls ließ sich sagen, dass sich die autistische Gruppe infantiler verhalte als die der normalen Kinder.[242]

Ich halte die beschriebene Vorgehensweise der Studie aus zwei Gründen für fragwürdig: Erstens wurden anscheinend nur Situationen abgefragt, die normalerweise als angsteinflössend gelten, was aber nicht bedeuten muss, dass es sich dabei gleichzeitig um spezifische Panikauslöser für autistische Kinder handeln muss. Viele autistische Kinder kennen keine Angst vor einer viel befahrenen Straße, können aber beim Geräusch eines Staubsaugers erschrecken. Weiter halte ich es für problematisch, dass die Eltern und nicht die Kinder befragt wurden. Ich glaube, dass Eltern auch immer ihre eigenen Emotionen in die Kinder projiziert sehen wollen. Wenn die Eltern eine Situation als gefährlich einstufen, dann interpretieren sie das Verhalten ihres Kindes vielleicht unbewusst ebenfalls als Angst. Daher wage ich zu bezweifeln, ob mit Kutsch' Studie tatsächlich hinreichend bewiesen ist, dass autistische Kinder Angst nicht stärker empfinden als normale Kinder.

Die Realität sieht für viele autistische Menschen jedenfalls so aus, dass sie ihre Angst- und Panikattacken nur mit entsprechenden Medikamenten in den Griff bekommen können. Temple Grandin geht gegen ihre Angstzustände mit Antidepressiva vor. Der wünschenswerte Effekt, dass ihre Ängste weniger werden, geht allerdings mit der Begleitwirkung einher, dass sie auch die übrigen Emotionen nur noch abgeschwächt wahrnimmt. Dies schränkt ihre ohnehin einfache Gefühlswelt weiter ein:

> Meine Emotionen sind einfacher als die der meisten Menschen. Ich weiß nicht, was eine vielschichtige Emotion in einer zwischenmenschlichen Beziehung ist. Ich verstehe nur einfache Emotionen wie Furcht, Wut, Glück und Traurigkeit.[243]

Vielleicht ist es dieses qualitativ andere Gefühlserleben, das Hans Asperger seinerzeit autistische Menschen als „Gefühlsgestörte“ bezeichnen ließ:

> Jedenfalls ist nur bei Gefühlsgestörten ein solches Verhalten möglich, dass ihnen Zorn und Ärger der Erzieher eine erwünschte Sensation ist, die bewußt herbeigeführt wird; das normale Kind wird vor allem dadurch zu sozialen Gewohnheiten gebracht, daß die Gefühle und Affekte des Erziehers eine ungeheure Macht über es ausüben; es tut darum alles, um sich gute Gefühle bei diesen zu erhalten.[244]

---

242 Vgl. Kehrer, 2005, 41.
243 Grandin, 1997, 110.
244 Asperger, 1961, 181.

Aspergers Beobachtung sollte nicht dahingehend interpretiert werden, dass autistische Kinder eine innere Boshaftigkeit besäßen. Ich glaube eher, dass es ihnen darum geht, zu provozieren und Grenzen auszutesten. Wenn man annimmt, dass viele von ihnen nur sehr elementare Gefühle wie eben Wut und Zorn verstehen können, kann dies ein gänzlich anderes Licht auf ihr „böses" Verhalten werfen. Könnte es nicht sein, dass manche Kinder nur dann eine gefühlsmäßige Interaktion mit ihrem Gegenüber aufbauen können, wenn sie diese extremen Gefühle des Zornes auslösen?

Die autistische Gefühlswelt ist ein weiteres Beispiel dafür, dass Menschen mit Autismus zwischen extremen Zuständen pendeln. Neben den genannten heftigen, starken Emotionen wie Angst oder Zorn kennen viele Betroffene auch ein bedrückendes Gefühl der inneren Leere, Gunilla Gerland beschreibt es so:

> Ich verbrachte viel Zeit in mir selbst, als befände ich mich von allem anderen abgeschirmt in meiner eigenen Welt. Aber in meinem Innern existierte keine Welt. Da herrschte eher eine Art Nullpunkt, ein Weder-Noch. Ein Zustand, in dem ich entleert war, ohne leer zu sein, oder gefüllt, ohne voll zu sein. Dort in meinem eigenen Selbst gab es mich einfach.[245]

Missverständnisse in emotionalen Situationen sind eine zwangsläufige Folge des unterschiedlichen Gefühlserlebens von normalen Menschen und Menschen mit Autismus. Dies fängt bereits damit an, dass beide Gruppen Gefühle unterschiedlich ausdrücken. Tony Attwood beschreibt das besondere Verhalten vieler Betroffenen positiv als „idiosynkratischen" Ausdruck von Gefühlen und macht dies am Beispiel des Kummers deutlich. Es komme immer wieder vor, dass autistische Menschen gerade in den Situationen lachten oder kicherten, die für andere ernst, traurig oder von Verlegenheit geprägt seien. Attwood betont, dass dieses Verhalten kein Anzeichen von Gefühllosigkeit oder Geisteskrankheit sei. Vielmehr zeige sich hier eine allgemeine Unfähigkeit, auf „normale" Weise Gefühle zu äußern.[246]

Bei einigen Betroffenen ist weiterhin dem Umstand Rechnung zu tragen, dass Empfindungen wie Trauer vielleicht gar nicht zu ihrem Gefühlsrepertoire gehören. Darauf weisen Bemerkungen aus Selbsterfahrungsberichten hin, unter anderem von Axel Brauns in seiner Autobiografie „Buntschatten und Fledermäuse". Brauns beschreibt, was sich ereignete, als er eines Morgens das Wohnzimmer betrat und erfuhr, dass sein Vater tot ist:

245 Gerland, 1998, 21.
246 Vgl. Attwood, 2000, 182.

> Tränen rannen über die Wangen der Haha [*Anmerkung der Verfasserin: als „Haha" bezeichnet Brauns seine Mutter*] und des Heimers [*„Heimer" ist die Bezeichnung für den Bruder*]. Verwirrt beobachtete ich das Schauspiel im Wohnzimmer des Hofhauses [*„Hofhaus" ist das Zuhause der Familie*]. Heftige Gefühle der Buntschatten ließen ihre dunstigen Gesichter aufklaren. Am leichtesten gelang dies der Fröhlichkeit. Ich schätzte es über die Maßen, mich dem Lachen hinzugeben und von der Heiterkeit durchgeschüttelt zu werden. Trauer war mir so fremd wie Schmerz.[247]

Gefühlsdefizite in bestimmten Bereichen bedeuten nicht, dass Betroffene generell unfähig sind, zwischenmenschliche Gefühle zu entwickeln. Eine solche Annahme würde den Erfahrungen auch vieler Angehöriger widersprechen. Exemplarisch möchte ich Anneliese, die Mutter eines zwölfjährigen Jungen mit Autismus, zitieren:

> Er [Julian] ist für mich ein normaler Junge, sogar liebevoller, liebesbedürftiger als andere Kinder, er besteht noch immer auf seinem Gutenachtkuss und Umarmungen unter Tags, andere Jungs in dem Alter wollen das meist nicht mehr.[248]

Emotionen und Gedanken bilden bei vielen Menschen eine funktionelle Einheit. Oft sind es besonders Frauen, die dazu neigen, sich von ihren Emotionen lenken zu lassen und Entscheidungen „aus dem Bauch" heraus zu fällen. Für autistische Menschen gibt es gewöhnlich eine klare Trennung von Gefühlswelt einerseits und rationalem Denken andererseits. Temple Grandin berichtet, wie sie einer Sozialwissenschaftlerin erklärte, dass ihre „Denkmuster den Arbeitsschritten eines Computer ähnelten":

> Ich war einigermaßen schockiert, als sie mir erklärte, daß sie unmöglich beschreiben könne, wie ihre Gedanken und Emotionen verbunden seien. Sie sagte, wenn sie über etwas nachdenke, würden die Fakteninformationen und die Emotionen zu einem untrennbaren Ganzen verschmolzen.[249]

Die Tierverhaltensforscherin erklärt sich damit, warum bei vielen Menschen Emotionen die Fakten verzerren. Sie selbst kennt so etwas nicht, denn: „Mein Verstand kann immer zwischen beiden trennen."[250]

Gefühlserleben und rationales Denken funktionieren bei vielen Betroffenen losgelöst voneinander. Für mich hat mein rationales Denken die oberste Priorität. Gefühle sind etwas, das ich vor allem früher zugunsten des logischen Denkens unterdrückt habe. Dass dies nicht immer gelingt, zeigt sich zum Beispiel in meinen Wutattacken. Mein Zorn un-

247 Brauns, 2004, 223.
248 Aus eigener Korrespondenz mit Anneliese.
249 Grandin 1997, 175.
250 Ebd.

terliegt keiner rationalen Kontrolle und beherrscht mich in den entsprechenden Momenten völlig.

Mich plagen rasche Stimmungsumschwünge. Ich bin in dem einen Augenblick heiter und zufrieden, kommt dann aber auch nur eine unerwartete Kleinigkeit dazwischen, kann Wut in mir aufsteigen. Grandin bezeichnet diese „Entweder-oder-Gefühle“ mit ihren raschen Wechseln als Gemeinsamkeit autistischer Menschen mit vielen Tieren. Tiere könnten unterschiedliche und vor allem gegensätzliche Gefühle nur nacheinander, aber nicht nebeneinander empfinden. Grandin beobachtet das Gleiche bei sich selbst. Sie empfände nie zwei Gefühle gleichzeitig, zusammengesetzte Emotionen wie „Hassliebe“ gehörten nicht zu ihrer Erfahrungswelt.

Das rigide „Entweder-oder“ findet sich auch in meinen Beziehungen zu anderen Menschen wieder. Ich unterscheide zwischen Mögen und Nicht-Mögen. Für die wenigen Menschen, die ich sehr mag, bringe ich hohen Einsatz, alle anderen sind mir manchmal erschreckend gleichgültig.

Manchmal glaube ich, dass es ein Zeichen von Unsicherheit und Angst ist, wenn man Menschen nach dem „Aschenputtel-Prinzip“ sortiert und sich die Welt starr in Gut und Böse aufteilt. Festgesetzte Einteilungen wie diese täuschen vor, dass man etwas unter Kontrolle hat, was dafür zu vielschichtig ist. Die meisten Dinge und Menschen haben zwei Gesichter, und diese reale janusköpfige Welt passt nicht in ein einfaches Schema von nur gut oder nur böse.

Angst ist sicherlich die Emotion, welche der meisten meiner Handlungen oder Nicht-Handlungen zugrunde liegt. Aus Angst, dass man mir eine Bitte abschlagen könnte, habe ich früher gar nicht erst um etwas gefragt. Die Angst, dass Menschen mich ablehnen könnten, will mich daran hindern, ihnen überhaupt gegenüberzutreten. Ich habe Angst, Fehler zu machen und andere Menschen zu enttäuschen. Dinge, die ich nicht kontrollieren kann, sind Furcht einflößend, ebenso Tage, die ich nicht im Voraus planen kann.

In anderen Bereichen fehlt mir ein gesundes Angstempfinden. Ich laufe nachts durch einsame Straßen, jogge im Dämmerlicht über die Felder oder flitze über stark befahrene Straßen, auch wenn die Ampel auf rot zeigt. Terroranschläge, Infektionskrankheiten wie Vogelgrippe, Atomunfälle oder Kriege sind keine Dinge, die mich ängstigen. Vielleicht sind diese Bedrohungen zu abstrakt für mich. Ich kann höchstens Neugier für sie aufbringen, nicht aber Furcht. Auch vor dem Tod habe ich keine Angst, vielleicht deshalb, weil er nicht rational fassbar ist und ich von meiner Einstellung her nur im Hier und Jetzt lebe.

In diesem Hier und Jetzt lebe ich gerne. Ich kann intensive Freuden und großen Genuss empfinden. Glücksgefühle bereiten mir Dinge, die nicht viel kosten: Ich liebe einen duftenden Topf, gefüllt mit meinem Wirsinggemüse, einen verlockend roten Boskop oder eine große Schale mit cremigem, zerschmelzendem Quark. Ich freue mich, wenn ich morgens um vier Minuten nach fünf schon bei Sonnenschein aufstehen kann und mich die Vögel mit ihrem Gezwitscher begrüßen. Das macht mich glücklich. Nicht glücklich, sondern nur ratlos machen mich große Geschenke, wie der viele Schmuck, den ich zu meinem Abitur bekommen habe, das Auto zu meinem 18. Geburtstag oder Geld, das Schein für Schein auf den Stapel in meinem Zimmer wandert.

### *Exkurs: „S"- und „E"-Gehirne*

Der Cambridge Professor für Psychologie und Psychiatrie Simon Baron-Cohen hat sich in seinem Buch „Vom ersten Tag an anders" zwei menschlichen Vermögen gewidmet: dem Einfühlungsvermögen, der so genannten Empathie, und der Fähigkeit zum Systematisieren. Entsprechend unterscheidet Baron-Cohen zwei Typen von Gehirnen: jene, die bevorzugt zur Empathie fähig seien, bezeichnet er als E-Typ, und als S-Typen solche, deren Stärke im Systematisieren liege.

In seinem Modell geht der Wissenschaftler davon aus, dass die Empathie bei der Durchschnittsfrau überdurchschnittlich stark ausgeprägt sei, während der Durchschnittsmann mehr zum Systematisieren neige und Schwächen in der Empathiefähigkeit aufweise. Dies mag sich mit der Alltagserfahrung vieler Menschen decken, die Männer als unsensibel, gefühllos und besessen von faktischen Gesetzmäßigkeiten empfinden, während Frauen als redselig, harmoniebedürftig und bemutternd gelten.

Baron-Cohen definiert Autismus als eine extreme Empathieschwäche einerseits und einen Drang zum Systematisieren andererseits. Seine These lautet in grober Zusammenfassung, dass ein Gehirn vom überzogenen S-Typ das autistische Syndrom verursache.[251]

Von der Idee her klingt Baron-Cohens These durchaus plausibel. Die Neigung vieler Betroffener, Systeme aller Art – seien es Fahrpläne, Tabellenwerke, Computerprogramme oder Systematiken von Pflanzen – zu untersuchen bzw. zu entwerfen, ist umfassend dokumentiert. Eine Empathieschwäche ist unbestritten. Auch die Erfahrungen autistischer Menschen scheinen sich mit seiner These vom extremen S-Gehirn zu decken. So sagt zum Beispiel Temple Grandin:

251 Vgl. Baron-Cohen, 2004, 18f.

> Ich brauche Hilfe beim Verständnis sozialen Verhaltens, das nicht von der Logik, sondern von komplexen Gefühlen gespeist wird.[252]

Mit Baron-Cohens Modell lässt sich eine weitere Ursachen-Theorie für den Autismus begründen. Dabei spielt das Hormonsystem und speziell das hormonelle Milieu, dem das Kind im Mutterleib ausgesetzt ist, eine entscheidende Rolle. Man geht davon aus, dass das Hormon- und Drüsensystem zu geschlechtsspezifischen Unterschieden im Fühlen und Denken führen kann. Baron-Cohen kann sich vorstellen, dass ein erhöhter pränataler Testosteron-Spiegel in der Gebärmutter zu dem extremen S-Hirn führen könnte. Darauf deuten Versuche mit Affen hin. Trächtigen Rhesusaffen wurde das männliche Geschlechtshormon Testosteron injiziert. Beachtenswert waren die weiblichen Nachkommen, die unter Einfluss dieses Hormons zur Welt kamen. Sie waren von ihrer genetischen Anlage her weiblich, besaßen also zwei X-Chromosome. Das genitale Geschlecht war hingegen männlich. Auch im Verhalten gab es Auffälligkeiten. Die „weiblichen" Tiere legten eher männliches Verhalten an den Tag und neigten zu spielerischen Kämpfen.

Einen ähnlichen Zusammenhang zwischen Testosteron und aggressivem Verhalten hat man beim Menschen nachgewiesen. Auch hier zeigten jene Föten, die androgenetischen Substanzen ausgesetzt waren, ein deutlich aggressiveres Verhalten.

Baron-Cohen verweist zudem auf eine Studie, die er am Addenbrooke's Hospital in Cambridge durchführte. Mit Mitarbeitern untersuchte er, wie sich der pränatale Hormonspiegel beim Menschen auf das spätere Verhalten auswirkt. Dazu machte sich das Team zunutze, dass das Addenbrook's Krankenhaus ein regionales Zentrum für Fruchtwasseruntersuchungen ist. In konservierten Proben bestimmten die Forscher den Testosteronspiegel. Danach baten sie die Mütter, von denen die Fruchtwasserproben stammten, mit ihren ein- bis zweijährigen Kindern ins Krankenhaus zu kommen. Das Ergebnis war erstaunlich: Jene Kinder, bei denen der pränatale Testosteronspiegel niedrig war, stellten öfter Blickkontakt her und besaßen einen größeren Wortschatz als jene, bei denen ein hoher Testosteronspiegel gemessen wurde. Andere Tests bei älteren Kinder ergaben einen weiteren Zusammenhang: Bei einem hohen pränatalen Testosteronspiegel zeigten die Kinder geringere Sozialkompetenzen, dafür aber ein stärker ausgeprägtes Interesse für ein spezielles Gebiet.[253]

---

252 Grandin, 1997, 169.
253 Vgl. Baron-Cohen, 2004, 138-147.

*Mitgefühl*

Mitgefühl verlangt Sensibilität und Einfühlungsvermögen. Für Menschen mit einer Empathieschwäche ist es entsprechend schwierig, angemessenes Mitgefühl aufzubringen. Ihnen fehlt die notwenige Fähigkeit, sich in andere hineinversetzen zu können. Manche Autoren sprechen von einer „Schwäche der gefühlsmäßigen Du-Bezogenheit"[254].

Der Einsatz von Mitgefühl wird dadurch erschwert, dass es keine festen Regeln gibt, die man lernen und in entsprechenden Situationen „abarbeiten" könnte. Mitgefühl besitzt immer eine kontext- und personenabhängige Komponente. Je nach dem kann es angebracht sein, die andere Person in den Arm zu nehmen oder sie einfach in Ruhe zu lassen.

Normale Menschen besitzen so etwas wie einen inneren Fühler, der ihnen mitteilt, wie sie sich zu verhalten haben. Manche Autoren sprechen auch von einem „sechsten Sinn". Dieser Fühler oder sechste Sinn fehlt bei Menschen mit Autismus. Ihre Versuche, Mitleid zu bekunden, können deshalb unbeholfen oder deplatziert wirken. Aus dieser Unbeholfenheit ließe sich schließen, dass ein autistischer Mensch gar nicht fähig sei, Gefühlsregungen wie Mitleid zu entwickeln. Das ist so nicht richtig.

Es ist hilfreich, zwischen zwei Arten von Mitgefühl zu unterscheiden. Uta Frith spricht von einem instinktiven Mitgefühl („instinctive sympathy") und einem intentionalen Mitgefühl („intentional sympathy").[255] Beide Typen unterscheiden sich in einigen wichtigen Punkten.

Das instinktive Mitgefühl ist eine direkte Reaktion, die aus dem Betroffenen unwillkürlich herausbricht, wenn er das Leid eines anderen sieht. Dabei spürt er die Trauer oder Angst des anderen so, als würde er sie selbst erleben. Dieses Quasi-Erleben bestätigen bildgebende Verfahren. Sie zeigen, dass im Gehirn die spezifischen Bereiche für Trauer oder Angst aktiviert sind. Für diese Aktivierung ist es nicht erforderlich, sich in die Lage des anderen hineinversetzen zu können.

Anders verhält es sich beim intentionalen Mitgefühl. Hier geht es primär darum, die Perspektive des anderen einzunehmen und sich vorstellen zu können, wie man selbst in seiner Lage empfinden würde. Intentionales Mitgefühl bedeutet nicht, dass man das Leid des anderen tatsächlich empfindet. Es befähigt aber dazu, angemessen auf die Bedürfnisse des anderen zu reagieren. Intentionales Mitgefühl erfordert die Fähigkeit zum Mentalisieren.

254 Vgl. Janetzke, 1993, 21f.
255 Vgl. Frith, 2003, 112.

Das Mitgefühl bei autistischen Menschen beschränkt sich in der Regel auf das instinktive Mitgefühl, da hier kein Konzept einer Theory of Mind zugrunde liegt.[256]

Die eingeschränkte Möglichkeit, Mitgefühl mit einem anderen Wesen aufzubringen, zeigt sich in dem großen Interesse für negative Ereignisse, das vielen autistischen Kindern zu Eigen ist. Hans Kehrer erwähnt zum Beispiel einen 13-jährigen autistischen Jungen namens Guido, der sich bei den Nachrichten am meisten für Verkehrsunfälle, Brände und andere Unglücksfälle interessiere. In eine ähnliche Richtung gehen Bemerkungen anderer Kinder. Kehrer gibt zum Beispiel einen Kommentar des zehnjährigen Hans wieder: „Die böse Mutti wollen wir verbrennen, wollen ihr die Hände abhacken."[257]

Äußerungen wie diese klingen brutal, und wolle man sie ernst nehmen, so könnte man sie fast als Zeichen eines kriminellen Charakters ausdeuten. Doch ist fraglich, ob man damit dem Betroffenen gerecht wird. Einem Kind mit Autismus mangelt es nun mal oft an der Vorstellung, dass ein anderer Mensch ein Wesen ist, das wie es selbst empfindet. Aussagen wie obige sind vor allem Ausdruck einer Erkenntnisschwäche. In den meisten Fällen werden sich die Kinder gar nicht um die Tragweite dessen bewusst sein, was sie da von sich geben.

Anteilnahmsloses Verhalten kann sich mit zunehmendem Kenntnisstand des Kindes herauswachsen. Als kleines Kind hielt man mich für einen gefühlskalten und herzlosen Menschen. Heute beschreiben mich die Leute, die mich richtig kennen, als liebevoll und fürsorglich.

Ich habe mich erst so weit entwickeln können, als mir bewusst wurde, dass Gefühle ein verbindendes Glied zwischen mir und anderen sind. Eine weitere wichtige Erkenntnis war, dass ich die Gefühle anderer beeinflussen kann. Ich habe gemerkt, dass andere ihre Traurigkeit kurzfristig vergessen können, wenn ich mich sorgend um sie kümmere oder ihnen liebe Briefchen schreibe. Wenn ich dann die Freude sehe, welche an die Stelle der Trauer rückt, löst das in mir ebenfalls Glücksgefühle aus. Früher war das anders. Da gab es keine Übertragung von Gefühlen. Andere hatten nichts mit mir zu tun, es gab nur meine Gefühle und mehr nicht. In diesem Sinne sind vielleicht auch diese Kindheitserinnerungen zu deuten:

Wenn sich meine Mutter wehgetan hatte, kam ich sofort angelaufen. Nicht etwa, um sie zu trösten oder zu bemitleiden, allein die Neugier, was passiert war, trieb mich hin. Meine erste Frage war, ob es blutete.

256 Vgl. ebd., 111f.
257 Kehrer, 2005, 36.

Im Kindergarten war ich fasziniert, wenn sich ein Kind verletzt hatte und verarztet wurde. Niemals kam mir dabei der Gedanke, dass auch ich es hätte sein können, die da wimmernd vor der Kindergärtnerin hockte.

Mitleid mit Menschen aufzubringen, fällt mir oft schwer. Leichter ist es für mich, Mitgefühl gegenüber Tieren zu empfinden. So war es auch in einem Urlaub auf Sardinien. Wir fuhren abends eine Straße in ländlicher Gegend entlang. Vor uns kreuzten ein paar Schafe die Straße. Sie beeilten sich, auf die andere Seite zu gelangen. Plötzlich stolperte eines der Tiere und schlug mit dem Kopf gegen einen Stein. Aus der Wunde lief Blut. Das verletzte Tier rappelte sich auf und versuchte, den Anschluss an die Gruppe nicht zu verlieren. Als ich zusehen musste, wie es seinen Artgenossen hinterher wankte, liefen mir Tränen über die Wangen.

### *Liebe und Zärtlichkeiten*

Die autistisch behinderte Gunilla Gerland erinnert sich:

> Manchmal spürte ich, daß meine Mutter etwas von mir haben wollte, aber ich begriff nicht, daß es meine Liebe war, die sie sich wünschte.[258]

Viele autistische Kinder tun sich schwer mit Begriffen wie „Liebe", die man erfühlen muss und die erst zwischen zwei Menschen zur völligen Entfaltung kommen können. Gunilla Gerland weiter:

> Die Möglichkeit, daß jemand die Gefühle eines anderen haben wollte, erschien mir genauso unglaublich, wie wenn jemand die inneren Organe eines anderen hätte haben wollen.[259]

Ein liebevoller, zärtlicher Umgang ist mit einem autistischen Kind oft nicht möglich. Es kann seine Gefühle, die für die Eltern durchaus vorhanden sein können, nicht ausdrücken. Dies kann verschiedene Ursachen haben.

Es ist anzunehmen, dass einige Kinder Sinn und Zweck von zärtlichen Gesten nicht begreifen. Zärtlichkeiten erfordern ein gewisses Verständnis für die andere Person. Wenn Menschen liebevoll miteinander umgehen, dann wollen sie, dass sich der andere dabei gut fühlt. Autistische Kinder mit ihrem defizitären Verständnis vom Innenleben anderer Personen haben damit Schwierigkeiten.

Die Betroffenen selbst sind damit nicht glücklich. Viele leiden darunter, dass sie es nicht mitzuteilen wissen, wenn sie das Bedürfnis nach Zärtlichkeiten verspüren. Es kann ihnen so wie Grandin ergehen:

> Ich räumte meine Wäsche in die Schublade. ... Sie trat ruhig neben mich und küsste mich auf die Wange. Ich sehnte mich danach, von ihr in den Arm ge-

---

258 Gerland, 1998, 24.
259 Ebd.

> nommen zu werden, aber woher hätte sie das wissen sollen? Versteinert wie eine Salzsäule stand ich da, hilflos dem Annäherungs-Vermeidungs-Konflikt des Autismus ausgeliefert.[260]

Eine weitere Komponente, die Kindern mit Autismus den normalen Zugang zu Zärtlichkeiten erschwert, ist ihr besonderes Wahrnehmungsempfinden. Manche Betroffenen können Berührungen, und seien sie noch so sanft, nicht ertragen. Ich weiß von einem kleinen autistischen Mädchen, dem sogar Regentropfen auf der Haut Schmerzen bereiten. Dieses Phänomen scheint nicht allzu selten zu sein, da es sogar Eingang in den Film „Rainman" gefunden hat.

Intimität und Nähe empfinden viele Kinder als Erdrückung, in extremen Fällen sogar als bedrohlich. Donna Williams beschreibt, wie Botschaften in ihrem Inneren widerstreiten. Ihr Gehirn wisse, dass Zuneigung ihr nicht schaden könne, aber ihre Emotionalität würde diese Logik zunichte machen. Sie dränge ihr auf, dass Zärtlichkeiten Schmerzen bereiten würden.[261]

Nicht bei jedem autistischen Menschen muss die Ablehnung von körperlicher Nähe so stark ausgeprägt sein. Trotzdem wird aus Williams Bericht ersichtlich, dass ausbleibende Zärtlichkeiten bei einem Kind nicht als Akt der Lieblosigkeit zu interpretieren sind, sondern eine ganz spezielle innere Ursache haben können. Diese Ursache ist allerdings für die meisten normal empfindenden Menschen nicht nachvollziehbar.

Wichtig ist, dass auch autistische Menschen zu liebevollen Handlungen fähig sein können. Betroffene Kinder können zärtlich sein, wenn sie konkret dazu aufgefordert werden. Es scheint so, als müssten sie Zärtlichkeiten wie so vieles andere eben erst lernen.[262]

Das stimmt mit meinem eigenen Erleben überein. Zärtlichkeiten und körperliche Nähe habe ich lange abgelehnt. Als Kleinkind wollte ich nicht gestreichelt werden und hatte noch nicht einmal ein Bedürfnis, mich mit meiner Schwester im liebevollen Spiel auf dem Sofa zu balgen. Alles, was mit Nähe zu tun hatte, war mir zuwider.

Zu Hause konnte ich mich laut schreiend zur Wehr setzen. Schwieriger war es gegenüber Verwandten und fremden Leuten. Ihnen fühlte ich mich ausgeliefert. Die Großmutter meinte es sicherlich nur gut, wenn sie Zöpfe in meine langen Haare flechten und mich hübsch zurechtmachen wollte. Für mich war jedoch der bloße Gedanke furchtbar, auf dem Schoß einer anderen Person zu sitzen, die Anwesenheit fremder Finger an meiner Kopfhaut zu spüren und die Haare zu zwei straffen, starren

260 Autistische Menschen verstehen lernen II, 1996, 31.
261 Vgl. Williams, 2002, 205.
262 Vgl. Klicpera/Innerhofer, 2002, 96.

Dingern zusammengezwungen zu bekommen. Nie wagte ich es, mit jemandem darüber zu sprechen. Meine Gefühle schienen mir nicht richtig zu sein.

Ich habe mich ungewöhnlich schwer getan zu lernen, wie man Küsschen gibt. Ich verspürte nie einen inneren Impuls dazu, doch allmählich fiel auf, dass ich es auch gar nicht konnte. Ich wusste nicht, mit welcher Technik ich meine Lippen auf die Wange eines anderen Menschen drücken sollte und machte mir viele Gedanken um dieses Geheimnis. Besonders rätselhaft erschien mir, warum diese Küsse für die anderen so wichtig waren, für mich waren sie einfach nur unangenehm.

Irgendwann entdeckte ich, wie das mit dem Küssen funktioniert. Spaß macht es mir zwar immer noch nicht, aber ab und zu kann ich mich überwinden und meine Eltern küssen. Leichter fällt es mir, ihnen oder meiner Schwester über die Hand zu streicheln. Dabei ist die Nähe weniger erdrückend und ich kann den kurzen Hautkontakt völlig kontrollieren.

Ein Problem bei diesen Gesten ist, dass ich nie weiß, wo ich hingucken soll. Meinen Eltern oder Jenny dabei ins Gesicht schauen, kann ich nicht. Meistens starre ich einfach auf die Hand, die ich streichle. Trotz aller Bemühungen fühlt sich die ganze Geste für mich nur komisch an.

Ich könnte mir nicht vorstellen, einen Mann zu küssen. Die vielen verzweifelten Hilferufe in Jugendzeitschriften nach dem Motto „Ich bin 14 und habe noch keinen Jungen geküsst", sind mir unverständlich. Ich glaube, dass Zärtlichkeiten einfach nicht zu meinem Charakter gehören. Vielleicht ändert sich das irgendwann mal, vielleicht auch nicht. Jedenfalls bedeutet es nicht, dass ich kein liebevoller Mensch sein kann und für meine Familie nichts empfinden würde. Auch wenn ich ihnen meine Gefühle nicht durch Liebkosungen zeigen kann, fühle ich für sie doch mit Sicherheit mehr, als viele junge Frauen für diverse Freundinnen empfinden, denen sie ihre Zuneigung stets mit einem dreimaligen Begrüßungsschmatzen kundtun.

### *Trauer*

Menschen mit Autismus haben oft ein verändertes Trauerempfinden. Für Eltern und nahestehende Personen können die unpassend erscheinenden Reaktionen eines Kindes verletzend sein.

Das seltsam anmutende Verhalten eines Kindes ist auch hier kein Ausdruck von Böswilligkeit. Vielmehr ist es ein weiteres Beispiel für seine Unfähigkeit, Gefühlszustände richtig einzuschätzen. Das Kind hat keine Vorstellungen vom Kummer des anderen. Es ist ihm unverständlich, warum plötzlich Änderungen im Tagesplan vorgenommen werden müssen, und es tut seinen Missmut darüber kund.[263]

An dieser Stelle sei noch einmal an jene von Axel Brauns beschriebene Trauerszene im Wohnzimmer erinnert. Brauns sieht Mutter und Bruder den Tod des Vaters beweinen, kann aber keinen Anteil an ihrer Trauer nehmen. Es kommt bei ihm zu einer rein äußerlichen, imitatorischen Reaktion, dass er Tränen fließen lässt und daran sogar noch Freude empfindet. Wie wenig er jedoch die eigentliche Traurigkeit begreift, wird daran deutlich, dass für ihn ein weiterer reibungsloser Tagesablauf oberste Priorität hat:

> Über all diesen Geschenken [*Anmerkung der Verfasserin: mit „Geschenken" meint Brauns seine Tränen*] wollte ich aber die Pflicht nicht vergessen. Es gibt wichtige Regeln und es gibt weniger wichtige Regeln. Eine sehr wichtige Regel meldete sich zu Wort: „Ich muss in die Schule."[264]

Es ist klar, dass nahestehende Menschen über diese scheinbare Gefühlskälte traurig sind. Ebenfalls unangenehm ist, wenn das Kind auf Unglücksfälle mit unverhohlener Neugierde zu reagieren pflegt. Auf Hans Kehrer, der das auffällige Interesse vieler Kinder an Unglücken beschreibt, wurde bereits an anderer Stelle verwiesen.

Einigen erwachsenen Menschen mit Autismus mag es vielleicht zurückblickend unangenehm sein, dass sie sich als Kind am Unglück anderer haben weiden können. Ich halte es dennoch für wichtig, darüber zu sprechen, um auch in dieser Hinsicht das Verständnis für die paradoxe Gefühlswelt autistischer Menschen zu fördern.

Als kleines Kind besaß ich ein ungeheures Verlangen nach Katastrophen. Für mich war es ein Fest, wenn ich das schrille Martinshorn hörte und der Krankenwagen über die Straßen jagte. Toll war, wenn er bei uns in der Nähe hielt. Es juckte mich, hinaus zu laufen und alles genau zu beobachten, womöglich zu sehen, wie eine blutüberströmte Person in das Auto getragen würde. Zu meinem großen Verdruss hat meine Mutter das nie zugelassen. Sie sagte dann Dinge wie: „So etwas gehört sich nicht" oder „Man selbst möchte ja auch nicht, dass andere Leute dann angelaufen kommen". Was sich gehört oder nicht gehört, war mir sowieso ein Rätsel. Aber Letzteres verstand ich überhaupt nicht: Warum sollten Leute nicht gucken kommen, wenn ich mal in so ein Auto getragen würde?

Todesfälle empfand ich in ihrer Dramatik als interessante Abwechslung. Ich roch förmlich, wenn sich eine entsprechende Nachricht in einem Telefongespräch anbahnte. Die Stimme meiner Mutter wurde im-

263 Vgl. Frith, 2005, 176.
264 Brauns, 2004, 224.

mer tiefer und ihr Gesicht warf sich in Falten. Nach dem Telefonat war sie sehr still. Meistens setzte sie sich in die Küche und fing leise an zu weinen. Für mich war das höchst unbefriedigend. Ich wollte mehr über den Todesfall wissen, mich nicht mit einer Botschaft wie „Eure Uroma ist tot“ zufrieden geben. Leider war meine Mutter diesbezüglich nie sehr mitteilungsfreudig. Jenny war auch keine Unterstützung, sie weinte einfach mit. Ich fand die Situation, wie beide weinend nebeneinander hockten, absurd, und in dieser Absurdität fast schon komisch. Es war anstrengend, das Lachen zu verkneifen.

Eine Herausforderung waren auch die Beerdigungen. Bei dem Begräbnis meiner Uroma musste ich während der Messe gegen einen ständigen Lachreiz ankämpfen. Es war weder ihr Tod, der mich belustigte, noch wirklich wahres Amüsement, das ich verspürte. Vielmehr war es die unverständliche und befremdende Situation, die in mir wirre Gefühle bis hin zu einem bedeutungsleeren Lachen erzeugte. Die so plötzlich trauertragenden Gesichter der anderen verwirrten mich. Ich verstand nicht, warum gestandene Männer Taschentücher gegen ihre Augen drückten. Die gelegentlich aufwimmernden Frauen waren mir ein Rätsel.

### Körpersprache

Die Körpersprache mit ihren gestischen und mimischen Zeichen setzt der Mensch bewusst, aber auch unbewusst ein. Bei autistischen Menschen beobachtet man einen auffälligen Mangel an Körpersprache. Betroffene können gar nicht oder nur begrenzt über Mimik, Augensprache oder Gestik kommunizieren. Ihre wenigen Gefühlsäußerungen betreffen elementare emotionale Zustände wie Glück, Verzweiflung, Frustration, Wut oder Panik.

Schwierig wird es mit Emotionen, die eine soziale Komponente beinhalten. Sie setzen ein Verständnis für die Gedanken und Gefühle anderer und damit eine Theory of Mind voraus.

Uta Frith beschreibt eine Studie von Marian Sigma, in welcher autistische und nicht-autistische Kinder untersucht wurden. Kinder beider Gruppen zeigten sichtbare Freude, wenn sie eine neue Fertigkeit erlernten. Die nicht-autistischen Kinder suchten eine zusätzliche Rückmeldung bei den Zuschauern. Sie wendeten sich ihnen zu und vergewisserten sich deren Reaktionen. Die autistischen Kinder zeigten kein Interesse daran, wie das soziale Umfeld ihr Können aufnahm. Ihnen fehlt offenbar das Bedürfnis, anderen zu imponieren.[265]

---

265 Vgl. Frith, 2003, 110f.

Ebenso wie Stolz gehören nach Frith auch Verlegenheit, Freude am Erfolg anderer bzw. Schadenfreude an deren Versagen zu den sozialen Emotionen. Auch die schier unersättliche Neugierde, die manche Menschen dazu treibt, die Angelegenheiten anderer zu erkunden, sei als solche zu interpretieren. Für autistische Menschen sind diese und ähnliche Emotionen unverständlich. Gefühle wie Schadenfreude oder voyeuristische Interessen sind der Mehrzahl von ihnen fremd.

Einige autistische Kinder können mit entsprechenden Hilfestellungen zu einem geistigen Verständnis der ihnen unverständlichen Emotionen gelangen. Besonders gute Fortschritte können sich bei Emotionen einstellen, deren Ausdrucksweise von der jeweiligen Kultur und Gesellschaft abhängen. Sie folgen bestimmten kulturellen Codes, die auch ein autistischer Mensch annehmen kann.[266]

Schwieriger ist der Umgang mit subtileren Zeichen, wie sie durch Mimik, Augenzwinkern, Stirnrunzeln oder den Tonfall ausgedrückt werden. Autistische Kinder schneiden entsprechend schlecht in Tests ab, bei denen es darum geht, Fotos oder Videosequenzen den jeweiligen Emotionen zuzuordnen. In Studien von Peter Hobson scheiterten zwei Drittel der autistischen Kinder an der Aufgabe, während die meisten normalen und geistig leicht beeinträchtigten Kinder die Zuordnungen leisten konnten.[267]

Wic gut ein autistischer Mensch Emotionen ausdrücken und verstehen kann, spiegelt sich in seinen sozialen Interaktionen wider. Im Alltag begegnen ihm viele Situationen, in denen er nicht nur mit Worten, sondern auch durch den angemessenen Einsatz von Händen, Gesichtsmuskeln bis hin zur Skelettmuskulatur agieren muss. Um sich in der Gesellschaft überzeugend darzustellen, ist es wichtig, Körpersprache und verbale Sprache in Einklang miteinander zu bringen. Damit das gelingen kann, müssen zumindest elementare Mittel der Körpersprache beherrscht werden.

Diese Voraussetzungen können sich ansatzweise auch autistische Menschen aneignen. Axel Brauns zeigt, dass Fortschritte im körperlichen Ausdruck machbar sind. Der autistische Autor schreibt gleich zu Beginn seiner Autobiografie:

> Noch vor ein paar Jahren hat mir an Ausdruck all das gefehlt, was vermeintlich vollständige Menschen auszeichnet. Heute ist das zum Glück anders: Meine Stimme klingt lebendig, mein Gesicht zeigt deutlich Gefühle, die

266 Vgl. Frith, 2005, 111.
267 Vgl. ebd., 110.

Hände verweigern sich nicht mehr den Gebärden und mit meinen Blicken suche ich gerne nach den Fledermausaugen.[268]

### *Körpersprache der Hände: Die Gestik*

Die Gestik vieler autistischer Menschen wirkt plump und schwerfällig. Es scheint, als kommuniziere der Betroffene gestisch wie in einer Fremdsprache.

Das beschränkte Repertoire an Gesten zeigt sich schon bei kleinen Kindern. Ihre Gesten besitzen meist einen rein instrumentellen Charakter und fordern den anderen auf, eine gewünschte Handlung auszuführen. Eines der von Tony Attwood dargestellten Beispiele ist der an die Lippen gelegte Zeigefinger.

Uta Frith vergleicht diese instrumentellen Gesten mit dem „Drücken eines Knopfes“. So verstumme eine Person oder verschwinde quasi „per Knopfdruck“, wenn man entsprechende Gesten anwende.[269]

Simon Baron-Cohens Theorie, dass autistische Menschen Gehirne des überzogenen S-Typs haben, kann erklären, warum instrumentelle Gesten dem autistischen Denken entgegenkommen. Der Cambridge-Professor nimmt an, dass stark systematisch denkende Menschen, wie eben vom Autismus Betroffene, am besten mit „input-output“-Systemen zurechtkämen. „Input-output“ bedeutet, dass eine vorhergesehene Reaktion eintritt, sobald man den entsprechenden „Schalter“ betätigt. Der Schalter wäre in diesem Fall eine Geste.

Bei gestischer Kommunikation, die Raum für Interpretationen lässt, kommen die Defizite eines autistischen Menschen stärker zum Tragen. Hier kann je nach Zusammenhang ein und dieselbe Geste etwas völlig anderes bedeuten. Klicpera und Innerhofer führen als Beispiel die Zeigegeste an. Wenn man nicht nur die Geste an sich betrachtet, sondern auch die Vorstellungen und Absichten des anderen einbezieht, ergeben sich verschiedene kommunikative Verwendungsweisen: „Schau, wie schön das ist“ oder „Paß auf, da ist eine Gefahr“ oder „Bitte, bringe mir das“ sind einige Beispiele.[270]

Rückschlusse über die Bedeutung einer Geste müssen auch anderen gestischen Komponenten, wie etwa dem Gesichtsausdruck oder der Heftigkeit der Bewegungen entnommen werden. Die meisten Gesten werden erst durch das Gesamtbild des körperlichen Ausdrucks verständlich.

Man kann untersuchen, wie autistische Menschen mit zusammengesetzten Gesten umgehen. Den Probanden werden dazu auf einem Com-

---

268 Brauns, 2004, 11.
269 Vgl. Frith, 2003, 106.
270 Vgl. Klicpera/Innerhofer, 2002, 110.

putermonitor Personen vorgestellt, die mit ihren Händen, ihrem Gesichtsaudruck und ihrer Körperhaltung Ab- oder Zuneigung zu einem Gegenstand ausdrücken. Es soll ein Urteil abgegeben werden, welche Gegenstände eine Person favorisiert. Dafür ist ein kompliziertes „Verrechnen" verschiedener Elemente der Körpersprache notwendig.

Schwierigkeiten bereiten autistischen Menschen besonders Gesten, die vorrangig einen Gemütszustand übermitteln. Uta Frith spricht hier von Ausdrucksgesten (*expressive* gestures). Sie drücken zum Beispiel Verlegenheit, Freundschaft oder Trost aus.[271]

Die entsprechenden Emotionen sind vielen Menschen mit Autismus fremd. Es ist verständlich, dass sie sich mit dem zugehörigen gestischen Ausdruck schwer tun müssen. Ich kenne zum Beispiel das intuitive Bedürfnis nicht, trösten zu wollen. Trotzdem muss ich hin und wieder jemandem Trost spenden. Ich habe Zeichen gelernt, die mich auf diese Situationen hinweisen. Was ich aber nicht weiß, ist, wie das Trösten genau funktioniert. Andere Menschen wissen einfach, wie man jemanden stärkend in den Arm nimmt oder behutsam über seinen Rücken oder seine Wange streicht. Bei ihnen wirkt das flüssig und natürlich. Meine Trostversuche werden einen eher erbärmlichen Eindruck machen. Besonders der erforderliche Körperkontakt kostet mich Überwindung und ich glaube, dass man mir das auch anmerkt.

Ein anderes Problem ist, dass ich nie weiß, wo ich mit meinen Händen hin soll. Das geht mir nicht nur beim Trösten so. Besonders auffallend war es in der Schule. Hier hätte ich meine Hände am liebsten versteckt. Zum einen lag das an meiner Unbeholfenheit, zum anderen daran, dass meine Hände in der Wachstumsphase im Vergleich zu meinem restlichen Körper recht groß waren.

Alles, was die Aufmerksamkeit auf meine Hände zog, war mir unangenehm. So auch das Aufzeigen. Ich machte mir viele Gedanken über diese simple Geste, überlegte hin und her, wie man den Finger „richtig" in die Luft reckt. Ich schaute zu Klassenkameraden hinüber und begann, wie einige von ihnen, beim Aufzeigen zu schnippen. Mir gefiel, wie ihre Hände beim Schnippen so harmonisch und lebhaft wirkten, und hoffte, dass meine ungelenken Finger es ihnen nachtun würden.

Als ich in der zehnten Gymnasialklasse zur Klassensprecherin gewählt wurde, musste ich regelmäßig vor die Klasse treten und Informationen weitergeben. Mittlerweile hatte ich meine Scham abgelegt und versteckte meine Hände nicht mehr. Ich ließ sie frei gewähren, bemerkte selbst gar nicht, dass sie meine Ansprachen mit flatternden und herum-

271 Vgl. Frith, 2003, 108.

fuchtelnden Bewegungen unterstrichen. Erst, als mich einige Jungen imitierten, achtete ich darauf. Ich versuchte krampfhaft, meine Arme an den Körper zu drücken, um sie vor dem Flattern zu bewahren. Heute habe ich mir angewöhnt, bei einem Vortrag mit beiden Händen das Papier festzuhalten.

***Körpersprache des Gesichts: Mimik und Blickkontakt***

Die Probleme mit der Mimik sind vergleichbar mit denen des gestischen Ausdrucks und lassen sich ähnlich erklären. Sie betreffen sowohl die Fähigkeit, Gesichtsausdrücke zu interpretieren, als auch den eigenen Ausdruck von Gefühlen.

Autistische Kinder tun sich schwer, wenn sie Emotionen aus dem Gesichtsausdruck eines anderen ablesen sollen. Sie können nicht erkennen, ob jemand traurig, fröhlich oder einfach nur müde ist. Ältere Betroffene zeigen oft deutliche Fortschritte, was beweist, dass Lernerfolge möglich sind.[272]

Menschen mit Autismus fehlt das intuitive Wissen, welcher Gesichtsausdruck zu welcher Emotion gehört. In Studien, in denen Kinder verschiedene Gesichtsausdrücke zeigen sollten, konnten Versuchsbeobachter diese kaum voneinander unterscheiden. Auch in Tests, in denen die Mimik des Untersuchungsleiters nachgeahmt werden sollte, ließ sich der emotionale Gehalt ihrer Gesichtsausdrücke kaum deuten.[273]

Entsprechend schwierig ist es im Alltag, die Gefühle eines Kindes einzuschätzen. Oft gelingt es nur den Eltern oder anderen nahestehenden Personen, dem Gesichtsaudruck des Kindes eine Emotion zuzuordnen. Sie können sich an bestimmte Codes gewöhnen, nach denen speziell bei ihrem Kind von der Körpersprache auf den Gemütszustand zu schließen ist.

Auf Außenstehende kann der mimische Gefühlsausdruck durchaus „gestört“ oder „krank“ wirken. Es lässt sich eben nicht zuverlässig von einem Lachen auf Fröhlichkeit oder umgekehrt von Tränen auf Traurigkeit schließen.

Ein auffälliger Gesichtsausdruck ist schon bei vielen Babys ein hervorstechendes Merkmal. Uta Frith schreibt, dass die Kinder sehr schnell ihre „Baby-Züge“ verlieren würden. Anstelle eines weichen, einfachen Gesichtchens hätten sie fein geschnittene und differenzierte Gesichtszü-

272 Vgl. Klicpera/Innerhofe,r 2002, 114.
273 Vgl. ebd., 119.

ge. Diese könnten von beinahe aristokratischer Erscheinung sein, möglicherweise auch etwas degeneriert.[274] Frith fährt fort:

> Their early thoughtfulness has formed their faces. The furrowed brow betrays the introspective worrier.[275]
> (Übersetzung der Verfasserin: „Ihre frühe Nachdenklichkeit hat ihre Gesichter geformt. Die gefurchte Stirn verrät den introvertierten Sorgenmacher.")

Hans Asperger weist ebenfalls auf einen „gespannt-grüblerischen Ausdruck" hin, im Gespräch habe er außerdem beobachtet, dass das „Gesicht oft schlaff und leer" sei. [276] Die beiden Autorinnen Maureen Aarons und Tessa Gittens, beschreiben zusätzlich ein häufiges Grimassieren.[277]

Auf Fotografien vieler autistischer Kinder fällt auf, dass sie nicht in die Kamera blicken. Meistens sind ihre Blicke abgewendet und die Augen auf einen Punkt über ihnen fixiert. Die Kinder neigen allgemein dazu, an Dingen und Personen vorbeizugucken. Die Meidung von Blickkontakt tritt fast durchgängig bei allen Betroffenen auf. Dieses Merkmal wird auch als diagnostisches Kriterium herangezogen. Trotzdem gibt es, wie bei fast allen Kennzeichen des Autismus, Ausnahmen von der Regel: Es gibt autistische Kinder, die einen intensiven Blickkontakt herstellen und ihn auf sehr elementarem Niveau benutzen.[278]

Für normale Menschen gehören die Augen zu den wichtigsten Kommunikationsmitteln. Autistischen Menschen mit ihrem defizitären Verständnis für die Augensprache entgehen die Botschaften, die sich ihre Mitmenschen gegenseitig an den Augen ablesen können.

Auswirkungen hat dies vor allem auf Gesprächssituationen. Ein stabiler Blickkontakt kann ein Gespräch initiieren und aufrechterhalten. Hans Asperger bezeichnet es als ein auffallendes Merkmal autistischer Menschen, dass sie zu diesem kommunikativen Blickkontakt kaum fähig seien und wenn, dann nur durch Konzentration, nicht durch eigenes Interesse.[279]

Die mimischen Defizite können bis in die frühe Kindheit zurückverfolgt werden. Gesunde Kinder können bereits ab dem ersten Monat die Gefühlsregungen Ekel, Überraschung und Neugier ausdrücken. Freude kommt im Alter von vier bis sechs Wochen dazu, Traurigkeit und Ärger mit drei bis vier Monaten, Furcht erst mit sechs bis acht Monaten.[280]

---

274 Vgl. Frith, 2005, 68.
275 Ebd.
276 Vgl. Asperger, 1961, 179
277 Vgl. Aarons/Gittens, 2000, 51.
278 Vgl. ebd.
279 Vgl. Asperger, 1961, 178f.
280 Vgl. Dornes, 1998, 120.

Umstritten ist allerdings, ob diese Gesichtsausdrücke nur Imitationen von elterlichen Mimiken sind oder ob sie tatsächlich etwas über den Gefühlszustand des Kindes aussagen.

Bei autistischen Kindern entwickelt sich selten ein vielfältiges Mienenspiel. Einige Autoren vermuten, dass das geringe Interesse der Kinder an Gesichtsausdrücken dazu führen könnte, dass sie ihnen als Erwachsene keine kommunikative Bedeutung beimessen können. Normale Menschen benutzen hingegen ihr Mienenspiel dauernd und ohne viel nachzudenken als Kommunikationsmittel. Wenn ich Mimiken anwende, dann kommen die entsprechenden Gesichtsbewegungen selten spontan aus mir heraus. Ausnahmen sind nur einige wenige elementare Gefühle, die wohl bei jedem automatisch ihren Niederschlag im Gesicht finden, wie etwa ein starker Schmerzreiz.

Bei Gesichtsausdrücken als Kommunikationsmittel ist diese Unmittelbarkeit nicht gegeben. Ich helfe mir hier mit einem Trick: Ich stelle mir das Mienenspiel einer anderen Person vor, die ich in einer vergleichbaren Situation beobachtet habe. So habe ich mir im Laufe der Zeit einen Fundus an Gesichtsausdrücken angelegt, mit denen ich für viele Situationen gewappnet bin. Als Vorbilder dienen mir Mädchen oder Frauen, deren Verhalten mir insgesamt als nachahmungswürdig erscheint. Ein Beispiel mag eine Mitschülerin in der Oberstufe sein. Sie gehörte zu dem fünfköpfigen Freundeskreis, in den ich irgendwie integriert war. Das Mädchen zog seine Lippen beim Nachdenken im raschen Wechsel auseinander und zusammen, was ihr meiner Meinung nach sehr gut stand. Sie lächelte oder lachte, nachdem sie etwas gesagt hatte, und lächelte auch, wenn sie einem anderen zuhörte. Ich beobachtete und speicherte ab. In Gesprächen wende ich einige ihrer Techniken immer noch an. Ob es bei mir genauso reizend aussieht, wage ich zu bezweifeln.

Ich habe mir abgewöhnt, Gesichtsausdrücke vor dem Spiegel einzuüben, denn das verunsichert mich nur. Vor dem Spiegel will es mir nicht gelingen, eine Mimik so hervorzubringen, wie sie sich in der realen Situation anfühlt. Was ich im Spiegel sehe, kommt mir wie eine Maske vor und hat weder Ähnlichkeit mit meinem eigenen Gesicht noch mit dem Ausdruck, den ich von meinem Vorbild kopieren will. Das irritierte mich eine Zeit lang so sehr, dass ich gar nicht mehr wagte, meine Gesichtsmuskeln zu bewegen. Heute ist mir das egal. Ich benutze mein Gesicht wie eine Marionette, die ich steuern kann, indem ich einige Muskeln anspanne oder entspanne. Wie das aussieht, ist für mich zweitrangig geworden. Besser ein merkwürdiges Mienenspiel als gar keins.

Was es mir weiter erschwert, mein eigenes Mienenspiel zu bewerten, ist, dass ich grundsätzlich Schwierigkeiten habe, an Gesichtern Informationen abzulesen. Meistens beschränkt es sich darauf, dass ich elementare Gefühle von Menschen, die ich sehr gut kenne, deuten kann. Wenn meine Mutter unglücklich ist, merke ich das. Aber ich kann nicht unterscheiden, woher ihre Traurigkeit kommt, ob sie sauer auf mich ist, enttäuscht wegen irgendetwas oder sich elend fühlt bzw. Schmerzen hat. Um darüber Klarheit zu bekommen, muss ich sie mit Fragen traktieren: „Geht es dir nicht gut?“, „Bist Du sauer auf mich?“, „Tut Dir was weh?“, „Bist Du traurig?“. Am Anfang antwortet meine Mutter meist geduldig, doch irgendwann nervt es sie. Mich auch, denn die eigene Fragerei stört mich und ist mir lästig. Dabei gäbe es eine so einfache Lösung: Sie könnte von vornherein und von sich aus sagen, was mit ihr los ist. Aber das kann sie meistens nicht, weil sie sich selbst ihre schlechte Stimmung nicht eingestehen will. So bleibt es wohl dabei, dass ich ihren Missmut zwar entdecken, aber nicht einordnen kann.

### *Gesichtsblindheit*

Eine Fähigkeit, die im sozialen Alltag unverzichtbar ist, besteht darin, Personen wiederzuerkennen. Für normale Menschen stellt das Gesicht das markanteste Wiedererkennungsmerkmal dar. Sie haben in der Regel kaum Probleme, jemanden anhand seines Gesichts zu identifizieren. Einige Menschen behaupten sogar, dass sie ein einmal gesehenes Gesicht nie mehr vergessen würden.

Es gibt Menschen, für die so etwas unvorstellbar ist. Sie können Gesichter überhaupt nicht erkennen. Diese Störung bezeichnet man als Prosopagnosie. Autistische Menschen sind davon relativ häufig betroffen. Prosopagnosie kann aber auch unabhängig von einer autistischen Störung auftreten.

Um zu erklären, warum gerade autistische Menschen ein so schlechtes Gedächtnis für menschliche Gesichter haben, ist es hilfreich zu betrachten, wie Gesichter überhaupt wahrgenommen werden. Grundsätzlich läuft die Gesichtswahrnehmung bei autistischen Menschen nach anderen Prinzipien ab als bei normalen Menschen. Autistische Kinder orientieren sich hauptsächlich an Merkmalen der unteren Gesichtshälfte, bevorzugt der Mundpartie, wenn sie ihnen vertraute Personen auf Fotografien wiedererkennen sollen. Kinder ohne autistische Behinderung konzentrieren sich beim Gesichtererkennen in erster Linie auf die Augenpartie in der oberen Gesichtshälfte, in gleicher Weise gehen geistig behinderte, nicht-autistische Kinder vor.[281]

---

281 Vgl. Klicpera /Innerhofer, 2002, 112.

Auf eine weitere Eigenheit autistischer Menschen bei der Wahrnehmung von Gesichtern deuten Versuche von Hobson (1988) und Langdell (1978) hin. Sie untersuchten, inwieweit Kinder Personen anhand von Fotografien identifizieren können, wenn man ihnen die Bilder verkehrt herum zeigt. Die autistischen Kinder befanden sich aufgrund ihrer Wahrnehmungsbesonderheiten klar im Vorteil und erkannten die auf dem Kopf stehenden Gesichter besser als normale Kinder. Der Grund für dieses gute Abschneiden könnte sein, dass autistische Kinder ein Bild nicht als Ganzes, sondern zergliedert in Einzelelemente wahrnehmen. Wenn ein Bild gedreht wird, erscheint die Gesamtwahrnehmung stark verändert, Einzelmerkmale können jedoch noch recht gut entdeckt werden.[282]

Zu seiner in Einzelteile zerlegten Wahrnehmung von Gesichtern äußert sich Axel Brauns wie folgt:

> Oft starrte ich in den Spiegel und grübelte darüber nach, wie ich aussähe. Welche Farbe hatten meine Augen eigentlich? Die einzelnen Bestandteile meines Gesichtes vermochte ich aufzuzählen, ihre Wirkung als Ganzes erschloss sich mir nie.[283]

Die Wiedererkennungsschwierigkeiten scheinen personenspezifisch zu sein und gelten im Allgemeinen nicht für Objekte. Bei Objekten funktioniert das bildliche Gedächtnis der Betroffenen in der Regel besser. Es wird diskutiert, ob diese Beobachtung darauf zurückzuführen sein könnte, dass sich autistische Kinder von klein an wenig für Gesichter interessieren. Es ließe sich folgern, dass sich die in ihrem Gehirn angelegten Bereiche zur Gesichtererkennung nicht haben entwickeln können, da ihnen Stimulationen aus der Umwelt fehlten.[284]

Als kleines Kind habe ich es vermieden, Menschen ins Gesicht zu schauen. Ich empfinde dabei so etwas wie Scham, so, als habe mein Blick im Gesicht des anderen nichts verloren. Entsprechend wenig Bedeutung haben Gesichter für mich.

Wenn ich Personen wiedererkenne, dann anhand ihrer Kleidung, ihres Ganges, ihrer Stimme oder ihrer Frisur, nicht aber anhand ihres Gesichts. Das macht es schwierig, jemanden zu identifizieren, da gerade Dinge wie Kleidung und Frisur ständigen Wechseln unterworfen sind. Bei Menschen, die über Jahre hinweg ihrem Stil treu bleiben, kann die Methode trotzdem greifen. So habe ich eine ehemalige Mitschülerin, die zu Schulzeiten einen auffällig geringelten, sehr bunten Schal getragen hatte, nach mehr als zwei Jahren wiedererkannt. Hätte sie den Schal

282 Vgl. ebd., 113.
283 Brauns, 2004, 273.
284 Vgl. Frith, 2003, 104.

nicht umgehabt, wäre ich grußlos an ihr vorbeigerannt. Ihr Gesicht hätte mich nicht veranlasst, stehen zu bleiben.

Ich verbinde Personen mit Situationen, in denen ich sie gewöhnlich sehe. Mir fällt als Beispiel ein älteres Ehepaar ein, das mir jedes Mal aus seinem Fenster zuwinkt, wenn ich auf meiner Jogging-Tour bei ihnen vorbeikomme. Treffe ich die beiden zufällig in der Stadt, merke ich das erst dann, wenn sie sich mit Äußerungen wie „Kennst du uns denn nicht mehr?" über meine „Unhöflichkeit" beklagen.

## Das Sozialverhalten Asperger-autistischer Menschen

> Es hatte richtig ausgesehen. Ein Globus mit allem, was man braucht: Wasser, Pflanzen, Tiere, Luft. Der Landeanflug gelang. Und nun warst du hier. Auf dem Planeten, den man Erde nennt. Doch ziemlich schnell entdecktest du, daß trotzdem etwas nicht stimmte. Da waren diese anderen Geschöpfe, Menschen geheißen wie du selbst. Eigentlich hättest du dich mit ihnen anfreunden sollen. Dich fühlen sollen wie eine/r unter ihnen. Du konntest es nicht. Denn du bist anders.[285]

Mit diesen Zeilen begrüßt Heike Frank autistische Menschen auf der Homepage ihres Projekts „Aspergia". Mit vielen anderen Betroffenen teilt Heike Frank das Gefühl, unter den Menschen eine Fremde zu sein. Autoren haben dieses Gefühl in mannigfaltigen Bildern auszudrücken versucht, ein Beispiel ist die schon fast zum geflügelten Wort gewordene Bezeichnung „Wrong Planet Syndrom" („Falscher-Planet-Syndrom") für das Asperger-Syndrom.

Schwierigkeiten im zwischenmenschlichen Bereich sind eines der Grundsymptome der autistischen Störung. Mitmenschen kommen Betroffenen unverständlich, verwirrend und unbegreiflich vor, und sie sind ratlos, wie sie mit ihnen in Beziehung treten sollen. Dieses Grundmerkmal hat Leo Kanner im Jahre 1943 wie folgt beschrieben:

> Die auffälligste grundlegende Störung ist die Unfähigkeit der Kinder von Beginn ihres Lebens an, in der üblichen Weise Beziehungen zu Menschen und Situationen herzustellen.[286]

Eine erste Isolierung der betroffenen Kinder zeigt sich oft in der Familie. Sie empfinden früh eine Trennung zwischen dem eigenen Ich und den Menschen ihrer Umgebung. Gunilla Gerland sagt dazu:

> Aber für mich bildeten sie eine Art Einheit – eine Mama-Papa-große-Schwester-Einheit, und ich war eine andere, von ihnen getrennte Einheit.

---

285 http://aspergia.de/, entnommen 14. April 2006.
286 Autistische Menschen verstehen lernen II, 1996, 31.

> Mein Leben verlief nur zufällig parallel neben dem ihren her, im übrigen hatten wir nicht viel gemeinsam.[287]

Das Gefühl des Nicht-Dazugehörens ist wechselseitig. Menschen spüren, wenn jemand „anders“ ist als sie und reagieren mit einer für die Betroffenen schmerzhaften Ablehnung. Die rasche Identifikation als Fremdkörper geht wohl hauptsächlich auf die Unfähigkeit der Betroffenen zurück, sozial angemessen zu sprechen und zu agieren. An körperlichen Merkmalen wird es weniger liegen, da man ihnen außer einer vielleicht etwas steifen Körperhaltung kaum etwas ansieht.

Tragisch ist, dass Menschen mit Autismus oft nicht bewusst ist, wodurch sie bei anderen Anstoß erregen. Viel wäre geholfen, wenn Mitmenschen ihnen Tipps geben und sie nicht einfach stillschweigend ausschließen würden. Ich glaube, dass ihnen oft nicht bewusst ist, dass sie einen Menschen wegen eines Defizits ablehnen, das ein Kernsymptom seiner Behinderung ausmacht.

Diese Behinderung wird ab dem fünften Lebensjahr offensichtlich. In diesem Alter sind bei einem normalen Kind die kognitiven Fähigkeiten so weit entwickelt, dass es sich in die soziale Welt seiner Mitmenschen eingliedern kann. Ein autistisches Kind wird von nun an immer etwas außen vor bleiben müssen. Während sich die anderen Kinder zunehmend die Regeln des menschlichen Miteinanders aneignen, fällt es dem autistischen Kind schwer, Beziehungen zu interpretieren. Temple Grandin erinnert sich an ihre Kindheitserfahrungen:

> Als Kind war es mir unmöglich, soziale Signale aufzufangen. Als meine Eltern über eine Scheidung nachdachten, spürte meine Schwester die Spannung, während ich nichts bemerkte, da die Zeichen subtil waren. [...] Da meine Eltern keinen offensichtlichen Zorn aufeinander zeigten, verstand ich es einfach nicht.[288]

Die beeinträchtige soziale Wahrnehmung spiegelt sich auf unterschiedliche Weisen im Verhalten der Kinder wider. Lorna Wing und Judith Gould haben in ihrer Camberwell study (1979) drei verschiedene Typen von Sozialverhalten charakterisiert, die beschreiben, wie sich autistische Kinder gegenüber anderen verhalten können. Sie unterscheiden **zurückgezogene**, **passive** und **aktive aber seltsame** Kinder.[289]

**Zurückgezogene** Kinder weisen gar kein Interesse an anderen Menschen auf. Sie stellen keinen Blickkontakt her und scheinen Menschen als bloße Objekte zu betrachten. Wenn sie traurig sind, suchen sie keinen

287 Gerland, 1998, 14.
288 Grandin, 1997, 174.
289 Vgl. Klicpera/Innerhofer, 2002, 100.

Trost bei anderen Menschen. Ein Spiel mit anderen Kindern findet nicht statt.

Kinder, die eine Kontaktaufnahme zwar akzeptieren, aber nicht von sich aus herstellen, gelten nach Wing und Gould als **passiv**. Kontakt mit anderen wird als Teil der täglichen Routine betrachtet und nicht als etwas, das Freude bereiten kann. Die Kinder werden als ehrlich und leichtgläubig beschrieben und können leicht zum Opfer anderer werden.

**Aktiv aber seltsam** trifft auf Kinder zu, die Beziehungen zu anderen wünschen, diese aber nicht herzustellen wissen. Die Kinder gehen bedenkenlos auf Fremde zu und sprechen und fassen diese an. Sie sind redselig und haben kein Gespür dafür, wann ihre Annäherungen unerwünscht sind.[290]

Die drei Verhaltenstypen können bei ein und demselben Kind auftreten, sei es in verschiedenen Situationen oder in unterschiedlichen Altersstufen. Oft wechselt ein Kind im Laufe der Jahre von einer Kategorie in die andere. Die Tatsache, dass Wechsel nicht nur möglich sind, sondern auch ständig beobachtet werden, bestätigt, dass den drei Verhaltenstypen die gleiche Beeinträchtigung zugrunde liegt.[291]

Je nachdem, welcher Typ von Sozialverhalten vorliegt, sind die Probleme des Kindes im kommunikativen Alltag verschieden. Während die meisten Asperger-autistischen Menschen in ihrem Sozialverhalten als seltsam eingestuft werden, haben Untersuchungen wie die von Wing und Gould gezeigt, dass ungefähr die Hälfte aller betroffenen Kinder vor dem siebten Lebensjahr als zurückgezogen gilt.[292] Auch in der Öffentlichkeit wird das zurückgezogene Verhaltensbild am häufigsten mit Autismus in Verbindung gebracht, wozu auch zu Schlagwörtern gewordene Wendungen wie „Ich Igelkind" (Titel der Autobiographie von Katja Rohde) beigetragen haben.

Oft kommt es schon im Kindergarten zu Ausgrenzungen. Hans Asperger glaubt, dass Kinder für charakterliche Besonderheiten ein viel besseres Gefühl haben als Erwachsene. Unter charakterlichen Besonderheiten versteht der Kinderarzt hier sprachliche Eigenarten, motorische Ungeschicklichkeiten oder einfach das „ganze Gehabe der Autistischen"[293].

Dem entsprechen Erfahrungen aus der Kindergartenzeit von Gunilla Gerland:

> Ich kam nicht dahinter, wofür die anderen Kinder gut sein sollten. Ich sah, daß sie sich untereinander zu kennen schienen, verstand aber nicht, wie das

---

290 Vgl. Frith, 2003, 63f.
291 Vgl. ebd.. 62-64.
292 Vgl. ebd., 64.
293 Vgl. Asperger, 1961, 183.

> kam. Lag es vielleicht daran, daß ich die einzige war, die nicht im Kindergarten wohnte? Die anderen Kinder spürten mein Anderssein. Kinder schienen so etwas viel früher als Erwachsene gleichsam zu riechen. Sie fanden mich komisch und koppelten mich daher umgehend mit einem anderen komischen Kind aus der Gruppe zusammen, mit Peter, einem rundlichen, bebrillten Jungen, der Windeln tragen musste.[294]

Die soziale Interaktion wird für Betroffene auch durch ihre besonderen Wahrnehmungseigenschaften erschwert. Sie können nicht gleichzeitig visuelle Reize, wie Mimik und Gestik, und auditive wie die Stimme aufnehmen. Es ist anstrengend für sie, einem Gespräch zu folgen, und es kann dauern, bis sie eine Antwort entwickelt haben und artikulieren können. Schwer fällt auch, zu sprechen und gleichzeitig die Reaktionen der Zuhörerschaft zu beachten. Professor Grandin hat gute Erfahrungen damit gemacht, bei Vorträgen ihre sozialen Fähigkeiten mit Hilfe von Videoaufnahmen zu verfeinern:

> Ich lernte langsam, meine Fähigkeit beim Sprechen vor Publikum zu verbessern, indem ich mir Videos ansah, um leicht einzuordnende Signale zu erkennen, etwa das Rascheln von Papier, das auf Langeweile hindeutet.[295]

Uta Frith überlegt, ob Defizite in der zwischenmenschlichen Kommunikation ein genügender Grund für die „autistic aloneness“ (autistische Zurückgezogenheit) sein könnten.[296] Es scheint eine naheliegende Reaktion zu sein, sich einem verwirrend und undurchschaubar erscheinenden sozialen Umfeld einfach entziehen zu wollen. Viele autistische Menschen empfinden eine eingeschränkte soziale Isolation auch gar nicht als negativ. Grandin erklärt:

> Meine nicht-autistischen Freunde erzählen mir, daß die meisten Leute für Beziehungen zu anderen Menschen leben, während ich enge Bindungen zu meinen Projekten und zu bestimmten Orten entwickle.[297]

Viele Menschen mit Autismus weisen je nach Lebensalter ein unterschiedlich starkes Bedürfnis nach sozialen Kontakten auf. Besonders in der Pubertät leiden viele unter ihrer Andersartigkeit und sozialen Außenseiterrolle. Sie finden niemanden, der ihre Interessen teilt. Verzweifelte Versuche, sich ihrerseits den anderen anzugleichen, scheitern meist.

Versuche, sich einzugliedern, lassen sich auch bei jüngeren Kindern mit Autismus beobachten. Am Anfang können sie damit durchaus Erfolg haben. Dies hält jedoch nur so lange an, wie das Kind sich verstellen und schauspielern kann. Irgendwann merken die anderen Kinder, dass mit

---

294 Gerland, 1998, 82.
295 Grandin, 1997, 174.
296 Vgl. Frith, 2003, 109f.
297 Grandin, 1997, 176.

ihm etwas „nicht in Ordnung“ ist. Es folgt eine leidvolle Zurückweisung, die von früher Kindheit an immer wieder als eigenes Versagen erlebt werden muss.

Die soziale Zurückweisung ist eine Erfahrung, die vermutlich die meisten autistischen Menschen miteinander teilen. Ich habe bis jetzt noch keinen Betroffenen kennen gelernt, der nicht übermäßig häufig von seinen Mitmenschen abgelehnt worden ist. Natürlich machen auch viele normale Menschen schlechte Erfahrungen mit anderen. Autistischen Menschen passiert so etwas jedoch überdurchschnittlich oft und das unabhängig davon, an wen sie sich wenden und wie sehr sie sich ihrerseits bemühen. Mit der Zeit stellt sich ein Gefühl der Frustration ein und Fragen wie: „Was ist an mir nur so entsetzlich falsch, dass keiner etwas mit mir zu tun haben möchte?“ drängen sich auf.

Mir kommt es vor, als würde ich gegen Wände laufen, wenn ich versuche, zu anderen Kontakte aufzubauen. Egal, wie ich es auch anstelle, ich mache immer die gleiche Erfahrung: Mein nettes Äußeres zieht Leute an, und sie wollen mich kennen lernen. Ich kann ihre Erwartungen an meine sozialen Fähigkeiten nicht erfüllen, und sie wenden sich wieder von mir ab. Mittlerweile habe ich das so oft erlebt, dass mir die Lust auf diese undurchsichtigen Menschen zeitweise ganz vergangen ist.

Ich habe Glück, dass ich zu Hause von meinen Eltern und meiner Schwester immer so akzeptiert worden bin, wie ich war. Andere Kinder brauchte ich nicht. Mir selbst ist das nie als Mangel aufgefallen. Erst als ich älter wurde und andere Kinder überall in Gruppen zusammenglucken sah, merkte ich, dass mir dieser Wunsch ganz und gar abging. Trotzdem habe ich das noch nicht als bedenklich bewertet. Das wurde mir erst später eingeredet.

Im Kindergarten war ich ein Außenseiter, ein Kind, das weder richtig spielen noch sprechen konnte. Hinzu kam, dass ich wegen meiner Sprachtherapie kaum mehr als zwei Tage die Woche den Kindergarten besuchen konnte. Die anderen Kinder haben diesen seltsamen, sporadischen Gast nie als vollberechtigtes Mitglied ihrer Gemeinschaft akzeptiert. Das war mir ganz recht, ich hätte ihre Gesellschaft sowieso nicht gewünscht. Ich war zufrieden, wenn ich in einer Ecke sitzen und Puzzle legen durfte.

Puzzle waren meine treuen Begleiter durch die Kindergartenzeit. Gleich am ersten Tag fragte mich die Kindergärtnerin, ob ich schon einmal gepuzzelt hätte und hielt mir ein Puzzle hin. Ich sagte: „Eia Buzzel.“ Sie verstand, dass ich ein „Eier-Puzzle“ gemacht hätte und meinte bedauernd, dass sie so etwas nicht da habe. Tatsächlich meinte ich, dass ich ein „anderes Puzzle“ gelegt hätte. Meine Mutter klärte die Sache auf.

Am ersten Tag im Kindergarten war ich enttäuscht, dass es sich dabei um ein Gebäude handelte. Ich hatte mit einer großen bunten Wiese gerechnet, auf der Blumen wuchsen und es offen und hell war. Aber ich merkte schnell, dass ein Kindergarten alles andere war als ein lieber großer Garten mit ein paar wenigen Kindern. Nur, was die Kinder betraf, hatte ich mich nicht geirrt. Sie waren in Massen da und für mich ein einziges Rätsel. Sie tobten und tollten durcheinander, schrien und juchzten herum und schienen einer ganz anderen Welt zu entstammen.

Gegen das Heimweh schenkte meine Mutter mir ein Goldkettchen mit einem Notenschlüssel als Anhänger. Sie erklärte, dass der Notenschlüssel eine „kleine geschrumpfte Mama“ sei. Ich weiß nicht, wie oft ich im Kindergarten den Notenschlüssel in meine Hand nahm und hoffte, darin endlich die Mama erkennen zu können. Doch so sehr ich es auch versuchte, die seltsam geschwungene Form nahm vor meinen Augen nie die Züge einer geschrumpften Mama an.

Im Kindergarten hatte ich nicht lange meine Ruhe. Irgendwann hatte ein dickes Mädchen namens Harisa ausgerechnet mich dazu erwählt, ihre Freundin zu sein. Ungefragt griff sie nach meiner Hand, um mich mit sich wegzuziehen. Die Kindergärtnerinnen unterstützten das Mädchen. Ich wusste nicht, wie ich mich wehren sollte.

Mir sind nur wenige Erlebnisse aus meiner Kindergartenzeit im Gedächtnis geblieben, die meisten negativer Art. Richtig geärgert wurde ich das erste Mal, als mir ein Junge meinen Hausschuh wegnahm. Ich kann mich genau daran erinnern, wie bloßgestellt und hilflos ich mich fühlte. Ich wollte unbedingt meinen geliebten Schuh wiederhaben, hatte aber keine Ahnung, wie ich das anstellen sollte. Zu den Erzieherinnen zu gehen, kam mir nicht in den Sinn, sie hätten mich eh nicht verstanden. Gleichzeitig konnte ich nicht begreifen, dass mir dieser Junge so etwas angetan hatte. Warum nur sind Menschen ohne Grund so gemein zueinander? Auf diese Frage habe ich bis heute keine Antwort gefunden.

Die Quälereien wurden schlimmer. Es gipfelte darin, dass mich die Kinder in einer Toilettenkabine einsperrten. Ich schrie wie wild aus lauter Angst und Panik. Irgendwann wurde ich von den Kindergärtnerinnen befreit, die sich auch noch über mein Schreien aufregten. Meine Mutter musste mit anhören, wie sie mich als „ein unmögliches Kind“ bezeichneten. Niemand hatte Verständnis für mich. Für alle war ich nur der kleine Sonderling, der in kein Schema passen wollte.

### *Beziehungen zu Familienangehörigen*

Meine Freundin Karla, eine junge Frau mit Asperger-Syndrom, erinnert sich:

> Als mein Vater gestorben ist, war ich schon irgendwie traurig. Aber am schwersten war für mich in der Situation, dass sich alles geändert hat, der Tagesrhythmus, dass meine Mutter wieder arbeiten gegangen ist usw. Ich habe ihn nicht in dem Sinne vermisst, wie das andere getan haben. Es war mehr so ‚Aus den Augen, aus dem Sinn'.[298]

Die Beziehungen autistischer Menschen zu Familienangehörigen können höchst unterschiedlich sein. Oft besitzen autistische Kinder ein nur fragiles Bindungsverhalten.[299] Dem entsprechen verschiedene Selbsterfahrungsberichte, in denen Betroffene beispielsweise von Schwierigkeiten berichten, die Eltern überhaupt als solche zu identifizieren.

Gunilla Gerland hatte als kleines Kind keinen Begriff davon, was Eltern sind. Als sie einmal zu Ostern bei den Großeltern abgeliefert worden war, hielt sie diese für ihre „neuen" Eltern:

> Mutter? Vater? Waren dies meine neuen Eltern? Wie kam es, daß sie so alt waren? So runzlig, mit so dünnen Haaren?[300]

Als dann die „richtigen" Eltern kamen, um das Mädchen wieder abzuholen, war das Kind noch verwirrter:

> Dieses Wiedersehen versetzte mir einen Schock, ich hatte geglaubt, meine Eltern hätten aufgehört zu existieren. Plötzlich wurde alles, was ich ausgerechnet und verstanden hatte, über den Haufen geworfen. [...] Meine Logik sagte mir, dies müßten ein weiteres Mal neue Eltern sein, die den vorherigen nur zufällig ähnlich sahen.[301]

Auch die deutsche Betroffene Susanne Schäfer berichtet von Schwierigkeiten, die Eltern nach einem Aufenthalt bei den Großeltern wiederzuerkennen.[302]

In vielen Fällen werden außergewöhnlich feste Bindungen zu einem oder wenigen Familienmitgliedern hervorgehoben. Donna Williams, die wie eine ganze Reihe autistischer Menschen aus einer höchst problematischen, zerrütteten Familie stammt, schreibt über ihre Großeltern:

> I still remember the smell of my grandmother. She wore chains around her neck. She was soft and wrinkly, wore knitted things that I could put my fin-

---

298 Zitiert aus persönlicher Email von Karla (möchte nur mit Vornamen genannt werden) an die Verfasserin, eingegangen und gelesen am 16. März 2006.

299 Vgl. Klicpera/Innerhofer, 2002, 98.

300 Gerland, 1998, 50.

301 Ebd., 51.

302 Vgl. Schäfer, 2002, 20.

gers through, had a husky, laughing voice, and smelled of camphor. I would take camphor off the shelves at the supermarket, and twenty years later bought bottle upon bottle of eucalyptus oil and spread it out around my room, corner to corner, to keep out everything else except for the comforting feeling that association gave me.[303]

My grandfather fed me rasins and biscuits, piece by piece. He made up special names for everything; […] He understood my world and so was able to fascinate me with his.[304]

(Übersetzung der Verfasserin: „Ich kann mich noch immer an den Geruch meiner Großmutter erinnern. Sie trug Ketten um ihren Hals. Sie war weich und faltig, trug gestrickte Sachen, durch die ich meine Finger stecken konnte, hatte eine heisere, lachende Stimme and roch nach Kampfer. Ich würde noch 20 Jahre später Kampfer von den Regalen nehmen und Flasche für Flasche Eukalyptusöl in meinem Zimmer verteilen, von Ecke zu Ecke und alles fern halten außer dem tröstenden Gefühl, das diese Assoziation mir gab.

Mein Großvater fütterte mich mit Rosinen und Keksen, Stück für Stück. Er erfand für alles spezielle Namen; [...] Er verstand meine Welt und war deshalb fähig, mich mit seiner zu faszinieren.)

Bindungen zu Familienmitgliedern sind oft die einzigen festeren, die Menschen mit Autismus überhaupt einzugehen vermögen. Ich kann zwar Beziehungen zu fremden Menschen aufbauen, doch sind diese meist von gemeinsamen Interessen geprägt oder eher erzwungen, wenn es sich um Personen aus dem schulischen bzw. jetzt dem universitären Umfeld handelt. Emotional habe ich mich noch nie einem Menschen wirklich verbunden gefühlt, der nicht zu meiner engsten Familie gehört. Richtig nahe fühle ich mich nur meinen Eltern und ansatzweise auch meiner Schwester.

Anstatt Menschen Gefühle entgegenzubringen, neige ich dazu, Bindungen zu Gegenständen aufzubauen. Objekte, die mir viel bedeuten, sind zum Beispiel mein metallenes Öllämpchen, das mich mit beruhigendem Duft und sanftem Kerzenlicht schon oft getröstet hat, oder mein Pfennigbäumchen, das ich schon fast mein ganzes Leben lang pflege und das mit mir zusammen herangewachsen ist. Der Verlust der Öllampe oder des Pflänzchens würde mir wahrscheinlich mehr weh tun, als der Tod eines nicht allzu nahe stehenden Verwandten.

### *Beziehungen zu Gleichaltrigen*

Beziehungen zu Gleichaltrigen sind für die meisten jüngeren autistischen Kinder nichts, wonach sie ein natürliches Bedürfnis empfinden. Dazu Liane Willey:

303 Williams, 2002, 6.
304 Ebd.

> Wenn ich an meine ersten Jahre zurückdenke, erinnere ich mich an das überwältigende Bedürfnis, mich von meinen Altersgenossen fern zu halten. Ich beschäftigte mich viel lieber mit den Freunden, die es in meiner Phantasie gab. Penny und ihr Bruder Johnna waren meine besten Freunde, die außer mir niemand sehen konnte.[305]

Einige autistische Kinder schaffen sich eine Ersatzwelt mit Freunden, die nur in ihrer Vorstellung existieren. Die imaginären Freunde unterliegen ihren strengen Regeln, sind kontrollierbar und auf Abruf da und wieder weg. Donna Williams erzählt:

> People were forever saying that I had no friends. In fact my world was full of them. They were far more magical, reliable, predictable, and real than other children, *and* they came with guarantees.[306]
> (Übersetzung der Verfasserin: „Die Leute sagten immer, dass ich keine Freunde hätte. Tatsächlich war meine Welt voll davon. Sie waren viel magischer, zuverlässiger, berechenbarer und realer als andere Kinder, *und* sie kamen mit Garantien.“)

Die fremd erscheinende Welt der anderen Kinder kann als bedrohlich wahrgenommen werden, dazu wieder Donna Williams:

> The more I became aware of the world around me, the more I became afraid. Other people were my enemies, and reaching out to me was their weapon, with only a few exceptions – my grandparents, my father, and my Aunty Linda.[307]
> (Übersetzung der Verfasserin: „Je mehr mir die Welt um mich herum bewusst wurde, desto ängstlicher wurde ich. Andere Menschen waren meine Feinde, und nach mir zu langen war ihre Waffe, es gab nur wenige Ausnahmen – meine Großeltern, mein Vater und meine Tante Linda.“)

Das für autistische Kinder eher wesensfremde Bedürfnis nach Freunden versucht man manchmal, ihnen „anzuerziehen“. Manche Kinder entwickeln auch aus sich heraus das Verlangen, einen Freund haben zu wollen. Die Vorstellung, was ein „Freund“ ist, ist bei ihnen jedoch oft eine ganz andere als bei normalen Kindern. Kinder mit Autismus assoziieren Freundschaft häufig mit praktischen Eigenschaften wie „jemand, der Dinge für mich trägt“.[308] Auch andere Assoziationen sind möglich. So richtete sich ein Junge mit folgender Frage an mich als Jugendbeauftragte der Zeitschrift ASPERGIA:

---

305 Willey, 2003, 20.
306 Williams, 2002, 9.
307 Ebd., 5.
308 Vgl. Attwood, 2000, 53.

> In der Schule haben sie gesagt, daß ich keine Freunde habe. Aber das stimmt doch nicht. Kevin und ich tauschen Sammelbilder aus, er ist mein Freund. Warum sagen die Lehrer so was?[309]

Manche Kinder verwechseln zufällige Bekannte mit Freunden oder suchen in Eltern und Geschwistern Ersatzfreunde.[310] Viele von ihnen bevorzugen überhaupt Kontakte zu Erwachsenen. Erwachsene können besser die nicht-sozialen Bedürfnisse des Kindes befriedigen, um derentwillen es am häufigsten in Interaktion tritt. Auch kommt es dem Kind entgegen, dass das Verhalten von Erwachsenen relativ berechenbar ist.[311]

Die Kontakte Betroffener beschränken sich in der Regel auf wenige Personen. Beziehungen zu mehreren Menschen gleichzeitig aufrechtzuerhalten, überfordert viele. Sie sind selten in Cliquen involviert. Dem würde schon ihr ausgeprägter Individualismus widersprechen. Liane Willey erinnert sich:

> Ich habe Gruppendynamik nie verstehen können, besonders nicht die Dynamik oberflächlicher Freundschaften, die auf Geben und Nehmen beruht, auf Rollenspiel und Modellhaftem, auf dem Einhalten gewisser Regeln und einem Sich-Abwechseln. Irgendwann hatte ich es gelernt, die Kniffeligkeit von Kinderfreundschaften gut genug zu beherrschen, um mit einem Freund umgehen zu können.[312]

Freundschaften einzugehen birgt die Gefahr, an „falsche“ Freunde zu geraten. Autistische Kinder, die Menschen sehr schlecht einschätzen können, sind diesbezüglich besonders gefährdet. Tony Attwood bedauert, dass sich einige ausgerechnet zu den auffälligsten Kindern in der Klasse hingezogen fühlen würden. Solche „Freunde“ können die Naivität des Kindes ausnutzen und es in ernsthafte Schwierigkeiten bringen. Das Kind neigt beispielsweise dazu, eine vorgeschlagene, unerhörte Handlung gehorsam auszuführen, ohne zu wissen, was es eigentlich tut.[313] Ein eindrucksvolles Beispiel, wie boshaft andere Kinder die Gutgläubigkeit eines autistisch behinderten Kindes ausnutzen können, beschreibt Gunilla Gerland:

> Zu Hause konnte ich immer heftig und beharrlich protestieren, aber hier kam ich nicht auf den Gedanken, das zu tun. Ich fühlte mich völlig ausgeliefert, hatte keine andere Wahl.
>
> „Geh zu meinen Eltern rauf und frag sie, ob sie gefickt haben“, forderte Pia mich auf.

309 ASPERGIA, 4/2005.
310 Vgl. Attwood, 2000, 53 und 55.
311 Vgl. Klicpera/Innerhofer, 2002, 99.
312 Willey, 2003, 23.
313 Vgl. Attwood, 2000, 54.

„Was?“ fragte ich.
„Geh die Treppe rauf und sag: Habt ihr gefickt?“
„Was heißt das?“
„Ich kann dir nicht erklären, was das bedeutet, aber sie werden sich freuen, das verspreche ich dir, mach das jetzt! Sonst sperre ich dich in die Garage.“
Ich ging die Treppe hinauf und stellte die Frage. Drei Gesichter – das der Mutter, des Vaters und der älteren Schwester – wandten sich mit dem deutlichen Ausdruck von Abscheu mir zu.[314]

Schlechte Erfahrungen wie diese verunsichern das Kind und lassen es misstrauisch und furchtsam werden. Manche Kinder reagieren auf die ständigen Schikanierungen und Hänseleien mit Aggressivität. Aggressives Verhalten wird relativ häufig beschrieben und findet schon bei Hans Asperger Erwähnung.[315] Gewalt, die von autistischen Kindern ausgeht, beruht auf einem spontanen Impuls, dem sofort nachgegeben wird. Normale Kinder wenden Gewalt eher gerichtet und geplant an, um sich Macht und Ansehen zu erkämpfen oder ihre Position in der Clique zu verteidigen. Prestigehaltige Dinge wie diese sind für normale Menschen sehr wichtig, da sie dazu neigen, sich ständig mit anderen zu vergleichen. Viele definieren sich allein über andere Menschen und brauchen Gesellschaft, da sie alleine nichts mit sich anzufangen wissen.

Bei mir ist es genau das Gegenteil. Ich langweile mich, wenn ich mit anderen zusammen bin. Zu Gleichaltrigen hat es mich nie hingezogen. Aufgefallen ist das schon im Mini-Club. Ich habe abseits von den anderen Kindern gesessen und alleine stereotype Bewegungen oder Spiele ausgeführt. Den Müttern tat ich leid, weil ich anscheinend zu „schüchtern“ war, um mit den anderen zu spielen. Das Wort „schüchtern“ hat mich noch lange verfolgt. Immer dann, wenn Leute sich nicht erklären konnten, warum ich lieber alleine blieb, als mich einer Gruppe anderer Kinder anzuschließen, galt ich als „schüchtern“.

In der Grundschule kam ich in die Klasse einer älteren, sehr lieben Lehrerin, die kurz vor der Pensionierung stand. Sie war vielleicht die einzige Lehrerin, die meine Probleme irgendwie erkennen, wenn auch nicht klassifizieren konnte. Sie merkte, dass ich nicht zurechtkam und machte sich Sorgen. Mehrmals lud sie meine Mutter ein, um mit ihr darüber zu sprechen, dass ich keinen Anschluss fand, mich aus allem heraushalten würde und so verschlossen sei. Sie klagte darüber, dass an mir all das fehle, was typisch für Kinder meines Alters sei.

Tatsächlich trennten mich Welten von den Gleichaltrigen. Die Mädchen in meiner Klasse diskutierten begeistert die neueste Mode, während

314 Gerland, 1998, 89.
315 Vgl. Asperger, 1961, 183.

ich mich in Sweatshirts aus dem Discounter, ausgebeulten Jeans und aufgetragenen Schuhen einer Tante wohlfühlte. Sie tanzten zu englischer Pop-Musik, lasen in der „Bravo“ und redeten über Dinge, die ich nicht verstand.

Am Anfang bemühte sich die Lehrerin, mich einzugliedern und eine Freundin für mich zu finden. Da ich aber nicht wusste, was ich mit einer Freundin anfangen sollte und dafür auch eigentlich keine Zeit aufbringen wollte, waren ihre Versuche nicht sehr erfolgreich.

Meine Mutter wollte, dass ich Kinder nach Hause einlud. Ein paar Mal tat ich ihr den Gefallen. Die Besuche liefen immer gleich ab. Das eingeladene Mädchen ging mit mir hoch in mein Zimmer, wo sie weder was anfassen noch etwas aus dem Regal nehmen durfte, da sonst meine Ordnung durcheinander gebracht werden würde. Wir kamen kurz darauf wieder runter und standen bei meiner Mutter in der Küche. Sie beschäftigte uns dann, holte Buntstifte hervor oder kleine Bastelarbeiten. Wenn meine Mutter später noch mal fragte, ob ich jemanden einladen wolle, brauchte ich nur zu fragen: „Und was soll ich dann mit dem Kind machen?“ und sie ließ von dem Thema ab.

Dann kam mein Geburtstag. Geburtstage mussten mit Kindern gefeiert werden, das gehörte dazu. Alle Kinder machten es so, bis auf die, denen nachgesagt wurde, zu stinken, oder jene paar Flüchtlingskinder aus dem ehemaligen Jugoslawien, die nur vorübergehend unsere Klasse besuchten. Ein weiteres Zeichen, dass es so sein musste, war, dass auch die Omas und Tanten davon sprachen, als sei es die natürlichste Sache der Welt.

Ein Gutes hatte es: Zu meiner Geburtstagsfeier gab es eine bunte Pumuckl-Torte, und wenn ich sonst auch keinen Kuchen mochte, diese Torte musste jedes Jahr herbei. Für den Ablauf der Feier gab es ein festes Programm. Meine Mutter und eine ihrer Freundinnen spielten Geburtstagsspiele mit der Horde fremder Mädchen. Jungen lud ich nie ein, sie waren mir suspekt, zu unverschämt, zu laut und zu wild. Während die Mädchen lachten, um die Wette eiferten und sich über die kleinen Geschenke freuten, die meine Mutter für die Gewinnerin eines Spiels parat hielt, schaute ich fortlaufend auf die Uhr. Ich wartete darauf, dass der Zeiger weit genug gewandert sein würde und die Mädchen zurück nach Hause gebracht würden.

Eine Geburtstagsfeier hatte einige unangenehme Nachwirkungen: Die eingeladenen Kinder wurden von ihren Eltern angeregt, mich im Gegenzug zu ihrer Feier einzuladen. Die Besuche wurden stets zur Katastrophe. Es fing damit an, dass ich mich sträubte, überhaupt hinzugehen. Dann saß ich irgendwo in einem fremden Haus umgeben von einem Gewimmel Kinder, von denen ich die wenigsten kannte. Ich mochte den fremden Kuchen nicht und auch nicht das „vermischte“, unbekannte Essen, das die Mütter abends auftrugen. Wenn gespielt wurde, war es noch schlimmer. Ich konnte nicht mit den anderen spielen, fühlte mich wie ein Fremdkörper, und die anderen empfanden es wahrscheinlich ähnlich. Wurde bei den Spielen gelacht, wusste ich nie, wie ich mich verhalten, wann ich lachen sollte und wann besser nicht. Meine Eltern dachten, es würde besser werden, wenn ich erst einmal eine Zeit da wäre und warm geworden sei mit den anderen Kindern. Im Gegenteil fiel ich jedoch immer mehr aus der Rolle, je länger ich blieb.

„Befreundet“ war ich irgendwann mit einem Mädchen namens Silvana. Wir lasen beide Hanni und Nanni-Bücher und hatten so ein Gesprächsthema. Der Vorteil war, dass Silvana recht beliebt in der Klasse war und dass man mich in Ruhe ließ, wenn ich mit ihr zusammen war. Alleine wäre ich den Angriffen der anderen schutzlos ausgeliefert gewesen, da ich mich gegen ihre psychischen und physischen Attacken nicht wehren konnte. Ich bin körperlich eher schwach und weiß weder, wie man absichtlich gemein zu einem anderen ist, noch wie man sich prügelt. Silvana als Freundin zu haben hatte noch mehr Vorteile. Man konnte sie gut kopieren. Ich schaute mir einiges bei ihr ab: die Art, die Füße zu positionieren, wenn man auf dem Pausenhof steht, die Art, wie sie sich die Haare zum Zopf band und dabei ihre Finger herumwuseln ließ, und letztlich auch ihre Schreibtechnik. Ich begann, den Stift wie sie zu halten, und versuchte die gleichen Buchstaben auf das Papier zu malen. Durch das Kopieren ihrer ordentlichen Schrift wurden meine Noten im Schönschreiben besser.

Was noch gut war an Silvana, war, dass sie niedliche Schuhe und Söckchen trug und gut nach einer Mischung aus Frucht und Vanille roch. Viel mehr ist mir von ihr nicht in Erinnerung geblieben, außer noch, dass sie mich als ihre beste Freundin bezeichnete und ich nicht wusste, was das bedeutete. Ich hatte nur eine Freundin. War Silvana deshalb meine beste Freundin?

Gegen Ende der Grundschulzeit wurde ich nicht mehr zu Geburtstagsfeiern eingeladen. Ich war auch nicht mehr mit Silvana befreundet. Meine Eltern wollten mich trösten: „Bald kommst Du auf das Gymnasium. Da kannst Du einen neuen Anfang machen. Alles wird besser und Du findet neue Freunde.“

Ich wollte etwas nachhelfen, damit der „neue Anfang“ wirklich gut werden würde. In Büchern und Zeitschriften las ich, was für Jugendliche wichtig sein sollte. Ich sparte mein Taschengeld, um mir die richtige Kleidung zu kaufen, fühlte mich darin zwar nicht wohl, hatte aber die angesagte Marke auf der Brust stehen. Seltsamerweise half all das nicht viel. Auch auf dem Gymnasium wurde ich geärgert und wurde schnell das Opfer von Mobbing.

Es gab auch positivere Erfahrungen: Ich war im steten Wechsel mit zwei Mädchen befreundet, mit denen ich gut über Hausaufgaben reden und ins Kino gehen konnte. Als die beiden begannen, sich verstärkt für Jungen und Musik zu interessieren, hielten aber auch diese Freundschaften nicht mehr.

Alle anderen in der Klasse waren in Cliquen organisiert. Im Gegensatz zu meinen beiden Freundinnen verspürte ich nie den Wunsch, dazuzugehören. Im Gegenteil war ich froh, den Cliquen fern bleiben zu können. Große Gruppen haben mir schon immer Angst eingejagt. Ich habe meiner Mutter bereits in der Grundschule lange Vorträge gehalten, warum ich Gruppen unnütz finde. Meine Mutter muss diese Reden ziemlich pedantisch gefunden haben, da sie nie etwas darauf erwidert hat.

Die Cliquen auf dem Gymnasium erregten meinen tiefsten Abscheu. Mein starker Individualismus, meine geringe Teamfähigkeit und meine mangelnde Bereitschaft, mich an etwas anzupassen, hinter dem ich nicht völlig stehen kann, machen mich für Cliquen ungeeignet. Ich fürchtete den Gruppenzwang wie eine ansteckende Krankheit. Sein Phänomen habe ich früh durchschaut: Einer oder wenige geben den Ton an und alle anderen laufen mit. Mitlaufen, das war nie etwas für mich.

Lieber hatte ich nur eine Freundin. Hier lagen die Dinge mehr in meiner Hand. Und doch war es immer noch so, dass ich lieber die Freundin verlor als meine Prinzipien. Mit der Zeit bin ich lockerer und entspannter geworden. Heute kann ich die Menschen so nehmen, wie sie sind. Ich weiß, dass sie wechsellaunig sind. Wenn sie heute „ja" sagen, kann morgen schon alles ganz anders sein. Es lohnt nicht, sie und ihr Gerede wirklich ernst zu nehmen.

### *In der Pubertät*

Die Autorinnen Nicosia Nieß und Hanne Dirlich-Wilhelm schreiben über den autistischen Jungen Paul:

> Nicht Fleisch, nicht Fisch, kein Kind mehr, aber noch kein Erwachsener zu sein, das ist für alle Jugendlichen eine harte Zeit. Was daran ist nun für einen behinderten Menschen und seine Familie so besonders schwer? Ablösung ist angesagt, Orientierung an der Gruppe der Gleichaltrigen. Als autistischer Mensch, der die Signale der Gleichaltrigen besonders schlecht deuten kann, ist Paul ganz besonders auf die Erwachsenen angewiesen. Nur sie können ihm den verläßlichen Halt geben, den er so dringend braucht. Die Jugendlichen sind ihm dagegen eher unheimlich, ungesteuert wie er selbst, unberechenbar. Sie können ihm keine festen Grenzen setzen, sondern flippen wo-

> möglich selber aus. Dann flüchtet Paul schnell in Panik in den Schutz der Erwachsenen.[316]

Ein junger Mensch mit Autismus hat nicht nur mit den üblichen Pubertätswirren zu kämpfen, sondern wird zusätzlich durch seinen Autismus jeden Tag aufs Neue herausgefordert. Viele Betroffene erleben gerade jetzt ein Erstarken ihrer sozialen Bedürfnisse. Dieses Bedürfnis fällt ausgerechnet in eine Zeit, in der Gleichaltrige so unberechenbar, wankelmütig und aufbegehrend sind, wie nie zuvor.

Der soziale Alltag der meisten Pubertierenden ist geprägt von gelangweiltem Herumhängen in Cliquen, ersten Erfahrungen in der Liebe und einem aufmüpfigen, rebellischen Verhalten gegenüber Erwachsenen. Vieles davon ist einem Menschen mit Autismus wesensfremd. Und doch kann er den tiefen Wunsch verspüren, dazuzugehören. Dieser Wunsch kann zeitweilig so stark sein, dass die Betroffenen bereit sind, fast alles dafür zu tun. Sie versuchen verzweifelt, sich den anderen anzugleichen und verdrängen dabei immer mehr ihre eigentliche, autistische Persönlichkeit. Ich glaube, dass besonders die so genannten hochfunktionierenden Betroffenen, die über ihre Außenseiterposition reflektieren können, in dieser Zeit sehr leiden. Sie suchen ihren Platz in der Gesellschaft und haben dabei das Gefühl, dass schon alle Stühle besetzt sind und niemand einen Menschen wie sie es sind, gebrauchen kann.

Das ohnehin wankende Selbstbild vieler Betroffener kann hier weitere Tiefschläge erfahren. In der Pubertät machen relativ viele autistische Menschen das erste Mal Erfahrungen mit komorbiden Störungen wie Depressionen, Panikattacken, Essstörungen oder selbstverletzendem Verhalten.

Diese Störungen sind oft Ausdruck eines stillen Leidens, Zeichen dafür, dass die Betroffenen sich selbst die Schuld dafür geben, dass sie von Gleichaltrigen nicht als vollwertiges Mitglied anerkannt werden. Jede neue schlechte Erfahrung kann als erneute Bestätigung dienen, falsch, unzulänglich und minderwertig zu sein. Junge Menschen mit Autismus, die jetzt ihr soziales Umfeld näher erkunden, erleben dieses oft als unerwartet verlogen und „falsch", was zusätzlich desillusionierend wirken kann. Die Betroffenen fühlen sich in der Welt weniger denn je zu Hause. Immer wieder müssen sie für ihre Gutgläubigkeit und ihre Vertrauensseligkeit bitter bezahlen. So auch Temple Grandin:

> ... es fällt mir sehr viel schwerer, die sozialen Signale zu erkennen, die auf eine unehrliche Person hindeuten. Im College wurde ich von Studenten betro-

316 Nieß/Dirlich-Wilhelm, 1995, 93f.

gen, die vorgaben, meine Freunde zu sein. Ich erzählte ihnen meine tiefsten Gedanken, um dann zu erfahren, daß sie bei einer Party darüber lachten.[317]

Auch Liane Willey hat solche „Freunde“ kennenlernen müssen. Sie berichtet von einem Ausflug mit Freundinnen während ihres Studiums:

> Alles verlief also bestens, bis wir ausstiegen. Als ich den Wagen abgeschlossen hatte, standen die Mädchen schon auf dem Bürgersteig und riefen mir zu, daß wir uns dann genau in drei Stunden wieder am Auto treffen würden. Sie wandten sich dann einander zu, begannen ein neues Gespräch miteinander und spazierten die Straße entlang, und zwar in so großer Entfernung zu mir, wie es ihnen nur möglich war.[318]

Eine besondere Herausforderung in der Pubertät sind die Liebeswirren. Für junge Leute ist die erste Liebe eine sehr intensive Erfahrung und entsprechend dominierend in ihren Gedanken und Gesprächen. Viele Jugendliche mit Autismus stehen hierbei noch mehr außen vor als bei den anderen Themen, die nicht zu ihrer Erfahrungswelt gehören. Sie können in ihrer Seele immer noch ein Kind sein, wenn Gleichaltrige bereits daran denken, selber Kinder zu bekommen. Auch ist das andere Geschlecht bei Heranwachsenden in der Pubertät ein so wichtiges Thema, dass es unschönes Gerede geben kann, wenn ein autistisches Kind daran kein Interesse zeigt.

Viele Menschen mit Autismus wissen nicht, wie sie auf Annäherungsversuche reagieren sollen. Das kann sich besonders dann als unglücklich auswirken, wenn Betroffene sich das „ätherische Äußere“ ihrer Kindheit noch bis ins Jugendalter bewahrt haben und entsprechendes Interesse auf sich ziehen. Ein attraktives Aussehen kann für erhebliche Beschwernisse sorgen. Meiner Erfahrung nach stellen die Leute an einen attraktiven Menschen besonders hohe Erwartungen, als sei es eine Zwangsläufigkeit, dass jemand, der ein hübsches Erscheinungsbild hat, auch sonstige Qualitäten aufweisen müsse.

Es wäre anmaßend und ungerecht, wenn ich sagen würde, dass ich unter meinem Äußeren, das viele als anziehend empfinden mögen, leiden würde. Und doch verfolgt mich das Gefühl, nach einem ersten kurzen Kontakt nur noch verlieren zu können. Ich erscheine Fremden gegenüber nicht so liebenswürdig oder charmant, wie ihnen ein erster Blick vielleicht versprechen mag. Ich glaube, dass ich viele Menschen, die mich etwas besser, aber nicht richtig kennen lernen, enttäusche. Sie beschreiben mich als arrogant, kalt und desinteressiert, worunter ich sehr leide.

---

317 Grandin, 1997, 172.
318 Willey, 2003, 66.

In der Pubertät habe ich verzweifelt meinen Platz gesucht und dabei immer wieder scheitern müssen. Ich habe verschiedene Strategien ausprobiert, um anerkannt zu werden. Die ersten Jahre nach der Grundschule besuchte ich ein städtisches Gymnasium. Dort herrschte ein rauer Umgangston und Dinge wie Mobbing gehörten zur Tagesordnung. Ich versuchte, meinen eigenen Weg zu gehen, aufzufallen, egal wie, und begann mit einem exzentrischen Erscheinungsbild. Ich trug unmoderne, weite Kleidungsstücke, malte mein Gesicht bunt an und entwickelte eine Nagellack-Obsession. Jeden Abend strich ich mir die Nägel frisch in bunten Knallfarben an. Das Nagellackstreichen hatte als Ritual Einzug in mein Leben gehalten. Ich konnte mir nicht mehr vorstellen, mit unlackierten Nägeln oder abgeblätterten, schadhaften Stellen aus dem Haus zu gehen. Anerkennung erzielte ich dadurch keine, höchstens Spott und Hohn. Trotzdem machte ich unbeirrt weiter, distanzierte mich immer mehr von den anderen. Es ging einfach gegen meine Grundsätze, ihre hässliche Sprache zu benutzen. Ich konnte gar nicht anders als weiterhin Hausaufgaben zu machen und mich am Unterricht zu beteiligen.

Auf dem Nachhauseweg hatte ich die Folgen zu ertragen. Regelmäßig wurde ich von einigen Jungen angegriffen, bespuckt und gejagt. Im Sportunterricht warfen und schossen sie die schweren Bälle gegen meinen Kopf. Einmal pinkelte jemand in meinen Fahrradhelm, den ich trotzdem aufsetzte, da ich mich nicht traute, ohne heimzufahren. Jahrelang habe ich über alles geschwiegen. Als ich dann begann, ein bisschen zu erzählen, waren meine Eltern geschockt.

Quasi über Nacht wechselte ich auf das Bischöfliche Gymnasium Sankt Ursula, eine dörflich geprägte Schule. Hier war das soziale Umfeld auf einem anderen Niveau, ich konnte mit den Klassenkameraden in meiner Sprache reden und wurde mit weniger Schimpfwörtern konfrontiert. Richtige Freunde fand ich auch hier nicht. Die Zeichen dafür standen von vornherein schlecht: Ich war so begabt, dass ich gleich wieder Klassenbeste wurde. Irgendwie schien sich auch noch der umschwärmteste Junge aus der Klasse, den ich gerade vom Podest des Klassenprimus verdrängt hatte, in mich verliebt zu haben. Dies brachte mir den Ärger, ja geradezu Hass vieler seiner Verehrerinnen ein.

So wurde es auch in dieser, eigentlich als lieb beschriebenen Klasse für mich immer ungemütlicher. Ich war froh, als ich nach dem ersten Halbjahr der zehnten Klasse ein Jahr überspringen durfte und in der Oberstufe landete. Meine Außenseiterrolle blieb freilich erhalten, zumal ich als Überspringerin wieder zu den Besten gehörte.

Zu diesem Zeitpunkt waren die schulischen Leistungen das Einzige, was meinem Leben noch Erfüllung gab. Es war eine Zeit der extremen

Schauspielerei. Nach außen hin musste das Bild der „perfekten Familie" aufrecht erhalten werden. In der zwölften Jahrgangsstufe erkrankte ich an Magersucht. Etwas in mir fing plötzlich an zu rebellieren. Ich wollte nicht mehr mitspielen, mich nicht mehr verstellen müssen, war es einfach leid, diese perfekte Tochter darzustellen. Die Magersucht war, so glaube ich rückblickend, eine Art, mich aufzulehnen und all das als feindlich und fremd empfundene aus und von meinem Körper fern zu halten. Mein Körper war das Einzige, über das ich wirklich frei verfügen konnte.

Mein Umfeld reagierte mit Unverständnis auf meine Routinen, wünschte mehr Flexibilität und Spontaneität. Es schmerzte mich, wenn ich mit alten Leuten verglichen wurde, die vor lauter Senilität nicht mehr anders können, als jeden Tag exakt das Gleiche zu tun. Wäre es besser, so zu sein wie die hübschen, charmanten Mädchen aus meiner Jahrgangsstufe, die mit langen blonden Haaren und wie der Modezeitung entsprungen jedes Wochenende die Diskotheken beglückten? Würde es mir besser gehen, wenn ich auch mal ein Bierchen mittrinken und nicht jede Einladung zu Partys ablehnen würde? Entsprach es meiner Wesensart, „normal" zu sein? Ich war so unsicher und unzufrieden mit mir selbst, dass ich auch das ausprobieren wollte. Notgedrungen besuchte ich ein paar Partys. Es wurde jedes Mal ein Fiasko.

Einmal war Feigling-Wetttrinken angesagt. Ich machte nicht mit und sah nur verständnislos zu, wie Pyramiden aus geleerten Fläschchen wuchsen. Später bewarfen mich die anderen Gäste mit Gummibärchen und Salzstangen. Meine rational vorgetragenen Bitten, es doch sein zu lassen, trafen auf taube Ohren. Für mich war dieser Rückschritt in infantiles Kinderverhalten unerklärlich.

Um halb elf wurde ich abgeholt. Nun hatte ich also eine Party besucht. Was war daran so toll?

### *Männlein oder Weiblein: Folgen fürs Erwachsensein*

Es ist relativ wenig darüber bekannt, wie erwachsene Menschen mit Autismus leben. Ein Teil von ihnen wird irgendwo seine Nische gefunden und sich in einem gewissen Rahmen angepasst haben. Andere laufen als seltsame Kauze herum, werden belächelt, aber in Ruhe gelassen. Manche haben ihren Platz in der Gesellschaft gefunden, vielleicht auch eine Familie gründen können und gehen einem recht befriedigenden Job nach.

Hans Kehrer hat beobachtet, dass die Kernsymptomatik des Autismus, als welche er die Kontaktstörung bezeichnet, zurückgehen könne. Die Betroffenen hätten nun durchaus Beziehungen zu anderen Menschen und würden auch in ihrem Verhalten weniger auffällig sein, könnten zum Beispiel zu Blickkontakten fähig sein.

Betrachtet man die Lebensverhältnisse, so zeigen sich Unterschiede zu normalen Menschen: Bei Nachuntersuchungen einer Gruppe von 190 autistischen Menschen fanden Brown und Rutter 1969 heraus, dass keiner von ihnen geheiratet oder sich verlobt hatte. Heterosexuelle Freundschaften seien selten gewesen. Denjenigen, die Beziehungen zu anderen Menschen hätten aufbauen können, fehle es am sozialen Geschick, um richtige Freundschaften einzugehen.[319]

In Internetforen erzählen viele Betroffene, wie sehr sie unter ihren Defiziten leiden. Dieses Leid halte ich für durchaus real und will es auch niemandem absprechen. Jedoch glaube ich, dass manche Betroffene auch einer Wunschvorstellung hinterherlaufen könnten: Sie wünschen sich Beziehungen zu Menschen, die es so nicht gibt. Wahrscheinlich bräuchten sie Freunde, die so kontrollierbar sind wie die imaginären Freunde ihrer Kindheit, Partner, die per Knopfdruck da sind, wenn man sie braucht, und verschwinden, wenn gerade das Spezialinteresse wichtiger ist. In der Realität wird man solche Menschen kaum finden. Das kann man traurig finden oder sich damit abfinden. Das Leben hält noch viele andere Dinge bereit, die es erfüllen können. Gerade Menschen mit Autismus haben die Gabe, sich besonders zu Objekten und bestimmten Tätigkeiten hingezogen zu fühlen und darin ihr Glück zu finden. Professor Grandin sieht die Situation so:

> Manchmal machen sich Eltern und Betreuer zu große Sorgen über das Sozialleben eines autistischen Erwachsenen. Ich knüpfe durch meine Arbeit soziale Kontakte. Wenn eine Person ihre Begabungen entfaltet, wird sie Kontakt mit Menschen bekommen, die ihre Interessen teilen.[320]

Das Alltagsverhalten vieler Menschen mit Autismus kann im Erwachsenenalter zum großen Teil von einstudierten Verhaltensweisen bestimmt sein. Einige von ihnen können sich spontane, eigene Reaktionen völlig abgewöhnt haben, da diese zu oft zu Misserfolgen und Frustrationen geführt haben. Normale Menschen sind von ihren intuitiven Fähigkeiten so verwöhnt, dass sie gar nicht wissen, wie schwer ein Leben ohne Theory of Mind und mit eingeschränkten kognitiven Fähigkeiten sein kann.

Interessant ist, ob und inwiefern sich Frauen und Männer mit Autismus in ihrem Sozialverhalten als Erwachsene unterscheiden. Ich kann mir vorstellen, dass erwachsene Frauen mit Autismus als weniger auffällig wahrgenommen werden könnten. Dieser Schluss ist auch eine Konsequenz aus Tony Attwoods These, dass Mädchen von klein an mehr dazu neigten, ihre Gefühle und Wesenzüge zu verkleiden und sich besser ver-

---

319 Vgl. Kehrer, 2005, 95.
320 Grandin, 1997, 175f.

stellen könnten. Attwood sieht dies auch in der Erziehung und den unterschiedlichen sozialen Anforderungen begründet.[321] Mädchen sollen möglichst brav und angepasst sein, ein Junge darf sich auch wild und aufmüpfig geben, aus ihm soll ja mal ein „richtiger Mann" werden.

Berechtigt ist die Frage nach der Situation im Erwachsenenalter auch deshalb, weil Frauen allgemein als sensibler, einfühlsamer und redseliger gelten als Männer. Darauf beruht auch die Theorie vom eher weiblichen Empathie-Gehirn bei Simon Baron-Cohen.

Autistische Frauen mit Autismus besäßen nach dieser Theorie ein überzogenes „männliches" S-Gehirn. Weiter gedacht könnte das bedeuten, dass Frauen mit Autismus zwar geschlechtlich weiblich, aber vom Gehirn her eher männlich seien. Sie ständen also in gewisser Weise zwischen den Geschlechtern, eine Vorstellung, mit der ich mich als Betroffene identifizieren kann.

In zwischenmenschlichen Beziehungen kann es sich als problematisch erweisen, wenn autistische Frauen nicht erwartungsgemäß wie eine typische Frau denken können. Männer mit Autismus verhalten sich hingegen dem gängigen Bild „Mann" konform. Sie müssten nach Baron-Cohens Theorie vom überzogenen S-Gehirn sogar als besonders „männlich" wahrgenommen werden. Ihnen mag man Schweigsamkeit, wenig Mitgefühl und ein aufbrausendes Temperament eher nachsehen als einer Frau.

Dass „männlich" denkende Frauen weder bei anderen Frauen noch bei Männern gut ankommen, erfahre ich in vielen Alltagssituationen. Für mich selbst ist die Unterscheidung „männlich-weiblich" abgesehen von rein geschlechtlichen Unterschieden uninteressant. Ich habe kein Bedürfnis, meine Weiblichkeit zu leben, was aber auch nicht heißt, dass ich ein Mann sein will. Ich möchte einfach nur ein Mensch sein.

Trotzdem glaube ich, dass mir bestimmte eher weibliche Züge, die in mir angelegt sind oder anerzogen wurden, helfen, meinen Autismus zu kompensieren. Ich war im Gegensatz zu vielen autistischen Jungen früh gezwungen, mich mit den Regeln des eher weiblichen Miteinanders zu konfrontieren, das eben mehr auf Kommunikation und sozialen Fähigkeiten beruht. Mädchen können und müssen in vielen sozialen Bereichen lernfähiger sein. Ihnen werden weniger Benimmfehler verziehen als Jungen, und sie müssen sich früh an Regeln gewöhnen, die sie nicht einsehen können. Ich habe zwar gerne Kleidchen getragen, die alle einen bestimmten Schnitt mit Puffärmelchen haben mussten, es aber nicht verstanden, warum ich nicht wie die Jungen breitbeinig auf einem Stuhl sit-

321 Vgl. http://aspergia.de, 04.03.2006.

zen durfte. Obwohl ich ein Kleid trug, hatte ich kein Interesse daran, eine kleine Dame zu spielen.

***Stichwort Liebe***

„Ich war nie verliebt. Verliebtsein, das gehört nicht zu meiner Erfahrungswelt“[322], so äußert sich Temple Grandin zum Thema Liebe in dem ARTE-Film „Expeditionen ins Gehirn“.

Grandins Feststellung bezieht sich allein auf ihr eigenes Gefühlserleben, kann also nicht stellvertretend für alle Menschen mit Autismus gesehen werden. Auch ein autistischer Mensch kann in einer Beziehung leben, verheiratet sein und Kinder haben.

In einer solchen Beziehung treten zwangsläufig bestimmte Probleme auf, die durch die sozialen Beeinträchtigungen des autistischen Menschen bedingt sind. Nicht jeder Partner ist bereit, sich darauf längerfristig einzulassen. Und doch gibt es Beispiele, dass es funktionieren kann. Liane Willey berichtet von ihrem Ehemann Tom, der sie einfach so akzeptiere, wie sie sei:

> Er vermisste gar nichts an mir, als er feststellte, dass ich anders als andere Menschen war. Er spricht mit mir nie darüber, außer wenn ich das Thema anspreche.[323]

Es ist strittig, ob Menschen mit Autismus lieber untereinander Beziehungen eingehen oder sich an normale Menschen halten sollten. Temple Grandin glaubt, dass es am sinnvollsten sei, wenn zwei Menschen mit Autismus heirateten. Diese würden dann nicht aufgrund von körperlicher Anziehung zueinander gefunden haben, sondern weil sie starke Interessen miteinander teilen könnten.[324] Ich sehe hierbei allerdings das Problem, dass sich beide Partner in ihrer Exzentrik gegenseitig bestärken und den Anschluss an die Welt noch mehr verlieren könnten. Eine Beziehung zu einem normalen Menschen kann eine größere Herausforderung, aber auch für beide Seiten eine Bereicherung sein.

Wichtig für eine gelingende Beziehung ist, dass der autistische Mensch sich seiner Defizite bewusst ist und sich zugänglich zeigt, wenn er auf sie hingewiesen wird. Offene Gespräche sind dabei unverzichtbar. Einem verständnisvollen Ehepartner wird man erklären können, dass einem Zärtlichkeiten nicht das Gleiche bedeuten wie ihm. Die Beziehung kann dadurch natürlich immer wieder auf eine Probe gestellt werden – doch ich hege die Hoffnung, dass sie dabei auch intensiver werden kann.

---

322 Frei wiedergegeben von der Verfasserin aus einer Filmaufzeichnung.
323 Willey, 2003, 108.
324 Vgl. Grandin, 1997, 167.

Die Niederländerin Karin van den Bosch wirft die Frage auf, ob Frauen mit Autismus womöglich häufiger lesbisch seien als normale Frauen. Begründen kann man diese Fragestellung durch Baron-Cohens These vom überzogenen „männlichen“ S-Gehirn, das auch bei Frauen Auslöser des Autismus sein soll.

Im Allgemeinen kann man feststellen, dass sich Menschen mit Autismus schwerer tun, sich in ihre Geschlechterrolle einzufügen. Sie haben meist weniger sexuelle Erfahrungen als nicht-autistische Menschen. Viele von ihnen leiden darunter. So wünscht sich Katja Rohde, eine Frau mit Autismus, die nur gestützt kommunizieren kann, nichts sehnlicher, als einen Mann, der ihre sexuellen Wünsche befriedigen kann.[325] Andere Betroffene akzeptieren ihre Defizite einfach, sind vielleicht sogar froh, wenn erste Bemühungen gescheitert sind, und sie fortan keinen Druck mehr verspüren, weiterhin Kontakte zum anderen Geschlecht aufnehmen zu müssen. Temple Grandin geht sogar noch einen Schritt weiter:

> Selbst heute noch sind persönliche Beziehungen etwas, was ich nicht wirklich verstehe. Und ich betrachte Sex immer noch als die größte, wichtigste ‚Sünde gegen das System‘, um meinen alten Begriff aus der Highschool zu verwenden. Er hat das Ansehen und die Karriere vieler Menschen ruiniert.[326]

Die Enge und Intimität, die eine Zweierbeziehung mit sich bringt, wirkt auf viele autistische Menschen abschreckend. Meine schon zitierte Freundin mit dem Asperger-Syndrom berichtet, dass sie ihren Freund zwar sehr möge, aber sich nicht vorstellen könne, mit ihm zusammen zu ziehen. Sie könne es nicht ertragen, die ganze Zeit einen anderen Menschen um sich zu wissen. Dieses Gefühl kann ich nachvollziehen.

Diejenigen Betroffenen, die sich dennoch nach einem Partner sehnen, vielleicht auch sexuelle Bedürfnisse befriedigt haben wollen, stoßen schnell an ihre Grenzen, wenn es darum geht, eine Beziehung aufrechtzuerhalten. Liebe, Gegenliebe und das ganze Auf und Ab in einer Partnerschaft können so konfus sein, dass schon ein normaler Mensch den Überblick verliert. In kaum einem anderen Bereich menschlichen Verhaltens wird wohl so viel mit Andeutungen, subtilen Zeichen und Informationen zwischen den Zeilen gearbeitet wie in der Liebe. Ich sehe hier ein großes Problem für autistische Menschen, die all diese versteckten Botschaften nicht verstehen können. Temple Grandin zeigt eine daraus resultierende Gefahr speziell für Frauen auf. Sie könne sich an Fälle erinnern, in denen autistische Frauen bei Verabredungen vergewaltigt wor-

---

325 Vgl. Zöller, 2001, 147.
326 Grandin, 1997, 167.

den seien, „weil sie die subtilen Signale sexuellen Interesses nicht verstanden“.[327]

Für mich ist es eine ärgerliche Ablenkung vom Wesentlichen, dass Menschen so viel Zeit mit der „Balz“, der Partnersuche verbringen. Ich respektiere, dass diese Dinge in der Erfahrungswelt anderer sehr wichtig sind, gleichwohl ist es für mich persönlich ein Störfaktor, der mein funktionierendes Leben beeinträchtigt. Wie vielen Jungen und jungen Männern mag ich nicht mehr in die Augen schauen, weil mir von anderen zugeflüstert wurde: „Der will was von Dir“? Aus purer Angst, dass sie irgendetwas missverstehen, eine Geste von mir falsch interpretieren könnten, meide ich jeden Kontakt mit ihnen. Ich finde es schade, da sich so die Welt meiner Kontakte noch weiter verengt.

Das Gehabe vieler Männer kann ich nur als animalisch bezeichnen. Ich kann es nicht leiden, wenn man mir hinterher pfeift oder mir freiende Komplimente macht. Schlimm finde ich auch, wenn ich angesprochen werde. Manchmal passiert mir so etwas, obwohl ich immer sehr bemüht bin, einen abweisenden Gesichtsausdruck aufzusetzen, um mich zu schützen.

Einmal hat mich ein junger Mann am Bahngleis angesprochen. Ob er mich zu einem Kaffee einladen dürfe? Hitze stieg in mir auf, ich wusste nicht mehr, wo ich hingucken sollte, wie ich dieser Situation entfliehen konnte. Ich wollte erst sagen, dass ich gar keinen Kaffee mögen würde, dann, dass mein Zug gleich käme, doch irgendwie rutschten mir nur die Worte raus: „Wohl eher nicht.“ Ich stürmte davon, blieb erst ein paar Gleisabschnitte weiter stehen und versteckte mich hinter anderen Reisenden.

Ich kann mir eine Beziehung zu einem Mann nicht vorstellen. Ich weiß nicht, ob das eine grundsätzliche Unfähigkeit von mir ist oder ob es daran liegt, dass ich für mein Alter recht kindlich geblieben bin. Doch selbst dann sollte mir das Gefühl, verliebt zu sein, eigentlich schon einmal begegnet sein. Ich mache mir darüber keine Gedanken. Ich glaube nicht, dass ich etwas vermissen werde, wenn ich mich nie verlieben sollte. Vermissen kann man meiner Meinung nach nur etwas, das man irgendwie kennt oder einzuschätzen weiß. Wenn Liebe für mich so wesensfern ist, dass ich Verliebtsein nie empfinden werde, glaube ich, dass es gut so ist. Viel mehr beschäftigt mich die Frage, ob ich einmal Kinder haben werde. Manchmal fände ich es schon schön, ein Kind zu haben und ihm die Welt zu zeigen. Dann kommen wieder Zweifel, ob ich nicht überfordert wäre, ob ich überhaupt eine gute Mutter sein könnte. Wenn

327 Ebd., 168.

ich junge Eltern mit ihren Babys spielen und rumalbern sehe, weiß ich, dass ich das nicht kann.

### *Autistische Offenheit und Autoritäten*

„Respektlos“. Dieses Wort mag man in Verbindung mit einem autistischen Menschen recht häufig hören. Hans Asperger beschrieb die „Respektlosigkeit“ wie folgt:

> Wenn man mit ihnen redet, stehen sie mit einem ganz gleich auf gleich, reden mit selbstverständlicher Sicherheit, ohne jede Unterordnung.[328]

Vielen Menschen mit Autismus ist es unverständlich, dass es Rangordnungen unter den Menschen gibt. Ihrem Gerechtigkeitsempfinden würde es entsprechen, jeden gleich zu behandeln, sei es nun ein Obdachloser oder ein Universitätsprofessor.

Betroffene kennen selten Scheu, vor Autoritätspersonen zu treten. Sie setzen sich ein Ziel und versuchen, es glattmöglichst zu erreichen. Auch wenn dieser Weg bedeutet, dass sie einige der höchsten Köpfe bemühen müssen. Dazu Temple Grandin:

> Ich rief einfach ein großes Unternehmen an und verlangte die Werbeabteilung. Ich fürchtete mich nicht vor irgend jemandes hierarchischer oder sozialer Position.[329]

Nicht nur gegenüber Autoritätspersonen mangelt es vielen Menschen mit Autismus am Gespür für soziale Regeln, sondern auch in anderen Situationen, in denen ein „sozialer Verstand“ gefordert ist. Den Betroffenen ist dabei gar nicht bewusst, dass sie gerade etwas getan haben, das sich nicht „gehört“. Liane Willey passiert so etwas eigenen Angaben zufolge häufig:

> Ich spazierte einfach so in den Raum hinein, wo Tom gerade dabei war, seinen Geschäften nachzugehen, unterbrach seine Arbeit dadurch vollkommen und platzte mit der Forderung heraus, dass ich jetzt die Autoschlüssel bräuchte. [...] Sobald er das getan hatte, erkannte ich, dass ich mich zum Mittelpunkt der gesamten Aufmerksamkeit im Raum gemacht hatte, und bemerkte, dass ich gerade eben wohl wieder einmal eine soziale Regel gebrochen hatte.[330]

Neben dem mangelnden Gespür für soziale Regeln kann auch die ungenügende Fähigkeit, verallgemeinern zu können, zu taktlos erscheinendem Verhalten beitragen. Kinder mögen gelernt haben, wie sie sich in einer bestimmten Situation zu verhalten haben, können diese Erfahrung

---

328 Asperger, 1961, 191.
329 Grandin, 1997, 170.
330 Willey, 2003, 105.

aber nicht an andere, ähnliche Situationen anpassen. Dazu die Autorinnen Aarons und Gittens:

> Zum Beispiel kann ein Kind gelernt haben, keine persönlichen Kommentare über Herrn Browns kahlen Kopf abzugeben. Wenn es dann aber mit der korpulenten Frau Smith konfrontiert wird, beschäftigt es sich den ganzen Tag mit deren Leibesfülle.[331]

Auch jüngere Kinder in der normalen Entwicklung können unpassende Kommentare laut aussprechen. Autistische Kinder sind aber in der Regel älter, wenn ihnen diese Dinge passieren, und entsprechend geringer ist das Verständnis, das andere für diese verbalen Entgleisungen aufbringen. Ich glaube, dass auch die Wahrheitsliebe vieler Betroffener dabei eine große Rolle spielt. Obwohl ich längst eine junge erwachsene Frau bin, kann ich mich kaum beherrschen, wenn ich eine bestimmte Wahrheit nicht äußern darf.

Schwer fällt es mir, mich in sozialen Situationen konform und erwartungsgemäß zu verhalten. Ich kann mich nicht bei jemandem anbiedern, ihm schmeicheln oder ihn hofieren, nur weil er eine hohe Position bekleidet. Wenn mir jemand unsympathisch ist, kann ich das schlecht vor ihm verbergen.

Mit der Zeit habe ich gelernt, dass ich mit dieser Offenheit nicht weit komme. In der Welt muss man sich zu einem gewissen Maß verbiegen, um voranzukommen. Mein Praktikum in einer Apotheke unter einem unleidlichen Chef war ein gutes Übungsterrain. In der Apotheke lief Vieles nicht so, wie es den Vorschriften entsprechend hätte sein sollen. Am liebsten hätte ich dem Apotheker gesagt, was ich von ihm und seinen Machenschaften halte, habe es aber nicht getan. Ich wollte meinen Praktikumsplatz nicht riskieren.

Respekt oder gar Angst vor einer Person zu haben, nur weil sie ein bestimmtes Amt bekleidet, kenne ich nicht. Wenn ich in der Schule ein Problem hatte, war für mich der logische Weg, damit zum Schulleiter zu gehen. Er war schließlich der „Chef" im Haus, und wenn mir etwas nicht passte, dann sollte er es richtigstellen. Meine Freundinnen waren schockiert, mit welcher Selbstverständlichkeit ich in sein Büro spazierte. Einmal war ich bei ihm, weil ich nicht einsehen wollte, warum alle Unter- und Mittelstufenschüler in der Pause selbst bei eisigem Wetter auf den überfüllten Schulhof mussten, während die Oberstufenschüler es sich in den Aufenthaltsräumen gemütlich machen durften. Während des Gesprächs hatte ich nicht den Eindruck, sonderlich ernst genommen zu werden. Außer ein paar Worthülsen hatte der Direktor mir nichts anzu-

331 Aarons/Gittens, 2000, 53.

bieten. An der Situation änderte sich nichts. Ich musste weiterhin jede Pause raus auf den kalten Hof.

Andererseits glaube ich, dass meine offene und unvoreingenommene Art und meine geringe Scheu vor Hierarchien mir, richtig angewendet, auch Türen öffnen können. Ich bin nie aufgeregt vor Gesprächen mit als wichtig geltenden Personen. Bei meiner mündlichen Abiturprüfung hat es mich überhaupt nicht gestört, dass einige hochrangige Lehrer und der Direktor anwesend waren und mir zuhörten. Von mir aus hätte man den ganzen Raum mit Würdenträgern füllen können, es wäre mir gleichgültig gewesen. Bei künftigen Vorstellungsgesprächen kann ich mir nicht vorstellen, aufgeregt oder gehemmt zu sein. Das gehört wohl zu den Vorteilen, die mir mein autistisches Anderssein einbringt.

## III. Gruppe B: Kommunikation

Die diagnostischen Kriterien der Gruppe B befassen sich mit dem Gebrauch der Sprache bei autistischen Menschen.

Die Sprachentwicklung verläuft bei betroffenen Kindern auf erschwerte Weise. Ein großer Teil kann die Sprache nie zur Kommunikation einsetzen.

Viele Kinder machen durch ungewöhnliche Sprachphänomene wie Laut- und Wortwiederholungen auf sich aufmerksam. Echolalien, Vertauschen von Fürwörtern und Wortneuschöpfungen sind typisch. Die Sprechweise wirkt disharmonisch und mechanisch. Kinder mit Autismus weisen auch bei hohem Sprachvermögen nur eine beschränkte Dialogfähigkeit auf und sind auf spezielle Themen fixiert. Das Sprachverständnis steht oft zurück.

Im Folgenden soll betrachtet werden, wie die gesunde Sprachentwicklung verläuft und was dazu abweichend bei autistischen Kindern zu beachten ist.

### Die Sprachentwicklung – wie Kinder sprechen lernen

Von Geburt an werden Säuglinge von gesprochener Sprache angezogen. Die eigentliche Anbahnung der kindlichen Sprachentwicklung hat da längst begonnen. Sie geschieht im Mutterleib.

Ab der 32. Schwangerschaftswoche ist die Hörfähigkeit des Kindes so weit entwickelt, dass es die mütterliche Stimme wahrnehmen kann. Darauf weisen Tests hin, in denen geprüft wird, wie Kinder auf unterschiedliche weibliche Stimmen reagieren. Bei diesem Test macht man sich die Saugfähigkeit der Babys zu Nutze. Je nach dem wie stark sie an einem Sauger saugen, können sie über einen bestimmten Mechanismus ein Tonband mit der Stimme ihrer Mutter oder eines mit einer fremden weiblichen Stimme einschalten. Es zeigt sich dabei eine deutliche Bevorzugung der mütterlichen Stimme. Dass diese Bevorzugung exklusiv für die mütterliche Stimme gilt und nicht für die väterliche, bestätigen entsprechend abgewandelte Experimente. Zu erklären ist dies damit, dass die väterliche Stimme wie alle anderen Stimmen noch nicht im Mutterleib wahrgenommen werden kann.[332]

Wie gut das Ungeborene am Sprechen der Mutter teilhaben kann, zeigt auch folgender Versuch. Man ließ Schwangere sechs Wochen vor der Geburt täglich eine Kindergeschichte vorlesen. Später präsentierte

332 Vgl. Papoušek, 1994, 145.

man dem Neugeborenen zwei Geschichten – die „bekannte“ Geschichte und eine andere. Die Kinder favorisierten die Geschichte, die sie im Mutterleib gehört hatten. Dies geschah sogar dann, wenn nicht die Mutter, sondern eine andere Person sie ihnen vorlas.

In anderen Untersuchungen wurde festgestellt, dass ein Neugeborenes zwischen seiner Muttersprache („der Sprache der Mutter“) und einer Fremdsprache differenzieren kann. Für zwei Fremdsprachen gilt diese Unterscheidungsfähigkeit nicht.[333]

Die Hörfähigkeit eines Neugeborenen ist von besonderen akustischen Vorlieben geprägt. Eine wichtige Rolle scheinen hochfrequente Laute zu spielen, wie sie in der typischen „Ammensprache“ vorkommen. Auch melodische Strukturen in der Sprechweise kommen dem Kleinen und seinem Hörverständnis entgegen.[334]

Die sprachliche Entwicklung hängt wie die Entfaltung aller anderen Fähigkeiten davon ab, wie sehr das Kind von seiner Umgebung angeregt und gefördert wird. Einer der bekanntesten deutschen Hirnforscher, Professor Wolf Singer vom Max-Planck-Institut für Hirnforschung in Frankfurt, zeigt an einem Beispiel auf, wie wichtig entscheidende Umweltreize in den ersten Monaten sind. Er berichtet von Babys, die wegen Augenentzündungen bei der Geburt blind gewesen seien und die man später an den Augen operiert habe. Die Babys hätten zwar hinterher funktionierende Augen aufgewiesen, aber trotzdem keine Sehfähigkeit entwickeln können. In ihrem Gehirn hatten sich die für das Sehen notwendigen Verknüpfungen nicht ausgebildet.[335]

Ähnlich ist es mit der Sprachentwicklung. Kinder können Sprache nicht allein aus sich heraus entwickeln, sondern brauchen Anregungen aus ihrer Umgebung, damit sich die entsprechenden Strukturen in ihrem Gehirn entwickeln können. Dass es keine so genannte „Ursprache“ gibt, die ein Kind zu sprechen beginnt, wenn es keinen menschlichen Sprachproduktionen ausgesetzt ist, demonstriert nicht zuletzt das bekannte Experiment von Kaiser Friedrich II. Der Kaiser ließ einige Säuglinge isoliert aufwachsen und nur ihre äußeren Grundbedürfnisse befriedigen. Keines dieser Kinder lernte sprechen. Sie alle verkümmerten und starben nach kurzer Zeit.

Heute weiß man, dass die spezifischen sprachlichen Bausteine, die sich ein Kind in den ersten Monaten aneignet, zu den wichtigsten gehö-

---

333 Vgl. ebd., 146.
334 Vgl. ebd., 147.
335 Vgl. www.familienhandbuch.de (cmain/f_Fachbeitrag/a_Kindheitsforschung/s_1815, entnommen 22.09.05).

ren. Sie schaffen die Voraussetzung dafür, dass das Kind selbst Sprachlaute produzieren kann.

Ein gesundes Kind ist sehr früh in der Lage, sprachliche Laute von Hintergrundgeräuschen zu differenzieren. Auf auditive Reize reagiert es sehr aufmerksam: Schon ein Säugling richtet seinen Kopf nach der Quelle des Lautes. Dabei nimmt er immer mehr Details wahr und lernt diese zu differenzieren.[336]

Die zunehmende Spezialisierung auf die Bausteine der elterlichen Sprache ist mit dem Verlust des universalen Lautverständnisses verbunden. Mit etwa zehn Monaten verliert das Kind seine anfängliche Fähigkeit, Laute aller Sprachen voneinander unterscheiden zu können.[337]

Im gleichen Alter wird das Kind fähig, Unterschiede zwischen eigenen Lautproduktionen und den Sprachlauten zu hören, die es aus seiner Umgebung empfängt. Die Artikulationsfähigkeit des Kindes wird durch diese ständige Selbstkontrolle stetig verbessert.[338] Der französische Hals-Nasen-Ohrenarzt und Phoniater Professor Alfred Tomatis hat einen entsprechenden Zusammenhang zwischen Hörwahrnehmung und Lautproduktion festgestellt: Wir können nur jene Laute richtig wiedergeben, die wir auch hören können.[339]

Die ersten repetitiven Silbenfolgen wie „mamama" oder „daedaedaedae" treten ab dem sechsten, spätestens aber mit dem elften Monat auf.[340] Sie bilden die Grundlage der Kindersprache. Die Kindersprache zeichnet sich dadurch aus, dass sie genau an die stimmlichen Fähigkeiten des Kindes angepasst ist. Ihre Grundlagen sind in den meisten Sprachen identisch.[341]

Um diese ersten Silben bilden zu können, muss das Kind über ausgereifte feinmotorische Fähigkeiten im Mundbereich verfügen. Diese Fähigkeiten entwickeln sich langsam und schrittweise. Kinder artikulieren als erstes die für sie leicht zu bildenden Laute.[342]

Erste Wörter treten durchschnittlich in einem Alter von elf bis 15 Monaten auf.[343] Die weitere Entwicklung erfolgt meist recht schnell. Im

---

336 Vgl. Papoušek, 1994, 148f.
337 Vgl. ebd., 114f.
338 Vgl. ebd.
339 Vgl. www.familienhandbuch.de (cmain/f_Fachbeitrag/a_Erziehungsbereiche/s_698.htm, entnommen 22.09.05).
340 Vgl. Papoušek, 1994, 84.
341 Vgl. ebd., 91.
342 Vgl. ebd., 85.
343 Vgl. ebd., 71.

Alter von etwa 18 Monaten kommt es zum „vocabulary burst“, einer immensen Zunahme des kindlichen Wortschatzes.[344]

Von großer Wichtigkeit für die Sprachentwicklung ist die Imitationsbegabung des Kindes. Die Fähigkeit zum sofortigen Imitieren von Gehörtem ist von Kind zu Kind unterschiedlich ausgebildet. Dies zeigt sich auch im sprachlichen Gebrauch. Kinder, die sehr intensiv nachahmen, haben oft eine ungenauere Artikulation, halten weniger die syntaktischen und phonologischen Regeln ein und benutzen mehr Jargon.[345]

Zwischen dem 14. und 20. Monat reift die Fähigkeit zum verzögerten Nachahmen heran. Das verzögerte Nachahmen ist wichtig, um Gehörtes zu intensivieren.[346] Die Wörter, die das Kind hört, speichert es nun ab. Es kann die neuen Informationen nachträglich bearbeiten und sie einige Zeit später wiederholen. Besonders häufig wird das verzögerte Nachahmen in bestimmten wiederkehrenden Situationen beobachtet. Typisch sind zum Beispiel die so genannten Aufwachmonologe. Darin greift das Kind Phrasen aus dem alltäglichen Gebrauch auf und wandelt sie spielerisch um.[347]

Nachsprechen ist eine wichtige Wortlernstrategie. Kinder wenden sie in einem Alter von ca. 15 Monaten an. Zum Lerneffekt trägt erheblich bei, dass die Mutter meist korrigierend eingreift, wenn das Kind ein Wort falsch wiedergibt.[348]

Das auditive Feedback ermöglicht es dem Kind, seine anfänglich noch eher unverständlichen und undeutlich artikulierten Laute den konventionellen Lauten anzunähern. Entsprechende Probleme treten bei hörgeschädigten Babys auf. Hier ist das erste Silbenplappern, das sich an die frühen Lautäußerungen anschließt, verzögert.[349]

Bezugspersonen wie die Mutter stellen beim Sprechen lernen auch eine wichtige Motivationsquelle dar. Das Kind fühlt sich verstanden, wenn die Mutter auf seine Lautäußerungen eingeht, es verbessert und auch nur eher zufällige Laute als konventionelle Silben oder Wörter interpretiert.

Dass eine beachtliche innere Motivation nötig ist, damit das Kind überhaupt sprechen lernt, versteht sich von selbst angesichts des langen und mühsamen Weges von ersten Lautäußerungen bis hin zu richtig artikulierten Wörtern. Förderlich ist sicher, dass das Kind geradezu Vergnügen daran zu finden scheint, Laute, die es erstmals zufällig produziert

---

344 Vgl. Bauer, 2005, 80f.
345 Vgl. Papoušek, 1994, 110.
346 Vgl. ebd., 112.
347 Vgl. ebd., 108f.
348 Vgl. ebd., 110.
349 Vgl. ebd., 105.

hat, durch ständiges Wiederholen in die üblichen Laute zu verwandeln. Bei diesem „Vokalisieren um des Vokalisierens willen“ spricht das Kind aus purer Freude daran, seine Stimme zu erkunden.[350]

Auch Joachim Bauer betont die soziale Komponente beim Sprechen lernen. Er ist überzeugt, dass sich Sprache nur dort entwickeln kann, wo dem Kind zwischenmenschliche Beziehungen zur Verfügung stehen.[351]

Die soziale Interaktion ist also einerseits Voraussetzung für die Entwicklung der Sprache, andererseits wird sie aber auch von dieser vorangetrieben. Die Dialogfähigkeit, also die Fähigkeit, im harmonischen Wechselspiel mit einem Partner kommunizieren zu können, bildet sich frühestens zwischen dem 18. und 24. Monat aus, nach anderen Autoren auch erst im dritten Lebensjahr. Die Kinder unterbrechen die Mutter nun deutlich weniger und suchen vermehrt nach Signalen, die sie aussendet, wenn sie mit ihrem Beitrag zu Ende ist. Umgekehrt lassen sich die gleichen Signale auch beim Kind beobachten. Es schaut zur Mutter, wenn es fertig ist, und gibt ihr so zu verstehen, dass sie wieder an der Reihe ist zu sprechen.[352]

Im weiteren Verlauf des Spracherwerbs häuft sich das Kind einen stetig wachsenden Wortschatz an. Langsam erobert es sich die Welt und kann immer mehr Dinge beim Namen nennen. In dieser Phase setzt auch das „Loch in den Bauch fragen“ ein.[353]

Im dritten Lebensjahr wird die Sprache zunehmend komplexer. Das Kind lernt, längere Sätze zu bilden und benutzt die ersten Personalpronomina und Präpositionen.[354]

## Spracherwerb bei autistischen Menschen

Ca. 40 % der autistischen Kinder entwickeln keine aktive Sprache. Diese Kinder sollten als mutistisch bezeichnet werden, da in der Regel nicht die Fähigkeit zum Sprechen, sondern der Antrieb dazu fehlt.

Die meisten Kinder mit Autismus sind in der Lage, eine gewisse Form der Sprachäußerungen – wenn auch unter erschwerten Bedingungen – zu erwerben. Es gibt charakteristische Unterschiede in der Sprachentwicklung bei gesunden und autistischen Kindern. Aber auch innerhalb des autistischen Kontinuums verläuft der Spracherwerb nicht einheitlich.

---

350 Vgl. ebd., 81.

351 Vgl. Bauer, 2005, 81.

352 Vgl. Papoušek, 1994, 99.

353 Vgl. www.familienhandbuch.de (cmain/f_Fachbeitrag/a_Erziehungsbereiche/s_698.htm, entnommen 22.09.05).

354 Vgl. ebd.

Kinder mit Asperger-Autismus weisen in der Regel keine nennenswerte Sprachverzögerung auf. Sie machen früh mit einer äußerst geschliffenen und genauen Sprache auf sich aufmerksam. Die als typisch autistisch geltenden Sprachphänomene treten seltener und schwächer auf.

Anders verhält es sich bei Kindern mit frühkindlichem Autismus. Hier ist der Sprechbeginn oft stark verzögert, manchmal bleibt er auch ganz aus. Eine ausbleibende Sprechentwicklung kann verschiedene Ursachen haben. Umstritten ist allerdings, ob den Kindern tatsächlich einfach nur die geistigen Voraussetzungen fehlen. Zwar gelten je nach Test bis zu drei Viertel der autistischen Kinder als schwach bis schwerst geistig behindert[355], doch ist zu bedenken, dass die angewendeten Standardtests voraussetzen, dass das Kind mündliche Befehle versteht. Bietet man einem Betroffenen hingegen Tests an, welche die nonverbale Intelligenz überprüfen, kann er beachtlich besser abschneiden. Einige Autismusforscher glauben, dass diese Tests eher geeignet sein könnten, die besonderen Talente und Verarbeitungsprozesse bei Betroffenen zu bewerten.

Bildgebende Verfahren vom Gehirn haben den Verdacht erhärtet, dass die Denkprozesse bei Menschen mit Autismus weniger von verbalen Fähigkeiten dominiert sein könnten. Bei Betroffenen sind zum Beispiel visuelle Verarbeitungsareale aktiv, während gesunde Menschen bei den gleichen Aufgaben linguistische Hirnregionen benutzen.[356]

Außer in der weniger verbal geprägten Funktionsweise des Gehirns könnte ein weiterer Grund für eine ausbleibende Sprechentwicklung in beeinträchtigten motorischen Fähigkeiten liegen. Darauf weist hin, dass einige Betroffene eine „innere Sprache" entwickeln können. Mit Hilfe von besonderen Methoden wie der gestützten Kommunikation, auf die ich später noch zurückkommen werde, können sie sich verständigen und Einblicke in ihre Innenwelt zulassen. Lutz Bayer schildert seine Situation mittels gestützter Kommunikation auf folgende Weise:

> Ich kann nicht sprechen, weil mein Mund die Befehle des Gehirns nicht ausführen kann, aber ich kann denken.[357]

Es bleibt die Frage, warum höher funktionierende Menschen mit frühkindlichem Autismus trotz ihrer meist hohen Intelligenz und der funktionierenden Sprechwerkzeuge nur verzögert zu sprechen beginnen. Verantwortlich dafür sind verschiedene Faktoren.

Die Sprachentwicklung kann schon allein deshalb nicht nach den gewöhnlichen Mechanismen ablaufen, weil die dafür so wichtigen sozialen

---

355 Vgl. Klicpera/Innerhofer, 2002, 30f.

356 Vgl. http://sciencenow.sciencemag.org/cgi/content/full/2006/220/1, entnommen 18.07.2006.

357 Autistische Menschen verstehen lernen II, 1996, 23.

Interessen bei den Kindern nicht vorhanden sind. Der Spracherwerb muss hier eigene Strategien verfolgen und wird oft als „auffallend sprunghaft“[358] empfunden. Was sich schließlich entwickelt, ist eine qualitativ andere Sprache.

Ich möchte nun einige der Faktoren vorstellen, die Menschen mit Autismus das Erlernen der Sprache erschweren und manchmal gänzlich unmöglich machen.

### *Das Hörvermögen*

Hören und Sprechen – wie eng diese beiden Fähigkeiten miteinander verbunden sind, berichtet Temple Grandin:

> Ich war in der Lage, sprechen zu lernen, weil ich die Sprache verstehen konnte, aber in ihrer Funktionsfähigkeit erheblich eingeschränkte Autisten lernen möglicherweise nie sprechen, weil ihr Gehirn nicht zwischen den sprachlichen Lauten unterscheiden kann. Viele dieser Menschen sind geistig zurückgeblieben, aber einige wenige haben möglicherweise ein fast normal funktionierendes Gehirn, das in einem nicht funktionierenden sensorischen System gefangen ist.[359]

Michael Rutter hat von 1950 bis 1958 Aufzeichnungen über all jene Kinder angefertigt, die im Maudsley Hospital mit einer „kindlichen Psychose“ eingeliefert wurden. Rutter weist darauf hin, dass die überwiegende Mehrheit der Kinder die Kriterien des frühkindlichen Autismus nach Kanner erfüllt hätten.[360] Bei allen psychotischen Kindern habe eine Sprachretardierung vorgelegen. Ein Drittel der Kinder sei zu irgendeinem Zeitpunkt für gehörlos gehalten worden. Eine besondere Unempfänglichkeit habe sich dem gesprochenen Wort gegenüber gezeigt.[361]

Die Wahrnehmungsstörungen im auditiven Bereich können so ausgeprägt sein, dass sich menschliche Laute für die Betroffenen nicht mehr von Umgebungsgeräuschen abheben. Temple Grandin unterstützt die These namhafter Wissenschaftler – unter anderem Dr. Edward Ornitz 1985 –, dass die Nonverbalität einiger autistischer Menschen auf dieses Unvermögen zurückzuführen sein könnte.[362] Untersuchungen von Gillberg, Rosenhall und Johansson haben zudem 1983 einen signifikanten Zusammenhang zwischen auffälligem Hörverhalten und Sprachproblemen bestätigt.[363]

---

358 Vgl. Kehrer, 2005, 92.
359 Grandin, 1997, 64.
360 Vgl. Rutter, 1073, 79.
361 Vgl. ebd., 83.
362 Vgl. Grandin, 1995, 70.
363 Vgl. Wilker, 1989, 75f.

Das Hörvermögen vieler autistischer Kinder funktioniert anders als das von normalen Kindern. Dies kann sich als scheinbare Gehörlosigkeit bemerkbar machen. Das betroffene Kind zeigt ein offensichtliches Desinteresse gegenüber der menschlichen Stimme und reagiert nicht, wenn es angesprochen wird. Ob dem Kind nun tatsächlich bestimmte Stimmfrequenzen Hörprobleme bereiten oder ob es allein aus mangelndem Interesse nicht reagiert, muss von Fall zu Fall entschieden werden.

Oft beobachtet man, dass die gleichen Kinder, die auf Stimmen nicht reagieren, sehr wohl auf Laute achten können, die ihr Interesse wecken. Das sind häufig bestimmte Geräusche aus ihrem Umfeld, wie etwa das Platschen eines Steins, der ins Wasser fällt, oder das Geräusch, das beim Öffnen einer Keksdose entsteht.[364]

Betroffene berichten zurückblickend, dass sie als kleine Kinder nicht imstande waren, menschliche Lautäußerungen von zufälligen Umgebungsgeräuschen zu unterscheiden. „Alle unterschiedlichen Geräusche drangen ungefiltert in mich ein“, beschreibt Zöller sein Hörerlebnis als kleines Kind, und nur wenn seine Mutter „deutlich sprach und das, was sie sagte, durch Gesten unterstrich, konnte ich erkennen, wo ein Wort anfing und wo es endete“.[365]

Probleme, Wortgrenzen festzustellen, treten in dieser Weise bei normalen Kindern nicht auf. Üblicherweise sind sie ab dem sechsten Monat fähig, sogar Satzgrenzen zu erkennen.[366]

Temple Grandin unterscheidet nach dem jeweiligen Hörvermögen zwei Gruppen von Kindern: Die ersten würden in einem Alter von zwei Jahren wie gehörlos erscheinen, könnten dann aber plötzlich Sprache verstehen. Die andere Gruppe umfasse Kinder, die sich bis zu einem Alter von anderthalb oder zwei Jahren normal entwickelten, dann aber die Fähigkeit verlieren würden, Sprache zu verstehen. Bei einem betroffenen Kind gingen die Sprachfähigkeiten zurück, während sich seine autistischen Symptome verstärkten. Für diese Kinder seien die Prognosen am schlechtesten. Sie würden sich immer mehr in sich selbst zurückziehen, da ihnen die Geräusche und visuellen Erscheinungen ihrer Umgebung zunehmend unverständlicher würden.

Die erste Gruppe könne hingegen größere Fortschritte machen. Auch wenn noch Hörprobleme aufträten, könnten sich diese Kinder besser in der Welt zurechtfinden und an ihrer Umwelt teilhaben. Die Übergänge zwischen beiden Gruppen beschreibt Grandin als fließend. Entsprechend gebe es auch Kinder, die sich keiner Gruppe eindeutig zuordnen ließen.

---

364 Vgl. Aarons/Gittens, 2000, 81f.
365 Zöller, 2001, 62.
366 Vgl. http//www.liga-kind.de.

Grandin selbst bezeichnet sich als ein Kind, das nach anfänglichen Problemen Sprache wahrnehmen konnte. Sie habe Sprache verstehen können, wenn Menschen direkt zu ihr gesprochen hätten. Einschränkungen hätte es allerdings gegeben, wenn sich Erwachsene untereinander unterhalten hätten.[367]

Üblicherweise lernen Kinder Sprache, indem sie zunächst einige ihnen bekannte „Schlüsselwörter" aus der gesprochenen Sprache um sie herum zu identifizieren und zu wiederholen lernen. Autistischen Kindern fällt es ungleich schwerer, aus der großen Masse von auf sie einstürzenden Wörtern einige wenige auszusondern. Sie können nur eingeschränkt am alltäglichen Sprachangebot ihrer Umgebung lernen. Entsprechende Probleme bereitet es, Laute und Wörter zu artikulieren. Wie bereits aufgezeigt wurde, muss man Laute wahrnehmen können, um sie reproduzieren zu können. Die Hörprobleme könnten also auch erklären, warum sich betroffene Kinder oft so schwer tun, Phoneme richtig zu bilden.[368]

Auch Axel Brauns litt unter Sprachproblemen. Er hatte Schwierigkeiten, Laute und Wörter aus der gesprochenen Sprache herauszufiltern:

> Unruhe brach von oben in meine stille Welt herein. Die Haha stand an der Flurheizung und machte Geräusch.[369]

„Geräusch" oder „Lärm" war für Brauns all das, was er sprachlich nicht identifizieren konnte. Meine frühsten Erinnerungen an gesprochene Sprache entsprechen am ehesten dem Gefühl, als wenn ich heute Menschen in einer mir unbekannten Sprache sprechen höre: Ich nehme Aneinanderreihungen von Lauten wahr, die an mir vorbeiplätschern, kann jedoch weder Wort- noch Satzgrenzen erkennen, vom Identifizieren einzelner Wörter ganz abgesehen.

Als Kleinkind habe ich auf Geräusche und auf die Stimmen anderer Personen so wenig reagiert, dass meine Hörfähigkeit für beeinträchtigt gehalten wurde. Das hätte auch erklärt, warum ich nicht sprechen lernen konnte. Im Aachener Klinikum wurde mein Hörvermögen schließlich getestet. Ich war damals vier Jahre alt, habe aber recht lebhafte Erinnerungen daran.

Mir war nicht bewusst, was da Seltsames mit mir geschah. Die Sprache der umherlaufenden, weiß gekleideten Menschen habe ich nicht verstanden. Ich war wie die Zuschauerin eines Stummfilms mit dem Unterschied, dass ich selbst eine Hauptrolle spielte.

---

367 Vgl. Grandin, 1995, 55f.

368 Vgl. Klicpera/Innerhofer, 2002, 66f.

369 Brauns, 2004, 25.

Menschen hantierten an meinen Ohren herum, steckten Schläuche hinein und redeten auf mich ein. Meine Eltern waren nirgends zu sehen. Ich verstand nicht, warum sie mich in diesem Zimmer mit dem scharfen weißen Licht zurückgelassen hatten und warum die weiß gekleideten Menschen diese Sachen mit mir anstellen durften.

Später, ich weiß nicht, ob Tage später oder noch am selben Tag, saß ich im Zimmer der Sprachtherapeutin und sie malte Dinge an die Tafel. Sie redete auf meine Mutter ein, erklärte etwas, nur einzelne Worte drangen zu mir durch: „Ohren". Es ging um Ohren, um meine Ohren, in die man mir vor kurzem etwas hineingesteckt hatte. Ich glaubte, dass die aufgemalten Bilder etwas mit meinen Ohren zu tun haben könnten. Ich saß dabei und sah zu. Es machte mir Angst. Was war nur so schrecklich verkehrt mit mir?

Noch heute habe ich mit dem Hören Probleme. Aus unbekannten Wörtern höre ich Bekanntes heraus. Ich verstehe das, was ich hören will, wenn ich ein Wort nicht kenne, und nicht das, was tatsächlich gesagt wurde. Sätze kann ich schlecht in ihrer Gesamtheit wahrnehmen, sondern fokussiere auf mir vertraute Wörter. Selbst wenn Menschen in einer mir fremden Sprache sprechen, glaube ich bisweilen, mir bekannte, deutsche Wörter in den Redeschwallen erkennen zu können.

Früher hat es Familienangehörige aufgeregt, wenn ich etwas völlig anderes gehört haben wollte, als tatsächlich gesagt worden war. Heute bin ich vorsichtiger geworden und vertraue meinen Ohren nicht mehr völlig. Besonders dann, wenn es um neue Wörter geht.

### *Autistische Zurückgezogenheit*

Es fällt auf, dass die Sprachentwicklung umso schlechter verläuft und die Kinder Sprache umso weniger kommunikativ einsetzen, je eingeschränkter sie in ihren kognitiven Fähigkeiten sind.[370]

Forschungsergebnisse speziell zu den Theory of Mind-Fähigkeiten autistischer Kinder lassen Wissenschaftler ursprüngliche Annahmen überdenken, wie Sprachentwicklungsstörungen einerseits und soziale Defizite andererseits zusammenhängen könnten. Bislang hatte man die Sprachschwierigkeiten für die Ursache der schlecht entwickelten sozialen Fähigkeiten gehalten. Nun deutet vieles darauf hin, dass es genau umgekehrt ist: Durch die Schwierigkeiten in der sozialen Interaktion und speziell die autistische Zurückgezogenheit scheinen die Probleme in der Sprachentwicklung erst zu entstehen.[371]

---

370 Vgl. Klicpera/Innerhofer, 2002, 65.
371 Vgl. Frith, 2005, 17.

Die in sich gekehrten Kinder, die jeden Impuls von außen ablehnen, sind unempfänglich für die kommunikativen Zeichen, die ihnen ihr soziales Umfeld sendet. Diese Zeichen erkennen zu können, ist jedoch wichtig für die gesunde Entwicklung eines Kindes. Denn nur, wenn das Kind eingebunden ist in ein soziales Umfeld und Anregungen und Bestätigungen von außen erhalten kann, kann es seine Fähigkeiten voll entfalten. Dies gilt besonders für das Sprechen lernen.

Der Erwerb der Sprache ist ein beschwerlicher Vorgang, der nicht ohne ein unterstützendes soziales Umfeld funktionieren kann. Kleine Gesten, Lächeln oder bestätigende Antworten von Seiten der Bezugspersonen belohnen die Mühen des Kindes und wirken motivierend.[372] Autistische Kinder nehmen diese Belohungseffekte für Sprachversuche gar nicht oder nur eingeschränkt wahr. Lächeln oder ermutigende Gesten sind selten von Interesse. Das Kind lebt in einer eigenen Welt, in der es nur „Geräusche“ und selten mal Laute gibt.[373]

Normale Kinder besitzen den angeborenen Wunsch, mit anderen zu kommunizieren. Dieser Wunsch ist bei autistischen Kindern so nicht vorhanden. Damit fehlt ihnen eine der stärksten Motivationen, um sprechen zu lernen. Uta Frith nimmt an, dass ein mangelnder oder schwach ausgebildeter Wunsch zu kommunizieren für den kindlichen Spracherwerb ein ebenso großes Handicap sein könnte wie Gehörlosigkeit.[374]

Je stärker ausgeprägt autistische Symptome wie etwa die Zurückgezogenheit und Unansprechbarkeit sind, desto gehinderter ist die Sprachentwicklung. Dieser Zusammenhang zeigt sich besonders deutlich am so genannten „Sprachknick“. Betroffene Kinder erscheinen in den ersten Jahren in ihren sozialen Fähigkeiten unauffällig und beginnen normal die Sprache zu erwerben. Plötzlich jedoch stagniert das Sprechvermögen bzw. entwickelt sich zurück. Dieses Phänomen wird bei Jungen ca. viermal so häufig beobachtet wie bei Mädchen.[375]

Meistens setzt der „Sprachknick“ ein, wenn das Kind einen Wortschatz von etwa 10 Wörtern entwickelt hat. Die Rückentwicklung verläuft schleichend und geht in der Regel mit einer Verstärkung der allgemeinen autistischen Symptome einher.[376] Beobachtet wird dies bei etwa einem Viertel der Kinder.[377]

Ich gehöre zu jener Gruppe von Kindern, die von Anfang an auffällig in ihrer Sprachentwicklung sind. Auch die autistischen Symptome waren

372 Vgl. www.familienhandbuch.de (cmain/f_Fachbeitrag/a_Erziehungsbereiche/s_698.htm).

373 Vgl. Brauns, 2004, 25.

374 Vgl. Frith, 2003, 119.

375 Vgl. Kehrer, 2005, 92.

376 Vgl. Klicpera/Innerhofer, 2002, 66.

377 Vgl. ebd.

bei mir von Beginn an vorhanden. Meine Eltern hatten das Gefühl, dass mir jedes Kommunikationsbedürfnis fehlen würde. Doch weder das noch meine ausbleibende sprachliche Entwicklung wurden als Hinweis auf meinen Autismus erkannt.

Meine Eltern waren mit ihren Sorgen, dass ich nicht sprechen lernte, allein gelassen. Ärzte und Bekannte meinten, sie müssten Geduld haben, ich bräuchte eben mehr Zeit. Meine Mutter sehnte meine Sprachentwicklung auch deswegen herbei, weil sie hoffte, dann endlich verstehen zu können, was ich wollte, und meine Bedürfnisse kennenzulernen.

Vorherige Entwicklungsschritte hatten meine Eltern noch vorantreiben können. Doch bei meinem Kommunikationsverhalten half auch ihr sanfter Druck nichts mehr. Besonders meine Mutter machte sich Vorwürfe und litt unter starken Schuldgefühlen.

Im Klinikum testeten sie schließlich die Interaktion zwischen mir und meinen Eltern. Das Verhalten meiner Eltern erwies sich als völlig normal. Als auffällig erschien aber, wie sehr ich alles von mir wies und niemanden an mich heranließ. Die Ärzte hatten dafür keine Erklärung und äußerten sich nicht dazu.

### *Imitationsvermögen*

Laute imitieren zu können gehört zu den frühsten Fähigkeiten des gesunden Kindes. Bei vielen Kindern mit Autismus ist die lautliche Kommunikation schon in der präverbalen Phase gestört. Rückblickend fällt Eltern auf, dass ihr Plappern seltsam monoton erschien und insgesamt eher gering ausgefallen sei. In den Lautäußerungen fehlten zudem die typischen gesprächsartigen Intonationen, die bei normalen Kindern festzustellen sind.

Im ersten Lebensjahr fallen ca. 50 % der autistischen Kinder dadurch auf, dass sie die vorsprachlichen Laute, durch welche die Mutter mit ihnen kommuniziert, nicht nachmachen. Studien von Iricks und Wing (1975) bestätigen, dass autistische Kinder schlecht imitieren können. Die Wissenschaftler spielten autistischen Kindern, die im Alter von drei bis fünf Jahren noch keine Sprache entwickelt hatten, Tonbänder mit ihrem eigenen Plappern vor. Die Kinder konnten die eigenen Lautäußerungen präzise imitieren. Spielte man ihnen jedoch das Plappern anderer Kinder bzw. Imitationen ihres Plapperns durch andere Kinder vor, so ignorierten sie dieses. Bei normalen Kindern verhielt es sich genau umgekehrt: Sie imitierten das fremde Plappern, kümmerten sich aber kaum um die eigene Stimme.[378]

---

378 Vgl. Klicpera/Innerhofer, 2002, 65f.

Wenn das Kind in der Sprachentwicklung zurückbleibt oder diese ganz ausbleibt, suchen viele Eltern fachliche Hilfe auf. Ein Sprachtherapeut muss die autistischen Symptome aber nicht unbedingt als solche deuten können und es kann entsprechend dauern, bis ein Facharzt die richtige Diagnose stellt. Die Befürchtungen der Eltern werden dann in der Regel übertroffen: Wer würde schon vermuten, dass hinter einer Sprachverzögerung eine lebenslange Behinderung steckt?

Es gibt verschiedene Therapiemöglichkeiten, um die Sprachentwicklung bei autistischen Kindern zu fördern. Ein wichtiger Ansatzpunkt ist es, die verbale Imitationsfähigkeit des Kindes zu stärken. Jürgen Wendeler beschreibt das Acht-Stufen-Programm nach Hamblin, Ferritor, Kozloff und Blackwell. Ziel der vierten Stufe dieses Programms sei es, dass die Kinder den Lehrer sprachlich imitieren würden. Nach ersten, schnellen Erfolgen würden es viele Kinder jedoch ablehnen, sich noch genauer dem Vorgesprochenen anzunähern. Um dieses „negativistische Verhalten“ zu durchbrechen, werden rabiat erscheinende Methoden vorgeschlagen. Die Kinder sollen für eine bestimmte Zeit ihr Essen nur noch im Lernlaboratorium bekommen, wo sie es sich durch sprachliche Imitation verdienen müssen. Einige Kinder verweigern sich trotzdem und hungern lieber bis zu mehrere Tage lang. Schließlich wird aber auch hier die Abwehrhaltung durchbrochen. Das Kind lernt nun, sich Vokale, Konsonanten, später auch Silben und ganze Wörter durch verbale Imitation anzueignen.[379]

Betrachtet man die weitere Sprachentwicklung bei autistischen Kindern, so scheint das anfängliche Zu-Wenig an Imitation schon bald in ein Übermaß umzuschlagen. Die Kinder machen eine extreme Phase des Nachsprechens durch und wiederholen unablässig echoartig Teile dessen, was sie hören. Auf dieses als Echolalie bezeichnete Phänomen werde ich noch eingehen.

Eine ausbleibende Imitation in der präverbalen Phase sollte als frühes Warnsignal erkannt werden. Das ist nicht immer einfach. Gerade bei Einzelkindern und Erstgeborenen ist es für Eltern nicht leicht festzustellen, ab wann ein geringes Imitationsverhalten als beunruhigend gilt.

Fähigkeiten wie eben das Nachsprechen sind auch in der gesunden Entwicklung eines Kindes nicht immer gleich stark ausgeprägt. Meine Schwester war in ihrer Sprachentwicklung auch eher ein Spätzünder, doch anders als bei mir trat der Spracherwerb dann doch von alleine ein. Wenn meine Eltern ihr einfache, leicht zu artikulierende Worte vorsprachen, hat Jenny sich mehr und mehr bemüht, diese nachzusprechen.

---

379 Vgl. Wendeler, 1973, 303f.

An einem mangelnden Sprachangebot konnte meine ausbleibende Sprachentwicklung ebenfalls nicht liegen. Meine Eltern haben sich stets viel mit uns beschäftigt und waren bemüht, in einer kindgerechten, leichten Sprache mit uns zu reden. Nachmittags oder am frühen Abend las meine Mutter uns vor, und bei besonderen Gelegenheiten erzählte mein Vater eine eigens für uns ausgedachte Geschichte über eine lustige Familie mit einem Hund namens Bello.

Anders als meine Schwester versuchte ich nicht, die auf mich einprasselnden Wörter nachzusprechen. Ich interessierte mich gar nicht dafür. Mir war nicht bewusst, dass diese Laute, die andere von sich gaben, etwas mit mir zu tun haben könnten, und mir fehlte die Erkenntnis, dass mich und die anderen Gemeinsamkeiten wie eben eine kommunikative Sprache verbindet.

Als ich intensiven Sprechunterricht erhielt und auch das Bedürfnis in mir wuchs, mich verbal zu verständigen, wurde mein Defizit im Nachahmen noch offensichtlicher. Es gelang mir nicht, Wörter, die ich meist nur bruchstückhaft wahrnahm, nachzusprechen. Für mich hörte sich das, was ich selbst sprach, völlig gleich an, wie die Wörter, die ich bei anderen vernahm. Tatsächlich artikulierte ich häufig etwas ganz anderes. Meine Eltern mussten raten, was ich eigentlich gemeint hatte.

Manche frühen Erlebnisse sind mir in besonderer Erinnerung geblieben. Einmal stand ich im Flur vor dem Arbeitszimmer meines Vaters. Mein Vater zog sich gerade die Schuhe an und beredete etwas mit meiner Mutter. Wir waren kurz davor, aufzubrechen, wohin, weiß ich nicht mehr. Ich war in ungewöhnlich guter und aufgeschlossener Stimmung und wollte den beiden etwas erzählen. Ich teilte nur selten etwas mit und war es gewohnt, dass man mir dann besondere Aufmerksamkeit schenkte. Doch an diesem Tag waren meine Eltern gestresst und in Eile. Ich kümmerte mich nicht darum und erzählte etwas von „Kindern" – so glaubte ich zumindest. Mitten in meiner Rede unterbrach mich der Vater und meinte gehetzt, dass es „Kinder" heiße. Ich verstand gar nichts mehr. „Ja, Rinder", sagte ich und merkte nicht, dass ich „Rinder" sagte, während er das „K" richtig als „K" ausgesprochen hatte. „Rinder stehen auf der Wiese", sagte er. Ich wurde wütend. Ich meinte ja auch nicht „Rinder", sondern „Kinder". Meine Mutter griff ein und erklärte mir langsam, wo das Missverständnis lag. Ich weiß nicht, wie es ihr gelang, jedenfalls konnte sie mir klarmachen, dass ich nicht das ausgesprochen hatte, was ich gemeint hatte. Ich war wütend, sauer und verletzt. Es war eine jener Gelegenheiten, wo ich aus lauter Scham beschloss, nie, nie mehr mit diesen Eltern zu sprechen. Wozu auch? Wenn ich es doch sowieso nicht zu ihrer Zufriedenheit konnte. Zu groß war meine Angst, dass ich wieder etwas falsch aussprechen könnte und es nicht bemerken würde.

Manchmal fragte ich mich, ob es anderen Leuten nicht genauso gehen müsste wie mir. Doch dem war anscheinend nicht so. Bei anderen hatte ich noch nie bemerkt, dass sie Buchstaben anders aus ihrem Mund entließen, als ihr Kopf es geplant hatte.

### *Ein Denken in Bildern*

Temple Grandin denkt in Bildern. Wörter muss sie in ihrem Kopf in Bilder übersetzen, um sie zu verstehen. Jedes Wort ruft bei ihr bestimmte visuelle Eindrücke hervor:

> Die erste Erinnerung, die ein einzelnes Wort auslöst, ist fast immer eine Kindheitserinnerung.[380]

Viele Menschen mit Autismus denken wie Grandin in Bildern. Bilder und Sprache miteinander in Einklang zu bringen, kann Schwierigkeiten bereiten. Es ist nicht immer gleich leicht, geeignete bildliche Ausdrucksmöglichkeiten zu finden.

Am einfachsten zu visualisieren sind Hauptwörter. Dies deckt sich mit der Beobachtung, dass gerade autistische Kinder extrem dazu neigen können, Hauptwörter gegenüber anderen Wortklassen zu bevorzugen.[381] Schon Verben sind schwieriger zu visualisieren und kommen vielleicht auch deshalb im frühen Vokabular autistischer Kinder eher weniger vor. Temple Grandin erklärt, dass sie sich auch Verben bildlich vorstellen müsse. Beispielsweise löse das Wort „springen“ eine Erinnerung an den Hürdenlauf an ihrer Grundschule aus.[382]

Je abstrakter die Wortarten werden, desto ausgefallener werden Grandins Visualisierungshilfen:

> Adverbien lösen oft unpassende Bilder aus – „quickly“ [*Anmerkung der Verfasserin: „quickly“ (engl.) =„schnell“*] erinnert mich an den Quick-Drink von Nestlé –, sofern sie nicht mit dem Verb zusammenhängen, wodurch meine bildhafte Vorstellung abgewandelt wird.[383]

Visualisierungen liefen in ihrem Kopf wie Filme ab. „Er lief schnell“ erzeuge ein bewegtes Bild, in dem Dick aus dem Lesebuch der ersten Klasse schnell läuft. Hieße der Satz hingegen „er ging langsam“, so verlangsame sich entsprechend das Bild vom laufenden Dick.[384]

---

380 Grandin, 1997, 33.
381 Vgl. Klicpera/Innerhofer 2002, 70.
382 Vgl. Grandin 1997, 34.
383 Ebd.
384 Vgl. ebd.

Kaum zu visualisieren seien Wörter wie „ist“, „der“ oder „es“, die für die heutige Hochschullehrerin deswegen lange Zeit auch keine Bedeutung gehabt hätten. Sie habe diese Wörter einfach ausgelassen und erst anzuwenden gelernt, als sie gemerkt habe, dass diese grammatikalisch notwendig seien.[385] Für abstrakte Begriffe wie Friede, Gerechtigkeit oder Reichtum hat Grandin eine eigene Symbolik entwickelt. Friede stelle sich für sie beispielsweise als weiße Taube dar, sei aber ebenso verbildlicht durch eine indianische Friedenspfeife oder die Unterzeichnung eines Friedensvertrags.[386]

Abstrakte Wörter haben auch für mich lange Zeit keine Bedeutung gehabt. Sie gehörten nicht zu meiner Welt genauso wie die meisten anderen Wörter, für die es kein fassbares Bild gibt. Gedanken waren für mich nur Bilder und Farben. Wörter ließen mit ihrem Klang Farben in meinem Kopf entstehen. Bedeutung erhielten sie erst, wenn sie zu Bildern werden konnten.

Je älter ich wurde und je mehr ich mir den Zugang zur Sprache aus Wörtern erkämpfte, desto stärker begann ich, Wörter in meine Gedanken zu integrieren. Heute sind die Bilder immer noch als erstes da, werden aber sofort von meinen gedanklichen Selbstgesprächen überlagert. Dies ermöglicht es mir, meine bildhaften Gedanken anderen mitzuteilen.

Mein bildliches Denken ist eng mit Gefühlen verbunden. Manche Wörter lösen düstere Bilder in meinem Kopf aus und ich fürchte sie. Andere lassen helle, schöne Vorstellungen erklingen. Daraus erwachsen entsprechende Erwartungshaltungen, die von der Realität nicht unbedingt erfüllt werden.

Manchmal glaube ich, dass meine extreme Abneigung gegen Kraftausdrücke und Ausdrücke aus der Fäkalsprache eine Folge meines Denkens in Bildern sein könnte. Wer hat schon Lust, die entsprechenden hässlichen Bilder ständig vor Augen zu haben?

In meinen Sprechtherapien wurde mir viel durch Bilder und konkrete Gegenstände vermittelt. Die Therapeutin im Klinikum ließ mich Dinge in die Hand nehmen, mich damit beschäftigen, sie erfühlen. Einmal gab sie mir eine kleine gelbe Leiter, mit deren Hilfe ich das „L“ lernen sollte. Die gelbe Leiter wurde für mich zum Urbild für alle Leitern. Wenn ich an Leitern denke, taucht in meinen Gedanken auch immer das Bild des kleinen Spielzeugs auf.

Wenn ich träume, träume ich auch heute noch häufig ohne Worte. Ich sehe Bilder vor meinen Augen ablaufen, die ich nicht richtig verstehe. Die Menschen sind stumm und ich kann nur erahnen, was sie wollen.

385 Vgl. ebd.
386 Vgl. ebd., 37.

Manchmal habe ich Angst vor ihnen, oft bin ich in meinen Träumen auf der Flucht. Wovor ich fliehe, weiß ich weder im Traum, noch hinterher beim Aufwachen. Die wortlosen Bilder können mich darüber nicht aufklären. Sie sind wie Filme, bei denen man den Ton abgestellt hat, mit dem Unterschied, dass normale Menschen immer noch durch Gestik und Mimik der agierenden Personen einiges verstehen können. Ich spüre nur eine heftige Angst und Verwirrung, Gefühle der Hilflosigkeit und des Ausgeliefertseins. Und immer wieder den Wunsch zu entfliehen, die Flucht zu ergreifen, fortzulaufen vor dem, was ich nicht verstehe.

### *Mangelndes soziales und praktisches Verständnis*

Paul Bloom hat sich in seinem Buch „How Children Learn the Meaning of Words" mit der Frage beschäftigt, wie Kinder Sprache als Kommunikationsmittel entwickeln.

Es ist nicht allein damit getan, dass ein Kind Laute und Worte bilden kann, es muss diese Worte auch den „richtigen" Gegenständen zuordnen können. Das Wort „Apfel" ist erst dann eine sinnvolle Sprachäußerung, wenn jeder damit das gleiche Objekt beschreibt.

Es ist klar, dass das Wissen, welcher Begriff zu welchem Gegenstand gehört, nicht angeboren sein kann. Kinder lernen die Zuordnungen automatisch und unbewusst, indem sie Menschen, die mit ihnen sprechen, beobachten. Redet zum Beispiel jemand von einem Ball und schaut dabei auf ein kugeliges, aufgeblasenes Teil, dann lernt das Kind, dass es Derartiges als „Ball" zu bezeichnen hat.

Bei diesem Prozess spielt das Mentalisieren, also die Theory of Mind-Fähigkeit, eine große Rolle. Uta Frith vermutet, dass sich für Kinder mit Autismus entsprechende Schwierigkeiten ergeben: Sie verfolgen nicht den Blick des Sprechers, sondern beziehen womöglich das, was sie hören, auf ihren eigenen Blickwinkel.[387] Schauen sie etwa auf einen Schuh, wenn der Sprecher gerade von einem „Ball" spricht, kann es passieren, dass sie das neue Wort dem Gegenstand „Schuh" zuordnen. Ein normales Kind sichert sich in der Regel noch mal ab, bevor es Gegenstand und Wort als zusammengehörig abspeichert. Es überprüft, ob es wirklich das Gleiche anschaut wie der Sprecher und sucht wieder dessen Blickkontakt auf. Diese „Joint attention" verhindert, dass Zuordnungen willkürlich geschehen.

Wie sich autistische und normale Kinder in ihrem „joint attention"-Verhalten unterscheiden, zeigt ein Experiment, das Simon Baron-Cohen mit Mitarbeitern durchgeführt hat. Sie brachten nicht-autistische und au-

---

387 Vgl. Frith, 2003, 120.

tistische Kinder einzeln in einen Raum, in dem sich außer ihnen kein anderer Mensch befand. Jedes Mal, wenn das Kind in diesem Raum ein neues Objekt anfasste, kam von oben eine Stimme und versah es mit einem Namen. Die normalen Kinder ignorierten die körperlose Stimme. Ihnen fehlte eine Bezugsperson, zu der sie eine „joint attention" hätten aufbauen können. Anders die autistischen Kinder. Sie beachteten die Stimme auch ohne einen sichtbaren Sprecher und waren unter den gegebenen Bedingungen fähig, sich neue Wörter anzueignen.[388]

Weiterhin ist zu beachten, dass Kinder nur das sprachlich ausdrücken können, was sie auch verstehen. Die Sprachforscherin Prof. Gisela Szagun formuliert es so, dass der Erwerb sprachlicher Formen dadurch geschehe, dass die Kinder die entsprechenden gedanklichen Inhalte verstehen würden. Szagun nimmt hier Bezug auf Slobin (1973). Wissen ist nach Slobin eine der Voraussetzungen für Sprache. Er betont, dass ein gewisses Wissen über die Welt vorhanden sein müsse, damit sich ein Kind sprachlich ausdrücken könne.[389]

Klicpera und Innerhofer bemerken, dass das Wissen über die Welt bei autistischen Kindern defizitär ausgebildet sei. Ihnen fehle das intuitive Verständnis von Handlungen. Entsprechend schwer falle es den Kindern, Sätze zu verstehen.[390] Besondere Schwierigkeiten lägen darin, die einzelnen Satzteile aufeinander zu beziehen. Subjekt und Objekt herauszufinden, falle noch verhältnismäßig leicht, da die Kinder hier Regeln befolgen könnten. Schwieriger sei es dann schon, die Relation zwischen Handelndem und Objekt der Handlung zu erkennen.[391]

Bei einigen Kindern stockt der Spracherwerb, nachdem sie sich einige Wörter oder kleine Sätze haben aneignen können. Ihr Problem liegt darin, dass sie die Sätze nicht mit konkreten Handlungssituationen zusammenbringen können. Die Ursache dafür ist wieder ein mangelndes praktisches Verständnis. Empfehlenswert ist, diesen Kindern sprachliche Wendungen anhand von konkreten Handlungssituationen beizubringen. Jürgen Wendeler schlägt beispielsweise vor, dass der Lehrer dem Kind den Weg versperren solle und diesen erst dann freigebe, wenn das Kind „Geh weg!" gesagt habe. Der Lehrer müsse die jeweils passende Äußerung freilich erst vorsprechen, damit das Kind den Zusammenhang zwischen den Worten und der Handlung erkenne.[392]

---

388 Vgl. ebd., 120f.
389 Vgl. Szagun, 2000, 44.
390 Vgl. Klicpera/Innerhofer, 2002, 90f.
391 Vgl. ebd., 74.
392 Vgl. Wendeler, 1973, 305.

Inwiefern ein mangelndes praktisches Verständnis meinen Spracherwerb behindert hat, weiß ich nicht. Ich war fünf bis sechs Jahre alt, als ich richtig zu sprechen begann. Bis dahin hatte ich mit beträchtlichen Schwierigkeiten zu kämpfen – Sätze Handlungen zuzuordnen, gehörte gewiss nicht zu den Vorrangigsten.

Zunächst waren sicherlich meine sozialen Voraussetzungen zu defizitär ausgebildet, um sprechen zu lernen. Ich brachte nicht die Bereitschaft auf, etwas von einem anderen Menschen anzunehmen. Meine erste Sprachtherapie scheiterte dann auch daran, dass ich die Logopädin gar nicht erst beachtete. Gut gemeint war dieser erste Versuch trotzdem. Meine Eltern hatten eine ältere, anthroposophisch ausgebildete Logopädin ausgewählt, die sich sehr um mich bemühte.

Doch meine Abwehrhaltung war stärker. Ich verstand nicht, was das sollte, als ich plötzlich dieser wildfremden Frau gegenüber saß. Die Umgebung war unbekannt und in dem schmalen Räumchen war es beängstigend dunkel. Ein Tisch, der an seinem einen Ende stand, reichte von Wand zu Wand. Ein düsteres Puppenhaus aus dunklem Holz stand darauf. Ob wir damit gespielt haben, weiß ich nicht. Ich weiß nur, dass ich das Haus sehr viel interessanter fand als die Frau und es fortlaufend angestarrt habe. Gesprochen habe ich kein einziges Wort.

Die Therapie wurde dann abgebrochen. Zum Abschied schenkte mir die Logopädin eine kleine Edelstein-Sammlung. Die glitzernden Steine übten eine ungeheure Faszination auf mich aus. In einem kleinen Kartonchen, in dem ein Kodak-Film verpackt gewesen war, bewahrte ich sie auf. Nur ganz selten habe ich sie herausgenommen und mich an ihrer glatten, feinen Oberfläche und den schönen Farben erfreut.

### *Mangelndes Generalisierungsverhalten*

Generalisieren ist eine Voraussetzung zur Begriffsbildung. Indem das Kind verallgemeinert, kann es ähnliche Objekte oder Ereignisse zu Begriffen zusammenfassen. Ein einfaches Beispiel ist die Bildung des Begriffs „Katze“. Kinder erkennen bei einzelnen Katzen verbindende Merkmale: Eine Katze hat ein Fell, vier Beine, schnurrt, fängt Mäuse und klettert auf Bäume. Alle Tiere, die diese Merkmale aufweisen, können unter dem Begriff „Katze“ zusammengefasst werden. Je mehr Merkmale zur Verfügung stehen, desto treffender gelingt die Klassifizierung.[393] Steht hingegen nur eine geringe Zahl von Merkmalen zur Verfügung – etwa „hat ein Fell und vier Beine“ – dann können auch Hunde, Kühe oder Pferde unter den Begriff „Katze“ fallen.

393 Vgl. Szagun, 2000, 103ff.

Genau dieses Problem, nämlich Tiere erkennen und richtig klassifizieren zu können, hatte Temple Grandin, die heute zu den anerkanntesten Tierverhaltensforschern zählt. In ihrem Buch „Ich sehe die Welt wie ein frohes Tier“ beschreibt sie, dass sie verzweifelt versucht habe herauszufinden, warum ein sehr kleiner Hund keine Katze sei. Sie habe nur große Hunde gekannt und entsprechend Hunde nach dem Merkmal „Größe“ sortiert. Dann hätten ihre Nachbarn einen Dackel gekauft. Wie konnte das ein Hund sein? Irgendwann fand Grandin heraus, dass dieser Hund die gleiche Schnauze gehabt habe wie ihr Golden Retriever. „Ich hatte es verstanden. Hunde haben Hundeschnauzen.“[394]

Generalisieren bedeutet also, allgemeine Merkmale herauszufinden. Genau darin liegt eine Schwäche autistischer Kinder. Sie können nur schlecht vom speziellen Fall auf eine allgemeine Regel zurückschließen. Das kann auch zu sprachlichen Ausdrucksschwierigkeiten führen.

Donald war einer der Jungen, die von Leo Kanner behandelt worden sind. Für ihn war das Wort „Ja“ nicht eine allgemeine Zustimmung, sondern hatte eine ganz bestimmte, konkrete Aussage. Der Vater hatte ihn einmal gefragt, ob er auf die Schultern genommen werden wolle. Donald antwortete mit „ja“ und so erhielt „ja“ die exklusive Bedeutung, vom Vater auf die Schultern genommen zu werden.[395]

Begriffe und Wörter, die eine weite Bedeutungsbreite haben und auf viele Fälle anzuwenden sind, bereiten mir Schwierigkeiten. Sie sind mir zu ungenau und schwammig. Ich kann mir nichts darunter vorstellen. Bis vor kurzem hatte ich noch gedacht, dass ein Kleidungsstück nur dann ein T-Shirt ist, wenn es kurze Ärmel hat. Dann habe ich erfahren, dass es auch T-Shirts mit langen Ärmeln gibt. Seitdem hat das Wort T-Shirt in meiner Welt an Bedeutung verloren. Ich kann mir kaum noch etwas Konkretes darunter vorstellen.

Als kleines Kind waren spezifische Begriffe für mich wichtiger als allgemeine. Meine Großeltern besaßen beide einen Hund. Die einen hatten einen schwarzen Mischlingsrüden, die anderen einen Schäferhund. Der Mischling war für mich ein Hund. Den Rassehund habe ich hingegen nur als „Schäferhund“ bezeichnet. Dass beide zusammen Hunde waren, konnte ich mir so nicht vorstellen. Dafür sahen sie für mich viel zu verschieden aus. Auch bei Autos war ich sehr genau. Besonders fasziniert haben mich die Modelle „Käfer“ und „Ente“. Diese waren für mich wieder nichts, was ich als „Auto“ angesprochen hätte, sondern eben als „Käfer“ bzw. „Ente“. Wann etwas anfing, ein Auto zu sein und nicht etwa ein Motorrad oder ein LKW, habe ich lange nicht durchschauen können.

394 Grandin, 2005b, 9.
395 Vgl. Kanner nach Kehrer, 2005, 16.

Mit Begriffen, die viele verschiedene Einzelobjekte umschließen, konnte ich nichts anfangen. Ein Beispiel ist das Wort „Obst". Ich esse viele Obstsorten sehr gerne, habe schon immer am liebsten Äpfel gegessen, aber je nach Saison auch Mandarinen oder Erdbeeren verschlungen. Ich kam nicht damit zurecht, dass sowohl die knackigen Äpfel zum direkten Reinbeißen, die süßen roten Früchtchen mit den grünen Kernchen als auch die ätherisch riechenden Zitrusfrüchte, die unbedingt geschält werden mussten, „Obst" sein sollten. Obst hatte einfach zu viele Bedeutungen. Auch den Unterschied zwischen Obst und Gemüse konnte ich nicht verstehen. Statt einen überordnenden Begriff anzuwenden, benutze ich lieber die vielen Einzelnamen der Obst- und Gemüsesorten: Das schützt auch vor bösen Überraschungen. Einmal habe ich meine Mutter gebeten, etwas Obst mitzubringen. Sie packte überreife, bräunliche Bananen aus, die ich zu dem Zeitpunkt überhaupt nicht mochte. Warum hat sie nicht gewusst, dass ich bei Obst an Äpfel gedacht hatte?

### *Mangelnde zentrale Kohärenz*

Nach Slobin besteht neben einem bestimmten Wissensstand eine zweite Voraussetzung für den Erwerb der Sprache darin, dass das Kind sprachliche Informationen verarbeiten und speichern kann.[396] Auch diese Voraussetzung können viele Kinder mit Autismus nicht erfüllen. Verarbeitungsvorgänge laufen bei ihnen oftmals auf ganz anderen Wegen ab. Beispiele dafür wurden im Kapitel „Wahrnehmungsbesonderheiten" genannt.

Bei der Verarbeitung von Sprache spielt die zentrale Kohärenz eine wichtige Rolle. Man hat Gruppen von autistischen und nicht-autistischen Kindern einfache Sätze vorgelegt, die entweder Sinn ergaben („Nette Kinder spielen fröhlich.") oder völlig sinnlos waren („Sanfte Rahmen essen wütend."). Die Kinder sollten sich die Sätze einprägen. Den normalen Kindern fiel es leichter, sich die sinnvollen Sätze zu merken. Bei autistischen Kindern war zwischen sinnvollen und sinnleeren Sätzen kein Unterschied festzustellen.[397] Man schließt daraus, dass Kinder mit Autismus Sätze anders lernen als normale Kinder. Sie scheinen sich eher auf Einzelelemente und die einzelnen Wörter zu konzentrieren, während bei normalen Kindern der Satz als Ganzes im Vordergrund steht.

Wie ein Satz nur als Zusammenhang aus einzelnen Wörtern verstanden werden kann, ergeben im Alltag viele Sätze nur im Zusammenhang mit anderen Sätzen einen Sinn. Oft ist es so, dass nicht alle Informationen direkt gegeben sind, sondern durch den Kontext der Situation erschlossen werden müssen. Die Vorstellung von einem Kontext fehlt bei

396 Vgl. Szagun, 2000, 44.
397 Vgl. Hermelin, 2001, 59.

vielen kohärenzschwachen Kindern mit Autismus. Für sie besteht ein Bericht oder ein Text nicht aus zusammenhängenden Gedanken, sondern aus einer Ansammlung von Einzelinformationen, die, jede für sich betrachtet, keinen Rückschluss auf zu ergänzende Teile zulässt. Das gleiche gilt für Geschichten. Viele der Kinder verstehen Geschichten nicht. Sie erkennen oft weder einen sinnvollen Handlungsablauf noch können sie Informationen „zwischen den Zeilen" lesen.[398]

Besonders deutlich macht sich dieses Defizit in der frühen Kindheit bemerkbar. Die ersten Geschichten, die ich vorgelesen bekam, habe ich kaum verstanden. Wenn meine Oma ein Märchen vorlas, fand ich das höchstens langweilig. Nie ist es mir begegnet, dass mich eine solche Geschichte hätte fesseln können, wie dies anderen Kindern passiert, oder dass ich Handlungsteile hätte spannend finden können. Ich habe auch nicht mit den Figuren mitfiebern können.

Für mich bestand eine Geschichte aus einer Abfolge von einzelnen Handlungsschritten, die jeder für sich wenig spektakulär erschienen. Hänsel und Gretel wird erst dann spannend und ergreifend, wenn man das Schicksal der Kinder als Ganzes vor sich sehen kann. Genau das konnte ich nicht.

Bevor ich lesen konnte, blätterte ich gerne in Comics. Ich habe die Bildchen jedes für sich angeguckt und nie das Bedürfnis gehabt, aus den einzelnen Comicbildern eine Geschichte zusammenzustellen. Wie Comics richtig funktionieren, habe ich erst viel später gelernt. Bis dahin hatte ich viel Erfahrung im Umgang mit den bunten Bildergeschichten sammeln können. Meine Mutter hat meiner Schwester und mir jeden Abend einige Geschichten vorgelesen. Für mich waren Comics das Größte. Besonders das Abendritual, zu dem es immer einen großen Teller kleingeschnittener Äpfel gab, habe ich geliebt. Wir haben es bis weit in meine Gymnasialzeit hinein abgehalten, als Donald Duck-Geschichten für die meisten Gleichaltrigen längst ihren Reiz verloren hatten.

## Der besondere Spracherwerb

### *Sprachentwicklung*

In der Sprachentwicklung autistischer Kinder treten charakteristische Schwierigkeiten auf. Es lassen sich einige Parallelen ziehen zu der entsprechenden Entwicklung bei nicht-autistischen Kindern mit spezifischen Sprachstörungen. Doch sollte man diesen Vergleich nicht zu weit treiben. Beide Phänomene – Sprachschwierigkeiten bei normalen Kin-

398 Vgl. Klicpera/Innerhofer, 2002, 75f.

dern und der erschwerte Spracherwerb bei autistischen Kindern – unterscheiden sich in wesentlichen Punkten.

Das wichtigste Unterscheidungsmerkmal scheint zu sein, dass nichtautistische Kinder mit Sprachstörungen weitaus seltener unter Verständnis- und Kommunikationsproblemen leiden. Sie finden in der Regel andere Wege, um sich mitzuteilen.[399]

Bei klinischen Sprachstörungen bleiben die sprachlichen Defizite lange bestehen. Hingegen ist es gerade beim hochfunktionierenden frühkindlichen Autismus so, dass die Sprachentwicklung zwar verzögert eintritt, die Sprache aber in der Regel mit ca. fünf Jahren erworben ist.

Schließlich grenzen auch die Wege, auf denen sich die Kinder die Sprache aneignen, die beiden Krankheitsbilder klar voneinander ab. Bei vielen autistischen Kindern erfolgt der Spracherwerb, indem sie Sprachmuster auswendig lernen und echolalisch wiedergeben.

Sprachgestörte Kinder lernen eher wie Kinder mit normaler Sprachentwicklung über linguistische Regeln. Die Kinder entwickeln zwar die Fähigkeit, Sprache richtig einzusetzen, können aber nicht flüssig sprechen, da bei ihnen die Wortfindungs- und Wortreihungsprozesse gestört sind.[400]

Ein Gespräch mit einem autistischen Kind kann oberflächlich beeindruckend erscheinen. Mit Hilfe von erlernten echolalischen Mustern kann das Kind in bestimmten Situationen scheinbar flüssig und geschickt sprechen. Tatsächlich beruhen seine sprachlichen Fähigkeiten aber auf wiederholten Phrasen, die sich zum größten Teil auf die Lieblingsinteressen des Kindes beziehen. Das dahinter stehende Sprachverständnis ist meist deutlich schwächer ausgeprägt.[401]

Sprachtherapien stellen bei den meisten autistischen Kindern wichtige Behandlungsmethoden dar. Es gibt verschiedene Arten von Sprachtherapien, die nicht für jedes Kind gleich gut geeignet sind. Herangehensweisen sollten sich an den jeweiligen individuellen Schwierigkeiten und Stärken des Kindes orientieren.

Bei einigen Kindern lassen sich die Sprachschwierigkeiten darauf zurückführen, dass ihr Hörvermögen auf besondere Weise funktioniert und sie Laute nicht als solche identifizieren können. Um diesen Kindern den Zugang zur Sprache zu ermöglichen, sollte auf Sinne zurückgegriffen werden, die zuverlässiger funktionieren, etwa den Tastsinn. Temple Grandin berichtet von einer Methode, autistischen Menschen Wörter mit

---

399 Vgl. Aarons/Gittens, 2000, 86.
400 Vgl. ebd., 84.
401 Vgl. ebd., 82-84, 89.

Hilfe von Plastikbuchstaben beizubringen. Dabei lernen die Betroffenen, indem sie die Buchstaben ertasten.[402]

Intensive Sprachtherapien in der frühen Kindheit sind besonders prägende Erlebnisse und tauchen in den Erfahrungsberichten vieler Betroffener auf. Axel Brauns spricht von einer „Sprachheilerin", die er regelmäßig aufgesucht habe:

> Neugierig schaute ich auf die Täfelchen: Ein Hund, eine Katze, eine Blume und ein Haus zeigten ihre Farben. Die Beseefrau ohne Besees deutete auf die Karten. Ich verstand, was sie von mir wollte. Ich sollte die passenden Geräusche zu den Bilderchen finden und die Geräusche über die Lippen bringen. Ich versagte bei dieser Aufgabe. [...] Die Veranstaltung war mir nicht geheuer. Ich zog mich zurück und schwieg – zur Sicherheit.[403]

Axel Brauns Beschreibung zeigt, wie schwer es sein kann, einem autistischen Kind Sprache beizubringen. Es wird immer wieder versuchen, in seine autistische Zurückgezogenheit abzudriften. Es davon abzuhalten und einen stabilen Kontakt herzustellen, gehört zu den wesentlichen Aufgaben des Therapeuten. Oft muss dafür sogar die eigentliche Sprachtherapie zurückstehen.

Auch meine Sprachtherapeutin im Aachener Universitätsklinikum ist entsprechend vorgegangen. Ihr war nicht bewusst, dass sie im Grunde Autismus-Symptome behandelte, als sie begann, in meine Welt vorzudringen. Mein rätselhaftes Verhalten nahm sie einfach als gegeben hin.

Am Anfang der Therapie lehrte sie mich, wie man richtig spielt und Kontakte zu anderen Menschen aufbaut. Ich erhielt dafür so viel Zeit, wie ich benötigte. Ihr Ziel war es, meine harte äußere Schale zu durchbrechen, so dass ich empfänglich werden würde für die Worte, die aus ihrem Mund kamen.

Nach einem halben Jahr zeigten sich erste Erfolge. In dieser Zeit stagnierten meine sprachlichen Fähigkeiten. Ich lernte aber, mich an einen fremden Menschen zu gewöhnen.

Schließlich ging es auch mit dem Sprechen langsam voran. Die Therapeutin ließ mich Laute und viel später auch ganze Wörter nachsprechen. Ich weiß nicht, wie viele Nerven es sie kostete, wie oft sie mir geduldig vorgesprochen hat. Bis heute kann ich fremde Wörter und Laute aus Fremdsprachen nicht korrekt wiederholen.

Damals erhielt ich drei Mal pro Woche Sprechunterricht. Es war eine harte Zeit – auch für meine Mutter. Aus ihren Erzählungen weiß ich, wie belastend es für sie war, ein so auffälliges und dann wieder so verschlossenes Kind zu haben. Tag für Tag arbeitete sie das vorgeschriebene Pen-

402 Vgl. Grandin, 1997, 65.
403 Brauns, 2004, 27.

sum ab, übte mit mir beharrlich und gegen meinen Widerstand. Nebenbei musste sie meine zwei Jahre jüngere Schwester versorgen, den Haushalt führen, den Garten in Stand halten und Einkäufe erledigen.

Heute weiß sie, dass es sich gelohnt hat. Niemand ahnt mehr, dass ich mit meinen hohen verbalen Fähigkeiten einst nicht hatte sprechen können. Damals aber konnte ihr niemand sagen, ob ich je auf konventionelle Weise Sprache verwenden würde. Ob ich das auch alleine und ohne meine fähige Therapeutin erreicht hätte, weiß ich nicht.

Ich bin dankbar dafür, dass mir die Ausflucht aus der Sprachlosigkeit geglückt ist. Als kleines Kind habe ich die Besuche im Klinikum noch nicht zu schätzen gewusst. Sie waren für mich eine beständige, lästige Pflicht. Meine Erinnerungen daran sind auf wenige Einzelheiten beschränkt. Ich kann mich an einige Aufzüge erinnern, die mich fasziniert haben. Ich weiß noch, wie das Behandlungszimmer aussah, habe es mit seinen Glaswänden, die nur von außen durchsichtig waren und ein Hineingucken erlaubten, genau vor Augen.

Vom Äußeren der Therapeutin habe ich gar nichts mehr in Erinnerung. Geblieben ist noch das Gefühl meiner Verunsicherung. Ich spürte, dass etwas Besonderes mit mir los sein musste, irgendetwas nicht in Ordnung sein konnte. Das war unerklärlich und beängstigend zugleich. Ich fühlte mich komplett, war in mir ruhend. Meine Stammelsprache reichte mir, ihrer Defizite war ich mir nicht bewusst. Was sollte mir also fehlen? Und doch musste ich immer wieder in das große Röhrenhaus mit seinen vielen apfelgrünen Gängen. Ich wusste, dass in Krankenhäusern nur sehr kranke Menschen waren. War ich also krank? Ich erhielt keine Antwort.

### *Wortschatzentwicklung*

Im Alter von ca. 18 Monaten kommt es bei normalen Kindern zu einer sprunghaften Zunahme ihres Wortschatzes, der so genannten Wortschatz-Explosion. Diese Entwicklung läuft mit der Ausbildung der Theory of Mind-Fähigkeit parallel.

Die Fähigkeit zum Mentalisieren scheint Voraussetzung dafür zu sein, dass sich ein Kind neue Wörter aneignen kann. Entsprechend unterscheiden sich autistische Kinder in ihrer Wortschatzentwicklung von gesunden Kindern.

Betroffene Kinder tendieren dazu, weniger Verben, dafür aber vermehrt Hauptwörter zu benutzen. Temple Grandin führt dies auf das bildliche Denken der Kinder zurück.[404]

404 Vgl. Grandin, 1997, 33.

Es entsteht der Eindruck, dass Sprache oft allein dazu diene, Dinge zu benennen. Dies entspricht nicht dem üblichen Verständnis von Sprache. Joachim Bauer weist darauf hin, dass Sprache eben „keine Ansammlung abstrakter Begriffe oder Etikettierungen für die Objekte einer unbelebten Welt“ sei. Sprache sei immer mit Handlung und sensorischen Erfahrungen verbunden.[405]

Je nach dem, ob ein Kind eher einen objektbezogenen Wortschatz entwickelt oder ein Vokabular ausbildet, das persönlich-sozial ausgerichtet ist, unterscheidet man grob zwei Typen von Wortschatzentwicklung: Den referentiellen Stil, der zu dem eher objektbezogenen Wortschatz führt, und den expressiven Stil mit seiner sozialen Ausrichtung. Beim referentiellen Lernstil benutzen die Kinder verstärkt Objekt- und Personennamen. Später zeichnen sie sich durch ein deutliches Artikulieren aus. Beim expressiven Stil stehen Personen und soziale Interaktionen im Mittelpunkt. Die Kinder entwickeln ein Vokabular, dessen Wörter eher handlungsbezogen oder sozialregulativ sind. Sie artikulieren undeutlicher und haben oft eine ausgeprägte prosodische Modulation (Jargon).[406]

Diese Unterscheidungskriterien wurden für den Spracherwerb gesunder Kinder aufgestellt, kommen aber nur selten in Reinform vor. Die meisten Kinder weisen Elemente beider Lernstile auf. Wenn man die Strategien auf autistische Kinder anwenden wollte, müsste man diese wohl am ehesten dem referentiellen Lernstil zuordnen. Sowohl der resultierende objektbezogene Wortschatz als auch die Lernstrategien autistischer Kinder sprechen dafür.

Kinder mit einem referentiellen Stil sind dadurch charakterisiert, dass sie „in vorsichtigen analytischen Schritten ein strenges phonologisches System aufbauen“[407]. Dies deckt sich mit der Beobachtung, dass autistische Kinder im Allgemeinen recht klar artikulieren.[408] Des Weiteren sagt die Sprachentwicklungsforscherin Mechthild Papousek:

> Referentielle Kinder scheinen sich mehr auf die Integrität des einzelnen Wortes als Baustein der Sprache auszurichten, während für expressive Kinder die Gestalt der Gesamtäußerung wichtiger zu sein scheint [...].[409]

Auch das spricht für die Vermutung, dass Kinder mit Autismus eher referentiell sprechen lernen. Papouseks Beobachtung entspricht der These von der mangelnden zentralen Kohärenz. Es ist anzunehmen, dass sich die Kohärenzschwäche auch im Spracherwerb niederschlägt. Losgelöste

---

405 Vgl. Bauer, 2005, 81.
406 Vgl. Papoušek, 1994, 168.
407 Vgl. ebd., 168f.
408 Vgl. Aarons/Gittens, 2000, 83.
409 Papoušek, 1994, 169.

Wörter, ein jedes für sich, können dabei eine fast magische Anziehungskraft haben. Dazu Liane Willey:

> Worte und überhaupt alles, was mit Worten zu tun hat, ziehen mich in ihren Bann wie nichts anderes sonst. In meinem vollgestopften Bücherregal finden sich mehrere Wörterbücher, ein halbes Dutzend Lexika, Sammlungen berühmter Zitate und einige Hefte mit persönlichen Aufzeichnungen.[410]

In der Organisation ihres Wortschatzes unterscheiden sich ebenfalls viele autistische Kinder von nicht-autistischen. In Tests hat man sie nach Beispielen für bestimmte Begriffskategorien wie „Tier" gefragt. Kinder mit Autismus fielen dadurch auf, dass sie eher ungewöhnliche und weniger prototypische Beispiele nannten als normale Kinder.[411]

Nach meinem frühen Wortschatz befragt, erinnern sich meine Eltern hauptsächlich daran, dass ich Gegenstandsworte benutzt hätte. Viel mehr können sie dazu nicht beitragen, da ich in den ersten Phasen meines Sprechens so wenig und so unverständlich artikuliert, ja praktisch nur gestammelt habe, dass selbst sie mich nur selten verstehen konnten.

Wenn ich mich später in der Schule schriftlich ausdrücken sollte, habe ich einen extremen Nominalstil angewendet. Richtig bewusst wurde mir das erst, als mich eine Deutschlehrerin wiederholt darauf hinwies. Sie gab mir schlechtere Noten für meine Arbeiten, um mir meinen – wie sie meinte – schlechten Stil abzugewöhnen. Da ich die Lehrerin sehr schätzte, habe ich mich näher mit sprachlichen Ausdrucksformen beschäftigt. Ich habe in Büchern gelesen, was einen guten sprachlichen Stil ausmacht. Erst jetzt erkannte ich, welche Aussagekraft in Verben steckt. Zwar werden Sätze länger, wenn man einen Nebensatz formuliert, dafür werden sie aber auch verständlicher und ausdrucksstärker.

## Wenn Menschen mit Autismus sprechen: Besonderheiten

Die Auffälligkeiten in der Sprache autistischer Menschen können verschiedene Bereiche betreffen. Im Folgenden sollen linguistische Strukturen näher untersucht werden.

Der linguistische Ausdruck besteht aus verschiedenen Fertigkeiten: Es müssen Sprachlaute beherrscht (Phonologie) und grammatische Regeln beachtet werden (Syntax). Außerdem sollte die Fähigkeit, Bedeutungen zu schaffen und zu verstehen (Semantik) vorhanden sein. Zweck der Sprache ist es, dass sie zur Kommunikation eingesetzt wird (Pragmatik).[412]

---

410 Willey, 2003, 41.
411 Vgl. Klicpera/Innerhofer, 2002, 70f.
412 Vgl. Frith, 2003, 118.

Bei einigen Kindern mit Autismus ist der Sprachaneignungsstil an sich nicht gestört. Phonologie, Syntax und Wortschatz entwickeln sich zwar retardiert, wohl aber auf ähnliche Weise wie bei normalen Kindern. Größere Probleme treten oft erst dann auf, wenn Sprache kommunikativ eingesetzt werden soll.[413]

Auf die besondere Kommunikationsweise von Menschen mit Autismus werde ich später eingehen.

### *Laute bilden: Die Stammelsprache*

Phoneme oder Laute sind die kleinsten Bauteilchen einer Sprache. Die Laute seiner Muttersprache trainiert ein Baby bereits in der präverbalen Phase. Dieses frühe Plappern des Kindes ist sehr wichtig. Man hat beobachtet, dass viele Kinder mit Autismus, die in dieser Phase auffällig wenige Phoneme austesten, gar keine Sprache entwickeln können.[414]

Klicpera und Innerhofer weisen darauf hin, dass Kinder mit Autismus relativ häufig bestimmte Phoneme nicht richtig aussprechen können. Zu den besonderen Problembereichen im autistischen Spracherwerb wollen die beiden Autoren die Artikulationsprobleme aber nicht zählen. Sie argumentieren damit, dass Kinder mit Autismus die Phoneme noch auf relativ ähnliche Weise wie normale Kinder erlernen würden. Auch die Art der Fehler sei ähnlich wie jene, die in der normalen Sprachentwicklung aufträten.[415]

In seltenen Fällen ist die Artikulation beim Autismus so gestört, dass das Kind nur eine „Stammelsprache" entwickelt. Bei dieser Sprachstörung werden Laute falsch gebildet, ausgelassen oder durch andere ersetzt. Auch in der normalen Sprachentwicklung macht ein Kind eine Phase durch, in der seine Artikulation ungenau ist. Bei betroffenen autistischen Kindern tritt diese verspätet ein. Irgendwann geht auch hier das Stammeln in ein so genanntes Kontextstammeln über. Das Kind kann die Phoneme jetzt einzeln und für sich richtig bilden, jedoch nicht in Wörtern anwenden. Besondere Schwierigkeiten bereiten Wörter mit mehreren Konsonanten hintereinander. Hier lässt das Kind einzelne Konsonanten aus oder ersetzt sie durch andere.[416]

Die Charakteristika des Stammelns beschreiben meine ersten holprigen Sprechversuche. Ich habe noch im Alter von drei Jahren nur unkonventionelle Lautäußerungen von mir gegeben. Wörter verstümmelte und verunstaltete ich bis zur Unkenntlichkeit. Nur meine Eltern, vor allem

---

413 Vgl. Klicpera/Innerhofer, 2002, 88.
414 Vgl. ebd., 67.
415 Vgl. ebd., 66f.
416 Vgl. http://www.pabw.at/~wiw/autism2.html.

meine Mutter, konnten meinen Lautäußerungen hin und wieder Bedeutung beimessen.

Nachdem meine Sprechtherapie erste Erfolge gezeigt hatte, ließen sich Muster erkennen, wie ich Wörter in für mich aussprechbare Lautreihungen verwandelte. Laute, die ich nicht aussprechen konnte, ließ ich einfach weg. In einem Wort wie „zusammengekommen" waren für mich in der Mitte zu viele Konsonanten. Ich machte daraus „zusammenkommen". Kassette mit dem „k" am Anfang war ebenfalls nicht aussprechbar. „Rassette" wurde für mich zur Hörspielkassette, „Rassettenkorder" das entsprechende Abspielgerät. „Wahrscheinlich" wollte mir ebenfalls nicht über die Lippen kommen. Leichter ging es mit „rascheinlich". Ebenso wurde aus „eigentlich" „reigentlich". Wenn ich „martis" essen wollte, waren das Smarties. Auch für Familienangehörige entwickelte ich Ersatzbezeichnungen. Meine Patentante nannte ich „Taita" und meinen Lieblingsonkel „Okko". „Tante Susanne" und „Onkel Andreas" konnte ich nicht aussprechen.

Vieles davon behielt ich lange bei, auch dann noch, als ich „wahrscheinlich", „Kassettenrekorder" oder „Tante Susanne" längst aussprechen konnte. Es war dann einfach die Macht der Gewohnheit. Bei uns zu Hause weiß immer noch jeder, wer gemeint ist, wenn ich von „Taita" oder „Okko" spreche.

Mit den Vokalen hatte ich insgesamt die geringsten Schwierigkeiten. Mit vielen Konsonanten wollte es hingegen gar nicht klappen. Ganz schlimm waren „m" und „n", „b" und „p" sowie „d" und „t", die sich entsetzlich gleich anhören und die ich einfach nicht unterscheidbar produzieren konnte. Auch das „r" war schwierig, ebenso diverse Verbindungen mit „s" wie „sch", „st" oder „sp". Mit dem „sch" und besonders dem „ch", das mal weich und mal kehlig gesprochen wird, musste ich mich lange plagen. Auch während meiner Grundschulzeit gab es hier noch große Defizite, die ich nachmittags mit Therapeutinnen aufarbeiten musste.

Ich führe meine Artikulationsschwierigkeiten auf zweierlei Gründe zurück: erstens auf meine Hörfähigkeit, dass ich nämlich die einzelnen Laute als Kind nicht richtig hören konnte, und zweitens auf die Feinmotorik meines Sprechapparates. Ich musste jeden Laut einzeln, oft Wochen lang trainieren, bis ich meinen Mund dazu bringen konnte, ihn zu produzieren. Die Motivation zu dieser Prozedur war ziemlich gering und es war schwierig für meine Mutter und die Therapeutin, mich überhaupt dazu anzuregen. Es hat am besten geklappt, als wir nur für eine eher kurze und überschaubare Zeit, dafür aber täglich, zu Hause geübt haben. Sind die Lernphasen zu lange, ermüdet ein Kind schnell und schaltet ab.

Wichtig ist auch, dem Kind ein ständiges Feedback zu geben, da es so wie ich unter Umständen nicht selbst hören kann, ob sich seine Lautproduktionen so anhören wie die, welche ihm vorgesprochen werden. Es sei jedoch davor gewarnt, dass es keine dankbare Aufgabe ist, ein autistisches Kind zu verbessern. Ich konnte mich in schreckliche Wutausbrüche hineinsteigern, wenn meine Sprachäußerungen kritisiert wurden.

In kooperativen Momenten habe ich mir gewünscht, dass man mir genau erklären würde, wie man einen bestimmten Laut bildet. Leider habe ich solche Erklärungen nur selten erhalten. Bei den meisten Leuten läuft Sprechen so selbstverständlich ab, dass sie gar nicht wissen, wie sie es eigentlich anstellen.

Die Probleme mit meiner Muttersprache wiederholten sich, als ich Fremdsprachenunterricht in der Schule erhielt. Meine Eltern wollten mich auf meine ersten Englischstunden besonders gut vorbereiten. Sie baten eine Bekannte, die Englischlehrerin ist, mit mir zu üben. Meine ersten Gehversuche in der englischen Sprache hätten mir noch mehr Spaß gemacht, wenn die unaussprechlichen Phoneme nicht gewesen wären. „Th“ und besonders das englische „r“ waren für mich schier unüberwindbare Herausforderungen. Dabei fiel das „th“ sogar noch leichter, da es klare, fast schon sprichwörtlich gewordene Regeln gibt, wie man es zu bilden hat: Man soll die Zunge vorne zwischen den Zähne positionieren und dabei einen Laut produzieren. Das habe ich vor dem Spiegel geübt. Ich machte Verrenkungen, versuchte, die Zunge rasch nach vorne schnellen zu lassen, meinem Mund einen Laut zu entlocken und die Zunge rechtzeitig wieder in die Mundhöhle zurückzuholen, um den nächsten Phonem anzuschließen.

Mit dem „th“ konnte ich mich mit der Zeit anfreunden. Nicht so mit dem englischen „r“. Wieder wünschte ich eine Anleitung, wie man es bildet. Die Bekannte meiner Eltern sprach sich selbst den Laut vor und beobachtete dabei, was ihre Zunge anstellte. Dann sagte sie:

> Du musst die Zunge an den Gaumen drücken, so dass sie die Backenzähne an beiden Seiten berührt. Dann musst du von ganz hinten aus dem Hals heraus ein „r“ sprechen.“

Diese Erklärung verwirrte mich nur noch mehr. Meine Zunge erschien mir wieder einmal als ungelenk und unfähig. Wie sollte ich es schaffen, sie gleichzeitig an den Gaumen zu drücken, beide Zahnreihen berühren zu lassen und noch einen Laut aus dem hintersten Hals zu produzieren? Wie stellt man es überhaupt an, einen Laut vorne oder hinten aus dem Hals zu holen, wie es in Phonologiebüchern immer so schön beschrieben steht?

Bei mir funktionierte nichts von alleine, alles musste ich verstandesmäßig lenken. Ich bewundere Menschen, die das auf rätselhafte Weise und mit scheinbarer Leichtigkeit können.

In der Schule häuften sich die Frustrationserlebnisse, je weiter wir in der jeweiligen Fremdsprache voranschritten und je besser die Aussprache der Mitschüler wurde. Allein an meiner Artikulation hatten die Lehrer immer etwas auszusetzen. Für mich war es unverständlich und irgendwie auch entwürdigend, ständig vor der ganzen Klasse verbessert zu werden. Ich übte zu Hause mit Audiokassetten, las phonologische Bücher und sah englischsprachige Fernsehsender. Große Fortschritte blieben aus. Irgendwann war ich so frustriert, dass ich schon zitterte, wenn ich im Unterricht nur einen Text vorlesen sollte. Meine sorgfältig erledigten Hausaufgaben traute ich mich gar nicht mehr vorzutragen. Ich fürchtete das Gelächter der Klasse, wenn die fremdsprachlichen Phoneme wieder nur verzerrt über meine Lippen kommen würden.

### *Sätze formen*

Was den Gebrauch von grammatikalischen Regeln betrifft, unterscheiden sich Kinder mit frühkindlichem Autismus gewöhnlich von jenen mit Asperger-Syndrom.

Beim frühkindlichen Autismus ist das Erlernen von Syntaxregeln häufig gegenüber dem nonverbalen kognitiven Entwicklungsstand retardiert. Die Länge von Äußerungen nimmt nur recht langsam zu und es dauert länger, bis komplexere grammatikalische Konstruktionen verwendet werden können. Später beruht die Spontansprache auf einigen wenigen, erlernten grammatikalischen Konstruktionen.

Man führt dies weniger auf mangelnde Kompetenzen zurück als darauf, dass die Kinder unflexibel sind und an einer einmal gewählten Struktur festhalten. Besondere Probleme sind oft dann zu erwarten, wenn wechselnde Bezugssysteme zu beachten sind.[417] Auf entsprechende Beispiele wie personale Umkehr gehe ich noch ein.

Die genannten Schwierigkeiten müssen nicht bei jedem Kind mit Autismus auftreten. Wie bei anderen Kindern auch, verläuft bei autistischen Kindern die Sprachentwicklung individuell verschieden. Es gibt durchaus Kinder, die nur wenige Schwierigkeiten zeigen.[418] Das sind dann meistens Kinder mit dem Asperger-Syndrom. Hans Asperger stellte in seinen Arbeiten über die Autistischen Psychopathen fest, dass hier eine

---

417 Vgl. Klicpera/Innerhofer, 2002, 67ff.
418 Vgl. ebd., 68.

früh einsetzende Sprachentwicklung mit in einer in Grammatik und Wortwahl erstaunlich vollkommenen Sprache typisch sei.[419]

Das entspricht den Erfahrungen vieler Betroffener. So fiel es auch Dietmar Zöller leicht, die grammatischen Regeln zu durchschauen:

> Das Lesen ermöglichte mir, Satzbaupläne aufzunehmen, so dass ich sie, als es an das Schreiben ging, richtig anwenden konnte. Ich habe nie Schwierigkeiten gehabt, grammatische Strukturen zu erkennen und anzuwenden.[420]

Auch die Satzlehre oder Syntax ist ein Bereich, den viele begabtere autistische Kinder recht gut beherrschen können. Einige können an den festen Regeln sogar Gefallen finden, so wie Liane Willey:

> Ich mag besonders, dass Sprache häufiger präzisen Regeln als der Subjektivität unterliegt. Wenn ein Schreiber Worte in der richtigen Reihenfolge aneinanderreiht und dabei Tonfall, Perspektive, Zusammenhang und Absicht berücksichtigt, dann kann er die Worte hin und her drehen, bis sie exakt das aussagen, was er beabsichtigt.[421]

Sprache als ein Medium, das Inhalte möglichst zweifelsfrei vermitteln kann, ist nicht in jeder Sprache gleich gut realisierbar. Mir ist zum ersten Mal im Latein-Unterricht begegnet, wie viele verschiedene Aussagen ein Satz doch haben kann, je nachdem, welche Sinnrichtung man allein in eine Partizipialkonstruktion hineininterpretiert. Dem gegenüber ist das Deutsche sehr ungenau. Noch genauer als das Lateinische ist oft die altgriechische Sprache, aus der ich ebenfalls mit großem Vergnügen übersetzt habe.

Im Fremdsprachenunterricht war es für mich stets eine Freude, wenn der Lehrer eine neue Grammatik vorstellte, während die anderen Schüler dabei aufstöhnten. Grammatik empfand ich als etwas, das System hatte und das ich entsprechend schnell und gut begreifen konnte.

Indes hatte ich große Schwierigkeiten, wenn in Englisch oder Französisch neue Texte gelesen oder noch schlimmer, nur vom Tonband abgespielt wurden. Für diese Unterrichtsinhalte begeisterte sich die Mehrheit der Klassenkameraden.

In meinen Sprachanfängen war von der späteren freundschaftlichen Beziehung zur Grammatik nicht viel festzustellen. Ich habe noch im ersten Schuljahr so undeutlich gesprochen, dass die Klassenlehrerin mich kaum verstehen konnte. Meine Mutter war manchmal sogar fast froh darum. Durch die undeutliche Artikulation fielen meine grammatischen Fehler nicht ganz so schlimm auf. Ihre Hoffnungen, dass sich meine

419 Vgl. Asperger, 1961, 184.
420 Zöller, 2001, 150.
421 Willey, 2003, 41.

Sprache durch den schulischen Grammatikunterricht verbessern würde, erfüllten sich. Mit der Zeit machte ich weniger Fehler. Einige hatten da bereits ansteckend auf meine jüngere Schwester gewirkt. Während ich schließlich gelernt hatte, dass es „gegangen" und nicht „gegeht" bedeutet, hat sie immer noch die falschen Formen benutzt.

***Pragmatik***

Autistische Sprachstörungen werden auch als eine „semantisch-pragmatische Störung" bezeichnet.[422] Was ist darunter zu verstehen? „Semantisch-pragmatische Störung" impliziert, dass die Sprache an sich eher weniger Probleme bereitet, es hingegen schwer fällt, Sprache kommunikativ einzusetzen.

Was Pragmatik genau ist, kann man sich an folgender Szene nach Uta Frith veranschaulichen:

Ein autistisches Kind und seine Mutter sitzen am Mittagstisch. Die Mutter fragt: „Kannst du mir das Salz rübergeben?" Das Kind antwortet mit einem „Ja". Es bleibt regungslos sitzen.

Für viele autistische Kinder ist die Sache mit einem „Ja" erledigt. Sie gehen davon aus, dass die Mutter nach ihrer *Fähigkeit* gefragt habe, das Salz rüberreichen zu *können*. Dass die Frage tatsächlich eine Aufforderung ist, wird von den wenigsten verstanden.[423]

Eine Pragmatik-Schwäche kann für Missverständnisse innerhalb und außerhalb der Familie sorgen. Eltern und Lehrer können das Kind beschuldigen, faul zu sein, wobei dem Kind gar nicht bewusst ist, dass es sich einer Aufforderung verweigert hat. Dazu Gunilla Gerland:

> Zu Fragen verhielt ich mich ganz konkret. „Kannst du ...?" beantwortete ich mit einem „ja" und das bedeutete „ja, ich kann ..." [...] Daher war der Effekt meines „ja" auf die Frage „kannst du mal dein Zimmer aufräumen?" nicht der gewünschte. Ich begriff überhaupt nicht, warum sie sich in diesem Fall so sehr über mich aufregten.[424]

Klicpera und Innerhofer glauben ebenfalls, dass die Pragmatik diejenige Sprachebene sei, die bei autistischen Menschen am stärksten gestört erscheine. Sie unterscheiden zwischen einem „egozentrischen" Sprachgebrauch ohne jeden kommunikativen Nutzen und einer mangelnden Berücksichtigung der kommunikativen Regeln. Zu der ersten Gruppe zählen stereotype Wiederholungen, lautes Denken oder das Kommentieren eigener Handlungen. Der zweite Punkt umfasst Fähigkeiten, die eine Theory of Mind voraussetzen. Um eine angemessene Ausdrucksweise zu

---

422 Vgl. Aarons/Gittens, 2000, 81.
423 Vgl. Frith, 2003, 118.
424 Gerland, 1998, 96.

finden oder sich in die jeweilige Sprecherrolle einzufügen, müssen Kenntnisse, Bedürfnisse und Erwartungen des anderen berücksichtigt werden. Da Menschen mit Autismus dies nicht in ausreichendem Maße leisten können, verliert die Sprache für sie viel von ihrer kommunikativen Funktion. Sprache degeneriert zum Mittel zum Zweck. Sie wird benutzt, um Bedürfnisse zu befriedigen, den eigenen Wissensstand zu erweitern oder über das eng umgrenzte Interesse zu referieren. Kommunikation um der Kommunikation willen findet nicht statt.[425]

Kommunikation ist ein Wort, das ich erst sehr spät begriffen habe. Für mich ist Sprache vordergründig ein Werkzeug, um etwas mitzuteilen. Ich bin kein besonders redefreudiger Mensch und beschränke mich auf das Wesentliche. Es regt mich bei anderen auf, wenn sie zu viel reden oder über die gleichen Sachverhalte mehrmals berichten.

Am liebsten spreche ich über meine Interessen, meine Beschäftigungen oder übers „Geschäft“. Unter Letzteres fällt all das, was mir hilft, in meinem „Job“ weiterzukommen. Zu Schulzeiten habe ich mich mit Klassenkameraden fast nur über Schulstoff austauschen können, im Studium bespreche ich mit Kommilitonen nur Fachliches.

Wenn sich kein solches Thema anbietet, erzähle ich vorzugsweise von Büchern oder meiner Gartenarbeit und vertrauten Menschen vom Autismus, welchen zu erforschen eines meiner Lieblingsinteressen geworden ist. Hier weiß ich Bescheid und habe genügend zu erzählen, oft vielleicht sogar mehr, als der andere hören will. Diesen Punkt in einem Gespräch festzustellen, ist mir leider nicht möglich.

Was ich nicht gerne mache, ist telefonieren. Meine Schwester kann mit ihren Freundinnen Stunden am Stück telefonieren. Wenn ich sie hinterher frage, was es denn so viel Wichtiges zu erzählen gegeben habe, sagte sie: „Ach, eigentlich nichts.“ Wie man so lange reden kann, ohne tatsächlich etwas zu sagen, ist mir ein Rätsel. Ich bevorzuge es, wenn man gleich zum Punkt kommt und sagt, was gesagt werden soll oder muss. Alles andere macht mich kribbelig.

Ist es unhöflich und verstößt es gegen kommunikative Regeln, direkt zu sein? Vielleicht. Mir aber ist es allemal lieber, als wenn mich jemand Minuten lang mit Trivialem zutextet und erst allmählich zum eigentlichen Grund für das Gespräch kommt.

### *Gebrauch von Personalpronomen*

Viele Kinder mit Autismus tun sich schwer, wenn sie im Gespräch Bezug auf Vorhergesagtes nehmen müssen. Das ist bei Personalpronomen

---

425 Vgl. Klicpera/Innerhofer, 2002, 93.

der Fall. Ein Satz wie „Er hat Glück gehabt“ wird erst im Zusammenhang mit anderen Sätzen richtig aussagekräftig. Diese anderen Sätze können zum Beispiel die Information geben, dass Onkel Fritz einen leichten Autounfall gehabt hat und glücklicherweise unverletzt geblieben ist.

Autistischen Kindern fällt diese Transferleistung schwer. Sie können sich nicht gut mit anderen auf einen gemeinsamen Gesprächsgegenstand beziehen und verlieren schnell den Gesamtzusammenhang aus den Augen. Das geht auf Kosten der Personalpronomina. Betroffene Kinder behandeln diese wie Eigennamen und nicht als Ersatz für ebendiese.[426]

Ungefähr ein Viertel aller autistischen Kinder kann die persönlichen Fürwörter nicht richtig einsetzen. Das Vertauschen von Personalpronomina hat Leo Kanner bereits 1943 als ein typisches autistisches Merkmal ausgemacht.[427]

Ein betroffenes Kind benutzt die zweite oder dritte Person, manchmal auch den eigenen Namen, wenn es von sich selbst spricht. Besonders häufig wird die „Ich-Du-Verwechslung“ beobachtet. Das Kind spricht dann von sich selbst als „Du“, und damit auf die gleiche Weise, wie es andere Leute von seiner Person hat sprechen hören. Das kann zu recht skurrilen Äußerungen führen. Michael Rutter berichtet von einem Kind, das eine verstopfte Nase gehabt hatte. Es habe dies mit den Worten „Du hast einen schrecklichen Schnupfen gekriegt“ kommentiert.[428] Tatsächlich gemeint hat das Kind: „Ich habe einen schrecklichen Schnupfen gekriegt.“

Uta Frith hat Ähnliches beobachtet. Sie beschreibt einen Jungen, der mit „Möchtest du einen Keks?“ seinen Wunsch „Ich will einen Keks.“ geäußert habe. Diese Verdrehung von Personalpronomen erklärt sie wie folgt: Der Junge wende einfach den Satz an, den er am ehesten mit einem Keks assoziiert. Da ihn Erwachsene vermutlich häufig mit der Frage „Möchtest du einen Keks?“ konfrontiert hätten, wenn sie ihm einen Keks gegeben hätten, habe sich der Junge genau diesen Satz im Zusammenhang mit einem Keks gemerkt.[429]

Auch Leo Kanner erklärte das Phänomen der ausbleibenden personalen Anpassung als eine Folge von Echolalien. Oft werde dabei sogar die Betonung übernommen, selbst in Fällen, in denen es sich um eine Frage handle. Kanner gibt dafür folgendes Beispiel: Die Frage eines Kindes „Bist du bereit für den Nachtisch?“ bedeutet, dass das Kind jetzt seinen

426 Vgl. ebd., 74.
427 Vgl. ebd., 72.
428 Vgl. Rutter, 1973, 85.
429 Vgl. Frith, 2003, 124.

Nachtisch möchte. Es hat die Äußerung seiner Mutter genauso wiederholt, wie es sie in der entsprechenden Situation gehört hat.[430]

Einige Autoren behaupten, dass das Vertauschen von Fürwörtern auf ein geringes Ich-Bewusstsein zurückzuführen sein soll. Michael Rutter gibt hier Gedanken Creaks (1961) wieder, denen zufolge die mangelnde personale Umkehr ein „mögliches Anzeichen für fehlendes Bewußtsein der persönlichen Identität“[431] sei.

Frith widerlegt, dass die mangelnde Personalumkehr eine Folge dessen sei, dass sich autistische Kinder über ihre und die Identität anderer nicht im Klaren seien. Alltagsbeobachtungen, dass die Kinder ihren Namen fast immer richtig anwenden könnten, wiesen darauf ebenso hin wie entsprechende wissenschaftliche Untersuchungen.[432]

Klicpera und Innerhofer erklären die mangelnde personale Umkehr damit, dass die Kinder Pronomina lernen würden, wie sie auch Eigennamen lernten. Für sie sei das Pronomen ein ebenso wenig auswechselbarer Satzteil wie ein Eigenname. Eine Personenumkehr, dass je nach Bezugssystem und Sprecher aus „ich“ „du“ werden müsse, falle dann weg. „Du“ und „ich“ würden dieser Theorie zufolge nicht wirklich verwechselt, sondern nur die Notwendigkeit eines Rollentauschs nicht erkannt.[433]

Ihren eigentlichen Sinn können Personalpronomina im Sprachgebrauch dieser Kinder nicht erfüllen. Und so ist es nicht verwunderlich, dass sie anstelle von Fürwörtern lieber gleich den Eigennamen bzw. die richtige Bezeichnung eines Gegenstandes anwenden. Diese Neigung bestätigt sich in Studien, in denen Kinder zu Fotografien mehrere Fragen beantworten sollen. Autistische Kinder greifen in ihren Beschreibungen öfter zu den Eigennamen, auch wenn sie diese leicht durch Fürwörter ersetzen können.[434]

Die Schwierigkeiten autistischer Kinder mit den Personalpronomina machen deutlich, wie erstaunlich leicht normale Kinder lernen können, von sich selbst als „ich“ zu sprechen. Es wurde bereits darauf hingewiesen, dass sie selbst von anderen Menschen nur mit „du“ angesprochen werden und das Wort „ich“ nur auftaucht, wenn andere von sich selbst sprechen. Ohne jemals von anderen als „ich“ bezeichnet worden zu sein, entwickeln Kinder also die Fähigkeit, von sich selbst als „ich“ zu sprechen. Ole Jørgensen schreibt dieses Kunststück den intuitiven psychologischen Fähigkeiten des Kindes zu. Der Gebrauch des Wörtchens „ich“

430 Vgl. Kanner, 1943, 244 (Übersetzung der Verfasserin).
431 Rutter, 1973, 85.
432 Vgl. Frith, 2003, 124.
433 Vgl. Klicpera/Innerhofer, 2002, 90.
434 Vgl. ebd., 73.

gehe darauf zurück, dass sich das Kind in andere einfühlen und wie sie die Welt erleben könne.[435]

Trotz aller Auffälligkeiten der personalen Umkehr, die sich mit gängigen autistischen Defiziten erklären lassen, sollte sie als Merkmal des Autismus nicht überbewertet werden. Nach Klicpera und Innerhofer würden nur Kinder mit sehr niedrigem sprachlichem Entwicklungsstand die Fürwörter nachweislich vertauschen und von sich selbst mit dem eigenen Namen sprechen.[436]

Genau das war bei mir aber der Fall. Meine Mutter erzählt, dass ich fast nie das Pronomen „ich" gebraucht hätte. Wenn überhaupt, hätte ich von mir selbst als „Nici" gesprochen.

Große Probleme bereiteten mir die Fürwörter der dritten Person Singular: Ich habe lange mit meiner Mutter geübt, wann man „er", „sie" oder „es" einsetzen muss. Besonders der Gebrauch des unpersönlichen „es" ist mir schwer gefallen.

Später habe ich anstelle von Personalpronomen „die" oder „der" gesagt. „Die" oder „der" sind meines Erachtens näher mit dem Eigennamen oder Gegenstandsnamen verbunden als „er" oder „sie". Sagt man „Der hat aber gesagt ...", so ist dies im Grunde eine Verkürzung von „Der Vater hat aber gesagt ...", oder „Der Paul hat aber gesagt ...". Bei der Variante mit Personalpronomina „Er hat aber gesagt..." ist von dem Eigennamen nichts mehr übriggeblieben, während im ersten Beispiel zumindest sein Artikel erhalten ist. In der Schule musste ich diese Sprachgewohnheit ablegen. Die Lehrer meinten, es höre sich nicht schön an, von Mitschülern als „der" oder „die" zu sprechen. Sie forderten mich auf, wieder mehr Eigennamen zu benutzen. Da es mir eher unangenehm war, die Namen von Mitschülern auszusprechen, konnte ich schließlich doch zu der eleganten Variante der Personalpronomina übergehen.

### *Unter und Co*

Ebenso wie Personalpronomen bereiten auch andere kontextabhängige Wörter Probleme. Dazu zählen die so genannten deiktischen („hinweisenden") Ausdrücke wie „hier" und „dort" aber auch Verben wie „kommen" und „gehen" oder Präpositionen wie „in" und „auf". Wie Fürwörter müssen auch diese Wörter ausgetauscht werden, je nach dem, wer die Aussage macht.[437]

Betroffene Kinder betrachten diese Wörter so, als hätten sie nur eine inflexible Bedeutung. Besonders der Gebrauch von Präpositionen ist ih-

435 Vgl. Jørgensen, 1998, 40.
436 Vgl. Klicpera/Innerhofer, 2002, 73.
437 Vgl. Frith, 2003, 124.

nen unverständlich. Oft fehlt die Vorstellung, was mit „auf" oder „unter" gemeint ist. Für Gunilla Gerland war es eine entsprechend tiefgreifende Erfahrung, als sie eines Tages hinter das Geheimnis von „hinter" und „innen" gekommen ist. Gerland machte diese Entdeckung durch Zufall. Sie war im Garten und verfolgte einen Kater, der sich in einer Hecke versteckt hielt. Das Mädchen streckte sich durch die Zweige hindurch:

> Dann hob ich den Blick und sah die Hecke an, die unseren Garten vom Nachbargarten trennte, dann schaute ich auf die Gegend hinaus. Unser Haus lag ganz oben auf einem Hügel, und daher konnte ich weit sehen. [...] Ich sah die Häuser und Bäume, und plötzlich schlug die Einsicht einfach in mich ein.
> Hinter allem ist etwas!
> Auf einmal wußte ich auch, wie es sich mit dem Begriff „innen" verhielt, daß dies ebenfalls für alles galt.
> Alles hat ein Innen!
> Die Freude, dies zu verstehen, war groß.[438]

Auch Temple Grandin haben Präpositionen Schwierigkeiten bereitet:

> Räumliche Begriffe wie „über" und „unter" hatten keinen Sinn für mich, bevor ich über eine bildliche Vorstellung verfügte, mit der ich sie in meiner Erinnerung verankern konnte. Sogar heute noch stelle ich mir, wenn ich das Wort „unter" isoliert höre, automatisch vor, wie ich mich während einer der in den frühen fünfziger Jahren an der Ostküste üblichen Luftalarmübungen in der Schule unter einem Tisch in der Cafeteria verbarg.[439]

Die Autismusforscherin Lorna Wing führt die Probleme mit Verhältniswörtern auf das besondere Lernverhalten der Kinder zurück. Sie würden Wörter an konkreten Beispielen erfassen. Auf diese Weise sei es recht einfach, eine Tasse zu benennen oder die Bezeichnung „schön" zu lernen für Dinge, die man möge. Schwerer sei es bei Wörtern wie Präpositionen. Betroffene Kinder würden dazu tendieren, die für sie unverständlichen Wörter einfach auszulassen. Sie könnten mit Aufforderungen wie „über den Kopf" halten nichts anfangen, weil sie nicht wissen, was „über" bedeutet. Man müsse ihnen langsam und geduldig beibringen, was es mit den Verhältniswörtern auf sich habe.[440]

Das Lernen von Präpositionen muss bei Kindern mit Autismus also auf besondere Weise erfolgen. Dietmar Zöller beschreibt, wie er Verhältnisworte gelernt hat:

---

438 Gerland, 1998, 110f.
439 Grandin, 1997, 33.
440 Vgl. Wing, 1973, 236.

Ich habe zum Beispiel den Gebrauch von Präpositionen systematisch gelernt, indem ich aufgefordert wurde, z.B. etwas unter, neben oder auf den Schrank zu legen.[441]

Wenn Kinder Präpositionen an konkreten Beispielen lernen, kann dies zu ungewöhnlichen Reaktionen führen. So berichtet Leo Kanner, dass die Aufforderung „Leg' das runter!" für einen Jungen namens Donald stets bedeutet habe, etwas *auf den Boden* zu legen.[442]

Präpositionen gehörten zu jenen Wörtern, die für mich schwer zu erlernen waren. Ich kann mich nicht daran erinnern, ihnen als kleines Kind überhaupt Beachtung geschenkt oder sie benutzt zu haben. In bleibender Erinnerung ist mir hingegen geblieben, als uns die Grundschullehrerin einige Präpositionen erklärt hat. Plötzlich wurde mir vieles klar. Ganz neue Horizonte öffneten sich für mich.

Um die Präposition „hinter" zu demonstrieren, stellte sich die Lehrerin hinter einen der aufklappbaren Flügel der Tafel. Sie stehe jetzt *hinter* der Tafel. Dann stellte sie sich davor. Jetzt stehe sie *vor* der Tafel. Und so ging es weiter. An diesem Tag hatte ich in der Schule viel gelernt. Ich besaß nun eine ganz andere Sensibilität für Präpositionen, achtete auf sie. Lange verband ich die kleinen Wörter mit den Demonstrationsgesten der Lehrerin. Mittlerweile habe ich auch andere Bilder für Präpositionen. Doch die Alten sind immer noch in mir drin und kommen manchmal ganz überraschend und spontan wieder an die Oberfläche, wenn ich eine Präposition höre.

Bilder zu Präpositionen flackern nur kurz in meinem Kopf auf. Bei „auf" sehe ich einen Tisch vor mir, *auf* dem Dinge stehen. Viele Präpositionen verbinde ich auch mit einigen Bildchen, die in meinem Lehrbuch für Altgriechisch abgebildet waren. Im Griechischen wird noch akribischer zwischen verschiedenen Präpositionen unterschieden als im Deutschen. Die Bildchen zeigten jeweils einen Mann und einen Ochsen. Je nach dem befand sich der Mann auf dem Ochsen, neben ihm oder unter ihm. Besonders einprägsam waren für mich zwei Bilder: ein Bild, auf dem der Mann im Maul des Ochsen verschwand. Dies bedeutete „in hinein". Das folgende Bild zeigte den Mann innerhalb des Ochsen. Es stand für das Wort „in". Diese Bilder haben mir den großen Unterschied zwischen „in hinein" und „in" veranschaulicht.

441 Zöller, 2001, 151.
442 Vgl. Kanner, zitiert nach Kehrer, 2005, 16.

## Besondere Sprachphänomene

Die Sprache autistischer Kinder wirke „anders als normal", stellte Hans Asperger fest, sie erscheine unnatürlich, wie eine Karikatur, und fordere Spott heraus.[443] Was Asperger wie eine „Karikatur" erscheint, sind bestimmte Sprachbesonderheiten, die bei fast jedem betroffenen Kind vorkommen. Im Folgenden sollen die wichtigsten erörtert werden.

Viele Sprachphänomene werden auf eine mangelnde Vorstellungsfähigkeit des Kindes zurückgeführt. Betroffene Kinder weisen über einen längeren Zeitraum hinweg Laut- und Wortwiederholungen oder eine ungewöhnliche Verwendung von Begriffen auf.

Die Eigentümlichkeiten variieren je nach Alter und Funktionalität der Betroffenen. So zeigen sich Sprachbesonderheiten bei hochfunktionierenden Kindern mit dem Asperger-Syndrom auf andere Weise als bei Fällen stärkerer Beeinträchtigung. Bei Asperger-Kindern werden seltener typische autistische Sprachphänomene wie Echolalien beobachtet. Dennoch erscheint ihre Sprache nicht normal, sondern auf seltsame Weise künstlich und unspontan. Dazu tragen die eigensinnige Satzmelodie sowie die schon bei kleinen Kindern vorhandene und ungewöhnlich anmutende, pedantische Sprechweise bei.

### *Intonation: Die „Donald Duck"-Sprache*

Der Ausdruck „Donald Duck"-Sprache wurde von Kanner und Eisenberg 1955 geprägt. Sie beschreiben damit die ungewöhnliche Sprechweise autistischer Kinder. Ihre Stimme erinnere in ihrer Mechanik daran, wie man Außerirdische im Fernsehen gelegentlich sprechen ließe.[444]

Dieser Eindruck ist auf verschiedene Faktoren zurückzuführen. Autistische Kinder setzen die Intonation selten kommunikativ ein. Entsprechend steht sie in keinem erkennbaren Bezug zum Inhalt des Gesagten. Vom Gesprächspartner wird das als irritierend wahrgenommen.

Hans Kehrer berichtet von einem 22jährigen Mann mit Autismus:

> Er spricht immer mit der gleichen Lautstärke, monoton ohne Modulation. Die Stimme ist auffallend tief. Seine Ausdrucksweise entbehrt der typischen Kennzeichen einer Kommunikationssprache.[445]

Die Kinder ändern ihre Sprechgeschwindigkeit und Stimmlage nach zufälligen Gesichtspunkten und nicht den üblichen Konventionen entsprechend. Besonders die Tempowechsel erscheinen oft als unpassend. Sprechrhythmus und Stimmvolumen sind ebenfalls ungewöhnlich. Je

443 Vgl. Asperger, 1961, 179.
444 Vgl. Rutter, 1973, 111.
445 Kehrer, 2005, 33f.

nachdem wird die Sprechweise „als hölzern, als singend oder auch als papageienhaft"[446] empfunden. Das Kind hebt weder Schlüsselworte hervor noch verleiht es seinen Sätzen zusätzliche Ausdruckskraft durch das Betonen einzelner Wörter.[447]

Die Auffälligkeiten in der Intonation sind in der Regel kein dauerhafter Zustand. Sie flachen mit den Jahren ab. Es gelingt den Kindern, normalere Intonationsmuster anzunehmen, indem sie Menschen aus ihrem Umfeld imitieren.[448] Bei manchen kann daraus, wie Liane Willey es erklärt, geradezu ein Zwang entstehen:

> Ich habe mir angewöhnt, die Sprechweise anderer Leute zu imitieren, besonders, wenn ihre Stimme sehr nasal klingt, hoch oder schrill ist oder einen starken Akzent hat. Ich muss ihre Aussprache einfach nachmachen, denn sonst hat ihre Stimme auf meine Ohren die Wirkung eines gegen mein Trommelfell geschlagenen nassen Waschlappens.[449]

Autistische Kinder passen sich eher selten an die Sprechweise Gleichaltriger an. Sie übernehmen Redemuster einschließlich Sprachstil und Akzente von Eltern und anderen Erwachsenen. Manche eignen sich Ausdrücke aus dem Fernsehen an. In extremen Fällen wiederholt das Kind diese im exakt gleichen Tonfall und derselben Aussprache wie der Fernsehsprecher.[450]

Die Stimme an sich beschreibt Hans Asperger als

> auffallend leise und fern, vornehm näselnd, dann wieder schrill, krähend, ungepaßt laut, daß es einem förmlich im Ohr weh tut; einmal geht sie monoton dahin, ohne Hebung und Senkung, auch nicht am Ende des Satzes, des Gedankens, ist ein leiernder Singsang – oder aber sie ist übertrieben moduliert, wirkt wie eine schlechte Deklamation, wird mit übertriebenem Pathos vorgetragen.[451]

Damit fasst der Kinderarzt das Wesentliche zusammen, was zu der besonderen Stimme eines Menschen mit Autismus gesagt werden kann. Sie ist in fast jeder Beziehung ungewöhnlich. Und das fordert den Spott anderer Kinder heraus:

> „Nicole, sag mal was!"
> „Warum?"
> „Ich will Deine Stimme hören. Sie hört sich so lustig an."

---

446 Klicpera/Innerhofer, 2002, 77.
447 Vgl. ebd., 78.
448 Vgl. ebd.
449 Willey, 2003, 43.
450 Vgl. Attwood, 2000, 88ff.
451 Asperger, 1961, 179

Mädchengekicher dringt an mein Ohr. Die blonde Jillian und ihre dunkelhaarigen Freundinnen lachen. Sie gehen eng aneinander gedrängt, zarte Mädchenschulter an Mädchenschulter über den Schulhof. Ich spaziere in einigem Abstand nebenher.
„Deine Stimme hört sich so komisch an.“
Und wieder ihr Lachen.
Es tut weh.

Sofort sind sie wieder da, die Erinnerungen an mein großes Stigma, dass ich als kleines Kind nicht habe sprechen lernen können. Meine Stimme ist also immer noch komisch. Ach, wie gerne hätte ich doch eine normale Stimme gehabt, eine, die geschickt Wörter formen kann, so wie sie aus den redefreudigen Mündern dieser Mädchen kommen.

Doch alles, was aus meinem Mund kommt, trennt mich nur noch mehr von ihnen. Ihr Lachen ist blumig und perlt an meinen Ohren ab. Mein Lachen sei ein Kreischen und viel zu schrill, sagen die Eltern zu Hause. Ich sollte vielleicht nicht mehr lachen. Vielleicht auch nicht mehr sprechen. Es ist einfach zu peinlich.

Diese Gedanken gingen mir oft durch den Kopf. Ich dachte, dass ich endlich zu den anderen gehören würde, wenn ich nur eine angenehme Stimme hätte – keine „lustige“, sondern eine ganz normale, alltägliche Mädchen-Stimme.

Abcr wic solltc ich mcrken, wann meine Stimme in Ordnung war? Ich drückte mir die Hände gegen die Ohren und las laut vor. Die Stimme, die ich dabei hörte, war entsetzlich. Piepsig, unmoduliert, fremd, so wie ich noch nie eine Stimme gehört hatte. Recht hatten sie, die Mädchen. So eine Stimme ging wirklich nicht. Aber diese Stimme gehörte nun mal zu mir. Eine andere würde ich nicht bekommen können. Verzweiflung überkam mich.

Weitere Schockerlebnisse folgten, als ich meine Stimme zum ersten Mal auf dem kleinen Spielzeug-Audiorekorder meiner Schwester hörte. Später musste ich sie auf Videoaufnahmen meines Vaters ertragen. Ich beschloss, nie mehr zu sprechen, wenn eine eingeschaltete Videokamera in der Nähe war. Das war im Alltag recht leicht durchzuhalten. Bei Festlichkeiten oder im Urlaub war mein Vater indes oft schwer hinter seiner Kamera hervorzulocken. Schweigsame Zeiten brachen dann für mich an.

Je älter ich wurde, desto mehr begann ich, aktiv an meiner Stimme zu arbeiten. Ich erfuhr, dass man durch Training und die richtige Atmung viel verbessern kann. In der Schule hörte ich gut zu, wenn Mädchen mit den viel gelobten Lese-Stimmen Texte vorlasen. Zu Hause übte ich, indem ich die gleichen Texte wieder und wieder las. Ich prägte mir die Betonungen der Mädchen ein, wusste genau, bei welchem Wort ihre Stimmen hoch gingen, wann sie schneller lasen, wann langsamer und merkte mir sogar, welche Worte sie falsch ausgesprochen hatten, ob nun durch einen Sprachfehler oder ein kleines Lispeln bedingt. Ich übernahm alles, auch die Fehler. Jede Charakteristik einer anderen Stimme sog ich in mich auf. Alles schien mir besser als meine „lustige“ Stimme.

Auch im Alltag beobachtete ich genau. Ich lernte die Tonart und Sprechmelodie, die andere anwenden, wenn sie miteinander Konversation führen. Mit der Zeit erkannte ich, in welchem Ton man eine Bitte vorbringt, wie man spricht, wenn man etwas ablehnt, oder welche Sprechweise bei belanglosen Themen angebracht ist. Ich begriff, dass man bei traurigen Anlässen tiefer sprechen muss und auch bei großer Fröhlichkeit die Stimme nicht zu schrill werden lassen sollte. Das Keifen, wenn ich wütend war, ersetzte ich mit viel Mühe durch einen gemäßigteren Tonfall. Manchmal zerbrach ich dann die eine oder andere lange, dünne Kerze, wenn mich meine Wut und der Impuls zu schreien überkamen.

Allmählich mäßigte sich auch mein Sprechtempo. Früher hatte ich zu schnell gesprochen, war förmlich durch meine Reden gesprintet, nur, um es schnell hinter mich zu bringen. Jetzt achtete ich darauf, langsam zu sprechen, jedem Wort Betonung und Aufmerksamkeit zu schenken.

Jahre später lehrte der Deutschlehrer im Leistungskurs, dass beim Sprechen ruhig auch mal der ein oder andere Speicheltropfen fliegen dürfe. Gutes Sprechen sei eine feuchte Angelegenheit. Er ermunterte uns, im Theater auf den feinen Sprühregen zu achten, der dem Munde vieler Schauspieler entströme. Von diesem Lehrer lernte ich die wichtige Regel, dass man auch die letzten Buchstaben eines Wortes nicht verschlucken darf. Auch das „T“ von „nicht“ oder das „en“ von Infinitiven sind es wert, sorgfältig artikuliert zu werden.

### *Echolalien*

Wortwörtliche, „echohafte“ Wiederholungen von Wörtern oder Sätzen werden als Echolalien bezeichnet. Auf Echolalien als Auffälligkeit bei autistischen Kindern hat Leo Kanner 1946 als erster hingewiesen.[452]

Echolalien können grundsätzlich auch in der frühen sprachlichen Entwicklung normaler Kinder vorkommen. Meistens wiederholen die Kinder dabei Sätze, die etwas über ihren grammatikalischen Fähigkeiten liegen, und modifizieren diese.[453] Diese vorübergehende Phase liegt vor allem zwischen dem zweiten und dritten Lebensjahr.[454]

Autistische Kinder, besonders jene mit frühkindlichem Autismus, weisen Echolalien gehäuft und in extremen Variationen auf. Man unter-

452 Vgl. Klicpera/Innerhofer, 2002, S. 83.
453 Vgl. Frith, 2003, 123.
454 Vgl. Klicpera/Innerhofer, 2002, 84.

scheidet zwischen unmittelbaren und verzögerten Echolalien. Unmittelbare Echolalien treten direkt nach der gehörten Äußerung auf. Sie werden in einer Unterhaltung als Mittel interpretiert, mit dem das Kind ein Gespräch am Laufen halten möchte. Verzögerte Echolalien sind schwerer zu erkennen, da eine zeitliche Distanz zwischen ursprünglicher und imitierter Äußerung besteht.[455] Sie werden auch als Iteration[456] bezeichnet und können wie bei Axel Brauns selbststimulierende Wirkung haben (zum Beispiel „‚Schultüte – Schultüte – Schultüte.' Ich murmelte das Wort nur. Die Haha wurde immer böse, wenn der kleine Papagei in mir den Schnabel aufsperrte."[457]).

Das echohafte Wiederholen kann zum Verständigungsmittel werden, wenn andere, passende Wörter fehlen. So berichtet Leo Kanner von Kindern, die eine Frage bejahen, indem sie die ganze Frage wiederholen. Nach Kanner bräuchten diese Kinder ungewöhnlich lange, bis sie das Wort „ja" lernen und anwenden könnten.[458]

Echolalien müssen nicht wortwörtliche Wiederholungen des Gehörten sein. Es kann sich dabei auch um verkürzte und im Telegrammstil[459] wiedergegebene Äußerungen oder schlichte Wortverbindungen handeln. Viele Echolalien gehen in den Sprachgebrauch des Kindes über und sind dann kaum noch von seinen spontanen Äußerungen zu unterscheiden. Diese Beobachtung führt auch zu der Vermutung, dass manche autistische Kinder sich die Sprache aneignen könnten, indem sie auswendig gelernte, echolalische Strukturen einsetzen.[460]

Temple Grandin nennt in ihrem Buch „Ich bin die Anthropologin auf dem Mars" mehrere autistische Menschen, darunter auch Donna Williams, die durch Echolalien sprechen gelernt hätten. Die Betroffenen hätten als Kinder Aussagen erst dann verstehen können, nachdem sie diese wiederholt hätten.[461]

In machen Fällen scheinen Echolalien eine Abwehrfunktion zu besitzen. Kinder, die mit Überforderung und geringer Wertschätzung konfrontiert werden oder in angespannten Beziehungen leben, reagieren häufig mit echolalischem Verhalten.[462]

Dem entspricht, dass ich selbst noch häufig bestimmte Wörter oder kleine Sätze vor mich hinmurmele, wenn ich nervös bin. Als ich Kind

---

455 Vgl. ebd., 84f.
456 Vgl. Kehrer, 2005, 33.
457 Brauns, 2004, 78.
458 Vgl. Kanner, 1943, 243.
459 Vgl. Klicpera/Innerhofer, 2002, 84.
460 Vgl. Aarons/Gittens, 2000, 91f.
461 Vgl. Grandin, 1997, 88.
462 Vgl. Janetzke, 1997, 19.

war, habe ich auf extreme Weise bestimmte Lieblingssätze wiederholt. Meine Mutter wunderte sich über diese seltsamen Angewohnheiten. Einige Sätze kamen ihr fremd vor und sie fragte sich, wo ich diese wohl her haben könne. Irgendwann fand sie heraus, dass ich Äußerungen und Formulierungen von einer Freundin aus der Grundschule übernahm. Silvana war in vielem mein Vorbild. Ich war stolz, wenn ich in der „Silvana"-Sprache reden konnte.

Aus Fernsehsendungen übernehme ich Floskeln und kommunikative Wendungen. Mir selbst fehlen in vielen Situationen passende Sätze. Das echolalische Reden gibt mir Sicherheit. Ich kann dabei auf Strukturen zurückgreifen, die ich aus Erfahrung beherrsche. Nachdem ich sie einmal angewendet habe, weiß ich, wie Menschen darauf reagieren.

Die scheinbare Sicherheit, bereits zu wissen, wie andere reagieren werden, ließ mich Gleichaltrigen gegenüber hauptsächlich angelernte Phrasen benutzen. Ich hoffte, dass die anderen die entsprechenden Wendungen genauso freudig aufnehmen würden, wenn sie aus meinem Mund kämen. Leider traf das nicht zu. Vieles hörte sich bei mir einfach nur aufgesetzt und komisch an. So konnte ich zwar die gleichen Worte zum Trösten aufbringen, die andere Mädchen anwendeten, doch bei mir fühlte sich niemand wirklich getröstet.

Als ich älter wurde, hatte ich eine extreme Phase des Witz-Erzählens. Ich selbst habe diese Witze nicht verstanden und eigentlich nie lustig gefunden. Was mich faszinierte, war die immer gleich bleibende Reaktion anderer Leute. Wenn ich stolz einen neuen Witz, den ich in einem Comic-Heft oder einem Witz-Buch gefunden hatte, vortrug, gaben die Eltern Lach-Geräusche von sich. Das mochte ich. Es gab mir das Gefühl, etwas beherrschen und verstehen zu können. Witze erzählen und danach Gelächter, das war in seiner Berechenbarkeit beruhigend.

### *Neologismen*

Eine Erscheinung, die bei normalen Kindern eher selten vorkommt und daher als kennzeichnend für das autistische Syndrom gelten kann, sind Neologismen. Als Neologismen bezeichnet man kreative Wortschöpfungen und Wortneubildungen.

Die wenigen nicht-autistischen Kinder, die kurzzeitig eine solche Phase durchmachen, weisen meist ein starkes Redebedürfnis auf, besitzen aber ein noch unzureichendes Vokabular. Sie behelfen sich mit selbst gebastelten Begriffen.

Bei autistischen Kindern, besonders jenen mit dem Asperger-Syndrom, müssen Neologismen auf einer anderen Ursache beruhen. Diese Kinder weisen in der Regel einen reichhaltigen Wortschatz auf bei gleichzeitig geringem Bedürfnis, sich mitzuteilen. Trotzdem wenden viele bevorzugt einen selbst geprägten Begriff an, anstatt das Regelwort zu benutzen.[463]

So können Wörter auf unübliche Weise zusammengesetzt werden, wodurch neue, in dieser Form nicht gebräuchliche Wortbildungen entstehen. Als Beispiel sei „Lehnenstuhl" für Sessel genannt.[464] Manchmal wird auch ein bestimmtes Charakteristikum herangezogen, um einen ganzen Gegenstand zu benennen. „Himmelbuch" bedeutet beispielsweise für ein Kind ein Bilderbuch, in dem der Himmel abgebildet ist, „Nüssekaputtmacher" ist der Nussknacker und „Festhaltung" oder „Handauflegung" das Treppengeländer.[465]

Besonders Kinder, die das Asperger-Syndrom haben, sind zu Neologismen befähigt.[466] Die „sprachlichen Produktionen"[467] sind schon Hans Asperger aufgefallen. Er beschreibt diese als „ungemein treffsicher und bezeichnend, oft freilich auch recht abwegig"[468]. Als Beispiel verweist er unter anderem auf die Äußerungen eines elfjährigen Jungen mit Autismus: „mündlich kann ich das nicht, aber köpflich" oder „eine grelle Sonne mag ich nicht, auch kein Dunkel, am liebsten so einen melierten Schatten"[469].

Asperger demonstriert die besondere autistische Intelligenz, die hinter vielen Neologismen steckt, an den Antworten einiger Knaben auf Intelligenzfragen. Ein achtjähriger Junge wurde dazu aufgefordert, den Unterschied zwischen Ofen und Herd zu beschreiben: „der Ofen, den hat man im Zimmer stehen als Feuerbringer (!), und der Herd, darauf kocht man."[470]

Klicpera und Innerhofer haben „echte" Neologismen bei kognitiv stärker beeinträchtigten Kindern gefunden, andererseits aber auch bei Kindern bzw. Jugendlichen mit frühkindlichem Autismus, deren Sprachentwicklung bereits recht gut entwickelt gewesen sei.[471] Unter „echten" Neologismen verstehen die Autoren die „Verwendung von Wörtern, die weder semantisch noch phonologisch auf tatsächlich vorkommende Wörter bezogen sind"[472].

---

463 Vgl. Kehrer, 2005, 35.
464 Vgl. ebd., 34.
465 Vgl. ebd.
466 Vgl. Attwood, 2000, 91.
467 Vgl. Asperger, 1961, 184.
468 Vgl. ebd.
469 Ebd.
470 Ebd.
471 Vgl. Klicpera/Innerhofer, 2002, 72.
472 Ebd.

Neologismen haben meist ihren ganz eigenen Ursprung und lassen sich selten lautlich von den eigentlichen Wörtern ableiten. Hans Kehrer listet entsprechende Beispiele auf: Eine Glocke werde zu „Aufa“, eine Schraube zu „Uha“ oder die Armbanduhr der Mutter zu „Platetutokete“.[473]

Es kommt auch vor, dass die Eltern mit neuen Namen angesprochen werden. Axel Brauns sagt nicht „Mama und Papa“, sondern „Haha und Dachs“[474] und Hans Kehrer berichtet von einem Jungen, der seinen Bruder Florian „Eo“ genannt habe, und einer Mutter, die nur mit „Plüplü“ angesprochen worden sei.[475]

Die Verwendung von Neologismen kann in extremen Fällen dazu führen, dass die Kinder eine vollkommen eigene Sprache entwickeln[476], die mit keiner anderen Sprache Ähnlichkeiten aufzuweisen scheint und für niemanden außer sie selbst verständlich ist. Meistens wird eine solche erfundene Sprache in den Selbstgesprächen der Kinder beobachtet.[477]

Neologismen gehören zu den aparten Zügen des Autismus. Sie spiegeln eine ganz besondere Sicht auf die Welt und sich selbst wider. So kommentiert der siebenjährige Stephan, als er sich am Strand Wasser mit einem Handtuch abtupft, dies mit den Worten: „Handtuch trinkt, Handtuch trinkt Wasser.“[478]

Manche Wortneubildungen können so markant oder bezaubernd sein, dass die ganze Familie sie übernimmt. Mit meinen sprachlichen Schöpfungen habe ich bei meiner Familie für einige Überraschungen sorgen können. Leider kann sich meine Mutter kaum noch an ein konkretes Beispiel erinnern. Eine Wendung ist ihr dann aber doch noch eingefallen: anstatt „ein bisschen“ hätte ich stets „Babyecke“ gesagt. Das hätten sie und die anderen Familienmitglieder schließlich übernommen.

Einige Wortgebilde, die nur für mich Bedeutung hatten, habe ich nie jemandem mitgeteilt. Noch nicht einmal meinen Eltern habe ich anvertraut, wer zum Beispiel das „Urenkelchen“ war. So habe ich meine Schwester Jenny im Stillen genannt. Diese Bezeichnung rührte daher, dass ich früh einen Unterschied spürte, wie sie auf die Großeltern zugehen und sich von ihnen umsorgen lassen konnte, und wie ich daneben stand und an all dem keinen Anteil haben konnte.

Irgendwie sehnte ich mich nach dieser Zuneigung von den Großeltern, die für mich nicht erreichbar war, die ich von meinem Verhalten her aber

473 Vgl. Kehrer, 2005, 34.
474 Vgl. Brauns, 2004, 19.
475 Vgl. Kehrer, 2005, 34.
476 Vgl. Rutter, 1973, 86
477 Vgl. Kehrer, 2005, 34.
478 Vgl. Frye 1968, zitiert nach: Kehrer, 2005, 35.

auch immer abgewiesen hätte. Es war ein Bedürfnis, das keine Erfüllung finden konnte, und gerade deshalb als so drückend empfunden wurde, dass ich ein Ventil brauchte, um mir Erleichterung zu verschaffen.

Das Wort „Urenkelchen" war ein Lautgebilde, das ich gar nicht mochte. Es hatte eine schlechte Farbe, war dunkel, gelblich, grünlich-bräunlich und einfach nur hässlich. Auch deshalb bedachte ich Jenny damit. Sie hatte, was ich ersehnte, und ich reduzierte sie auf diese Eigenschaft, besonders dann, wenn ich wütend auf sie war. Dann saß ich draußen im Garten auf der Schaukel, schaukelte ganz wild und hoch und erfreute mich an der Hässlichkeit von Jennys neuem Namen.

Später faszinierten mich die vielfältigen Kombinationsmöglichkeiten von Wörtern. Wenn ich heute frei darauf losschreibe, halte ich mich selten an die Regeln der deutschen Sprache, die vorschreiben, welche zusammengesetzten Wörter anerkannt sind und welche es nicht geben soll.

Oft stoße ich im Alltag auf Begriffe, die meinem konkreten Verständnis von der Welt widersprechen. Was ist ein Lesezeichen? Ist es, wie ein Stoppzeichen ein Zeichen anzuhalten ist, ein Zeichen, zu lesen? Treffender finde ich, von einem Seitenschnellfinder zu sprechen, und so nenne ich ein „Lesezeichen" meistens auch.

### *Lieblingswörter*

In frühen Jahren finden viele Kinder Gefallen an bestimmten Wörtern, die in ihren Ohren besonders wohlklingend erscheinen. Axel Brauns spricht von „Näpfchenwörtern"[479]. Näpfchen ist eines der Wörter, die ihm als Junge besonderes Vergnügen bereitet haben. Eine Vorliebe für bestimmte Wörter hat auch Leo Kanner festgestellt. Er berichtet von Donald:

> Es schien ihm Spaß zu machen, Wörter oder ganze Sätze auszustoßen, wie etwa „Chrysantheme"; „Dahlie, Dahlie, Dahlie", „Geschäft"; „Trompetenblume"; „Das Rechte ist an, das Linke ist aus"; „Durch die dunklen Wolken scheinend".[480]

Die Äußerungen zeigen, wie irrelevant und sinnentfremdet diese Lieblingswörter und -phrasen sein können. Dennoch sind sie fester Bestandteil der Sprachgewohnheiten vieler betroffener Kinder.

Liane Willey erklärt, warum es ihr manche Wörter besonders antun:

> Es gibt Wörter, an denen sich meine Augen erfreuen, besonders wenn sie eine Symmetrie ergeben und die Form haben, die ich mag. Andere Worte fas-

479 Vgl. Brauns, 2004, 11.
480 Kanner, zitiert nach Kehrer, 2005, 16.

zinieren mich durch ihre Sprachmelodie, die man erhält, wenn man sie ausspricht.[481]

Lieblingswörter, die auf irgendeine Weise faszinieren, können zu Konflikten führen, besonders dann, wenn es sich um Wörter handelt, die man eigentlich in der Öffentlichkeit nicht sagen sollte. Temple Grandin hatte eine Phase, in der sie immerzu das Wort „boobs" habe äußern müssen. „Boobs" bedeutet „Brüste". Erste Bekanntschaft mit dem neuen Lieblingswort hat sie im Sommercamp gemacht:

> „Boobs?" I reapeated and the boys laughed.
> The rest of the afternoon ‚boobs' was my favourite word. It was a new word, I loved the feel of it in my mouth. In my perseverative manner I said it over and over.[482]
> (Übersetzung der Verfasserin: „‚Boobs?' wiederholte ich und die Jungen lachten.
> Den Rest des Nachmittags war ‚boobs' mein Lieblingswort. Es war ein neues Wort, ich liebte das Gefühl von ihm in meinem Mund. In meiner beharrlichen Weise wiederholte ich es immer wieder.")

Grandin war sich nicht bewusst, wie unschicklich ihr neues Lieblingswort war. Als eine der Leiterinnen sie darüber aufgeklärt habe, sei es zu spät gewesen. Das Wort habe sich bereits in ihrem Kopf festgesetzt gehabt und sei nun regelmäßig über ihre Lippen geschlüpft.

Lieblingswörter wie diese, die ohne böse Absicht des Kindes Anstoß erregen, sind für die Eltern oft Auslöser peinlicher Situationen. Als Kind hatte ich eine Phase, in der ich ständig „pumps" gesagt habe. Meinen Eltern war das unangenehm. Ihnen missfiel das seltsame Wort und sie fanden, dass es auch gar nicht zu mir passe. Von meinem Verhalten her erschien ich eher steif und abweisend und das wollte einfach nicht zu manchen der plumpen Ausdrücke passen, an denen ich so großen Gefallen fand.

Später lernte ich, dass es besser ist, bestimmte Lieblingswörter nicht laut auszusprechen. Eines davon war „Pimmel". Ich hatte es irgendwo aufgeschnappt, aber seine Bedeutung war mir nicht ganz klar. Ständig tanzte das Wort auf meinen Lippen. Nur wenn ich ganz alleine war, im Urlaub im Meer planschte oder mich sonstwie ungehört fühlen konnte, ließ ich den Genuss zu, es auszusprechen.

### *Wörter und ihre Bedeutungen*

„Annette und Cecillie geben Purpur"[483], sagte Donald, der Junge, der von Leo Kanner beschrieben wurde.

---

481 Willey, 2003, 41.
482 Grandin, 2005a, 50.

Eine Äußerung wie diese erscheint zunächst unsinnig. Ihr Sinn enthüllt sich erst dann, wenn man ihre Entstehungsgeschichte kennt. Donald hatte seinen Wasserfarben Namen gegeben und zwar genau jene Namen, welche Fünflinge trugen, die gerade in seinem Umkreis geboren worden waren. Blau hieß nun „Annette", Rot „Cecilie" und so weiter. Aus dieser Sicht ist es also durchaus logisch, dass Annette und Cecilie Purpur ergeben.

Einige autistische Kinder benutzen gewöhnliche Wörter in unüblichen Kontexten und schaffen dadurch neue Bedeutungsinhalte. Auf diese Weise erfinden sie kreative Redewendungen. Tony Attwood spricht hier von einer faszinierenden Fähigkeit der Asperger-Kinder „eine neue Sprachperspektive zu entdecken". Er schlägt vor, die Äußerungen des Kindes in einem Geschichtenbuch zu verarbeiten.[484]

Der beschriebene kreative Umgang mit Sprache wird auch als „idiosynkratischer" Wortgebrauch bezeichnet. „Idiosynkratisch" heißt eigentlich „überempfindlich" und impliziert hier, dass das Kind in seiner Sprachverwendung sehr eigen ist.[485] Der Gebrauch idiosynkratischer Wendungen scheint speziell beim Autismus vorzukommen. Weder normale Kinder noch Kinder mit Sprachstörungen oder geistig behinderte Kinder weisen Vergleichbares auf.[486]

Der idiosynkratischer Sprachgebrauch kann damit erklärt werden, dass die Kinder ohne „joint attention", also ohne den gemeinsamen Bezug mit anderen, Wörter lernen. Sie können die neuen Wörter zwar behalten, haben aber Schwierigkeiten, sie den richtigen Gegenständen zuzuordnen. Es kann vorkommen, dass beispielsweise ein ganzes Objekt nur mit einem seiner Teilaspekte benannt wird. Lorna Wing führt das Beispiel eines Jungen an, der anstelle von „Schrank" „Schlüssel" gesagt habe.[487]

Bei seinen schöpferischen Redewendungen führt das Kind Ausdrücke auf persönliche Assoziationen aus seiner Erfahrungswelt zurück. Diese muss der Gesprächsteilnehmer nicht unbedingt mit ihm teilen. Leo Kanner erinnert hier an Paul. Als Paul zwei Jahre alt gewesen sei, habe seine Mutter ihm häufig den Kinderreim „Peter, Peter pumpkin eater" vorgetragen. Einmal sei sie dabei in der Küche beschäftigt gewesen und habe versehentlich eine Pfanne fallen gelassen. Seitdem habe Paul, immer wenn er etwas Ähnliches wie eine Pfanne gesehen habe, gesungen: „Peter eater."[488]

---

483 Kanner, zitiert nach Kehrer, 2005, 16.
484 Vgl. Attwood, 2000, 92.
485 Vgl. ebd., 91.
486 Vgl. Frith, 2003, 122.
487 Vgl. Rutter, 1973, 85.
488 Vgl. Frith, 2003, 121.

Dass die Kinder idiosynkratische Äußerungen auch gegenüber Menschen benutzen, die den entsprechenden Ursprung nicht kennen und die Wendungen daher gar nicht verstehen können, ist ein Hinweis auf ihr Theory of Mind-Defizit.[489]

Recht häufig kommt es vor, dass Wörter aus ungewöhnlichen Bereichen entlehnt werden, wenn das Kind positive Gefühle oder sein Wohlgefallen an etwas ausdrücken möchte. Bei diesen Assoziationen handelt es sich meist um Dinge, die das Kind besonders gerne mag und die dafür sorgen, dass es sich gut fühlt. Wenn zum Beispiel Axel Brauns als kleiner Junge etwas ausnehmend schön fand, dann war es für ihn „Besee gut". „Besee gut" kann man erst dann verstehen, wenn man weiß, dass „Besee"[490] in Brauns Sprache „Baisers" waren und Brauns diese Süßspeise geliebt hat. Für ihn waren Baisers etwas so Großartiges, dass fortan alles Schöne „Besee gut" war.

Besondere Bedeutungen von Wörtern thematisiert auch Temple Grandin. Sie erwähnt ein Kind, das so glücklich sei, als es French Toast gegessen habe, dass der Ausdruck „French Toast" danach so viel wie „glücklich" bedeutet habe.[491] An anderer Stelle gibt sie wieder, was ihre Mutter einem Arzt geschrieben habe:

> She will say, „I love you, Mummi," and this is because she is feeling happy. The two are synonymous.[492]
> (Übersetzung der Verfasserin: „Sie sagt ‚Ich liebe Dich, Mami', weil sie sich glücklich fühlt. Diese beiden Dinge sind für sie synonym.")

Die Neigung zu idiosynkratischen Ausdrücken hat sogar Einzug in ein populäres belletristisches Werk gehalten. In dem Roman „Supergute Tage oder die sonderbare Welt des Christopher Boone" von Mark Haddon lässt der Autor seine autistische Hauptfigur Christopher gute Tage von schlechten Tagen auf ganz aparte Weise unterscheiden. Der Junge orientiert sich daran, wie viele rote Autos er am Morgen in einer Reihe sieht:

> Mr. Jeavons, der Schulpsychologe, hat mich einmal gefragt, warum 4 rote Autos in einer Reihe einen **Sehr Guten Tag** bedeuteten und 3 rote Autos in einer Reihe einen **Ziemlich Guten Tag** und 5 rote Autos einen **Superguten Tag**, und 5 gelbe Autos in einer Reihe einen **Schwarzen Tag**, das heißt, einen Tag, an dem ich mit niemandem spreche und ganz allein herumsitze und Bücher lese und das Mittagessen ausfallen lasse und *keinerlei Risiko eingehe*.[493]

489 Vgl. ebd., 122.
490 Vgl. Brauns, 2004, 24.
491 Vgl. Grandin, 1997, 43.
492 Grandin, 2005a, 53.
493 Haddon, 2003, 39.

In meiner Welt gibt es keine superguten Tage mit fünf roten Autos, sondern „Tage mit Wirsing". Das sind meine guten Tage, Tage, an denen ich zu Hause sein darf. Denn nur, wenn ich zu Hause bin, kann ich Wirsing essen. Und zu Hause zu sein, ist für mich das größte Glück. Und so bedeutet Wirsing für mich Glück. Nur meine Familie und wenige andere Eingeweihte wissen mit dem Begriff „Wirsing-Tag" etwas anzufangen. Ebenso habe ich mit engen Familienmitgliedern noch andere Wendungen geprägt, die nur für uns eine spezielle Bedeutung haben.

### *Verbale Rituale: Stereotypien und das Verlangen nach stereotypen Antworten*

Zu den repetitiven Verhaltensmustern autistischer Kinder zählen auch verbale Stereotypien. Verbale Stereotypien können bei Eltern großen Stress erzeugen, wenn das Kind sie mit einbezieht. Das ist besonders häufig bei stereotypen Fragen der Fall. Das Kind fordert nicht nur eine immer gleich bleibende Erwiderung, sondern duldet noch nicht mal die geringste Abweichung in Ton oder Sprechmelodie. Selten ist diese stereotype Eigenart auf eine so niedliche Weise ausgeprägt wie in folgendem Beispiel von Michael Rutter:

> Ein fünfjähriger Junge wiederholte ständig Ausdrücke wie „ja, ja ein guter Junge, ja, ja" mit einem erwartungsvollen Anheben der Stimme, bis der Arzt oder die Krankenschwester ihm den Ausdruck wiederholte.[494]

Bereits Leo Kanner waren die verbalen Stereotypien bekannt. Bei Donald hat der Kinderarzt eine „Unzahl von verbalen Ritualen"[495] festgestellt. Eines davon beschreibt er auf folgende Weise: Wenn der Junge nach seinem Nickerchen heruntergehen wollte, habe er sich mit folgender Wendung an seine Mutter gerichtet: „Boo (sein Wort für Mutter), sag ‚Don, möchtest du heruntergehen?'"[496] Die Mutter habe den entsprechenden Satz wie gewünscht aufgesagt, worauf der Junge sie aufgefordert habe: „Jetzt sage: ‚In Ordnung'." Die Mutter habe dann auch das gesagt und der Junge sei heruntergegangen.[497]

Auch in anderen Situationen habe Donald verbale Rituale aufgezeigt. Beim Mittagessen verlangte er von seiner Mutter: „Sage: ‚Iß das, oder ich werde dir keine Tomaten geben, aber wenn du es nicht ißt, gebe ich dir Tomaten' oder sage, ‚Wenn du das trinkst, werde ich lachen, und ich

494 Rutter, 1973, 84.
495 Kanner, zitiert nach Kehrer, 2005, 16.
496 Ebd.
497 Ebd.

werde lächeln.‘“ Habe sich die Mutter diesen Aufforderungen nicht gefügt, so „quiekte und schrie er und spannte alle seine Halsmuskeln an“.[498]

Verbale Stereotypien kommen nicht ausschließlich im Umgang mit anderen vor. Oft dienen sie auch dazu, Beschäftigungslücken auszufüllen. Das Kind gibt dann abgespeicherte Verbote, Aufforderungen oder lose Wörter immer wieder von sich.[499]

Zu den stereotypen Fragen gehören auch solche, die dem Kind niemand beantworten kann, die es aber trotz mangelnder Erfolgsaussicht nicht müde wird zu stellen. Meine Mutter versprach bei Fragen, die sie nicht beantworten konnte, nachzuschauen. Sie hat es dann aber doch nicht gemacht, dachte immer wieder, ich würde schon aufhören zu fragen. Doch dem war nicht so. Ich brauchte nur am großen Wohnzimmerradio vorbeizugehen und fragte wieder „Mami, wie funktioniert ein Radio?“ Ähnlich war es mit Steckdosen. Ich wollte wissen, was Strom ist. Meine Mutter wusste nicht recht, ob ich darauf wirklich eine wissenschaftliche Antwort erwartete. Sie war unglücklich, dass sie mir nur selten eine zufriedenstellende Auskunft erteilen konnte. Doch bei manchen Fragen wäre sogar Albert Einstein überfragt gewesen: Ich wollte unablässig wissen, wie das Ende vom Weltall aussieht. Diese Frage begleitete meine Eltern und mich Jahre lang. Ich musste erst für mich selbst eine befriedigende Antwort finden, um schließlich Ruhe geben zu können.

Heute erscheinen in meinem durchgeplanten und routinierten Alltag einige stereotype Äußerungen, die jeden Tag in exakt derselben Situation und Tonart hervorgebracht werden. Nachdem ich morgens das erste Mal in mein Frühstücksbrötchen gebissen habe, sage ich „Ach, ist das wieder lecker“. Dieser Ausdruck von Wohlgefallen gehört dazu. Genauso, wie es dazugehört, dass ich beim Essen die Zeitung lese und nach jedem Brötchenbissen eine halbe Tasse Tee leere.

Manche verbale Stereotypien habe ich nur als Gedanken und spreche sie höchstens flüsternd aus. Dazu gehört zum Beispiel der Satz „Ich will nach Hause“, den ich vor allem in der Schule ständig gedanklich wiederholt habe. Nur wenn ich alleine war, zum Beispiel auf der Toilette, habe ich ihn wirklich ausgesprochen. Ansonsten war er unaufhörlich in meinen Gedanken, schon morgens, wenn ich aus dem Schulbus ausstieg und den Schulhof betrat.

„Ich will nach Hause“. Der Satz ist auch heute noch ein treuer Begleiter, obwohl es jetzt ungleich länger dauert, bis ich von einem Uni-Tag nach Hause komme und mir der allgegenwärtige Wunsch nach meinem vertrauten Heim den Alltag erschwert.

---

498 Ebd.
499 Vgl. Kehrer, 2005, 33.

Noch mehr verbale Stereotypien als ich besitzt meine Schwester. Sie muss besonders in Stresssituationen versichert bekommen, dass es bestimmte Dinge nicht gibt, bzw. dass sie nicht passieren werden. Meine Mutter muss jedes Mal in genau dem richtigen Tonfall, der richtigen Lautstärke und dem richtigen Abstand zu ihrer Aussage entweder „Ja", „Gibt es nicht", „Kannst Du vergessen," oder „Erledigt" antworten. Für meine Mutter ist das eine große Belastung. Da ich dieses autistische Verhalten hier einmal von außen studieren kann, kann ich nachvollziehen, dass meine Mutter damit nicht immer gut zurechtkommt. Entsprechend kann ich hochrechnen, wie anstrengend viele meiner Tics, Macken und Angewohnheiten für meine Familie sein müssen.

## Sprache und Verständnis: Probleme im Alltag

Viele Kinder mit Autismus benutzen Sprache ohne jeden kommunikativen Nutzen. Diese Kommunikationsschwäche unterscheidet sie von normalen, aber auch von spracherwerbsgestörten Kindern.

Spracherwerbsgestörte Kinder gleichen in ihrem kommunikativen Verhalten weitgehend normalen Kindern. Sie können den Standpunkt ihres Gegenübers einnehmen, dem Gespräch folgen, Zwischenfragen stellen und nachhaken, wenn sie etwas nicht verstanden haben. Umgekehrt erkennen sie, wenn der Gesprächspartner sie nicht verstehen kann und versuchen erneut, sich verständlich zu machen.[500]

All das kann ein autistisches Kind nicht. Ihm stehen zwar unter Umständen die feineren sprachlichen Mittel zur Verfügung, sie sind ihm aber nutzlos, da es sie nicht kommunikativ anzuwenden weiß.

Sprache und Kommunikation sind nicht das Gleiche. Sperber und Wilson beschreiben Sprache als ein von grammatikalischen Regeln beherrschtes System, das ein mögliches Mittel zur Kommunikation darstelle. Kommunikation an sich sei jedoch unabhängig von Sprache und könne auch durch nonverbale Zeichen geschehen. Voraussetzung für die Kommunikation sei allein eine reich ausgestattete innere Sprache. Die Kommunikationsdefizite autistischer Menschen erklären einige Autoren wie etwa Francesca G.E. Happé damit, dass ihre innere Sprache zu arm sei, um alle Anforderungen einer Kommunikation zu erfüllen.[501]

Sperber und Wilson beschreiben die einfachste Form der Kommunikation als ein Codieren und Decodieren von Botschaften ähnlich wie bei einem Morse-Code. Bei vielen Menschen mit Autismus scheint sich das Kommunikationsverhalten auf dieses niedrige Niveau zu beschränken.

500 Vgl. Szagun, 1994, 270.
501 Vgl. Frith, 2005, 229f.

Phonologie und Grammatik als Bestandteile des Code-Systems sind bei ihnen meist normal entwickelt. Es mangelt den Betroffenen jedoch an all dem, was dahinter liegt. Sie können keine Ironie, Metaphern oder Sprachfiguren entwickeln oder verstehen.[502]

Bei autistischen Kindern sind die kommunikativen Defizite am stärksten ausgeprägt. Wenn sie älter werden, zeigt sich ihre eingeschränkte Dialogfähigkeit vor allem in der thematischen Fixierung.[503] Viele Menschen haben dann das Gefühl, dass der Betroffene eher *zu* ihnen als *mit* ihnen spricht.

Selbst erwachsene Betroffene können in der Art und Weise, wie sie Sprache verwenden, noch auffällig sein. Immer wieder kommen darin ihr ungewöhnliches Weltbild und eine besondere Wahrnehmungsfähigkeit zum Ausdruck.[504]

Letztlich ist es also nicht die Sprache an sich, die einem Menschen mit Autismus zu schaffen macht, sondern hauptsächlich ihre Anwendung im Umgang von Mensch zu Mensch.

### *Theory of Mind des Sprechens*

Die Kommunikation ist einer jener Bereiche, in denen das Theory of Mind-Defizit der Betroffenen am stärksten zum Ausdruck kommt. Menschen, bei denen das Mentalisieren auf normale Weise ausgeprägt ist, machen sich oft gar nicht bewusst, wie viel sie dieser Fähigkeit verdanken.

Ohne eine Theory of Mind ist ein ausgewogenes Gespräch, an dem beide Gesprächspartner gleichwertig und auf gegenseitig bereichernde Weise beteiligt sind, kaum möglich. Voraussetzung dafür ist nämlich, dass sich beide Gesprächsteilnehmer in den jeweils anderen hineinversetzen können.[505] Es muss ihnen möglich sein, den Erkenntnisstand des anderen abzuschätzen und zu erkennen, was ihn langweilt, ihm zu kompliziert ist oder ihn besonders interessiert.

Funktioniert die Theory of Mind-Fähigkeit nicht, wird ein einfaches Gespräch für Betroffene wie ein Fischen im trüben Gewässer. Sie können zwar Worte und Sätze darbieten, haben aber keine Möglichkeit, intuitiv vorauszusehen, ob sie damit nicht vielleicht in ein großes Fettnäpfchen treten.

Schon das Erklären eines einfachen Sachverhaltes wird zum Hindernisrennen mit geschlossenen Augen. Ohne Theory of Mind ist eine Abschätzung dessen, was der andere bereits weiß und was ihm noch mitge-

---

502 Vgl. ebd.
503 Vgl. Janetzke 1997, 20.
504 Vgl. Klicpera/Innerhofer, 2002, 91.
505 Vgl. ebd., 131.

teilt werden muss, so gut wie unmöglich. Bei autistischen Kindern beobachtet man entsprechend, dass sie ungeachtet des Kenntnisstandes des anderen einfach irgendwo anfangen zu erklären. Sie wiederholen sogar Aussagen, die der andere eben erst in ihrem Beisein von einer dritten Person erhalten hat.[506] Umgekehrt liefert das Kind häufig auch zu wenig Informationen und lässt gerade für das Verständnis wesentliche Angaben aus. Als Beispiel für letzteren Fall beschreibe ich eine Fallsituation aus der Studie von Bishop und Adams (1989):[507]

> Kind: „Mein Bruder fühlte sich schlecht am Montag."
> Erwachsener: „Richtig."
> Kind: „Und ich zog meine Hosen aus."
> Erwachsener: „Oh. Warum zogst du deine Hose aus?"
> Kind: „Er hat sich auf meine Hose erbrochen."

Die kleine Szene zeigt, dass das Kind einen logisch wichtigen Schritt ausgelassen hat. Es gibt die essentielle Information erst auf Nachfrage.

Besonders bei höher funktionierenden Kindern, bei denen man Ansätze einer Theory of Mind-Fähigkeit vermutet kann, die aber dennoch gesprächsunfähig erscheinen, gibt es vielleicht noch andere Gründe, warum sie zu einer übertriebenen Kürze neigen. Ich glaube, dass diese Kinder einfach kein Bedürfnis haben, dem anderen etwas verständlich beizubringen. Sie spüren vielleicht gerade den Impuls, über ihr Lieblingsthema zu sprechen und spulen ab, was sie loswerden wollen. Im Gegensatz zu normalen Kindern, die erst dann zufrieden sind, wenn der andere ihnen folgen kann, scheint es bei dem autistischen Kind eher um ein Monologisieren vor Zuhörerschaft zu gehen.

Bei mir ist es so, dass ich auch heute noch nicht abschätzen kann, ob das, was ich gerade dargelegt habe, wirklich angekommen ist. Manchmal lasse ich meine Mutter wiederholen, was ich ihr erklärt habe. Oft findet sie nicht schnell genug die passenden Worte. Dann werde ich wütend, weil ich denke, dass sie gar nicht zugehört hat. Jetzt wird mir klar, dass es vielleicht auch an mir liegen könnte, dass meine Erklärungen nicht verständlich genug rübergekommen sind.

Beim Erklären weiß ich selten, wo ich anfangen soll. Mir ist bewusst, dass ich der Kürze halber oft zu viel weglasse. Als kleines Kind habe ich nicht gerne geredet. Das war eine Folge meines geringen Kontaktbedürfnisses und später vor allem darauf zurückzuführen, dass ich mit meiner beeinträchtigten Sprechfähigkeit viel Kritik einstecken musste, sobald ich den Mund aufmachte.

---

506 Vgl. ebd., 125f.
507 Zitiert nach: Kim/Volkmar/Sparrow, 2000, 263.

Als ich älter wurde, habe ich sehr schnell geredet, um das Sprechen schnell hinter mich zu bringen. Das ging zu Lasten der Verständlichkeit. Oft hieß es, „Nici, sprich doch bitte etwas langsamer, man versteht ja gar nichts". Das hat mich erst recht aufgebracht. Denn die Äußerung „man versteht ja gar nichts" ließ schlimme Erinnerungen an jene Zeit wach werden, als man mich tatsächlich nicht verstanden hatte. „Verstehen" beziehe ich immer darauf, dass meine Artikulation als zu schlecht erachtet wird. Dass „Verstehen" auch inhaltlich gemeint sein kann, ist ein Gedanke, an den ich mich noch gewöhnen muss. Vielleicht wird es mir auch irgendwann möglich sein, Zwischenfragen zuzulassen und zu erlauben, dass man mich unterbricht, wenn etwas unklar ist.

### *Wechselgespräch*

Der Dialog ist ein schwieriges Terrain für Menschen mit Autismus. Den Betroffenen fehlen die intuitiven Fähigkeiten, die ihren Mitmenschen dabei behilflich sind. Wie ein autistischer Mensch ein Gespräch empfinden kann, beschreibt Gunilla Gerland:

> Für das übliche Hin und Her eines Gesprächs hatte ich kein Gefühl. Am einfachsten wäre es gewesen, wenn ich gleich hätte sagen dürfen, was ich zu sagen hatte, und der andere anschließend gesprochen hätte. Dieses Vor- und Zurückspringen, diese Bemühung darum, eine Bemerkung an der richtigen Stelle unterzubringen, das war schwierig und ermüdend.[508]

Die Fähigkeiten, die ein Gespräch erfordert, sind immens, und doch erbringt der normale Mensch sie vollkommen unbewusst, da er die kommunikativen Regeln instinktiv beherrscht. Wenn dieser „Instinkt" jedoch fehlt, tauchen viele Fragen zum Ablauf eines Gesprächs auf, die rein verstandesmäßig beantwortet werden müssen. Dazu zählen unter anderem: Wie beginne ich ein Gespräch? Wann bin ich an der Reihe zu sprechen? Wie lange darf ich reden? Was muss der andere wissen, um mir folgen zu können?

In diesen Bereichen stoßen Menschen mit Autismus an ihre Grenzen. Auch das beschreibt Gunilla Gerland:

> Der Anspruch an die Konversation bestand nicht nur darin, Gedanke und Rede aneinander zu koppeln und die Koppelung dann festzuhalten, sondern auch darin, mir auszurechnen, wann ich etwas sagen sollte, wann der andere reden würde und wann ich wieder mit Reden an der Reihe wäre.[509]

Entsprechende Defizite werden besonders bei jüngeren Kindern beobachtet, welche die kommunikativen Regeln noch nicht wie Vokabeln haben

---

508 Gerland, 1998, 191f.
509 Ebd., 234.

lernen können. Sie fallen schon zu Beginn eines „Gesprächs“ dadurch auf, dass sie keine Begrüßungsfloskeln austauschen. Ohne auf den anderen zu achten, sprechen sie sofort von ihrem Anliegen. Dieses Merkmal autistischer Kinder ist so auffällig, dass Tony Attwood den Autismus mit folgender, frei erfundener Geschichte gleich am Anfang seines Buches „Das Asperger Syndrom: Ein Ratgeber für Eltern“ vorstellt:

> Als der Postbote die Briefe für Haus Nummer 20 einstecken wollte, lief ihm ein junges Mädchen entgegen. Die Familie war erst vor kurzem eingezogen, und er war neugierig auf die Namen und den Hintergrund der neuen Bewohner. Doch bevor er guten Morgen sagen konnte, stellte das Mädchen ihm die Frage:
> „Mögen Sie Deltics?“ Im Stillen rätselte der Mann, was dieses Wort wohl bedeuten könnte, ob ein Deltic etwa eine neue Schokoladenmarke oder eine Figur aus einer Fernsehserie sei. Ehe er antworten konnte, fuhr das Mädchen fort: „Das sind die stärksten Dieselzüge. (...)“
> Das Mädchen begann, über Züge zu referieren. Der Mann verstand nicht, warum sie sich damit ausgerechnet an ihn wandte.[510]

Das Beispiel zeigt, wie beschränkt die Fähigkeiten eines autistischen Kindes sind, ein Wechselgespräch einzugehen. Es kann nicht die subtilen Signale lesen, die anderen Menschen bei der Gesprächsführung helfen. Das Kind redet oft dazwischen, worauf viele Menschen unwirsch reagieren. Das wiederum ist für das Kind unverständlich, da es sich keines Fehlers bewusst ist.

Auch unerwartete und unpassende Bemerkungen fallen in der Unterhaltung mit einem betroffenen Kind auf. Diese erscheinen oft verwirrend, manchmal verärgern sie sogar den Gesprächspartner.

Wenn jedoch Einschübe oder mitfühlende Kommentare erwartet werden, bleiben sie meist aus. Nicht-autistische Menschen zeigen dafür wenig Verständnis. Für sie ist es ganz normal, spontan Mitgefühl zu äußern, wenn ihnen jemand von etwas Unangenehmem erzählt.[511]

Zur Kunst der Konversation gehören auch Zwischenfragen und bisweilen Aufforderungen an den anderen, seine Meinung zu dem Thema kundzutun. Der Zweck davon liegt oft allein darin, Interesse zu signalisieren oder die eigene Wertschätzung an den Erfahrungen und Ansichten des anderen auszudrücken. Menschen mit Autismus müssen erst lernen, wie man Zwischenfragen stellt, wann Pausen angebracht sind oder wie diese zu überbrücken sind.

Da ihnen eine direkte Kommunikation häufig so schwer fällt, bevorzugen es einige Betroffene, Vorträge oder Referate vor größeren Grup-

---

510 Attwood, 2000, 12.
511 Vgl. ebd., 81.

pen zu halten. Hier fallen ihre Mängel im Wechselgespräch weniger auf. Dazu Liane Willey:

> Für meine Nerven bedeutet Konversation in kleinen Gruppen etwa das Gleiche, als würde ich auf einem eisigen Untergrund auf Stelzen gehen. Wenn ich mit anderen rede, habe ich Schwierigkeiten, Gesprächsübergänge mitzubekommen. In fast allen Konversationen falle ich anderen ins Wort, stottere meine eigenen Gedanken herunter.[512]

Ungewissheiten in Gesprächssituationen können Angst auslösen. Das ist mir passiert. Auf dem Gymnasium habe ich mich kaum noch getraut, in Gruppen, und seien sie noch so klein, den Mund aufzumachen. Zu groß war die Unsicherheit, wie ich das, was ich sagen wollte, ausdrücken sollte. Am meisten beschäftigt hat mich die Frage, wie lange ich reden darf. Da ich oft erleben musste, dass mir andere Leute gar nicht richtig zuhören, geriet ich förmlich in einen Redesprint, sobald ich einmal das Wort an mich gebracht hatte.

Es ist schwierig, anderen etwas zu erzählen und dabei nicht zu wissen, wie viel Zeit einem dafür zugestanden wird, ob überhaupt jemand zuhört und wenn ja, wie lange er noch zuhören wird. Es ist so ähnlich, als würde man blind durch eine fremde Straße gehen. Die Orientierung fällt schwer, während jeder normale Mensch ständig von seinem Gegenüber Rückmeldungen erhält, an kleinen Gesten oder bloßen Zuckungen um dessen Mund herum merkt, dass dieser gleich dazwischen gehen wird. Ich jedoch renne beim Sprechen immerzu gegen eine unsichtbare Uhr an, die meine Zeit eng bemisst, auf die mir aber nie ein Zwischenblick gestattet ist.

Mittlerweile habe ich einiges über kommunikative Zeichen gelernt. Ich weiß in der Theorie, woran man Gefühle seines Gegenübers im Gespräch erkennen kann, ich weiß, dass er das Interesse verliert, wenn er die Blicke schweifen lässt oder aufmerksam zuhört, wenn er mich anschaut. Das Problem ist, dass ich den Gesprächspartner nicht beobachten und gleichzeitig sprechen kann. Ich schaffe es bis heute nicht, jemanden beim Sprechen anzuschauen, wenn ich mich auf mein Gesagtes konzentrieren muss. Ich muss in den freien Raum starren, da ich sonst die Sprech- und Denkleistung nicht vollbringen kann.

Beim Sprechen tappe ich also immer noch im Dunkeln. Allerdings bin ich auch selbstbewusster geworden. Ich habe mir den Mut angeeignet, langsam zu sprechen. Jetzt erachte ich meine Worte wert, mit Bedacht ausgesprochen und aufgenommen zu werden. Wenn sich jetzt

---

512 Willey, 2003, 44.

noch Menschen im Gespräch von mir abwenden, versuche ich es zu akzeptieren. Wer nicht mit mir sprechen möchte, soll es eben sein lassen.

Ein weiteres Problem, das mich verunsichert, ist die Frage, wie man ein Gespräch anfängt. Ich weiß nie, wann es an der Zeit ist, zum eigentlichen „Punkt“ zu kommen. Ganz schlimm ist telefonieren. Die ersten Worte sind noch klar: Ich sage „Hallo“ und stelle mich vor. Aber wie geht es weiter? Kann ich jetzt gleich zum Anlass des Anrufs kommen? Meistens erwarten Leute, die man ein bisschen besser kennt, dass man das Wesentliche hinauszögert. Sie wollen erst gefragt werden, wie es ihnen geht, ob das Wetter bei ihnen auch so gut ist oder was sie den Tag über gemacht haben. Das alles interessiert mich überhaupt nicht. Es sind für mich unnötige Komplikationen, die das Gespräch erschweren und verlangsamen. Auch wenn ich es nicht nachvollziehen kann, glaube ich, dass andere Menschen in diesem Austausch von Floskeln so etwas wie Erfüllung finden.

Große Schwierigkeiten habe ich, wenn mir jemand Dinge erzählt, die für die meisten Menschen mitleiderregend sind. Mein Problem ist, dass ich nicht weiß, wie ich darauf reagieren soll. Ich suche verzweifelt nach Anhaltspunkten, an welcher Stelle ich so etwas wie „Das tut mir aber leid“ sagen muss. Tatsächlich fühle ich mich dabei oft als Heuchlerin. Das Leid der anderen Person muss mich nicht unbedingt interessieren. Trotzdem weiß ich, dass man wie nach einer Abstreichliste bestimmte Floskeln hervorbringen muss.

Ebenso uninteressant aber notwendig für ein gutes Gesprächsklima ist es, dass man den anderen nach seiner Meinung fragt. Je nach Gesprächspartner sind mir seine Ansichten jedoch ziemlich egal. Ich rede lieber, als dass ich zuhöre. Anderen ein Forum für ihre als unwichtig empfundenen Äußerungen zu geben, ist etwas, zu dem ich mich zwingen muss.

### *Fragealter und darüber hinaus*

Eine typische Charakteristik autistischer Kinder ist, dass sie nicht die übliche Frage-Phase normaler Kinder durchmachen. Während Gleichaltrige den Eltern das sprichwörtliche „Loch in den Bauch“ fragen, stellen sie so gut wie nie Fragen. Leo Kanner erinnert hier wieder an sein Protobeispiel Donald:

> Die Eltern beobachteten, dass „er nicht lernte, Fragen zu stellen und sie zu beantworten, es sei denn, sie enthielten Reime oder ähnliches, und oft stellte er Fragen nur mit einem Wort“.[513]

513 Kanner zitiert nach Kehrer, 2005, 14.

Manche autistische Kinder kommen schließlich in eine Art „verspätetes Fragealter“. Ihre Fragen unterscheiden sich jedoch grundlegend von den Fragen normaler Kinder. Ein normales Kind fragt oft aus Langeweile oder aus einem Redebedürfnis heraus. Es scheint sogar Gefallen an dem Frage und Antwort-Spiel zu finden, denn kaum ist eine Frage beantwortet, schließt es die nächste an. Beispielhaft ist vielleicht folgende Situation:

> Meine Schwester beobachtete einmal, wie meine Mutter Gemüse schnitt.
> „Was machst du da?“
> „Ich schneide Gemüse.“
> „Warum machst du das?“
> „Weil ich eine Suppe kochen will.“
> „Was für eine Suppe?“
> „Linsensuppe.“
> „Mag ich die?“
> „Das letzte Mal hast du sie gegessen.“
> „Wie schmeckt das?“

Ich könnte noch ewig fortsetzen. Meine Schwester war eine wahre Weltmeisterin darin, nutzlose Fragen auszuwerfen.

Autistische Kinder stellen andere Fragen. Ich möchte zwei Typen unterscheiden: Erstens gibt es die stereotypen Fragen. Darauf bin ich bereits eingegangen. Zweitens gibt es Fragen, die ich als Wissensfragen bezeichnen möchte. Diese Fragen können als sehr reif erscheinen und werden aus einem aufrichtigen Wissensbedürfnis heraus gestellt. Oft geht es dabei um Informationen zum Spezialinteresse. Meine ständigen Fragen, wie das Radio funktioniere oder was denn dieser Strom sei, der aus der Steckdose kommen soll, gehören in diese Kategorie. Diese Dinge haben mich nachhaltig interessiert. Entsprechend enttäuscht war ich, dass meine Mutter so scheinbar wenig wusste und noch nicht einmal sagen konnte, was das genau war, was in jeder Ecke aus diesen schweinsnasigen Öffnungen aus der Wand kommt.

Fragen können in manchen Fällen auch als Kommunikationsmittel des autistischen Kindes dienen. Da es nicht weiß, wie es ein Gespräch initiieren oder fortsetzen soll, stellt es einfach eine Frage.[514]

Je älter das Kind wird, desto öfter kommt es vor, dass ihm von anderen eine Frage gestellt wird. Viele Kinder haben Schwierigkeiten, angemessen darauf zu reagieren. Oft setzen sie sich in ihrer „Spontanrede“[515] über die Frage hinweg und zeigen sich unfähig, auf die Interessen ihres Gesprächspartners einzugehen.

514 Vgl. Klicpera/Innerhofer, 2002, 81f.
515 Vgl. Asperger, 1961, 179.

Aarons und Gittens sehen einen Grund für dieses Verhalten darin, dass eine Diskrepanz besteht zwischen den beeindruckend erscheinenden Äußerungen des Kindes und seinem tatsächlichen Wissenstand. Viele Kinder verständen nicht, was sie erzählten, und würden bei Nachfragen entsprechend in Panik geraten.[516]

Ähnlich erklärt Michael Rutter die Unfähigkeit, Fragen zu beantworten, damit, dass die Sprache betroffener Kinder zu einem großen Teil aus Echolalien bestehe.[517] In seinen Reden kann das Kind diese problemlos einsetzen. Bei einer Frage muss es jedoch eigene Satzkreationen zustande bringen, wozu es dann aber nicht mehr in der Lage ist.

Selbst für Erwachsene mit Autismus können Fragen noch verwirrend sein. Hans Kehrer berichtet von einem Gespräch mit einem 22jährigen autistischen Mann:

> Wird der junge Mann bei der Schilderung durch eine Rückfrage unterbrochen, so ist er nicht in der Lage, hierauf zu antworten, sondern setzt in seiner Erzählung an einer früheren Stelle wieder ein und berichtet wieder mit genau den gleichen Worten den gleichen Sachverhalt.[518]

Es scheint, dass Menschen mit Autismus auch im fortgeschrittenen Alter noch zu unflexibel sind, als dass sie auf die Bedürfnisse ihres Zuhörers eingehen könnten. So erkläre ich mir jedenfalls meine Schwierigkeiten, auf Rück- oder Nachfragen zu reagieren. Sie können mich völlig aus dem Konzept bringen. Mit spontanen Antworten, die eine Abweichung von meinem Gedankenfluss bedeuten, bin ich überfordert. Ich muss die entsprechenden Fragen ignorieren oder riskieren, dass mein ganzer Redefluss versiegt. Gleichzeitig über eine Antwort nachdenken und dabei zur Überbrückung sprechen, wie manch andere Menschen es vermögen, kann ich nicht.

Bestimmte Nachfragen verärgern mich. Wenn jemand nach etwas fragt, was ich bereits erklärt habe, macht mich das innerlich rasend. Ich gehe davon aus, dass er nicht richtig zugehört hat und fühle mich persönlich zurückgewiesen. Eine Fortsetzung des eigentlichen Gesprächs findet dann unter Umständen gar nicht mehr statt. Stattdessen beginne ich eine Diskussion darüber, ob er meine Worte nicht wert erachtet, dass man ihnen aufmerksam zuhört. In manchen Fällen endet so etwas in einer ungewollten Auseinandersetzung.

Oft finde ich es schade, dass ich mit Fragen so wenig souverän umgehe. Es ist nicht schön, wenn aus einem Gespräch, in dem ich auch noch einen aktiven, erzählenden Part ausgefüllt habe, ein dummer Streit wird.

---

516 Vgl. Aarons/Gittens, 2000, 83.
517 Vgl. Rutter, 1973, 84.
518 Kehrer, 2005, 34.

Noch etwas fällt mir zum Thema Fragen ein: Ich habe in der Schule dem Lehrer fast nie Fragen stellen können. Das wurde mir erst dann richtig bewusst, als ich es mit Lehrern zu tun bekam, die Zwischenfragen sehr schätzten und in die Note für die mündliche Beteiligung mit einbezogen. Oft saß ich im Klassenraum und überlegte fieberhaft, was ich nur fragen könnte. Keine Frage schien mir schlau genug, um ausgesprochen zu werden. Meine größte Angst war, dass ein Lehrer mich für eine dumme Frage rügen würde, wo ich doch noch nicht einmal das Bedürfnis verspürt hatte, diese überhaupt zu stellen.

### *Lügen*

Lügen sind besondere Formen von Aussagen. Der Sprecher äußert wissentlich etwas, das nicht der Wahrheit entspricht. Dafür muss er auf eine Theory of Mind zurückgreifen können. Denn eine Lüge kann nur dann gelingen, wenn man eine Vorstellung davon hat, was der andere einem fälschlicherweise als Wirklichkeit abnehmen wird. Entsprechend widersinnig würde es sein zu bestreiten, dass man das letzte Stück Kuchen gegessen habe, wenn der andere das genau gesehen hat. Bei einer Person, die nicht zugegen war, ist jedoch anzunehmen, dass sie die gleiche Aussage glauben wird.

Autistische Kinder können eine solche kognitive Leistung meist nicht vollbringen und sind daher unfähig zu lügen. Sie können gar nicht anders, als sich an die Wahrheit zu halten. Die unschöne Kehrseite dieser Offenheit ist, dass die Kinder dazu neigen, schockierend direkt und unverblümt auszusprechen, was man besser für sich behalten oder zumindest nur „entschärft" äußern sollte. Ihnen scheint für solche Situationen jedes Gefühl zu fehlen. So würden wohl die meisten der Freundin eher sagen „Diese Farbe steht dir nicht so gut" anstelle „Für dieses Kleid bist du zu dick".

Das Streben nach Wahrhaftigkeit erweist sich mitunter auch als Stolperstein, wenn das autistische Kind etwas erzählen will. Eine jede Erzählung hat es an sich, dass sie durch den Erzähler geprägt wird. Ein Bericht kann selbst bei größter Sorgfalt keine absolute Beschreibung der wirklichen Verhältnisse sein. Dafür ist allein das Empfinden einer Situation viel zu individuell. Einige Kinder sind so verunsichert, was denn nun „Realität" sei, dass sie überhaupt nicht mehr wagen, etwas zu berichten. Dietmar Zöller erzählt von einem Bericht über eine Unterrichtsverlegung in der Schule:

> Mein Bericht war an vielen Stellen ungenau und enthielt Details, die meiner Phantasie entsprungen waren. Die Überraschung bei meiner Lehrerin und dem Zivi war groß.[519]

Dietmar Zöller glaubt, dass es Voraussetzung zum Erzählen sei, dass man Emotionen und sachliches Geschehen voneinander trennen könne. Erst als er das gelernt habe, sei er fähig gewesen, über reale Dinge zu berichten.[520]

Wo hören die Interpretationen und Suggestionen auf und wo fangen die Fakten an? Wenn wir aus einem mehrwöchigen Familienurlaub zurückgekommen waren, kamen natürlich die Fragen: „Und? Wie war es gewesen?" Alle konnten was erzählen. Mein Vater schwärmte vom Wetter, meine Mutter erzählte, was sie Gutes für uns gekocht hatte und meine Schwester plapperte munter über alles Mögliche, vom Badmintonspielen am Strand über ihre Muscheln bis hin zu den Süßigkeiten, die es dort gegeben habe. Nur ich wusste nicht, was ich sagen sollte. Natürlich war ich bei all diesen Erlebnissen dabei gewesen. Aber darüber zu sprechen, verwirrte mich. Warum sagte der Vater, dass es einen ganzen Tag nur geregnet habe? Der Tag hatte doch mit einem sonnigen Morgen begonnen. Und wie konnte die Mutter behaupten, täglich Salat gemacht zu haben? Wir waren doch an mindestens drei Tagen essen gewesen. Und jeden Tag Badminton gespielt haben wir auch nicht und die Bonbons waren nicht rot gewesen, sondern allerhöchstens dunkelrosa. Ich saß stumm dabei und musste den Impuls unterdrücken, ständig dazwischenreden und verbessern zu wollen. Je mehr ich andere über gemeinsame Erlebnisse sprechen hörte, desto misstrauischer wurde ich, wenn andere über Dinge redeten, bei denen ich nicht dabei gewesen war. Sollten diese Leute etwa genauso unwahre Angaben machen wie meine Familie? Wenn dies so wäre, dann könnte man ja eigentlich kaum noch etwas glauben.

### *Höflichkeit*

Sind Menschen mit Autismus unhöflich? Absichtlich unhöflich sind die Betroffenen nicht – trotzdem mag ihr Verhalten auf andere so wirken. Dazu Gunilla Gerland:

> Höflichkeitsphrasen, die man nur so von sich gab, weil es sich so gehörte, Sätze ohne Inhalt, verstand ich nur mit großer Mühe. Das trug dazu bei, daß meine Umwelt mich für unerzogen hielt.[521]

---

519 Zölle,r 2001, 196.
520 Vgl. ebd.
521 Gerland, 1998, 192.

Es besteht ein grundlegendes Verständnisproblem autistischer Menschen mit den „guten" Umgangsregeln, die unter ihren Mitmenschen gelten. Automatisierungen des Verhaltens wie ein reflektorisches „Danke, gleichfalls" oder „Danke, und wie geht es Dir?" funktionieren bei ihnen nicht.

Andere Probleme beziehen sich auf das *Wie* ihrer Kommunikation: Betroffene beginnen ein Gespräch ohne Begrüßung und beenden es, ohne sich zu verabschieden. Alles andere verlangt ihnen ein ständiges Sich-Erinnern und damit eine anstrengende Verstandesleistung ab.

Unhöflich kann auch das erscheinen, *was* sie sagen. Normale Menschen verlassen sich hier in der Regel auf ihren Instinkt. Sie können sich ableiten, welche Äußerungen einem anderen zumutbar sind und was sie lieber verschweigen sollten. Natürlich können auch sie dabei einmal falsch liegen und die Regeln der Höflichkeit verletzen. Doch geschieht ihnen das deutlich seltener als Menschen mit Autismus. Diese werden, ohne es eigentlich zu wollen, als unsensibel empfunden und scheinen in ihren Äußerungen wenig Rücksicht auf die Gefühle anderer zu nehmen.

Auch Liane Willey hat Schwierigkeiten mit den Höflichkeitsregeln. In ihrer ehrlichen und offenen Art sagt sie Dinge, die sie besser für sich behalten sollte:

> Ich kann nie begreifen, wie man mit Sicherheit wissen soll, ob es angebracht ist, seine Gedanken auszusprechen oder nicht.[522]

Die Frage „Wann gehe ich zu weit?" beschäftigt Willey. Sie hat bis heute keine Antwort darauf gefunden und leidet darunter, dass das Verhalten der Menschen so unvorhersagbar ist, denn „manchmal wollen die Leute eine ehrliche Meinung von einem hören, ein anderes Mal dagegen nicht".[523]

Gunilla Gerland spricht noch etwas anderes an, das für sie als Betroffene verwirrend ist. Die Schwedin hat zwar verstandesmäßig einige Höflichkeitssätze lernen können, doch das soziale Verständnis, wann man welchen Satz anwendet, besitzt sie nicht. Sie sagt selbst:

> Und nachdem ich die Phrase ‚Vielen Dank fürs Essen' gelernt hatte [...] fand ich dennoch nur selten den richtigen Zeitpunkt. [...] Was meinte man eigentlich mit Essen, wenn man sich fürs Essen bedankte? Das war mir lange Zeit nicht klar. War alles Eßbare Essen?[524]

Sich Phrasen der Höflichkeit anzueignen, indem man sie auswendig lernt, das können viele begabte Menschen mit Autismus leisten. Doch

522 Willey, 2003, 37.
523 Ebd.
524 Gerland, 1998, 192.

helfen die besten Instrumente nichts, wenn man sie nicht anzuwenden vermag. Ich muss hier an Menschen denken, die das Geld haben, sich die besten Arbeitsgeräte zuzulegen, damit aber in der Praxis nichts Sinnvolles zustande bringen können. Ein Beispiel möge Herr Paschulke sein, der Nachbar von Peter Lustig aus der Sendung „Löwenzahn“. Herr Paschulke hat stets die bessere und modernere Ausrüstung, um seinen Garten zu verschönern. Da ihm aber das Verständnis für die Natur fehlt, wachsen bei ihm die Blumen nie so munter wie bei Peter Lustig, der einen „grünen Daumen“ besitzt.

Entsprechend komme ich mir oft wie ein Herr Paschulke vor, wenn ich zwar bestimmte Sätze abrufbar im Kopf habe, aber nicht weiß, wann ich sie aussprechen soll. Es gab früher in der Schule Situationen, wo meine Freundin weinte, weil ich wieder eine bessere Arbeit geschrieben hatte als sie. Ich hatte zwar Sätze von den anderen gespeichert, die diese anwendeten, wenn sie einander wegen schlechter Noten trösteten, doch wusste ich nie, wann ich sie aufsagen sollte. Nach dem wievielten Schluchzer sagt man „Es wird alles gut!“? Lässt man den anderen erst unter Tränen etwas von seinem Kummer erzählen oder fängt man gleich an zu trösten? Unterbricht man, um tröstende Worte dazwischen zu schieben? Ich glaube, dass sich normale Menschen diese Fragen nie stellen werden. Irgendwie scheinen sie es wie selbstverständlich zu wissen. Für mich ist dieses Wissen nicht selbstverständlich. Und meine Fragen kann mir niemand beantworten. Wahrscheinlich deshalb, weil es keine allgemein gültigen Regeln dafür gibt.

Genauso wenig weiß ich, wie und wann man sich für etwas bedankt. Bei meinen Eltern habe ich andere Wege gefunden, indem ich ihnen beispielsweise Briefe mit bunten Aufklebern und aufgemalten Bildchen schreibe. Bei fremden Menschen bin ich hilflos. Einerseits möchte ich nicht undankbar erscheinen, andererseits weiß ich aber auch, dass Leute es nicht mögen, wenn man sich für etwas zu oft bedankt. Vielleicht nervt es sie oder sie denken, dass man es gar nicht ernst meint. Ein anderes Problem beim Bedanken ist, dass ich Menschen dabei nicht ansehen kann. Es ist mir einfach unangenehm. Ich glaube, dass diese Schwäche meinem Dank einiges von seiner Glaubwürdigkeit nimmt. Es gibt also auch hier noch viel für mich zu lernen.

## Wörtliches Verstehen – Folgen für die Kommunikation

> Worte begannen für mich weit mehr zu bedeuten als Verhaltensweisen. Ich erinnere mich daran, wie ich Vorschriften befolgte – wörtlich und bis zum letzten Buchstaben genau.[525]

Diese Selbstbeschreibung von Liane Willey trifft auf das Verhalten vieler autistischer Kinder zu. Doch was passiert, wenn man alles nur wörtlich nehmen kann? Man hat Schwierigkeiten, sich in der Welt zurechtzufinden. Ein Beispiel nach Beate Hermelin:

Ein recht intelligenter autistischer Junge steht vor der Essenausgabe in der Schule. Er weint. Eine Lehrerin fragt den Jungen, was los sei. Der Junge zeigt auf die ausgehängte Speisekarte, auf der „Marmorkuchen“ stand. Er erklärt seinen Kummer: „Das kann ich doch nicht essen. Marmor ist doch viel zu hart.“[526]

Diese kleine Anekdote zeigt, dass viele Kinder mit Autismus mit übertragenen Bedeutungen und Wörtern mit mehreren Bedeutungen nichts anfangen können. Es ist ein Charakteristikum des autistischen Sprachverständnisses, dass Aussagen wörtlich verstanden werden. Betroffene haben entsprechende Probleme, implizierte oder verborgene Bedeutungen von Äußerungen zu verstehen.[527] Was nur „zwischen den Zeilen“ steht oder gar nur durch die Intonation angedeutet wird, entgeht ihnen.

Eltern und Betreuungspersonen müssen sich darauf einstellen, dass bei Kindern nur die wörtliche Bedeutung ankommt. Fordern sie das Kind wie in einem populären Witz dazu auf, acht zu geben, wann die Milch überkocht, behält es vielleicht tatsächlich eher die Uhr im Auge, anstatt den Topf im entscheidenden Moment vom Herd zu ziehen. Elterlicher Ärger ist hier zwar verständlich, muss vom Kind aber als ungerecht wahrgenommen werden. Seiner Meinung nach hat es den Auftrag gewissenhaft ausgeführt.

Auch Lorna Wing weist darauf hin, dass die Kinder Worte sehr konkret verstehen würden. Als Beispiel führt sie folgende Situation an: Das Kind bekomme einen Malkasten und eine Blumenvase und werde aufgefordert: „Male die Blumen“. Es könne geschehen, dass das Kind tatsächlich die Blumen *anmale* und sie nicht wie erwartet zu Papier bringe. Eltern sollten also darauf achten, Aufforderungen möglichst konkret zu formulieren, in diesem Fall also: „Male ein Bild von den Blumen auf das Papier.“[528]

---

525 Willey, 2003, 24.
526 Vgl. Hermelin, 2001, 55.
527 Vgl. Attwood, 2000, 85f.
528 Vgl. Wing, 1973, 237.

Liane Willey rät, dass man mit autistischen Kindern in ihrer eigenen Sprache sprechen sollte. Ihre Eltern hätten sich entsprechend einstellen können:

> Weil meine Eltern gelernt hatten, wie sie mit mir reden mussten, kamen sie gar nicht auf die Idee, dass ich vielleicht die Anweisungen anderer Leute nicht begreifen könnte.[529]

In der Schule aber, wo die Lehrerin Lianes „Sprache" noch nicht durchschaut hatte, traten Probleme auf. Einmal gab es Ärger, als sich das Mädchen nicht zum Mittagsschläfchen hinlegen wollte. Im Gespräch mit Eltern und Lehrerin kam heraus, dass es nicht schlafen wollte, weil es angeblich keine Matte besaß. Tatsächlich lag eine solche „Matte" an ihrem Platz.

> „Warum sagst du, dass du keine Matte hast?", fragten mich meine Eltern weiter, sie gaben mich nicht auf.
> „Ich habe keine Matte. Das da ist ein Teppich", sagte ich offenherzig, und ich hatte damit eine Tatsache ausgesprochen.
> „Das stimmt", sagte mein Vater. „Wirst du auf deinem Teppich ein Schläfchen halten?"
> „Wenn sie es mir sagt, dass ich es tun soll", antwortete ich tatsächlich.[530]

Von nun an musste Lianes Lehrerin das Mädchen auffordern, auf dem „Teppich" ihr Nickerchen zu halten.

Bitten, die nicht eindeutig als solche formuliert, sind, gehören ebenfalls zu Problemfeldern. Gunilla Gerland führt als Beispiel die Frage nach ihrer Telefonnummer an. Sie antworte darauf mit einem „Ja". Danach herrsche Schweigen:

> Erst wenn jemand die richtige Frage stellte, die direkte Frage „Was hast du für eine Telefonnummer?" antwortete ich mit der Nummer. Ich hatte tatsächlich keine Ahnung, daß man etwas anderes meinen konnte als das, was man sagte, und daß „Ich bräuchte mal deine Telefonnummer" gleichbedeutend war mit „Was hast du für eine Telefonnummer?"[531]

Situationen wie die von Gerland beschriebene sind vielen Menschen mit Autismus vertraut. Bei mir ist es so, dass ich bei Fragen oft nicht weiß, was der andere jetzt von mir erwartet. Eine Frage, die mit „kannst Du" oder „könntest Du" beginnt, stiftet stets Verwirrung.

Als ich klein war, habe ich alles wörtlich aufgefasst. Die nachlässige Ausdrucksart anderer störte mich. Ich regte mich besonders darüber auf, wie ungenau meine Mutter Dinge beschrieb. Wenn meine Mutter von ei-

529 Willey, 2003, 27.
530 Ebd.
531 Gerland, 1998, 192.

nem „riesigen“ Loch in einer Hose sprach, erwartete ich tatsächlich ein unwahrscheinlich großes Loch. Wenn sie dann auf eine fingerkuppengroße Stelle verwies, war ich verwirrt. Unter „riesengroß“ hatte ich mir etwas viel Eindrucksvolleres vorgestellt.

Ein anderes Problem waren und sind Zeitangaben. Was bedeutet eine gute halbe Stunde? 31 Minuten? 35 Minuten? Oder gar 40 Minuten? Es kann alles Mögliche bedeuten. Äußerungen wie diese empfinde ich als unbefriedigend.

Meine Mutter hat große Mühe, sich mit mir in meiner Sprache zu unterhalten. Sie benutzt gerne Über- und Untertreibungen. Den Sinn davon durchschaue ich bis heute nicht. Warum beschreiben Menschen Dinge nicht einfach so wie sie sind? Passende Wörter gibt es genug. Warum greift man dann zu Wörtern, die etwas nur unzureichend wiedergegeben?

### *Redensarten und Co.*

Redewendungen aus unserer Alltagssprache, und seien sie noch so gebräuchlich, sind für ein autistisches Kind verwirrend. Was bedeutet es, „etwas aus dem Kopf“, also ohne Vorlage, aufzuschreiben? Laut Hans Kehrer war das dem siebenjährigen Tristan unerklärlich. Er kam aus der Schule nach Hause und fragte die Mutter: „Wie geht es aus dem Kopf? Kommt denn der Bleistift aus dem Kopf?“[532]

Andere Kinder verwenden Redewendungen auf verschrobene Weise, wie bei einem neunjährigen Kind, das Kehrer wie folgt zitiert:

> Was hast du hier verloren? Ich kann dich hier nicht gebrauchen. Hast du dein Zimmer verloren?[533]

Das Symbolverständnis ist bei vielen Betroffenen unterentwickelt. Einigen entgeht völlig der Sinn von Symbolen, andere entwickeln ihre eigene Symbolsprache. Diese selbstkreierten Symbole können für Außenstehende nur schwer verständlich sein. Donna Williams erklärt dies so:

> Zu sagen, daß ich Symbole nicht verstand, wäre irreführend. Andere Leute verstanden den Symbolgehalt meiner Handlungen nicht, und es gab keinen Weg, ihnen zu sagen, was sie bedeuteten. Ich entwickelte meine eigene Sprache. Alles, was ich tat, vom Zusammenlegen zweier Finger bis zum Zerbeißen meiner Zehen, hatte eine Bedeutung.[534]

In Temple Grandins Jugend haben sich Symbolwelt und Realität vermischt. Sie beschreibt in ihrem Buch „Emergence. Labeled Autistic“ folgende, für sie sehr prägende Szene:

---

532 Kehrer, 2005, 35.
533 Ebd.
534 Williams, 1992, 51.

The minister stepped out from behind the lecturn and stood in front of the congregation. He said, „Before each of you there is a door opening into heaven. Open it and be saved.“ […] Like many autistic people, everything was literal to me. My mind centered on one thing. Door. A door opening to heaven. A door, through which I could pass and be saved![535]
(Übersetzung von der Verfasserin: „Der Priester trat hinter dem Chorpult hervor und stand vor der Gemeinde. Er sagte: ‚Vor jedem von euch ist eine Tür, die zum Himmel öffnet. Öffnet sie und werdet gerettet.‘ [...] Wie so viele autistische Menschen nahm ich alles wörtlich. Meine Gedanken waren auf diese eine Sache fixiert. Tür. Eine Tür zum Himmel. Eine Tür, durch die ich gehen konnte und gerettet würde.“)

Grandin suchte fortan nach dieser Tür und fand sie in einer Dachtüre. Es war ihre erste symbolische Tür, mit jedem neuen Lebensabschnitt sollten weitere folgen. Für die spätere Professorin wurde das „Tür-Symbol“ zu einem Mittel, um die Welt und ihre soziale Umgebung zu verstehen. Mal war es eine kleine Holztür, dann eine durchsichtige Glastür, und als sie schließlich „durch das Tor der Klappfalle gegangen“[536] sei, habe sie ihre Liebe zur Tierforschung entdeckt. Erst Jahre später trennte sich Grandin von der Türsymbolik. Sie brauchte nun nicht mehr leibhaftig durch eine Tür zu gehen, um einen neuen Lebensweg einzuschlagen.

Symbolische Ausdrücke als Realitätsbeschreibung aufzufassen führt zu Verständnisproblemen. Ähnliches ist mir als kleines Kind passiert, wenn ich Redewendungen bildhaft wahrnahm. Ich bin davon ausgegangen, dass der Sprecher genau das meint, was ich als Bild vor mir sah. Erst allmählich lernte ich, dass man zur „Haarspalterei“ keine Haare braucht, dass „etwas ausbaden“ nicht bedeutet, dass man in eine Wanne steigen muss, und „etwas auf die Spitze“ treiben auch nichts mit einem Berg zu tun hat. Manche Redensarten haben mir Angst gemacht. „Löcher in den Bauch fragen“ fand ich ganz schrecklich. Würden meine Eltern davon einen kaputten Bauch bekommen? Würde man durch sie durchsehen können?

Viele Redensarten haben mir meine Eltern erklärt. Sie haben oft gute Worte gefunden, mir bildliche Äußerungen zu verdeutlichen. Später bin ich zunehmend selbst darauf gekommen, wann etwas wieder nicht „in echt“ gemeint war.

Meine direkten bildlichen Assoziationen sind trotzdem geblieben. So ist „ein Fass zum Überlaufen bringen“ für mich nach wie vor eine Regentonne, in die aus einer Dachrinne Wasser tropft, bis sie überläuft. Bei „eine Suppe auslöffeln“ sehe ich einen großen Topf mit dünner Gemüse-

535 Grandin, 2005a, 84.
536 Vgl. Grandin, 1997, 41.

suppe vor mir und bei „ein steter Tropfen höhlt den Stein“ einen Stein, auf den aus einer Bergquelle in regelmäßigen Abständen ein Tropfen fällt. Das sind die Bilder, welche die Redewendungen unmittelbar erzeugen. Im zweiten Schritt erst rufe ich die Erklärungen ab, die ich für jede Redewendung gespeichert habe.

Das Gleiche gilt für Sprichwörter. Viele haben für mich eine ganz besondere Bedeutung. Die Wendung „Morgenstund’ hat Gold im Mund“ habe ich das erste Mal auf einer Benjamin Blümchen-Hörspielkassette gehört. Benjamin liegt in dieser Folge im Krankenhaus. Die Krankenschwester kommt in sein Zimmer und öffnet das Fenster. Dabei sagt sie: „Aufstehen, Herr Blümchen. Morgenstund’ hat Gold im Mund.“ Da ich die Geschichte beim Zuhören wie einen Film vor mir abspulen ließ, entstand für mich eine unmittelbare Verbindung von „Mund“ und „Fenster“. Beide, sowohl ein Mund als auch ein Fenster, lassen sich öffnen. Das Gold, das im Munde sein sollte, erwartete ich draußen vor dem Fenster, sah vor meinem inneren Auge eine vergoldete Landschaft oder zumindest einen Topf mit Gold vor Benjamins Krankenzimmer. Später ist mir die gleiche Redewendung noch in vielen anderen Situationen begegnet und ich habe gemerkt, dass sie eigentlich gar nichts mit Fenstern zu tun hat.

Äußerungen, die nicht symbolisch gemeint sind, waren für mich dennoch unverständlich, wenn ich die Worte zu sehr als Bilder vor mir sah. So war es auch, als mein Vater einmal von einem Schüler erzählte, der sich ein Bein gebrochen habe. Es war das erste Mal, dass ich von einem „gebrochenen“ Bein hörte. Für mich bedeutete „gebrochen“ gleich abgebrochen. Das hörte sich ziemlich schlimm an. Es erstaunte mich, wie ruhig der Vater davon sprach, so, als sei der Verlust eines Beinstücks nichts Ungewöhnliches. Fast schon überlegte ich, ob ein Bein nachwachsen könne. Dann erzählte der Vater, dass das ganze Bein eingegipst worden sei. „Und was passiert jetzt?“ wollte ich wissen. – „Es wächst wieder zusammen.“

Ich ging tatsächlich davon aus, dass eine abgebrochene Gliedmaße wieder anwachsen würde. Entsprechend überrascht war ich, als ich irgendwann erfuhr, was ein Beinbruch tatsächlich ist.

Viele Dinge habe ich besser verstehen gelernt, als ich begann, Kinderbücher zu lesen. In diesen Büchern kommen genügend Geschichten vor, in denen Kinder Redewendungen missverstehen. Aber auch wenn im Buch niemand etwas falsch versteht, helfen die Erzählungen dennoch: Letzten Endes durchschaut man, was ein Beinbruch ist, wenn man eine Geschichte liest, in der sich ein Kind eine Gliedmaße bricht.

### *Wörter und ihre Bedeutungen*

Wörter sind nicht immer eindeutig. Einige haben mehrere Bedeutungen. Für normale Menschen ist das in der Regel kein Problem. Sie können sich leicht aus dem Zusammenhang erschließen, worum es sich im konkreten Fall handelt. Autistische Kinder können das sehr oft nicht. Ein Grund ist, dass ihre Kohärenzfähigkeit meist zu schwach ausgebildet ist.

Temple Grandin führt ihre Schwierigkeiten im Wortverständnis auf ihr bildhaftes Denken zurück. Sie zitiert aus einem Zeitungsartikel, der ihr entsprechend verwirrend erschienen ist:

> Alle Elemente fügen sich zusammen – die Scheinwerfer, die anschwellenden Walzer und Jazz-Melodien, die Elfen, die über das Eis schweben.[537]

Mit „Element" verbindet Grandin das Bild von der Periodentafel, das in ihrem Chemiesaal in der Highschool gehangen hat. „Elfen" – englisch „sprite" – ist mit einer Getränkedose verknüpft. Das Beispiel zeigt, dass die intuitiven Assoziationen autistischer Mensch oft eher ungewöhnlich erscheinen und wenig hilfreich sind, eine Aussage zu verstehen. Ihre Assoziationen können, müssen aber nicht logisch sein.

Entsprechende Beobachtungen werden auch gemacht, wenn Betroffene Gegenstände benennen sollen. Francesca Happé führte einen Test durch, bei dem Kinder Bilder beschreiben sollten. Ein Kind bekam das Bild eines Bettes und benannte Decke und Betttuch.

> „Und was ist das?" fragte Happé und deutete auf die Darstellung eines Kissens mit Rüschen. „Das ist ein Stückchen Ravioli", war die Antwort.[538]

Diese ungewöhnliche Antwort zeigt, wie wenig das Kind in Zusammenhängen denken kann. Auch wenn das Kissen Ähnlichkeit mit Ravioli hat, ist jedem normalen Kind klar, dass auf dem Bett keine riesige Nudel liegt. Das autistische Kind kümmert sich nicht um solche Kontexte. Darin zeigt sich auch wieder eine Originalität und Spontaneität des Denkens, in der Psychologen wie Hans Asperger eine Quelle für Kreativität sehen.[539]

Viele betroffene Kinder begreifen nicht, dass jemand bei einem Wort an etwas anderes denken könnte als das, was sie gerade damit verbinden. Dazu Liane Willey:

> Mir kam es nie in den Sinn, dass eine Aussage mehr als nur eine Bedeutung haben konnte. Ich ging immer davon aus, dass die Bedeutung, die ich verstand, auch die Auffassung des Sprechers war.[540]

537 Ebd., 35.
538 Hermelin, 2001, 63.
539 Vgl. ebd.
540 Willey, 2003, 25.

Das schränkt natürlich das gegenseitige Verständnis ein. Wenn ein Kind bei „Becken" nur an ein Waschbecken, nicht aber an ein Schwimmbecken denken kann, kann es gar nicht nachvollziehen, was sein Gesprächspartner meint. An das entstehende gedankliche Chaos kann ich mich gut erinnern. Ein Beispiel, das zu großem Durcheinander geführt hat, war, dass ich bei „Birne" nur an das Obststück denken konnte. Meine Verwirrung war entsprechend groß, wenn der Begriff „Birne" in Verbindung mit Lampen fiel. Für mich waren Birnen etwas zum Essen. Meine Mutter klärte mich schließlich auf. Sie sagte mir, dass man die birnenförmigen Glasdinger ebenfalls als „Birne" bezeichnen würde, eben als „Glühbirne". Das wollte ich erst nicht einsehen. Es widersprach meiner Logik, zwei so verschiedene Dinge gleich zu benennen.

Wörter mit mehreren Bedeutungen haben mir noch oft zugesetzt. Später hatte ich mit Doppel- und Zweideutungen zu kämpfen. Das war besonders extrem, als meine Klassenkameraden die Pubertät durchmachten. Die Mitschüler wollten überall sexuelle Andeutungen heraushören. Oft lachten sie über mich, es kamen Kommentare in gespielter Entrüstung: „Nicole! Von dir hätten wir das aber nicht gedacht!" Ich konnte noch nicht mal das Wort „(Kerzen-)Ständer" benutzen, ohne dass so etwas passierte. Das Schlimme war, dass ich damals überhaupt nichts von alledem verstand. Ich kam mir dumm und unwissend vor, und niemand konnte mir erklären, weshalb.

### *Verständnisschwierigkeiten, Missverständnisse*

Das besondere Sprachverständnis der Betroffenen kann zu Missverständnissen mit normalen Menschen führen. Menschen mit Autismus sind sich dessen oft bewusst, doch können sie sich nicht immer erklären, warum es zu den Verständnisproblemen kommt. Dazu äußert sich Gunilla Gerland:

> Irgend etwas mit der Sprache war eigenartig. Ich sagte genau das, was ich meinte, aber trotzdem entstand etwas anderes daraus. Je älter ich wurde, desto häufiger hatte ich dieses Gefühl – wenn ich klar und deutlich genau das sagte, was ich meinte, schienen die anderen etwas anderes zu hören.[541]

Die Verständnisschwierigkeiten beruhen auf Gegenseitigkeit. Umgekehrt verstehen Menschen mit Autismus nicht immer, was andere ihnen mitteilen wollen, dazu Gerland:

> Und wenn ich ganz deutlich hörte, was die anderen sagten, stellte sich oft heraus, daß sie etwas anderes gemeint hatten.[542]

---

541 Gerland 1998, 38.
542 Ebd.

Das eingeschränkte Verständnisniveau vieler betroffener Kinder spiegelt sich in ihrem Leseverhalten wider. Gerade Kinder mit guten Sprachfähigkeiten können oft lautlich perfekt lesen. Temple Grandin beschreibt ihre Lesefähigkeiten auf folgende Weise:

> Für mich waren geschriebene Wörter zu abstrakt, als daß ich sie mir hätte merken können, aber unter großen Mühen konnte ich mir die rund fünfzig phonetischen Laute und einige Regeln merken.[543]

Das tatsächliche Verstehen des Gelesenen ist dabei gering. Die Kinder begreifen gar nicht den Sinn dessen, was sie lesen. Sie sprechen lediglich die Wörter aus, die sie entziffern. Dazu Liane Willey:

> In der Tat konnte ich die meisten der gedruckten Wörter laut vorlesen. Aber ich konnte die Geschichten nicht unbedingt verstehen, wenn sie für ältere Kinder als für Erstklässler geschrieben waren.[544]

Dieses Lesen aber nicht Verstehenkönnen wird als Hyperlexie bezeichnet. In der Grundschule und während der ersten Zeit auf dem Gymnasium habe ich unter einer schwachen Form der Hyperlexie gelitten. Ich habe oft nur halb oder gar nicht verstanden, was ich las. In der Grundschule erhielt ich zwar im Lesen ein „sehr gut“, musste dafür aber nicht mehr tun, als die gedruckten Zeichen in hörbare Laute umzuwandeln. Da bei diesem rein mechanischen Lesen nie nach dem Inhalt der Geschichte gefragt wurde, fiel niemandem auf, dass ich davon gar nichts verstanden hatte.

Bemerkt wurde dies erst zu Hause. Um meine Lesefähigkeiten zu verbessern – ich habe anfangs viel zu schnell gelesen – hat meine Mutter mit mir und meiner Schwester ein kleines Nachmittagsritual entwickelt. Wir haben es uns im Wohnzimmer gemütlich gemacht, und ich habe den beiden eine Geschichte vorgelesen. Ich habe alle möglichen Geschichten vorgetragen, vom „Schnüpperle“ über „Hanni und Nanni“ bis hin zu Dagmar Chidolues „Millie-Geschichten“. Die Geschichten waren nicht schwer zu verstehen, selbst meine zwei Jahre jüngere Schwester hatte damit keine Probleme. Während ich sie aber laut vorlas, entging mir der ganze Inhalt. Richtig bewusst wurde mir das, wenn Jenny sich über bestimmte Stellen besonders freute oder viel später noch mal sagte: „Das ist ja genauso wie bei Millie“. Erst dann fiel mir auf, dass mir einiges entgangen war, obwohl ich doch diejenige gewesen war, die die Wörter vor Augen gehabt hatte. Mit der Zeit besserte sich mein Leseverständnis. Heute kann ich laut lesen und dabei etwas aufnehmen, wenn auch weniger, als wenn ich beim Lesen nicht sprechen muss.

---

543 Grandin, 1997, 33.
544 Willey, 2003, 27.

Verständnisschwierigkeiten im Alltag, das Gefühl, aneinander vorbei zu reden, wie Gunilla Gerland es beschreibt, kenne ich auch. Gerland war als kleines Mädchen traurig, als sie sich eine Ziehharmonika wünschte und nicht genau das Instrument bekam, das sie sich in ihrer Vorstellung ausgemalt hatte. Auch bei mir waren viele erfüllte Wünsche mit Enttäuschungen verbunden. Wenn ich mir etwas wünschte, hatte ich ein ganz spezielles Bild davon vor Augen. Um den Wunsch zu äußern, benutzte ich Wörter, die das beschreiben sollten, was mir vorschwebte. Was meine Eltern mir schließlich schenkten, entsprach selten meinem inneren Wunschbild.

Dinge, die andere beschrieben, enttäuschten mich ebenfalls. Ich glaube, mein Problem war und ist auch heute noch, dass ich mein persönliches Bild von Dingen in der Wirklichkeit zu finden erwarte. Das ist natürlich nicht möglich. Der andere kann etwas nur so beschreiben, wie er es individuell wahrgenommen hat, und das kann ganz anders sein, als ich es wahrgenommen hätte. Außerdem orientiert sich meine bildhafte Vorstellung allein an den Wörtern des anderen und ist entsprechend ungenau. Es ist ein Fehler, das Bild im Kopf in der Wirklichkeit suchen zu wollen, und doch kann ich mich nur schlecht davon lösen.

### *Ironie*

Wer dazu neigt, alles wortwörtlich zu verstehen, wird Schwierigkeiten mit ironischen Äußerungen haben. Genau das ist bei vielen autistischen Kindern der Fall.

Doch was ist Ironie eigentlich? Das zu erklären, wird auch für normale Menschen nicht einfach sein, die ironische Wendungen zwar intuitiv richtig interpretieren können, aber oft nicht verstandesmäßig hinterfragen.

Ironie kann ein versteckter Spott oder eine versteckte Kritik sein. Man kann sie durch starke Unter- oder Übertreibungen ausdrücken. Ironie ist ein Beispiel dafür, dass Beschreibungen je nach Kontext sogar eine gegensätzliche Bedeutung haben können.

Doch woher weiß man, wann die eigentliche Bedeutung gemeint ist und wann nicht? Voraussetzung dafür ist, dass man zwei Dinge voneinander trennen kann: die Wirklichkeit und die innere Einstellung, die jemand zu dieser Wirklichkeit hat. Für Letzteres braucht man Theory of Mind-Fähigkeiten.

Um Ironie zu verstehen, muss man die kommunikativen Absichten erkennen können, die einer Äußerung zugrunde liegen. Bei einem normalen Menschen läuft dies schnell und auf unbewusster Ebene ab. Für ihn scheint spontan ersichtlich zu sein, wie er eine Aussage zu verstehen hat. Sagt zum Beispiel jemand: „Das Wetter ist ja toll“, obwohl es gerade in Strömen regnet, ist einem normalen Menschen sofort klar, dass der andere dieses Wetter ganz bestimmt nicht „toll“ findet. Er begreift die Aussage als Ironie.[545]

Menschen mit Autismus sind dazu oft nicht fähig. Ein Betroffener fasst alles als direkte Beschreibung der Realität auf. Um beim Beispiel zu bleiben, bedeutet für ihn „Das Wetter ist ja toll heute“, dass das Wetter *tatsächlich* toll ist, was ihn natürlich bei schlechtem Wetter verwirren muss.[546]

Darauf anwenden möchte ich nun die so genannte Handelnder-*Einstellung*-These (Agent-*Attitude*-Proposition)[547] des Psychologen Alan Leslie von der Rutgers University. Um zu veranschaulichen, was Leslie mit seiner These meint, soll ein entsprechender Beispielsatz aus Simon Baron-Cohens Buch „Vom ersten Tag an anders“ angeführt werden: „John-*hält*-Sarah für wunderschön.“[548]

Diese Äußerung enthält eine Aussage über einen mentalen Zustand, nämlich Johns Ansicht, dass Sarah wunderschön sei. Der Satz sagt jedoch nichts darüber aus, ob Sarah tatsächlich wunderschön ist. Autistische Menschen können nicht erkennen, dass die Aussage nur der persönliche Standpunkt einer einzelnen Person ist. Für sie *ist* Sarah wunderschön.

Was bedeutet das nun für den Betroffenen? Es gibt zwei Möglichkeiten: Entweder vertritt John eine allgemeine Ansicht und Sarah *ist tatsächlich* wunderschön. Oder Sarah erscheint nur in Johns Augen wunderschön und ist tatsächlich gar nicht so hübsch.

Solange Aussagen direkte Wiedergaben der Wirklichkeit sind, haben die Betroffenen keine Probleme. Sobald jedoch eine Aussage von ihrem Sprecher abhängig ist, wie es auch bei der Ironie der Fall ist, wird es schwierig. Selbst fähige Menschen mit dem milderen Asperger-Syndrom haben hier Schwierigkeiten. Einige von ihnen haben Konzepte entwickelt, wie sie mit diesen Situationen umgehen können. Temple Grandin erklärt anhand von Gleichungen, wie sie vorgeht:

> literally false or puzzling speech + smile = joke
> literally false or puzzling speech + frown = sarcasm[549]
> (Übersetzung der Verfasserin:
> „Wörtlich falsche oder verwirrende Äußerung + Lächeln = Spaß
> Wörtlich falsche oder verwirrende Äußerung + Stirnrunzeln = Sarkasmus“)

---

545 Vgl. Frith, 2003, 233.
546 Vgl. Frith, 2005, 234.
547 Vgl. Baron-Cohen, 2004, 48.
548 Ebd., 46.
549 Frith, 2005, 234.

Diese Regeln mögen zwar recht handlich erscheinen, setzen aber voraus, dass der Betroffene ein gewisses Verständnis von Gesten und Mimiken besitzt. Das haben viele Menschen mit Autismus aber gerade nicht. Sie haben das kognitive Niveau von Grandin nicht erreicht. Entsprechend wenig hilfreich sind ihnen diese Regeln. Und selbst wenn sie die Methode nutzbringend anwenden können, werden ihnen Absichten anderer doch nie so transparent erscheinen, wie es für normale Menschen ganz selbstverständlich ist.

Die Sprache der Menschen mit all ihren Irrungen und Wirrungen bleibt oft ein Rätsel. Bis heute habe ich noch nicht alles restlos entwirren können. Wenn man keine Ironie verstehen kann, wird das von anderen leicht ausgenutzt. In der Schule haben sich Klassenkameraden über mich lustig gemacht und mir mit Vorliebe Streiche gespielt. Ich war dem hilflos ausgeliefert. Was war Wahrheit? Und was Ironie? Ich tappte wie im Nebel, während alle anderen klar sahen.

Viele Äußerungen waren mir ein Rätsel: Was meinte der Vater, wenn er Augen zwinkernd sagte, „Wir haben keine Kinder, wir haben zwei Mädchen“. Sind Mädchen etwa keine Kinder? Die Menschen lachten und ich merkte, dass Ironie eine Verbindung zwischen ihnen schaffen kann, an der ich so nie teilhaben kann.

### *Witze, Humor*

> Warum war der Witz lustig? Anstandshalber lachte ich und lobte Jogi sodann für die Güte seines Witzes.[550]

„Warum war der Witz witzig?“, diese Frage stellt sich nicht nur für Axel Brauns, sondern für sehr viele Menschen mit Autismus, wenn sie mit einem Witz konfrontiert werden. Sie überlegen noch, was so lustig sein soll, wenn andere bereits loslachen.

Autistische Menschen werden gemeinhin als humorlos beschrieben. Hans Asperger nannte diesen Charakterzug „autistische Humorlosigkeit“[551]. Er stellte fest, dass die Knaben seiner Untersuchungsgruppen keinen Spaß verständen und schon gar nicht, wenn er gegen sie gerichtet sei.[552] Tony Attwood fügt hinzu, dass Kinder mit Autismus auch keinen Sarkasmus verstehen könnten.[553] Slapstick-Szenen oder Wortspiele sind oft die einzigen Arten von Humor, denen sich Betroffene zugänglich zeigen.[554]

550 Brauns, 2004, 202.
551 Vgl. Asperger, 1961, 193.
552 Vgl. ebd., 93.
553 Vgl. Attwood, 2000, 86f.
554 Vgl. Aarons/Gittens, 2000, 83.

Von autistischer Humorlosigkeit kann man jedoch höchstens im Vergleich mit normalen Menschen sprechen. Autistische Menschen können durchaus Humor haben, sie haben jedoch aufgrund ihrer veränderten Wahrnehmung und Verarbeitungsvorgänge nicht den gleichen Humor wie ihre Mitmenschen. Bei Witzen entgeht ihnen oft die so genannte Pointe. Dafür lachen sie an einer völlig anderen Stelle, welche die anderen als eher belanglos empfinden.

In Versuchen fordert man autistische Kinder auf, zu einer kurzen Geschichte denjenigen Schluss zu wählen, der besonders witzig ist. Im Gegensatz zu normalen Kindern bevorzugen sie einen eher gewöhnlichen Schluss, welcher der Geschichte zwar einen logischen Abschluss gibt, sie aber nicht witzig erscheinen lässt. Andere betroffene Kinder wählen einen Schluss, der an sich zwar witzig ist, aber in keinem Zusammenhang zu dem Rest des Textes steht.[555]

Trotz diverser Verständnisprobleme gibt es Witze, die auch autistische Menschen verstehen können. Oft geht es dabei um Wörter oder Zahlen, wie bei folgendem „Zahlenwitz“ von Axel Brauns:

> Zwei Freunde kennen sich bereits lange. Sie haben alle Witze, die sie sich erzählen, nummeriert. Der Ältere gibt gerade seine Lieblingswitze zum Besten und sagt:
> „2!“
> Der Jüngere kichert. Der Ältere erzählt den nächsten Witz:
> „5!“
> Sein Freund hält sich vor Lachen den Bauch. Der Ältere hat noch einen Witz auf Lager.
> „8!“
> Sein Freund macht ein enttäuschtes Gesicht.
> „Den hast du schlecht erzählt.“[556]

Hans Asperger stellte fest, dass die Kinder gerade bei Wortwitzen besonders schöpferisch seien. Angefangen von „Wortverdrehungen, von Effekten, die sich aus dem Klang ergeben, bis hin zu scharf formulierten, wirklich gescheiten witzigen Aussprüchen“[557] zeige sich darin der autistische Humor.

Manche Betroffene entwickeln eine Vorliebe für trockenen, schwarzen Humor oder Galgenhumor. Dies deckt sich mit dem ausgesprochenen Interesse, welches viele Kinder mit Autismus für Unglücksfälle aufbringen. Ich könnte mir vorstellen, dass der Galgenhumor auf eine mangelnde emotionale Nähe zu den an sich tragischen Ereignissen zurückzu-

---

555 Vgl. Klicpera/Innerhofer, 2002, 76.
556 Brauns, 2004, 200.
557 Asperger, 1961, 193.

führen sein könnte. Wenn man selbst unberührt bleibt, ist es leicht, eine stark emotionale Situation ins Lächerliche zu ziehen. Denn gerade Situationen, in denen starke Emotionen im Spiel sind, erscheinen in den Augen vieler autistischer Menschen als überspitzt. Sie müssen lachen, weil sie die scheinbare Unausgewogenheit zwischen Anlass und Reaktion amüsiert. Ähnlich ist es mit Streitereien, die emotional ausgetragen werden. Ein Zug vieler Menschen mit Autismus ist es, auch im Streit ruhig und emotional unbewegt bleiben zu können. So berichtet Gunilla Gerland, dass sie auch bei Auseinandersetzungen vollkommen nüchtern bleibe und kein Verständnis dafür habe, wenn andere dabei die Beherrschung verlören.[558]

Ein Mensch mit Autismus mag daher amüsiert lachen, wenn andere in einer Diskussion vor Erregung laut und ausfallend werden. Mir ging es so, wenn Mitschüler vom Lehrer beschimpft wurden. Ich sah den Kopf des Lehrers, der sich langsam rot färbte, hörte, wie sich seine Stimme überschlug und er in seiner Aufgeregtheit unsachliche Äußerungen von sich gab. Das fand ich lustig, viel lustiger als Fernsehkomödien oder Witze.

Ich glaube nicht, dass ich Schadenfreude empfand, dieses Gefühl kenne ich eigentlich gar nicht. Mich erheiterte allein die unbeherrschte Reaktion des Lehrers; an den Schüler oder dessen Gefühle dachte ich gar nicht. Trotzdem sah es natürlich so aus, als würde ich mich freuen, dass einer ausgeschimpft bekam. Da ich sowieso nie beliebt in meiner Klasse war, brachte mir das noch mehr Schwierigkeiten ein. Ich wünschte mir dann nichts mehr, als das blöde Lachen abstellen zu können. Aber je stärker ich versuchte, nicht zu lachen, desto mehr musste ich lachen.

Einmal hörte ich von der ehemaligen „Tagesschau-Sprecherin“ Dagmar Berghoff, dass sie sich mit dem Daumennagel in die Handfläche steche, um ein aufkommendes Lachen während einer Live-Übertragung zu unterdrücken. Seitdem steche ich mich auch, wenn andere anfangen, gereizt oder laut zu werden. Da ich relativ schmerzunempfindlich bin, ist die Methode nicht sehr hilfreich. Manchmal versuche ich auch, die Luft anzuhalten, was oft darin endet, dass sich mein Lachen prustend entleert.

Andererseits ist es für mich ein großes Problem, dass ich nicht lachen kann, wenn man lachen darf oder sogar lachen soll. Das passiert immer dann, wenn ein Witz erzählt wird oder es sonst wie „lustig“ wird. Solche Situationen sind für mich sehr anstrengend. Am liebsten würde ich ihnen ausweichen und den Raum verlassen.

---

558 Vgl. Gerland, 1998.

Ich weiß, dass man von mir erwartet, dass ich über einen Witz lache. Nur leider finde ich ihn so gut wie nie witzig. Manchmal lache ich mit, um nicht als humorlos zu gelten, manchmal bleibt mein Gesicht auch ernst. Warum soll ich mich auch verstellen, mich selbst verleugnen, wenn ich etwas nun mal nicht lustig finden kann?

Vor Jahren hatte ich einen Lieblingswitz, den ich als Pausenfüller überall erzählen musste. Da ich keine Ahnung von Small Talk habe, nie weiß, was für eine Frage ich meinem Gegenüber als nächstes stellen könnte, erzählte ich einfach meinen Witz:

> Ein Franzose tritt einem Deutschen auf den Fuß. „Oh, Pardon", sagt der Franzose. „Kein Karton!" empört sich der Deutsche. „Das ist echtes Leder."

Wenn ich diesen Witz erzählte, erwartete ich ein heiteres Auflachen, das allerdings nicht immer erschien. Manche Leute verstanden diesen Witz nicht. Dann musste ich ihn erklären und wusste plötzlich selbst nicht mehr, ob er wirklich lustig war oder mir nur so erschien.

## Rätsel des Alltags

### *Small Talk*

„Small Talk" – schon den Begriff verstehe ich nicht. Wörtlich übersetzt heißt es „kleines Gespräch", „kleine Unterhaltung". Was soll das sein?

Es ist wohl kein Wunder, dass viele autistische Menschen mit diesem rätselhaften Ding Probleme haben. „Small Talk" zu halten erfordert, über belanglose, völlig allgemeine und ziemlich unbedeutende Sachverhalte erstaunlich ausführlich und lange zu sprechen. An solchen Unterhaltungen, die eigentlich kein anderes Ziel haben als gesellig zu plaudern und mit vielen Worten wenig zu sagen, beteiligen sich Betroffene von sich aus kaum. Gunilla Gerland erklärt dies so:

> Reden um des Redens willen, das war mir fremd und kam mir oberflächlich und albern vor. Aber als ich die Menschen so beobachtete, begann ich zu ahnen, daß dieses Gerede andere Funktionen erfüllte als jene, die ich von außen erkennen konnte. Das Reden war mehr als nur Gerede.[559]

Gerland sagt von sich selber, dass sie nur spreche „wenn ich etwas zu sagen hatte"[560]. Das Gerede der anderen empfinde sie dagegen als „leeres Geplauder"[561].

Informelle Gespräche wie „Small Talk" kosten Menschen mit Autismus Überwindung und Kraft. Die permanente Selbstüberwindung ist

---

559 Gerland, 1998, 252.
560 Ebd.
561 Ebd., 251.

notwendig, damit Betroffene im sozialen Alltag mit ihren Mitmenschen auskommen können.[562]

Einige Menschen mit Autismus wählen daher in Gesprächen lieber die Rolle des Zuhörers als die des aktiven Erzählers. Gunilla Gerland ist so ein Fall. Sie hört gerne zu und zieht es dem eigenen Reden vor. Das führte dazu, dass andere sie als „seelischen Mülleimer“ missbrauchten:

> Manchmal wurde ich als Zuhörer ausgenutzt, doch das war mir nicht klar. Ich hörte gerne zu – das war einfacher als zu reden und auch eine gute Möglichkeit, etwas über die Menschen zu lernen.[563]

Doch auch die Rolle des Zuhörers ist nicht immer angenehm. Manche Betroffene empfinden schon das Zuhören an sich als anstrengend. So ist es auch bei mir. Den Worten eines anderen zu folgen ist für mich eine geistige Leistung und mit „Arbeit“ verbunden. Es ist nichts, was ich einfach mal so nebenbei erledigen könnte.

Ich glaube, dass ich viel intensiver zuhöre als die meisten anderen Menschen. Wenn ich jemandem meine Aufmerksamkeit schenke, dann tue ich das sehr bewusst und nehme auch fast alles auf, was er sagt. Ich investiere viel Kraft ins bloße Zuhören. Deshalb ärgert es mich, wenn ich jemandem zuhöre und hinterher das Gefühl habe, dass er eigentlich gar nichts gesagt hat. Genauso ist es, wenn man mir etwas zum zweiten oder dritten Mal erzählt. Meiner Mutter passiert dies recht häufig. Sie meint das nicht böse, sondern kann sich nur nicht daran erinnern, dass sie mir davon bereits berichtet hat.

Ich achte darauf, dass ich nur wichtige Sachen von mir gebe. Das führt dazu, dass ich oft gar nichts zu erzählen weiß, denn so viele wichtige Dinge, die es wert sind, mitgeteilt zu werden, passieren nicht. Meine scheinbare Verschwiegenheit veranlasste die Mutter einer Schulfreundin zu folgender Äußerung: „Nicole macht nie viele Worte.“

Ich höre so etwas nicht gerne, es klingt negativ in meinen Ohren und weckt Erinnerungen an die Zeiten, als ich als „schüchtern“ galt. Und wie schon damals stimmt diese Einschätzung auch heute nicht. Denn wenn es etwas zu sagen gibt, dann spreche ich es direkt und oft hemmungsloser aus als viele der als so redselig geltenden Menschen. Was ich allerdings nicht gut kann, ist reden um des Redens willen. Darin sind viele andere Menschen sehr gut. Sie können sich stundenlang über das Wetter, die Angelegenheiten gemeinsamer Bekannter oder die Frisur eines Popstars auslassen. Ich stehe dann daneben und fühle eine deutliche Barriere zwischen mir und den anderen. Es ist, als lebte ich in einer anderen

562 Vgl. Klicpera/Innerhofer, 2002, 95.
563 Gerland, 1998, 180.

Welt, dass ich die anderen zwar sehen, aber nicht an ihrem Erleben teilhaben könnte.

Ich kann nur selten mitreden. Mir fällt meistens nichts ein, nichts, was sich in seiner Belanglosigkeit mit den Äußerungen der anderen messen könnte. Zu Hause halte ich mich nicht gerne mit Alltagsfloskeln wie einem morgendlichen „Guten Morgen“ oder Fragen nach dem Wohlbefinden der anderen auf. Das sind Dinge, die ich einfach für überflüssig halte.

### *Die Neigung zu Selbstgesprächen*

Es wird häufig beobachtet, dass autistische Kinder mit sich selbst sprechen. Auch nicht-autistische Kinder können ihre Gedanken laut in Selbstgesprächen äußern, doch sind dies meist nur vorübergehende Phasen.

Bei Kindern mit Autismus treten ausgeprägte Selbstgespräche sehr viel länger auf. Man interpretiert sie als weiteren Hinweis darauf, dass Sprache bei den betroffenen Kindern nicht den alleinigen Zweck der Kommunikation ausfüllt. Viele Kinder nutzen Selbstgespräche, wenn sie alleine für sich spielen. Sie „unterhalten“ sich mit ihren Puppen oder lassen diese untereinander erzählen. Kinder höherer Intelligenz führen bisweilen sogar angeregte Diskussionen in verschiedenen Rollen.[564]

Ein autistisches Kind mag auch in der Schule mit sich selbst sprechen. Das fällt bei Mitschülern und Lehrern natürlich auf und zwar meist negativ. Die Selbstgespräche sind für Mitschüler nicht selten ein Anlass, um das autistische Kind zu hänseln.

Es gibt verschiedene Gründe, warum sich ein betroffenes Kind schwer tut, diese in der Gesellschaft belächelte Angewohnheit abzulegen. Einige Kinder wollen auf diese Weise ihre Gedanken strukturieren, bei anderen wirkt es einfach nur beruhigend.[565] Selbstgespräche dienen nicht zuletzt auch dazu, Ordnung in das eigene Handeln zu bringen. Indem man laut denkt und seine Handlungen kommentiert, kann es leichter fallen, in Aktion zu treten.[566] Aus demselben Grund mögen auch manche normale Menschen vor sich hinmurmeln, wenn sie sich auf eine Aufgabe besonders konzentrieren müssen. Da auch schon alltägliche Handlungen für einen autistischen Menschen eine Herausforderung darstellen, könnte dies erklären, warum er besonders stark zu Selbstgesprächen neigt.

Selbstgespräche sind vielleicht auch eine Frage des Charakters. Bei uns liegen sie in der Familie. Einige meiner Verwandten führen häufig Selbstgespräche. Ich selbst erzähle leise vor mich hin, wenn ich arbeite. Ich rede besonders viel mit mir, wenn ich einsam bin. Ich sehne mich

---

564 Vgl. Kehrer, 2005, 34.
565 Vgl. Attwood, 2000, 2.
566 Vgl. Klicpera/Innerhofer, 2002, 93.

dann nach Zuwendung und lieben Worten, die mir in diesem Moment niemand geben kann und die ich manchmal auch gar nicht von anderen Menschen empfangen möchte. Indem ich meiner eigenen Stimme lausche, werde ich ruhiger.

Auch um mich auf unangenehme Gespräche vorzubereiten, greife ich zu Monologen vor mir selber. Darin spiele ich alle möglichen Variationen des Gesprächs durch. Meistens bemühe ich mich, die Selbstgespräche in Form von Gedanken ablaufen zu lassen. Nur wenn ich mich unbeobachtet und ungehört fühle – das ist zum Beispiel der Fall, wenn ich im Garten arbeite – spreche ich das alles auch laut aus.

Mir wäre es nicht peinlich oder unangenehm, wenn andere mich bei meinen Selbstgesprächen belauschen würden. Diese Gefühle kenne ich eigentlich gar nicht. Was ich jedoch fürchte, sind Nachfragen. Ich habe keine Lust, jedem zu erklären, warum ich gerade dies oder das zu mir selbst gesagt habe. Immerhin habe ich ja mit mir gesprochen und nicht mit der anderen Person. Warum sollte ich es dann für sie wiederholen? Menschen besitzen aber diese Dreistigkeit. Sie sind sehr neugierig und können es kaum ertragen, an einem Gedanken keinen Anteil zu haben.

### *Sprachstil – die „Visitenkarte" der Kommunikation*

Der Sprachstil, also die Art, *wie* man etwas sagt, kann mehr Beachtung finden als das, *was* man inhaltlich vorbringt. Welcher Sprachstil der richtige ist, hängt von der Situation und dem Gesprächspartner oder Publikum ab.

Genau darin liegt ein Problem für viele Menschen mit Autismus. Besondere Schwierigkeiten bereitet es ihnen, einen informellen Sprachstil anzunehmen. Ihre äußerst präzisen Formulierungen könnten ein Versuch sein, die Defizite im Sprachverständnis zu kompensieren.[567]

Die „papierene Sprache"[568] vieler erwachsener Betroffener – gelegentlich auch als eine Art Amtsdeutsch bezeichnet – weist wenig Lebendigkeit auf und wirkt eher wie eine Schreib- als eine Sprechsprache. Im Berufsleben muss das nicht zwangsläufig von Nachteil sein.

Unangenehm aufstoßen wird diese Neigung jedoch in der Kindheit, am schlimmsten in der Jugend. Hier ist häufig ein bestimmter „Teenie-Jargon" der einzig akzeptierte Umgangston untereinander. Die pedantische Sprechweise eines autistischen Jugendlichen im Gespräch mit Gleichaltrigen kann im günstigsten Fall nur zu Verwunderung, im schlimmsten Fall aber auch zu Ablehnung bis hin zu Anfeindungen führen.

---

567 Vgl. Klicpera/Innerhofer, 2002, 165.
568 Kehrer, 2005, 34.

Bei mir war es meistens Ablehnung. Besonders auf dem städtischen Gymnasium, das ich bis zur achten Klasse besuchte, herrschte ein rauer, von Kraftausdrücken gespickter Umgangston. Die Mitschüler sprachen eine Sprache, mit der ich nichts zu tun haben wollte. Ich hätte mich nie dazu überwinden können, mir ihre Vokabeln anzueignen. Mir entgeht der Sinn davon, seine Freunde mit übelsten Schimpfwörtern zu traktieren, Flüche und Kraftausdrücke gedankenlos auszustoßen und unschöne Wörter in jede Leerpause eines Satzes einfließen zu lassen. Für mich ist Sprache ein wunderbares und sehr feines Instrument. Ich würde nie so achtlos mit ihr umgehen wollen. Schimpfwörter tun mir in den Ohren weh. Ich zucke zusammen, wenn ich ein besonders derbes vernehme.

Später auf dem bischöflichen Gymnasium wurde es besser. Die Sprache der anderen war gepflegter und gemäßigter. Dennoch fiel auch hier auf, dass ich anders redete. Manchmal spürte ich es selbst. Die Redensarten und informellen Ausdrücke, welche die Sprechweise der Mitschüler prägten, wollten mir nicht über die Lippen gehen. Und wenn ich sie doch einmal ausprobierte, dann wirkten sie wie abgelesen. Sie passten einfach nicht zu mir. Zu mir passte eine steife, formale Sprache, die mit meinem Verhalten und meinem äußeren Erscheinungsbild übereinstimmte.

Einfacher war und ist es für mich, mit Menschen von höherem geistigen Niveau zu reden, da sie eher meine Sprache sprechen. Das sind meistens Erwachsene. Am liebsten drücke ich mich schriftlich aus. Hier fällt mein Sprachstil nicht negativ, sondern oftmals sogar positiv auf. Für Aufsätze habe ich stets gute Noten bekommen, besonders meine stilistischen Fähigkeiten wurden gelobt. Vielen Lehrern gefiel meine saubere Sprache. Andere hatten auch daran etwas auszusetzen: „schauderhaft pompös“ fand ich als Kommentar unter einer Englischarbeit.

## Geschriebene Sprache

### *Literaturvorlieben*

Bücher sind eine gängige Leidenschaft von Menschen mit Autismus. Viele von ihnen lesen gerne und viel. Ein extremes Beispiel ist der Amerikaner Kim Peek, das Vorbild von „Rainman“, der bereits 20.000 Bücher gelesen hat und noch heute jeden Tag mit seinem Vater in die Bibliothek geht, um noch mehr Bücher zu lesen. Peek liest alles – vom Telefonbuch bis zum Geschichtsbuch.

Aber auch andere autistische Menschen können es auf einen beträchtlichen Bücherkonsum bringen. Viele halten sich mit Vorliebe in Büchereien auf, ein Merkmal, das sogar im Autismus-Quotient-Test untersucht wird. Bevorzugt werden in der Regel Sachbücher. Mit belletristischen Werken können autistische Menschen im Allgemeinen eher wenig anfangen. Dazu Liane Willey:

> Belletristik war für mich sehr viel schwerer zu begreifen, weil hier von mir erwartet wurde, dass ich mit meinen Gedanken über ein wörtliches Verständnis hinausging. Ich mochte Biographien am allerliebsten und verschlang jede einzelne, die es in unserer Bücherei gab.[569]

Biografien haben einen besonderen Reiz für viele Betroffene. Sie können am Lebenslauf anderer Menschen studieren, wie ein „normaler" Mensch funktioniert. Für viele ist es ein Wunsch zu erfahren, was hinter dem Geheimnis „Ein richtiger Mensch sein"[570] steckt.

Es gibt weitere Motive für das Lesen von biografischen Werken. Liane Willey erklärt, was sie am authentisch beschriebenen Leben anderer so interessant findet:

> Es spielte dabei keine Rolle, ob es dabei um das Leben von Babe Ruth, Harry Truman oder Harriet Tubman ging. Ich war weniger an Baseball oder Politik oder sozialen Gesichtspunkten interessiert als vielmehr an dem Wahrheitsgehalt der Worte, die ich las.[571]

In der Suche nach dem Wahrheitsgehalt findet sich die Wahrheitsliebe vieler Betroffener wieder. Auch für mich spielt es eine große Rolle, dass ein Buch wahrheitsgetreu, zumindest aber glaubwürdig berichtet. Mit abgedrehten Fantasiegeschichten, schmalzigen Romänchen und der gewöhnlichen U-Literatur komme ich nicht zurecht.

Als überzeugte Vielleserin bin ich in meinem Büchergeschmack nicht allzu eingeschränkt. Neben Biografien, die ich mit Begeisterung lese, und spannenden Sachbüchern aus allen möglichen Bereichen kommen mir auch gut geschriebene Romane dazwischen. Damit mir diese Bücher wirklich gefallen, sollten sie einen erkennbaren Sinn und Hintergrund haben. In diese Kategorie fällt zum Beispiel Daniel Kehlmanns „Vermessung der Welt". Dieses Werk nimmt eine Mittelstellung zwischen Roman und Biografie ein und stellt für mich eine Bereicherung dar. Faktengetreu, teils sogar so überzeugend, dass viele Leute glaubten, der Autor hätte die beschriebenen Abenteuer selbst erlebt, sind die Bücher von Karl May. Seitdem ich als 12- bis 13-jährige eine Karl-May-Phase durchgemacht habe, hat diese Art von Abenteuerbüchern jedoch endgültig ihren Reiz für mich verloren. Mir fiel auf, dass alle Geschichten ähnlich ablaufen. Am Ende gewinnt der Held mit seinen Getreuen. Ich las ein Buch nach dem anderen, und sie konnten mir nichts mehr geben.

---

569 Willey, 2003, 28.
570 Vgl. Titel der Biografie „Ein richtiger Mensch sein" von Gunilla Gerland.
571 Willey, 2003, 28.

Nie müde werde ich hingegen, Biografien zu lesen. Als junges Mädchen habe ich Biografien von großen Forschern, von historischen Größen wie Mahatma Gandhi oder Martin Luther King oder Geistesgrößen wie Albert Einstein verschlungen. Dann las ich eine Weile alles, was ich an Büchern über Erdkunde finden konnte. Ich sog Wirtschaftsberichte einzelner Länder, Geschichtsbücher und Lehrbücher über geografische Prozesse in mich auf.

Ein Leben ohne Lesen kann ich mir nicht vorstellen. Begonnen hat diese Leidenschaft erst nach dem Eintritt in die Schule. Gewöhnlich weisen begabte Kinder mit Autismus aber ein eher frühes Leseeinstiegsalter auf. Dietmar Zöller meint sogar, dass sein gutes Sprachverständnis auf das frühe Lesen zurückzuführen sei. Um seine Lesefortschritte aufzuzeigen, zitiert Zöller (geb. 1969) aus den Protokollen seiner Mutter von 1974:

> Am 8. Juli haben wir begonnen, die Kleinkindfibel von H. Kratzmeier (Verlag J. Beltz) zu benutzen. Am 17.7. kann Dietmar 10 Wörter lesen. Am 25.7. erliest er das Wort Hase, am nächsten Tag Emma, komm und Haar. Bis zum 31.7. kann Dietmar 35 Wörter in der Fibel lesen.[572]

Mein erstes Buch war ein großes Erlebnis und eine unvergessliche Erfahrung, obwohl es vom Inhalt her ziemlich trivial war, was mir schon damals aufgefallen ist. Es war ein Band aus der Reihe „Meine Schwester Klara und ich“, Geschichten, in denen ein Junge über seine Schwester und ihre gemeinsamen Erlebnisse berichtet.

Nach meinem ersten Schultag saßen wir am Abendbrottisch, als meine Mutter plötzlich nach oben ging und mit dem gelben Büchlein zurückkam. „Das ist für Dich.“ Als ich mein erstes richtiges Buch mit seinen großen, lesefreundlichen Buchstaben in den Händen hielt, wusste ich, dass ich ihnen so schnell wie möglich ihr Geheimnis entlocken musste. Ich habe noch am selben Abend begonnen, mühsam die ersten Zeilen Buchstabe für Buchstabe zu entschlüsseln. Bis dahin waren mir nur wenige Buchstaben bekannt. Es hätte mir nicht am Eifer gefehlt, schon früher lesen zu lernen, doch war dafür nie Zeit gewesen. Bis zum Beginn der Grundschule hatte ich all meine Energien darauf verwenden müssen, erst mal sprechen zu lernen.

An den folgenden Tagen ließ ich mir von meiner Mutter die Wörter buchstabieren und langsam vorlesen. Rasch brauchte ich ihre Hilfe nicht mehr. Die Buchstaben und Wörter gaben auch so vor meinen Augen Sinn. Ich hatte Feuer gefangen. Von nun an hatten meine Eltern das Problem, mich mit genügend Lesestoff zu versorgen.

---

572 Zöller, 2001, 149f.

Im zweiten Schuljahr begann ich, die Tageszeitung zu lesen. Ohne die Tageszeitung gelesen zu haben, ging ich fortan nur noch ungern aus dem Haus. Das hat sich bis heute nicht geändert. Neben der Tageszeitung lese ich wöchentlich den „Spiegel", den „Stern" und die „Zeit", gelegentlich auch den „Fokus". Ich habe einen sehr hohen Informationsbedarf und eine schier unermessliche Wissensgier. Das macht sich auch in meinem Studium bemerkbar. Ich habe es nie als Belastung empfunden, für die Schule oder mein Studienfach Pharmazie lesen zu müssen. Ganz im Gegenteil. Es macht mir sogar Spaß, weiterführende Literatur zu finden und mein Wissen entsprechend zu vertiefen.

## Sprache und außergewöhnliche Leistungen

### *Sprachliche Leistungen*

Den teilweise beträchtlichen Problemen, die in der Kindheit mit der Sprache auftreten können, stehen außergewöhnliche verbale Leistungen entgegen. Liane Willey hat als junges Mädchen mit ihren Vorträgen beeindrucken können. Bei Fernseh- und Radiowettbewerben konnte sie zahlreiche Preise gewinnen. Die junge Frau war besessen von dem Phänomen Sprache, feilte unablässig an ihrer Ausdrucksweise und studierte für ihren Vortrag Gestik und Mimik vor dem Spiegel ein.[573]

Temple Grandin hat nicht zuletzt dadurch Bekanntheit erlangt, dass sie die „Sprache" der Tiere verstehen kann. Die Tierverhaltensforscherin beschäftigt sich damit, Rinderzuchtbetriebe in den USA möglichst angenehm für das Vieh zu gestalten. Dabei helfen ihr ihre Fähigkeiten, sich in Tiere hineinzuversetzen und wie sie denken zu können.

Grandin, die eigentlich in Bildern denkt, und für die eine Sprache aus Wörtern wie eine Fremdsprache ist, hat früh begonnen, Artikel in Fachmagazinen zur Viehhaltung zu veröffentlichen. Auf diese Schriften und die damit verbundene Anerkennung ist sie stolz.[574] Sprache hat ihr geholfen, ihren Ruf im Land weiter auszubauen und sich zunehmend bekannt zu machen.

Menschen mit Autismus können auch andere Talente haben. Einige sind wie Gunilla Gerland imstande, Buchseiten fotografisch zu lernen. Die Schwedin berichtet von den Vorzügen dieser Begabung für das schulische Lernen:

> Für manche Arten von Texten hatte ich ein photographisches Gedächtnis, das mir beim Sprachenlernen sehr zugute kam. Texte, die in alphabetischer Reihenfolge standen oder in nummerierte Absätze gegliedert waren, konnte

573 Vgl. Willey, 2003, 42ff.
574 Vgl. Grandin, 2005a, 132.

> ich leicht behalten. Ich hatte die ganze englische Grammatik gelesen und konnte jede beliebige Seite daraus mit dem gesuchten Paragraphen in meinem Kopf aufschlagen. Eigentlich erinnerte ich mich nicht wirklich daran, was dort stand, ich hatte vielmehr eine Kopie der Buchseiten in meinem Kopf, von der das gesuchte Wissen abgelesen werden mußte.[575]

Ganze Buchseiten habe ich nicht im Kopf. Aber ich kann stets sagen, wo auf einer Seite eine entsprechende Information steht – ob oben, unten oder in der Mitte, ob auf der linken oder der rechten Buchseite. Dies hilft mir, wenn ich schnell etwas nachschlagen möchte.

Vorträge halte ich gerne. In der Schule waren Referate für mich nie ein Problem, sondern immer eine Herausforderung. Ich habe sie als Übungsterrain begriffen, um meine Sprechfähigkeiten zu verbessern. Aus demselben Grund habe ich auch im Schulgottesdienst Texte in von Schülern und Lehrern gut besuchten Messfeiern vorgelesen. Mein Traum ist es, durch Vorträge und andere Möglichkeiten der Sprache Nicht-Betroffenen die Welt des Autismus näher zu bringen. Es ist eine faszinierende, vielschichtige Welt, die ich als eine der wenigen Betroffenen in Worte fassen kann.

### *Savants: Die Sprachgenies*

Christopher ist ein Savant. Sein verbaler IQ liegt im Normbereich. Er versteht weder Witze noch Ironie noch Metaphern. Christopher benutzt seine Sprache nicht, um Gedanken oder Gefühle mitzuteilen, und auch nicht, um sich mit anderen Menschen zu verständigen. Sein Gesicht hellt sich erst auf, wenn es um Fremdsprachen geht. Christopher spricht, liest, versteht und schreibt Dänisch, Holländisch, Finnisch, Französisch, Deutsch, Griechisch, Hindi, Italienisch, Norwegisch, Polnisch, Portugiesisch, Russisch, Spanisch, Schwedisch, Türkisch und Walisisch. All diese Sprachen kann er ins Englische übersetzen. Christopher lernt unablässig Sprachen, die er im Radio hört, in der Zeitung liest oder indenen er unterrichtet wird.

Eine israelische Lehrerin testete Christophers Fähigkeit, sich Worte zu merken. Sie benutzte 300 Kärtchen, auf deren eine Seite ein englisches Wort und auf der anderen Seite das gleiche Wort auf Hebräisch stand. Sie las Christopher fünf Tage lang jeweils 60 Wörter vor und zeigte ihm die Kärtchen. Am sechsten Tag zeigte sie ihm alle 300 englischen Wörter. Christopher wusste zu fast jedem Wort die hebräische Übersetzung.

Das Sprachgenie besitzt auch in seiner Muttersprache Englisch einen außergewöhnlich großen Wortschatz. Tests offenbaren jedoch seine Defi-

---

575 Gerland, 1998, 167.

zite im sprachlichen Denken. Dies zeigt sich darin, dass all seine Unterhaltungen – sei es in der Muttersprache oder einer seiner vielen Fremdsprachen – inhaltlich nur in sehr beschränktem Rahmen stattfinden.

Lässt man Christopher Texte aus Fremdsprachen übersetzen, unterlaufen ihm bisweilen kleine Fehler. Das Bemerkenswerte ist, dass Christopher sich nicht darum zu kümmern scheint, ob ein Satz, den er gerade übersetzt, Sinn ergibt. Der Satz im Ganzen interessiert Christopher nicht – er „übersetzte den Text Wort für Wort, so als würde jedes nicht in einem Zusammenhang, sondern für sich stehen.“[576] Darin zeigt sich ein deutliches Merkmal des Autismus: Betroffene neigen dazu, sich auf sprachliche Einzelheiten zu konzentrieren und den Kontext zu ignorieren.

Auch im grammatikalischen Bereich hat Christopher Probleme. Er übernimmt in der Regel die Satzstellung aus dem Englischen und wendet sie in anderen Sprachen an. Wissenschaftler schließen daraus, dass seine Fremdsprachenbegabung hauptsächlich darin zu bestehen scheint, dass er einzelne Wörter extrem gut behalten kann.[577]

Sprachliche Savants wie Christopher gibt es nur wenige. Aber auch andere Menschen mit Autismus schaffen es, in ihrem Spezialgebiet, das durchaus mit Sprache zu tun haben kann, beachtliche Leistungen zu erbringen.

Für mich ist Sprache, insbesondere das Schreiben, zum bevorzugten Interesse geworden. Ich liebe das Spiel mit der Sprache. Im Laufe der Zeit habe ich meine Fähigkeiten verfeinert, indem ich Bücher über Schreibtechniken gelesen und durch sie gelernt habe, wie man Stilblüten vermeidet und wie man Gedanken geordnet wiedergibt.

Ein Leben, ohne mich schreibend mitteilen zu können, wäre für mich ein unermesslicher Verlust. Schreiben ist für mich eine Möglichkeit, Botschaften aus meinem autistischen Käfig senden zu können, was mir durch direkte wörtliche Rede nicht immer gelingt. Auf dem Papier finden meine Gedanken ihren Ausdruck – im direkten Gespräch bin ich hingegen oft „sprachlos“.

### *Gedichte und Co.*

Sie
lächeln sich an,
tauschen Blicke,
Durch ihren
ganzen Körper
drücken

576 Hermelin, 2001, 97.
577 Vgl. ebd., 87-105.

sie
Zuneigung
aus.

Was hindert
autistische Menschen,
Beziehungen
zu
gestalten?

Ihr Körper
drückt
Gefühle
nicht
aus.

Die Mimik
bleibt
starr.
Die Augen
schauen
nicht
an,
was sie lieben.

So
bleiben Gefühle
eingeschlossen,
Beziehungen
ungelebt.[578]

Der Mann, der diese Zeilen geschrieben hat, kann kaum verständlich sprechen. Dietmar Zöller hat das Gedicht, das auf poetische Weise seine Misere beschreibt, mit der stützenden Hilfe seiner Mutter zu Papier gebracht.

Wie Zöller haben einige Menschen mit Autismus Wege gefunden, ihre Gefühle durch Gedichte auszudrücken. Eindrucksvolle Verse stammen auch von Lutz Bayer, Donna Williams oder Birger Sellin.

Thematisiert werden wie bei Zöller hauptsächlich die charakteristischen Probleme, welche die autistische Behinderung mit sich bringt. Das Außergewöhnliche an diesen Gedichten ist, dass darin eine ganz besondere Sicht auf die Welt und eine ungewöhnliche Wahrnehmungserfahrung zum Ausdruck kommen. In diesem Sinne sind auch die Zeilen von Kate zu verstehen, einer Frau, die von Lorna Wing mit dem Asperger-Syndrom diagnostiziert worden ist:

578 Zöller, zitiert nach: Autistische Menschen verstehen lernen II, 1996, 31.

Fragments mend
make for
genius
fragmentation
when normal thinking
would give up.
The pieces find the resource
within

bits of the whole
puzzled jigsaw,
my self.

Der Übersetzer Christoph Trunk hat in Abstimmung mit Beate Hermelin das Gedicht wie folgt ins Deutsche übertragen:

Splitter rücken sich zurecht
fügen sich zum
genialen
Mosaik zusammen
wo das übliche Denken
aufgeben würde.
Die Scherben finden die Kraft
drinnen

Teile des ganzen
rätselhaften Puzzlespiels,
meines Selbst.[579]

Kate lässt uns in diesem Gedicht an ihrer besonderen Wahrnehmung teilhaben, welche sie die Welt aus zusammenhanglosen Fragmenten bestehend erleben lässt. Werke wie die von Kate dienen hauptsächlich dem Selbstausdruck. Verglichen mit der Poesie nicht-autistischer Künstler fällt auf, dass diese ihre Gedichte in weit größerem Maße als Kommunikationsmittel interpretieren. Anders als ihre Künstlerkollegen streben Savants wie Kate nicht danach, es „genau richtig"[580] hinzubekommen. Menschen, die sich mit ihren Werken befassen, kritisieren, dass diese wie Rohfassungen erschienen und nicht wie abgeschlossene Schöpfungen.[581] Dem möchte ich hinzufügen, dass es immer eine Frage des Maßstabes ist, ob man so genannte Perfektion erreicht hat oder nicht. Ich halte es für problematisch, die Arbeiten beeinträchtigter Menschen, die im Alltag nie ein gewisses Niveau der Selbstständigkeit erreichen können, mit den Produkten jener zu vergleichen, die am Leben und der Wahrneh-

579 Hermelin, 2002, 65.
580 Ebd., 85.
581 Vgl. ebd., 85f.

mungserfahrung der Masse teilhaben. Für sich betrachtet und unter Berücksichtigung der vielen Defizite der Betroffenen sind die Arbeiten von Savants Wunderwerke, auch wenn sie dem strengen Auge nicht jeden Kritikers Stand halten können.

Menschen wie Kate schaffen aus einer ganz anderen Motivation heraus als Künstler, die sich mitteilen wollen, die eine Botschaft unter die Menschen bringen wollen. An diesem Punkt merke ich, dass ich mit Savant-Künstlern wie Kate wenig gemeinsam habe. Zwar teilen wir die autistische Behinderung, doch anders als bei Kate ist bei mir der Wunsch, mich mitzuteilen, durchaus vorhanden. Trotzdem denke ich, dass auch ich etwas viel mehr um der Sache selbst willen tun kann als normale Menschen mit ihrem ständigen Nützlichkeitsdenken und Pragmatismus. Ich kann mit größter Begeisterung seitenweise schreiben und weiß doch die ganze Zeit über, dass ich diesen Text für nichts gebrauchen kann. Für mich ist die Freude am Werden, der Prozess des Schreibens geradezu etwas Heiliges. Ich brauche nicht den steten Gedanken an einen möglichen Rezipienten und es wäre meinem Schreiben auch nicht dienlich, mich darauf auszurichten. Wie auch? Da ich nicht weiß, allerhöchstens erahnen kann, wie Menschen denken und funktionieren, ist es mir unmöglich, einen Text auf sie zurechtzuschneiden. Alles, was ich tun kann, ist, so lange und so gut zu arbeiten, bis ich mit mir zufrieden bin. Und ich hoffe, dass ich mit diesem Buch die Erwartungshaltung meiner Leser einigermaßen erfüllen kann.

### *Zum besseren Verständnis: ein kleines Aspie-Lexikon*

Die folgenden Situationen aus dem Alltag sind einige Beispiele dafür, wie Missverständnisse zwischen Menschen mit Autismus und normalen Menschen entstehen können. Vielleicht tragen diese Beispiele dazu bei, dass Bezugspersonen ihr autistisches Kind und seine Gedankenwelt besser verstehen lernen.

*Situation 1:*

Wenn ich mir als kleines Kind wehgetan hatte oder mir irgendetwas Unangenehmes widerfahren war, sagten viele Leute: „Das tut mir leid." Ich habe mich darüber gewundert: „Du kannst doch gar nichts dafür!"

Für mich hatte „Das tut mir leid." nur die Verwendung, dass sich jemand für etwas entschuldigen will. Mir fehlte die Flexibilität, der Wendung eine weitere Bedeutung hinzuzufügen. Dass „Das tut mir leid." auch Mitgefühl ausdrücken kann, habe ich erst viel später durchschaut.

*Situation 2:*

„Und hinterher fahren wir noch schnell bei der Oma vorbei!" Diese Äußerung habe ich oft gehört und mir daraufhin völlig falsche Vorstellungen gemacht. Ich meinte tatsächlich, wir würden nur vorbeifahren, allerhöchstens vielleicht der Vater schnell aus dem Auto springen und etwas abgeben. Doch die Sache entpuppte sich als eine ganz andere. Wir hielten richtig an, mussten alle aussteigen und dann Ewigkeiten auf dem Sofa bei den Großeltern sitzen. Ich fand es schrecklich. Auf so etwas hatte mich die Phrase „mal kurz vorbeifahren" nicht vorbereitet.

*Situation 3:*

Viele umgangssprachlichen Ausdrücke habe ich nicht richtig verstanden. Wenn meine Mutter bei meiner Oma anruft, begrüßt sie diese mit „Hallo, Muttchen, ich bin's." Dieses „ich bins" – so habe ich es verstanden – war mir unverständlich. Ich konnte es nicht zu einem „ich bin es" auseinanderziehen, sondern hielt „bins" für ein eigenständiges Wort. Jedes Mal, wenn meine Mutter telefoniert hat, fragte ich mich, was sie wohl damit meine, dass sie „binse". Genau der gleiche Verhörer unterlief mir, als ich in der Grundschule war und die Kinder fangen spielten. Eines nach dem anderen rief „Binse nicht!" Ich konnte mir unter „binsen" höchstens so etwas wie „blinzeln" vorstellen und verstand wieder keinen Zusammenhang.

## IV. Gruppe C: repetitive Verhaltensmuster

In der dritten Gruppe werden Auffälligkeiten genannt, die sich unter dem Oberbegriff „eingeschränkter Handlungs- und Interessensspielraum“ zusammenfassen lassen. Darunter fallen motorische Manierismen, stereotype Beschäftigungen und Interessen sowie der Drang zu Ritualen. Auch die Intelligenzprofile der Betroffenen zeigen charakteristische Muster auf und führen zu teils extremen, aber immer nur einseitigen Begabungen.

### Von der Planung zur Handlung

Eine alltägliche Situation:

Auf dem Bein eines Kindes sitzt eine Fliege. Das Kind spürt ein Kribbeln. Es richtet seinen Blick auf die entsprechende Stelle und sieht die Fliege. Es holt mit der Hand aus und schlägt nach ihr. Das Kind sieht, wie das Insekt davon fliegt. Es hat gelernt, wie es erfolgreich eine Fliege vertreiben kann.[582]

In dieser kurzen Sequenz – erweitert und verändert nach Erhard Fischer – wird deutlich, dass sich Motorik und Wahrnehmung gegenseitig beeinflussen. Diese Verknüpfung kommt in dem Begriff „Sensomotorik“ zum Ausdruck.

Besonders eng und wechselseitig ist die Beziehung zwischen Motorik und Sensorik in den ersten Lebensabschnitten. Kinder lernen ihre Umwelt zu „be-greifen“, indem sie handelnd in diese eingreifen. Sie probieren Gegenstände in ihrer Umgebung aus und lernen dabei deren Zweck kennen.

Zum richtigen Handeln braucht es mehr als ein funktionierendes motorisches System. Alltagsgegenstände sollen eben nicht nur einer möglichen Funktion nach manipuliert werden, Ziel ist es, den ihnen angedachten Zweck zu verstehen. Seine Bedeutung erhält ein Löffel zum Beispiel erst dann, wenn ein Kind ihn zum Essen benutzen kann. Solange es einen Löffel wie eine Rassel schwenkt oder damit auf dem Boden rumklopft, hat es ihn in seiner greiffreundlichen Form zwar erkannt, seine Zweckmäßigkeit aber noch nicht begriffen.

Kinder erkennen, dass man ein Handlungsschema auch auf andere ähnliche Situationen anwenden kann. Sie lernen zu generalisieren. Mit der Zeit erhalten sie Einblicke in Ursache-Wirkungs-Verhältnisse und es erschließen sich ihnen immer mehr Handlungsmöglichkeiten. Die Lust,

582 Vgl. Fischer, 2000, 34.

Handlungsmöglichkeiten auszutesten, wird noch dadurch gesteigert, dass eine Teilhandlung nach kurzer Zeit langweilig und durch eine andere abgelöst bzw. in abgewandelter Form fortgeführt wird. So mag ein gesundes Kind, das ein Rad aus einem Baukasten in die Hand nimmt, dieses ein paar Mal prüfend drehen. Hat es dann gesehen, dass sich das Rad drehen kann, geht es in der Regel zur nächsten Handlung über. Es könnte nachschauen, welche Bauteile ihm sonst noch zur Verfügung stehen und daraus ein Auto aufbauen.[583] Dank seiner Fähigkeit, flexibel von einer Handlung zur nächsten überzugehen, wird das Kind zu komplexen, zielgerichteten Handlungen fähig.

Diese komplexen Handlungen möchte ich anhand der Theorie „Netz des erinnerbaren Handelns“ von Rainer Oesterreich näher untersuchen. Oesterreichs Theorie geht davon aus, dass eine Handlung aus einer Sequenz von Einzelhandlungen bestehe, welche als Teilhandlungen[584] im Gedächtnis gespeichert seien.[585] Bei der Handlungsplanung würden Teilhandlungen ausgewählt, die miteinander kombiniert zu dem angestrebten Zielzustand führen sollen. Um herauszufinden, welche Teilhandlungen diesen Zweck erfüllen, greife man auf frühere Erfahrungen zurück.[586]

Bei der praktischen Ausführung werde Teilhandlung für Teilhandlung abgearbeitet. Nach jeder ausgeführten Handlung werde überprüft, ob das Ergebnis dazu beitrage, das beabsichtigte Ziel zu erreichen. Je nachdem werde mit der Handlung fortgefahren oder die Ausführung abgebrochen.[587]

Oesterreich verdeutlicht diesen Prozess an zahlreichen Beispielen. Im Folgenden soll betrachtet werden, was bei einem Vorgang wie dem Abschneiden einer Brotscheibe – Oesterreich spricht von „Herstellung einer Brotscheibe“ – geschieht:

Teilhandlung 1 bestehe darin, das Brot aus dem Brotkorb zu nehmen. Es resultiere daraus Situation 1: Der Brotlaib befindet sich in der Hand. In Teilhandlung 2 lege man den Brotlaib auf ein Schneidebrett und es ergebe sich Situation 2: „Brotlaib auf Brett“. Weiter gehe es mit 3: Das Brotmesser werde ergriffen, was zu Situation 3: „Brotmesser in Hand“ führe. Im letzten Handlungsteil werde die Brotscheibe schließlich abgeschnitten. Situation 4 entspreche dem Zielzustand: „Brotscheibe auf Brett“.[588]

583 Vgl. ebd., 46f.

584 Oesterreich spricht von „Operationen“, der Einfachheit halber benutze ich weiterhin den Begriff „Teilhandlung“.

585 Vgl. Oesterreich, 1994, 36.

586 Vgl. ebd., 50.

587 Vgl. ebd., 51.

588 Vgl. ebd., 60.

Ständig auszuführende Alltagshandlungen wie das Abschneiden eines Brotstücks, das Binden von Schnürsenkeln, das Zuknöpfen einer Jacke oder das Entnehmen eines Saftglases aus dem Schrank hätten sich als Handlungspfade fest in unser Gehirn eingegraben. Jeder Mensch habe eine bestimmte Menge solcher Handlungen im Gedächtnis gespeichert. Bei Bedarf könne er sie abrufen. Die automatisierten Handlungen liefen quasi von selbst ab. Denkend eingreifen muss der Handelnde erst dann, wenn eine Abweichung von der üblichen Handlung auftritt, zum Beispiel das Brotmesser noch gespült werden muss, eine Jacke andersherum zugeknöpft werden muss oder sich im Schrank keine Saftgläser mehr befinden. An diesen Stellen muss die Handlung flexibel abgewandelt werden.

Zum planvollen Handeln gehört es, dass der Mensch viele verschiedene Informationen gleichzeitig verarbeiten und miteinander verrechnen kann. Er muss plötzlich aufkommende Impulse unterdrücken und flexibel auf Planänderungen reagieren können. Dann steht ihm eine gewaltige Menge an Aktionsmöglichkeiten offen. Die meisten Menschen schöpfen ihren mannigfaltigen Handlungsradius voll aus. Sie versuchen sich gerne an neuen Handlungen und nehmen freudig jede Möglichkeit an, aus ihrem Alltagstrott auszubrechen.

### Das „typisch Autistische“

In seinem Buch „Der unheimliche Fremdling“ beschreibt der amerikanische Autismusforscher Carl H. Delacato, wie er nach einem Symptom sucht, das den Autismus eindeutig gegen andere Störungen abgrenzen könne. Er stößt schließlich auf das „repetitive stereotype Tun, das auf kein Ziel gerichtet ist“[589]. Berichte von Eltern, die angeben, dass ihr „Kind *am stärksten in seine eigene Welt versponnen*“[590] sei, wenn es stereotypen Beschäftigungen nachgehe, stützen seine Vermutung.

Erhard Fischer spricht davon, dass die Kinder zeitweise in „parallelen Wirklichkeiten“[591] leben würden. Versunken in sich und ihre Beschäftigung würden sie sich eine eigene Wirklichkeit aufbauen. Dieses Verhalten sei aber nicht generell zu kritisieren. Vielmehr solle beachtet werden, dass jedes Verhalten demjenigen, der es zeigt, sinnvoll und bedeutungsvoll erscheinen müsse.[592]

589 Delacato, 1985, 45.
590 Ebd., 46.
591 Fischer, 2000, 48.
592 Vgl. ebd.

Stereotypien tauchen bei fast allen Menschen mit Autismus in irgendeiner Form auf. Temple Grandin unterscheidet zwischen stereotypischem Verhalten mit sich ständig wiederholenden, ziellos verrichteten Bewegungen und Fixierungen, welche Objekte mit einbeziehen, die außerhalb des eigenen Körpers liegen. Solche Objekte könnten zum Beispiel Radios oder Landkarten sein, welche das besondere Interesse des Kindes geweckt hätten.[593]

Je länger stereotypes Verhalten anhält, desto hartnäckiger wird es verfolgt. Die entsprechenden Nervenbahnen sind mit der Zeit so dick geworden, dass es zunehmend schwerer wird, das Verhalten wieder abzutrainieren.

Fixierungen können oft nutzbringend angewendet werden. Bei hochfunktionierenden Menschen mit Autismus können beispielsweise aus Vorlieben für chemische Formeln oder Computer akademische Karrieren entstehen. Mit Hilfe ihrer Fixierungen können Kinder auch zum Lernen angeregt werden: Bei einem Kind, das von Autos fasziniert ist, könnte man zum Beispiel versuchen, ihm mit Hilfe eines Buches über Automobile das Lesen beizubringen.

Es werden verschiedene Gründe dafür diskutiert, warum Menschen mit Autismus so sehr zu monotonem, repetitivem Verhalten neigen. Einige davon möchte ich vorstellen:

### *Angst vor Veränderungen*

Die Angst vor Veränderungen ist ein typisches Merkmal für Kinder mit Autismus. Auch viele erwachsene Betroffene haben große Schwierigkeiten, mit unerwarteten und plötzlichen Änderungen umzugehen.

Eine Ursache dafür ist sicherlich, dass die Gleichförmigkeit Halt in einer als fremd und verwirrend wahrgenommenen Welt gibt. Sie ist ein Garant dafür, dass die Welt der Betroffenen nicht völlig aus den Fugen gerät.

Schwierigkeiten bereiten aber nicht nur Änderungen in der unmittelbaren Umgebung, sondern auch Veränderungen im zeitlichen Ablauf. Menschen mit Autismus stehen ihre strengen und rigiden Rituale im Weg, wenn sie Dinge tun wollen, die als „normal" gelten. Temple Grandin berichtet in ihrem Buch „Emergence: Labeled Autism" davon, dass die Mutter sie fragte, ob sie in den Ferien einmal ins Sommercamp fahren wolle:

> I didn't answer. Part of me wanted to go very much. Many of the kids at my school went to the summer camp – but another part of me hesitated. Differ-

593 Vgl. Grandin, 2005a, 184f.

ent people. Different surroundings. Different experiences. Change was not easy for me.[594]
(Übersetzung der Verfasserin: „Ich antwortete nicht. Ein Teil von mir wollte sehr gerne. Viele Kinder an meiner Schule fuhren ins Sommercamp – aber ein anderer Teil von mir zögerte. Andere Leute. Andere Umgebungen. Andere Erfahrungen. Veränderungen waren nicht leicht für mich.")

An anderer Stelle bezeichnet Grandin ihre Veränderungsangst als das „gleiche alte Syndrom":

> A few days later I realized that I was suffering from the same old syndrome – the lack of familiar surroundings, familiar students and familiar classes.[595]
> (Übersetzung der Verfasserin: Einige Tage später bemerkte ich, dass ich unter dem gleichen alten Syndrom litt – dem Mangel an vertrauter Umgebung, vertrauten Studenten und vertrautem Unterricht.")

Grandins „altes Syndrom" schränkt auch mich in meinen Tätigkeiten ein. Ich brauche eine vertraute Umgebung, einen vertrauten Ablauf und vertraute Menschen um mich herum. Das ist mehr als nur ein Wunsch, der sich vielleicht mit Bequemlichkeit begründen ließe. Vertrautes ist die Grundlage dafür, dass ich überhaupt funktionieren kann. Unbekanntes, Veränderungen und Neuerungen sind Kraftanstrengungen für mich. Ich kann davon nicht viel auf einmal vertragen. Besonders schlimm ist es, wenn meine Kräfte ohnehin erschöpft sind, zum Beispiel abends, wenn ich bereits einen anstrengenden Tag hinter mir habe. Kleinigkeiten können mich dann völlig aus der Bahn werfen. So hat meine Schwester einmal wenige Tage vor der Fußball-Weltmeisterschaft in Deutschland heimlich das Wohnzimmer umdekoriert. Die vertrauten Bilder waren abgehängt, ihren Platz hatten Flaggen, Porträts und Poster von Spielern eingenommen. Dazwischen prangten Luftballons in Schwarz, Rot, Gold.

Ich war fertig. Obwohl ich mich in diesem Zimmer nie viel aufhalte, haben mich ihre Umgestaltungen mitgenommen. Meine heftige Reaktion – ich schlug mit dem Kopf gegen die Tür vom Küchenschrank – war wohl auch zum großen Teil auf meine völlige Erschöpfung zurückzuführen.

Unerwartete Veränderungen wie diese lassen die schlechten Seiten in mir zum Vorschein kommen. Sie machen mich hilflos und unbeherrscht. Ich bin dann kaum noch ich selbst.

Auch in meinem gewöhnlichen Tagesablauf müssen viele Dinge absolut gleich ablaufen. Es fängt schon bei dem Besteck und Geschirr an, das ich benutze: Ich trinke meinen Tee aus einer bestimmten, dickbauchigen Teekanne, in die genau anderthalb Liter passen. Für das Lei-

594 Ebd., 48.
595 Ebd., 125.

tungswasser benutze ich eine bestimmte Art von Gläsern mit leicht gerillter Oberfläche und abends das hohe Trinkglas, das so angenehm in der Hand liegt. Meinen Quark esse ich mit einem lila Kunststofflöffel, meinen Griesbrei am Nachmittag mit einem roten. Hat meine Mutter die Löffel nicht rechtzeitig aus der Spülmaschine geräumt, gibt es Stress.

Wenn mich eine Veränderung aus meinem gewohnten Tagesablauf reißt, kostet mich das Kraft, selbst wenn der Anlass an sich positiv ist. Ein Beispiel sind Urlaubsreisen. Obwohl ich als kleines Kind die gemeinsamen Urlaube gemocht habe, waren sie doch eine Herausforderung für mich. Ich musste mich von meinem „Zuhause-Rhythmus“ und der vertrauten Umgebung verabschieden und mich auf Ungewohntes einlassen. In den Urlaubswochen mussten neue und fremde Regeln eingehalten werden. Dazu gehörte, dass ich nicht so früh aufstehen konnte, wie ich wollte, und gemeinsame, oft auch spontane Unternehmungen jede Art von Planung einschränkten.

Gerade der Übergang, das Umschalten von einer Lebensweise auf die andere, ist für mich belastend. Wenn ich in der Woche täglich nach Bonn zum Studieren fahre, kann ich kaum eine meiner Routinen aufrecht erhalten. Erst am Wochenende nehme ich wieder meinen „Zuhause-Rhythmus“ auf. Doch kaum habe ich mich darin wieder richtig eingefunden, ist schon Montag, und ich muss auf meinen Bonn-Trott zurückschalten.

Auch im Kleinen sind Änderungen belastend. Ich kann schlecht einschlafen, wenn ich weiß, dass es in der Morgenroutine eine kleine Änderung geben wird. Dazu reicht es, wenn meine Mutter ankündigt, dass sie in der Frühe die gelben Säcke rausstellen will. Horchend sitze ich im Zimmer und halte jedes Mal die Luft an, wenn sie sich im Bett dreht. Wenn ich runterlaufe und Frühstück vorbereite, bebe ich vor Angst, ihr zu begegnen. Wird sie pünktlich um sieben Uhr unten sein? Kann ich trotzdem noch wie jeden Morgen um fünf vor sieben die Ration Getränke für den Tag aus dem Keller holen?

In meiner Morgenroutine darf ich auf keinen Fall durch einen Menschen gestört werden. Diese Stunden gehören mir allein und das ist sehr wichtig.

### *Mangelnde zentrale Kohärenz*

Uta Frith hat die Kohärenzfähigkeit autistischer Kinder mit der von intellektuell beeinträchtigten nicht-autistischen Kindern und normalen Kindern verglichen. Die Kinder bekamen entweder verschiedenfarbige Stempel oder ein Xylophon mit vier Tasten vorgelegt. Die zur Verfügung stehenden Gegenstände sollten sie frei benutzen.

Der Wissenschaftlerin fiel auf, dass die autistischen Kinder nur wenig abwechslungsreiche Muster und Töne hervorbrachten. Sie begnügten sich mit nur einem oder zwei Stempeln und benutzten fast nie alle vier Tasten des Xylophons. Im Gegensatz dazu schöpften die Kinder aus den Vergleichsgruppen alle Möglichkeiten aus.[596]

Uta Frith erkannte darin den für den Autismus typischen Wunsch nach Gleichförmigkeit. Das Ablehnen von Veränderungen führt sie darauf zurück, dass sich die Betroffenen schwer tun, einen Überblick über ein komplexes Ganzes zu gewinnen.[597]

Die mangelnde zentrale Kohärenz lässt Betroffene einen mehrteiligen Handlungsablauf nicht als Ganzes, sondern zerlegt in seine Einzelsegmente erleben. Sie nehmen jede Einzeloperation für sich und sehr viel mehr im Detail wahr als ein normaler Mensch. Dies nimmt sie stark in Anspruch und schränkt ihre Handlungsfähigkeit ein.

Frith vermutet, dass die Handlungen autistischer Menschen auch deshalb so stereotyp wirkten, da sie aus wenigen, kurzen, von einander losgelösten Einzeloperationen bestünden. Multipliziere eine Person ständig Zahlen, so wirke dies stereotyp. Bei normalen Menschen seien die Handlungsabschnitte jedoch länger und Wiederholungen variierten stärker in Details. Diese Handlungen würden daher auch in der Wiederholung nicht als stereotyp erscheinen. Entsprechend werde auch die tägliche Beschäftigung mit den Mathematikhausaufgaben als sinnvolle Beschäftigung betrachtet.[598]

Die meisten Handlungen kann man in gewisser Weise stereotyp ausführen. Bei fast allem, was ich routinemäßig tue, gehe ich Schritt für Schritt vor. Die einzelnen Schritte sind kleine Handlungseinheiten, die von Tag zu Tag die gleichen sind. Wenn ich morgens unser Frühstück zubereite, führe ich täglich jeden Handgriff genau gleich aus. In der Regel stimmt sogar die Uhrzeit auf die Minute genau mit der vom Vortag überein.

Es ist wichtig für mich, so planvoll vorzugehen, da ich dabei relativ wenig nachdenken muss und es nicht zu viel Kraft kostet. Einen ganzen Frühstückstisch zu decken, an Kaffee und Tee kochen, Brötchen holen und Äpfel aufschneiden zu denken, und alles rechtzeitig hinzubekommen, würde mich sonst vor eine fast unüberwindbare logistische Schwierigkeit stellen. Wahrscheinlich würde ich Fehler machen: das Teewasser, das abkühlen muss, bevor ich den Tee aufgießen kann, zu spät aufsetzen, dafür aber vielleicht den Kaffee so früh kochen, das er längst nicht mehr frisch

596 Vgl. Frith, 2003, 176.
597 Vgl. ebd., 160.
598 Vgl. ebd., 177.

ist, wenn die Eltern aufstehen. Ein gewohnter Ablauf hilft mir, komplexe Handlungsabläufe überschauen und erfolgreich erledigen zu können.

### *Schwierigkeiten in der Handlungsplanung*

Die Handlungsplanung kann nur dann sinnvoll gelingen, wenn die Person die gesamte auszuführende Handlung überblicken kann. Genau das ist aber vielen Menschen mit Autismus nicht möglich.[599]

Zusätzlich erschwert wird das Planen für autistische Menschen dadurch, dass man bisweilen von hinten nach vorne vorgehen muss, also beim Ziel anfängt. Als Beispiel führen Klicpera und Innerhofer folgende Situation an: Wer einen bestimmten Film sehen wolle, überlege nicht zuerst, wie er zum Bus kommen werde, sondern erkundige sich als erstes, in welches Kino er überhaupt gehen müsse, um den gewünschten Film zu sehen. Er bringe die Spielzeiten in Erfahrung, suche geeignete Buslinien heraus und schreite auf diese Weise mit seinen Planungen voran. Das Planen besteht darin, einen kleinen Teil gegebener Informationen zu einem Gesamtgefüge zu ergänzen. Jede Einzelhandlung muss an passender Stelle in das Zeitschema eingeordnet werden.[600]

Die zeitliche Einordnung kann sich für autistische Menschen als problematisch erweisen. Bei vielen ist die Vorstellung eines Zeitschemas nur defizitär ausgebildet. Darauf weisen O'Connor und Hermelin hin. In Experimenten haben sie 1970 gezeigt, dass es autistischen Kindern leichter fällt, mit räumlichem Material umzugehen als mit Reihenfolgen und Sequenzen, die in der zeitlichen Dimension strukturiert sind.[601] Andere Studien von O'Connor und Hermelin erbrachten, dass autistische Versuchspersonen dazu neigen, auch zeitliche Ereignisse in ein Raumschema einzuordnen. Ohne Zeit als Ordnungsschema fehlt den Betroffenen eine wichtige Voraussetzung zur Zukunftsorientierung und zur Entwicklung von Lebensperspektiven.[602]

Vielleicht leben auch deshalb viele Menschen mit Autismus mehr in der Gegenwart. Wenn ich über die Zukunft nachdenke, macht mir das höchstens Angst. Ich fühle mich hilflos und ausgeliefert, weil ich aus dem Hier und Jetzt so gut wie nichts kontrollieren kann. Es ist für mich kaum zu ertragen, dass ich noch nicht mal sicher wissen kann, in welchem Beruf ich einmal arbeiten werde, ob ich überhaupt arbeitsfähig sein werde und genug Geld zum Leben verdienen kann. Da mich diese Gedanken so schaffen, verdränge ich sie einfach.

---

599 Vgl. Klicpera/Innerhofer, 2002, 57.
600 Vgl. ebd., 8.
601 Vgl. Autistische Menschen verstehen lernen II, 1996, 22.
602 Vgl. Klicpera/Innerhofer, 2002, 172.

Alles, was ich unternehme, muss bis ins Kleinste geplant sein. Wenn ich mich mit einer Freundin verabrede, geht das nur, wenn wir uns vorab ein Programm überlegt haben. Ich muss genau wissen, wie lange das Treffen dauern wird, da ich sonst nur unruhig auf die Uhr schauen würde und an nichts Gefallen finden könnte. Weiß ich allerdings, wann ich wieder zu Hause sein werde und wie dann dort alles weitergehen wird, gibt mir das Ruhe. Dann kann ich mich richtig auf das Treffen einlassen und die gemeinsamen Momente in der Regel sogar genießen.

Das Planen ist für mich allerdings keine einfache Sache. Die Gedanken um den Ablauf eines einfachen Treffens kreiseln Stunden über Stunden in meinem Kopf. Manchmal sind mir die naheliegendsten Lösungen fern. Oder ich verirre mich in Kleinigkeiten und übersehe andere Aspekte. So suchte ich zum Beispiel beflissentlich den günstigsten Flug raus, als ich eine Autismus-Konferenz in Cambridge besuchen wollte, und überlegte erst danach, ob ich überhaupt den richtigen Zielflughafen gewählt hatte.

Meistens komme ich mit diesen Planungen nicht sehr weit. Sie machen mich schrecklich nervös, und nach kurzer Zeit muss ich eine Pause einlegen, da es sonst zuviel wird.

### *Zu wenig „Universalbegriffe“*

Ordnungsprinzipien erleichtern es, sich in der Welt zurechtzufinden. Ähnliche Dinge werden dazu in übergeordneten Kategorien zusammengefasst.

Mit Hilfe dieser „Universalbegriffe“ muss man sich nicht mehr an den ständig wechselnden Erscheinungsbildern eines Objekts orientieren. Es gelingt, sowohl einen gelben als auch einen roten Pullover der Kategorie „Pullover“ zuordnen. Obwohl sich beide in der Farbe unterscheiden, können sie als Pullover identifiziert werden, da sie in ihren wesentlichen Eigenschaften übereinstimmen.

Voraussetzung zur Bildung von Universalbegriffen ist, dass bei einem Gegenstand wesentliche von unwesentlichen Eigenschaften unterschieden werden können. Dafür ist ein bestimmtes Vorwissen über Sinn und Zweck des Gegenstandes notwendig. Dieses Vorverständnis fehlt Kindern mit Autismus häufig.

Klicpera und Innerhofer argumentieren, dass ohne Ordnungsschemata besonders neue und komplexe Reize als überwältigend erscheinen müssen. Das Kind werde versuchen, diese von sich fernzuhalten und an

Gewohntem und Vertrautem festhalten, wo es auf bereits gebildete Ordnungsschemata zurückgreifen könne.[603]

Dies hat Auswirkungen auf das ganze Verhalten des Kindes. Neue Situationen und Ungewohntes machen ihm Angst und erzeugen nicht wie bei normalen Kindern freudige Erwartung oder Neugier. Mir war sogar vor Ausflügen oder Urlaubsreisen mulmig zumute. Was würde mich dort erwarten? Wie würde mein Tagessablauf aussehen, auf welche Routinen würde ich verzichten müssen?

Schon ein Besuch bei den Großeltern wurde zum Problem. Ich musste im Vorfeld genau wissen, was es dort zu essen geben würde. Die Großeltern haben darauf Rücksicht genommen. Als ich eine Phase durchmachte, in der ich mit Sahne gefüllte Windbeutel liebte, buk die Mutter-Oma bei jedem Besuch einen großen Teller davon. Später stellte sich meine Vorliebe auf herzhafte Körnerbrötchen um. Die Vater-Oma stellte diese wie selbstverständlich zwischen Kuchen und Torten auf den Tisch.

Ganz anders war es, wenn wir bei Bekannten meiner Eltern eingeladen waren. Hier wusste ich selten, was es zum Essen geben würde. Alles war neu und jedes Mal überraschend. Noch nicht einmal die Sitzordnung im Wohnzimmer war konstant. Auch die Zahl der Besucher war unzuverlässig. Manchmal kamen noch weitere Familien mit Kindern, die mit mir und Jenny spielen wollten. „Na los, geh doch mit spielen, Nici. Trau Dich nur. Die anderen beißen schon nicht."

Niemand verstand, dass ich keine Lust hatte, mit diesen für mich belanglosen, ausgelassen herumtollenden Kindern zu spielen. Viel mehr beschäftigte mich die Frage: Wann würden wir wieder zu Hause sein? Und wie würde es zu Hause weitergehen? Würde der Abend normal ablaufen? Oder musste ich weitere Änderungen in Kauf nehmen?

Die Ungewissheiten regten mich so auf, dass ich füßescharrend bei den fremden Menschen im Wohnzimmer saß und den Blick nicht mehr von der Uhr nehmen konnte. Die vielen Reize überforderten mich. Ich sehnte mich nach meiner Ordnung zurück, die ich nur zu Hause finden konnte.

### *Mangelndes Generalisierungsverhalten*

Generalisieren bedeutet hier, Verhaltensweisen auf ähnliche Situationen anwenden zu können. Kinder mit Autismus können dies meist nicht. Ihnen muss eine auch nur leicht veränderte Aufgabe wieder so beigebracht werden, als würde es sich um etwas völlig Neues handeln.

603 Vgl. ebd., 154.

Es kann sich dabei um so einfache Dinge wie die Handhabung eines Alltagsgegenstandes handeln. Ein normales Kind, das lernt, dass es Brei mit dem Löffel essen kann, hat damit meistens das Prinzip „Löffel“ verstanden und kann es auf eine Vielzahl ähnlicher Speisen anwenden. Bei autistischen Kindern ist diese Generalisierung nicht so selbstverständlich gegeben. Es kann passieren, dass ein Kind zwar seinen Pudding mit dem Löffel zu sich nehmen kann, aber nicht weiß, wie es den Joghurt essen soll.

Mangelndes Generalisierungsvermögen birgt auch ein Gefahrenpotential, das Temple Grandin an folgender Situation veranschaulicht:

> Beispielsweise kann man einer Person mit klassischem Kanner-Autismus beibringen, nicht auf die vielbefahrene Straße vor ihrem Haus hinauszulaufen, weil das gefährlich ist. Unglücklicherweise ist eine solche Person häufig nicht imstande, dieses Wissen zu verallgemeinern und auf eine Straße vor einem anderen Haus zu übertragen.[604]

Klicpera und Innerhofer vergleichen das mangelnde Generalisierungsverhalten mit der Situation eines Menschen, der sich in einer Stadt allein durch eine eingeprägte Wegbeschreibung zurechtfinden wolle. Eine einzige Umleitung werde ausreichen, um ihn so aus seinem Konzept zu bringen, dass er sich nicht mehr orientieren kann.[605]

Das Gleiche geschieht einem autistischen Menschen, wenn in seinem fest einstudierten Handlungsplan eine der vielen kleinen Variablen abgeändert wird und sei es nur, dass anstelle von Erdnussbutter ein neuer Brotaufstrich auf dem Tisch steht. Betroffene können nicht unbedingt darauf schließen, dass die Marmelade oder Nussnougatcreme ebenso wie die Erdnussbutter auf das Brot gestrichen werden kann.

Die Probleme im Generalisieren können sich mit zunehmenden Lernerfahrungen der Kinder verändern. Gunilla Gerland beschreibt, dass sie plötzlich begann, zu viel anstatt zu wenig zu verallgemeinern. Das folgende Beispiel aus der Schulzeit der Schwedin soll veranschaulichen, dass ein extrem ausgeprägtes Generalisierungsverhalten genauso wenig geeignet ist, sich im Alltag zurechtzufinden:

> Doch dann stellte ich fest, daß es an manchen Orten zwei Toiletten nebeneinander gab, eine für Jungen und eine für Mädchen. Außerdem hatte ich begriffen, daß es auf der Welt zwei Arten von Orten gab. Es gab ‚bei jemand zu Hause‘ und ‚nicht bei jemand zu Hause‘. Dies war für mich eindeutig und glasklar, und daß andere Menschen die Welt in noch mehr Orte einteilten, konnte ich mir nicht vorstellen. Die Orte, wo es zwei Toiletten nebeneinan-

604 Grandin, 1997, 200f.
605 Vgl. Klicpera/Innerhofer, 2002, 156.

der gab, eine für Jungen und eine für Mädchen, lagen dort, wo es ‚nicht bei jemand zu Hause' war.[606]

Diese Gedanken halfen Gerland wenig weiter, um herauszufinden, welche der beiden nebeneinanderliegenden Toiletten sie in der Schule benutzen durfte. Erst, als sie eine Etage höher eine einzelne Toilette fand, war ihr Problem gelöst. Das Mädchen verallgemeinerte die häusliche Situation, dass eine einzelne Toilette von jedem unabhängig des Geschlechts benutzt werden darf.

Nicht nur Toiletten können verwirren, sondern auch viele andere Dinge, die an unterschiedlichen Orten nicht immer gleich sind. In manchen Läden liegen zum Beispiel Magazine auf dem Ladentisch, die kostenlos mitzunehmen sind. Manchmal steht aber auch ein kleingedruckter Preis versteckt in einer Ecke. Peinlich ist, wenn ich eine solche Zeitung einstecke und mich dann die Kassiererin fragt, ob ich die Zeitung nicht bezahlen wolle.

Die Welt ist sehr kompliziert. Prinzipien lassen sich oft vielfältig anwenden, aber eben nicht immer. Wem hier das intuitive Vorwissen fehlt, was sich gehört und was nicht, wird täglich aufs Neue herausgefordert.

Andererseits enttäuschen mich die vielen ähnlichen Vorgehensweisen aber auch. Je mehr ich lernte, desto stärker wurde mein Gefühl, dass mir Dinge vorenthalten würden. Konnte es wirklich sein, dass das große Einmaleins nur eine Fortsetzung des Kleinen ist? Ist es tatsächlich möglich, dass man so viele verschiedene Dinge mit dem Dreisatz berechnen kann? Gibt es keine anderen, spannenderen Lösungsmöglichkeiten?

Als ich langsam erkannte, dass viele Dinge auf dieselbe Art gemacht werden können, ging eine gewisse Enttäuschung mit dieser Entdeckung einher. Für mich schien die Welt aus viel mehr verschiedenen Möglichkeiten zu bestehen als tatsächlich vorhanden sind. Tatsächlich lässt sich das meiste in großen Kategorien zusammenfassen. Getränke kann man aus jedem Glas trinken, und mein morgendlicher Kinderkakao hätte auch in einen anderen Becher als den gewohnten geschüttet werden können. Die Einschaltknöpfe vieler elektrischer Geräte weisen immer die gleichen Zeichen auf, egal, ob es sich um ein Autoradio, die Stereoanlage oder den Fernseher handelt.

Manchmal frage ich mich, wie viel komplexer und facettenreicher doch die Welt wäre, wenn jeder Saft und jedes heiße Getränk nur aus einem bestimmten Glas getrunken werden dürfte, wenn jedes elektrische Gerät anders beschriftete Knöpfe aufweisen und auf gänzlich unterschiedliche Weise bedient werden würde? Unsere Welt wäre weniger über-

606 Gerland, 1998, 132.

schaubar für den normalen Menschen. Einem autistischen Menschen mit seinem Blick fürs Detail käme das aber vielleicht sogar entgegen.

### *Schwache exekutive Funktionen*

Exekutive Funktionen sind der Wahrnehmung und der Handlungsausführung zwischengeschaltet. Bei vielen Menschen mit Autismus treten hier Störungen auf.[607]

Gewöhnlich hat der Mensch einen mehr oder weniger großen Spielraum, um abweichend von routinemäßigen Aktionen sinnvoll agieren und auf Veränderungen reagieren zu können. Die Fähigkeiten, die ihm dies ermöglichen, werden unter dem Begriff exekutive Funktionen zusammengefasst. Sie spielen auch dann eine Rolle, wenn der Mensch mehrere Handlungen gleichzeitig erledigen und zwischen ihnen hin und her schalten will. Entscheidungen treffen, automatisiertem Verhalten entgegenwirken und unangemessenes impulsives Verhalten verhindern, sind ebenfalls Vorgänge, für die exekutive Funktionen benötigt werden.

Exekutive Funktionen werden dem Frontalhirn zugeordnet. Menschen, die Schädigungen im Bereich des Frontalhirns erlitten haben, weisen ähnliche Schwierigkeiten mit ihren exekutiven Funktionen auf wie Menschen mit Autismus.[608]

Nach einem Modell von Uta Frith werden die exekutiven Funktionen von einem übergeordneten System im Gehirn kontrolliert. Funktioniere dieses Überwachungssystem nicht, würden Prozesse nicht mehr gestoppt, sobald sie einmal durch einen Auslöser in Gang gesetzt worden seien. Veranschaulichend könne man sich dies an einem Computerprogramm vorstellen, bei dem bestimmte Aktionen immer wieder ablaufen würden, wenn es keinen Spieler gebe, der ihnen Einhalt gebiete. Bei Menschen äußere sich dieses defekte Überwachungssystem in repetitiven Handlungen.[609]

Schwache exekutive Funktionen sind auch dafür verantwortlich, dass sich Menschen mit Autismus so schlecht auf neue Situationen einstellen können und kaum zu Planänderungen fähig sind. Betroffene tun sich selbst dann schwer, auf eine neue Lösungsstrategie umzuschalten, wenn sich die alte längst als ungeeignet erwiesen hat.[610]

Dies zeigen auch Diagnose-Tests wie der Wisconsin Card Test. Hierbei sollen Karten am Computer nach Merkmalen sortiert werden. Die Schwierigkeit ist, dass das relevante Merkmal – Symbol, Farbe, Form –

607 Vgl. Klicpera/Innerhofer, 2002, 55.
608 Vgl. Frith, 2003, 177f.
609 Vgl. ebd., 179.
610 Vgl. Klicpera/Innerhofer, 2002, 55.

stetig wechselt. Die autistischen Probanden schneiden bei dem Test signifikant schlechter ab als die normalen Vergleichspersonen. Sie verharren zu lange bei der alten Sortiermethode und haben größere Schwierigkeiten, das neue relevante Merkmal herauszufinden.

Im Alltag zeigt sich, dass betroffene Kinder kaum aus Fehlern lernen können. Tony Attwood wendet den Begriff „geistige Sperre“ an, um das rigide Festhalten des Kindes an einer scheiternden Strategie zu beschreiben.[611]

Nicht nur vom Autismus Betroffene, sondern auch ältere Menschen, die unter leichter Demenz leiden, weisen Schwächen in ihren exekutiven Funktionen auf. Demenzkranke können in der Regel nicht zwei Aufgaben gleichzeitig erledigen. Lenkt sie bei der Ausführung einer Handlung ein unerwartetes Ereignis ab, so fällt es ihnen hinterher schwer, die Tätigkeit fortzusetzen.

Die Folgen von schwachen exekutiven Funktionen auf die Handlungsfähigkeit werden als beträchtlich eingeschätzt. Neuropsychologen führen unter anderem ein beeinträchtiges Arbeitsgedächtnis, das Unvermögen, zwischen Aufgaben zu wechseln und in die Zukunft zu planen, die Unfähigkeit, neue Ideen zu entwickeln und Aktionen zu initiieren sowie Impulsivität auf schwache exekutive Funktionen zurück. Keine Auswirkungen zeigten sich jedoch auf routinierte Handlungen. Diese liefen trotz der genannten Handlungsstörungen reibungslos ab.[612]

In den Autobiografien vieler Betroffener werden Schwierigkeiten in den oben aufgezählten Bereichen genannt. Betroffene können häufig nur eine Aufgabe auf einmal erledigen und auch nicht zwischen verschiedenen Tätigkeiten hin- und herschalten. Manchen bereitet es wie Gunilla Gerland schon Schwierigkeiten, so alltägliche Dinge wie Gehen und Sprechen zusammenzubringen:

> Aber komplizierte Dinge zu tun und dabei reden zu müssen – das wurde entschieden zuviel.[613]

Entsprechend eingeschränkt ist Gerland im sozialen Miteinander:

> All das machte es mir noch schwerer, mit Menschen umzugehen. An und für sich wäre es sonst eine Erleichterung gewesen, gemeinsam mit anderen wenigstens etwas unternehmen zu können, weil diese ganze Sache mit den Beziehungen ja so kompliziert war. Nun ging das aber nicht, weil ich Unternehmungen nicht mit Gesprächen kombinieren konnte.[614]

---

611 Vgl. Attwood, 2000, 133.
612 Vgl. Frith, 2003, 178.
613 Gerland, 1998, 235.
614 Ebd.

Sprechen und handeln – das sind auch bei mir zwei Tätigkeiten, die ich schlecht miteinander in Einklang bringen kann. Alles, was ich tue, muss ich genau planen und mich bei der Ausführung auf jeden einzelnen Schritt konzentrieren. Das erfordert meine volle Aufmerksamkeit und kostet viel Kraft. Es beginnt schon bei Tätigkeiten, die viele Leute gerne oder eher nebenbei erledigen können, wie zum Beispiel einen einfachen Kuchen backen. Ich muss das Rezept gründlich einstudiert haben und im Kopf ein paar Mal durchgegangen sein, bevor ich überhaupt ans Backen gehen kann. Beim Mischen der Zutaten sollte man mich nicht stören. Auch eine Kleinigkeit kann mich aus dem Fluss bringen und das ganze Gelingen des Kuchens gefährden. Werde ich doch einmal abgelenkt, reagiere ich darauf oft mit hilfloser Wut.

Viele Leute können nicht verstehen, warum ich so viel Ruhe zum Arbeiten brauche. Ich nehme an, dass ihre exekutiven Funktionen einfach besser funktionieren und sie sich entsprechend mehr unter Kontrolle haben.

## Besonderheiten beim spontanen Handeln

Eigentlich hatte ich diesen Abschnitt mit „Handlungsstörungen“ überschrieben. Doch dieser Begriff erschien mir beim Schreiben zunehmend als unpassend. Ich glaube nicht, dass Betroffene ihr Handeln zwangsläufig als „gestört“ empfinden würden. Es ist einfach ihre Art, mit den ihnen gegebenen Voraussetzungen in Interaktion zu treten.

Bei autistischen Menschen ist es besonders schwierig, zwischen einem Handeln zu unterscheiden, dass die Betroffenen selbst gerne ändern oder ganz abschalten würden und einem nur gezwungen erscheinenden Handeln, mit dem sie sich aber tatsächlich wohlfühlen. Wirklich sicher wissen kann das nur der Betroffene selbst.

Für Eltern ergibt sich daraus letztlich auch ein erzieherisches Problem: Wie sollen sie angemessen reagieren können, wenn sie gar nicht wissen, ob das Kind unter Zwang handelt oder ob es willentlich, vielleicht sogar provokativ, tätig ist?

### *Zwänge*

Zwanghaftes Verhalten ist allgemein als Störungsbild beschrieben. Es hat sich in den letzten Jahren herausgestellt, dass rund 1 bis 2 Prozent der Gesamtbevölkerung darunter leiden.[615]

Häufige Ausprägungsformen sind Kontrollzwänge wie etwa das ständige Überprüfen von elektrischen Geräten, Wasserhähnen oder Tür-

---

615 Vgl. http://www.zwaenge.de/./diagnose/zwangsstoerung.htm, entnommen: 07.07.2006.

schlössern sowie Sauberkeitszwänge, die sich als zwanghaftes Händewaschen äußern können. Die Handlungen drängen sich dem Patienten auf, und er ist unfähig, sich ihnen zu widersetzen. Ist die Handlung vollendet, stellt sich auch bei wiederholter Ausführung kein beruhigendes Gefühl ein. Stattdessen fühlt sich der Betroffene nur noch zu mehr Wiederholungen veranlasst. Oft ist er sich dabei sogar der Unsinnigkeit des eigenen Tuns bewusst.

Zwangssymptome treten über das ganze autistische Spektrum hinweg auf. Ein wichtiger Unterschied zu den Zwangshandlungen bei normalen Menschen ist, dass autistische Menschen neben üblichen Ausprägungsformen auch ungewöhnliches Zwangsverhalten ausbilden können. Klicpera und Innerhofer nennen als Beispiele das Bedürfnis, den Teller stets ganz sauber auskratzen zu müssen oder den Zwang, bei einem Fernseher immer verschiedene Sender einschalten zu müssen.[616]

Ole Jørgenson weist auf weitere typische Verhaltens- und Handlungsmuster hin: So müssten Betroffene zum Beispiel das Licht ständig an- und ausschalten oder alle Türen im Haus öffnen. Je höher funktionierend die Personen seien, desto komplexere Formen nähmen ihre Zwangshandlungen an. Bücher müssten dann gleich arrangiert werden, der Tisch auf eine bestimmte Weise gedeckt oder komplizierte Essgewohnheiten genausten eingehalten werden. Bei Asperger-autistischen Personen sei das Zwangsverhalten eher geistiger Natur und finde hauptsächlich seinen Ausdruck in Spezialinteressen.[617]

Jørgenson vermutet, dass Zwangsmuster eine Kompensationsstrategie für mangelnde „Fantasie, Neugierde und Erfindungsgabe“[618] sein könnten. Hinweise dafür sieht er in der großen Zufriedenheit, die autistische Menschen empfänden, wenn sie ihrem Spezialinteresse nachgehen könnten. Selbst hochbegabte Asperger-autistische Menschen könnten dann ein enges Leben noch als erfüllend wahrnehmen.

Stereotypien, die vielfach als zwanghaft erscheinen, lassen sich nicht immer sauber von Zwangshandlungen abtrennen. Klicpera und Innerhofer beschreiben Zwangshandlungen als an sich sinnvolle Tätigkeiten. Im Unterschied dazu sei die Handlung, die motorischen Stereotypien zugrunde liege, an sich betrachtet sinnlos. „Echte“ Zwangshandlungen gelten als persönlichkeitsfremd. Dieses Unterscheidungskriterium ist aber besonders bei autistischen Kindern mit ohnehin auffälligem Verhaltensmuster schwer anzuwenden.

---

616 Vgl. Klicpera/Innerhofer, 2002, 156.
617 Vgl. Jørgensen, 1995, 55.
618 Ebd., 56.

Weiterhin scheinen gerade Zwänge oft durch Ängste motiviert zu sein. Auslöser ist eine irrationale Angst davor, was passieren wird, wenn die Handlung einmal nicht ausgeführt wird.[619] Gerade Menschen mit Autismus sind hier gefährdet. Sie neigen dazu, sich aus Beobachtungen eigene Kausalzusammenhänge aufzubauen, welche zwar haltlos sind, aber zwanghaftes Verhalten fördern können.

Als Beispiel möchte ich auf Gunilla Gerland verweisen. Sie glaubte als kleines Mädchen, dass eine bestimmte Situation oder Anordnung von Gegenständen herbeigeführt werden müsse, damit die Schwester von der Schule nach Hause kommen würde:

> Ich wollte so gerne verstehen, und das führte zu Theorien – wenn im Wohnzimmer alles auf eine gewisse Art aussah, wenn die Sonne durch die Vorhänge hereinschien, der Aschenbecher auf dem Tisch stand und eine Zeitung daneben lag und wenn Kerstin dann von der Schule nach Hause kam ... dann glaubte ich, daß es am nächsten Tag ganz genauso aussehen müßte, damit sie wieder nach Hause kam.[620]

Gerland quälte das Gefühl, Zusammenhänge nicht richtig verstehen zu können. Was würde wohl passieren, wenn alles nicht so angeordnet sein würde, käme die Schwester dann vielleicht nie mehr nach Hause? Die Schwedin beschreibt sich als „psychische Marionette“[621] ihrer Gedanken.

Ein häufig beschriebenes Zwangsverhalten speziell bei Kindern ist der Drang, nicht auf die Ritzen zwischen den Gehwegplatten treten zu wollen. Bei normalen Kindern ist es in der Regel nichts weiter als ein Übergangsstadium auf ihrem Weg, die Welt und die tatsächlichen Zusammenhänge zu begreifen.

Ich bin nun 21 Jahre alt und betrete beim Überqueren der Straßen immer noch keine weißen Streifen. In unserer Spielstraße benutze ich nur bestimmte Pflastersteine. Meine Gewohnheiten auf der Straße sind nicht die einzigen Handlungen, die ich – wie ich selber weiß – wider jede Vernunft glaube ausführen zu müssen, um Schlimmes zu vermeiden. Was dieses Schlimme sein soll, weiß ich nicht. Der Drang jedenfalls ist stark genug, dass er mich täglich während des Frühstücks zwei Mal nach oben in die erste Etage treibt, wo ich schnell gucke, ob im Badezimmer noch alles in Ordnung ist. Wenn ich das zweite Mal runterkomme, bleibe ich kurz an der Zimmerecke der Küche stehen, schaue auf meine Fußspitzen und sage in Gedanken „Bitte, lass nur das Gute zu uns durchdringen und halte all das Böse von uns ab, wie ein Regenschirm den Regen abhält“.

---

619 Vgl. Klicpera/Innerhofer, 2002, 156f.

620 Gerland, 1998, 29.

621 Ebd., 29.

Ich muss mich intensiv auf die Worte konzentrieren, denn wenn die Sätze gedanklich nicht zu meiner Zufriedenheit vorgebracht werden, muss ich sie wiederholen. Eine einzige Wiederholung fordert weitere und birgt eine große Gefahr: Es fällt immer schwerer aufzuhören. Obwohl ich rational einsehen kann, dass höchstwahrscheinlich auch dann alles gut sein wird, wenn ich diese Sätze nicht auf die geforderte Weise vorbringe, ist die irrationale Angst doch ein zu heftiger Antreiber.

Angst war auch in anderen Fällen Ursache für zwanghaftes Verhalten. Lange Zeit ließ ich die Zunge über meine Zahnreihen fahren, um die Vorderzähne auf Anwesenheit zu überprüfen. Der Zwang dazu war entstanden, nachdem ich bei einem Unfall im Urlaub die Ecke eines Vorderzahns eingebüßt hatte. Von da an fürchtete ich ständig, dass sich die abgesprungene Kante vergrößern könnte.

Abends hinderten mich meine zwanghaften Bewegungsmuster am Einschlafen. Ich lag seitlich, drückte die Wange auf das Kopfkissen und hob alle paar Augenblicke meinen Kopf an, um die Haare darunter so kräftig nach hinten zu streifen, dass ich meine Kopfhaut spürte. Bevor ich mich überhaupt richtig hinlegen konnte, musste ich erst mal aufgehört haben, beständig unter das Bett zu gucken. Bis zu zwanzig Mal erhob ich mich, beugte mich über die Bettkante und starrte in die dunkle Leere unter meinem Bett. Für ein paar Minuten hatte ich dann Ruhe, bis es mich wieder überkam und ich abermals nachgucken musste, ob nicht doch jemand oder etwas unter meinem Bett versteckt war.

Meine Zwangshandlungen durchziehen meinen Alltag, sind aber milder und unauffälliger geworden. Manche von ihnen prägen auch das Bild, wie ich in der Öffentlichkeit auftrete. Heute sind mir die Reaktionen meiner Mitmenschen egal. Als Kind und als ich noch nicht wusste, was mit los ist, habe ich unter ihnen gelitten. Besonders in der Grundschule habe ich erlebt, wie verletzend die Reaktionen anderer Kinder sein können. Einige meiner Zwänge brachten mich in seltsame Situationen. Seltsam deswegen, da ich zwar spürte, dass meine Handlungen irgendwie Anstoß erregt hatten, mir aber nicht bewusst war, wodurch.

Eine Zeit lang hatte ich die Angewohnheit, mit der Zunge ständig die Wangeninnenseite entlang zu fahren, wobei sich die Wange nach außen beulte. Die unschuldige Form meiner „Zungengymnastik" veranlasste einen Mitschüler zu der Frage, was ich die ganze Zeit mit der Zunge machen würde, und einem groben „Willst du mich etwa anmachen?" Ich verstand weder die Bedeutung des Wortes „anmachen" in diesem Zusammenhang, noch, wodurch ich diese merkwürdige Frage hervorgerufen hatte.

Später, als ich erkennen konnte, welche Hintergedanken der Junge schon damals gehabt haben musste, überkam mich ein Gefühl des Ekels angesichts der von sexuellen Motiven geprägten Welt der anderen. Meiner kindlichen Unschuld, die ich mir bis heute erhalten habe, sind zweideutige Gedanken und Aussagen fremd und nichts als eine lästige Verkomplizierung der ohnehin schon schwer verständlichen Welt.

### *Tics*

Tics unterliegen ähnlich wie Zwangshandlungen nicht dem freien Willen des Betroffenen. Dietmar Zöller beschreibt es folgendermaßen:

> Es nützt gar nichts, wenn jemand den Betroffenen auffordert aufzuhören; denn das Bewegungsmuster ist dem Willen nicht zugänglich. Ich selbst habe manchmal solche Tics, mich kann man nur herausholen, indem man mich kneift oder mir einen anderen außerordentlich starken Reiz verpasst.[622]

Tics und Stereotypien weisen oberflächlich betrachtet Gemeinsamkeiten auf und werden in der Alltagssprache teils als synonyme Begriffe benutzt. Tatsächlich unterscheiden sie sich in wesentlichen Punkten: Tics zeigen sich erst ab dem Grundschulalter. Sie treten als eher kurze, plötzliche Bewegungen und Zuckungen auf und kommen auch im Schlaf vor. Sie geschehen unwillkürlich. Stereotypien haben ihren Beginn in früherer Entwicklung, sind gleichbleibend und können komplexe Formen annehmen. Im Gegensatz zu Tics werden sie als selbststimulierend empfunden.[623]

Im Symptom der Ticstörung weist der Autismus Gemeinsamkeiten und Überschneidungen mit dem Tourette-Syndrom auf. Auch beim Tourette-Syndrom leiden Betroffene unter Verhaltensweisen, die sie nicht steuern können. Diese drücken sich in verbalen, häufig obszönen Äußerungen, in Tic-artigen Verhaltensweisen und gedanklichen Zwängen aus.

Zu unangenehmen und peinlichen Situationen kann es führen, dass Tics auch in der Öffentlichkeit nicht zu unterdrücken sind. Umstehende können auf einen Tic mit Ärger, Empörung oder bestenfalls einfach nur Erstaunen reagieren. Ein betroffenes Kind leidet darunter, dass es von seinen Kameraden verspottet und ausgeschlossen wird.

In der Grundschule hatte ich eine unbegründete Angst zu erblinden. Ich dachte, dass ich ständig mit den Augen blinzeln müsse, damit meine Sehkraft erhalten bliebe. Begonnen hatte es damit, dass ich ein Auge unabhängig von dem anderen zuzukneifen lernte. Das wurde zum Tic. Es war, als würden die Augen die Blinzelbewegungen von alleine ausfüh-

---

622 Zöller, 2001, 22.

623 Vgl. Rothenberger/Banaschewski, 2003, 61.

ren. Ich konnte sie nicht daran hindern und hoffte nur, dass es niemandem auffallen würde.

Am letzten Schultag vor den Sommerferien waren wir mit der Klasse Eis essen, als mich ein besonders heftiger Blinzel-Anfall befiel. Erst kamen Fragen, warum ich die Augen ständig zukeifen würde, dann rissen die Klassenkameraden Witze, lachten und zeigten auf mich. Es war mir fürchterlich peinlich und ich wusste gar nicht, wo ich hinschauen sollte. Nichts hätte ich mir in diesem Moment mehr gewünscht, als mit dem Zwinkern aufhören zu können. Doch durch meine Nervosität wurde es nur noch schlimmer.

### *Stereotypien*

Als „ein Muster, das Belohung in sich selbst fand“[624] beschreibt Axel Brauns seine Begeisterung, als Kind eine Türklinke wieder und wieder runterzudrücken. Solche selbststimulierenden Muster – Stereotypien genannt – findet man bei fast jedem autistischen Kind.

Stereotypien sind eine heterogene Gruppen von sich beständig wiederholenden Bewegungen, Verhaltensweisen, Äußerungen oder Gedanken. Sie können sich auf verschiedene Weisen ausprägen. Jüngere und geistig stärker beeinträchtigte Kinder weisen in der Regel eher einfache, motorische Stereotypien wie Händeflattern auf. Wenn wie bei Axel Brauns auch Gegenstände mit einbezogen werden, spricht man von „Fixierungen“. Kinder kreiseln oder drehen diese stundenlang, reiben über Oberflächen, andere klopfen stundenlang mit Stöcken auf einer Unterlage herum. Bei begabteren Menschen mit Autismus werden Fixierungen zu Spezialinteressen.

Stereotyp erscheint auch das Spiel der Kinder. Sie fixieren sich auf Teilaspekte von Gegenständen, etwa die Räder von Spielzeugautos, welche sie pausenlos drehen. Am Strand oder im Sandkasten benutzen sie den Sand nicht, um daraus Burgen zu bauen oder „Kuchen“ zu backen, sondern lassen ihn sich unablässig durch die Finger rieseln.

Stereotypien werden auch bei hospitalisierten Kindern beobachtet. Hospitalisierung beschreibt eine sehr frühe, längerfristige Trennung von der Mutter, die dadurch verursacht wird, dass das Kind der Heim- oder Krankenpflege übergeben wird. Früher war die Betreuung in diesen Häusern zumeist schlecht und es fehlte den Kindern eine feste Bindungsperson.

Eine solche Vernachlässigung bleibt nicht ohne Auswirkungen auf die Entwicklung des Kindes. Es treten Symptome auf, die Ähnlichkeit

---

624 Brauns, 2004, 29.

zu autistischen Auffälligkeiten zeigen. Mit der Zeit werden hospitalisierte Kinder apathisch und nehmen nicht mehr an ihrer Umgebung anteil. Später werden sie unruhiger und entwickeln motorische Stereotypien, die sich häufig als Schüttel- und Drehbewegungen des Kopfes und Rumpfes ausprägen.

Im Unterschied zum Autismus lässt sich eine Hospitalisierung „rückgängig" machen. Baut das Kind wieder eine liebevolle Bindung zu einem Menschen auf, verschwinden seine Symptome im Allgemeinen.[625]

So mannigfaltig Stereotypien in ihren Erscheinungsbildern auch sind, so haben sie doch gemeinsam, dass sie bei Erregung zunehmen und nicht an bestimmte Tageszeiten gebunden sind.[626] Für Eltern ist stereotypes Verhalten oft unerwünscht und störend. Dem entsprechen Definitionen, die Stereotypien als frei von einem offensichtlichen Ziel oder Zweck beschreiben.[627] Hans Asperger sah in dem stereotypen Geschehen eine „unheimliche Automatik und Leere"[628] und nannte das Verhalten „abnorm".[629]

Diese Einschätzungen stehen im Widerspruch zu dem Empfinden vieler Betroffener, die ihre Stereotypien als positiv, verstärkend oder beruhigend empfinden. Sie können durch ihr rhythmisches Wippen oder im Kreis Drehen Ruhe gewinnen und ihr überstrapaziertes Sinnessystem gegen die Welt abschotten.[630]

Auch wissenschaftliche Untersuchungen belegen die positiven Wirkungen von stereotypem Verhalten und deuten es als multifunktionale Erscheinung. Eine wichtige Rolle spielen Stereotypien als Kompensationsstrategie bei Reizüberflutung. Durch stereotypes Verhalten lenken sich Betroffene von dem als belastend und überwältigend empfundenen sensorischen Input ab. Eine ähnliche Strategie wurde bei Ratten festgestellt. Die Tiere reagierten in Versuchen auf unkontrollierbare Stresssituationen zunächst mit Verhaltensstörungen wie Urinieren und Essensverweigerung. Die beobachteten Verhaltensweisen nahmen ab, als die Ratten anfingen, stereotype Reaktionen zu entwickeln.[631]

In einigen Fällen können Stereotypien auch die gegenteilige Funktion ausüben und nicht zum Vermeiden von Reizen, sondern zur Erzeugung von Sinneseindrücken bei Reizarmut dienen. Als Beispiel sei das Augenbohren genannt, das die visuelle Wahrnehmung stimulieren soll.

625 Vgl. Kehrer, 2005, 60f.
626 Vgl. Klicpera/Innerhofer, 2002, 46.
627 Vgl. Rothenberger/Banaschewski, 2003, 60.
628 Asperger, 1961, 182.
629 Ebd., 182.
630 Vgl. Grandin, 1997, 53.
631 Vgl. http://www.dgsgb.de, 05.03.2006.

Auch ein kommunikativer Charakter der Stereotypien wird diskutiert. Dies könnte besonders auf Kinder zutreffen, denen andere Möglichkeiten zur Mitteilung fehlen. Sie erfahren durch ihre stereotypen Verhaltensweisen eine Zuwendung, die sie auf andere Weise nicht zu erregen wissen.[632] In einigen Fällen ist auch davon auszugehen, dass Stereotypien gezielt eingesetzt werden, wenn das Kind einer unangenehmen Aufgabe entgehen will.

Maßnahmen gegen Stereotypien sollten sich an den Motivationsgründen für das stereotype Verhalten orientieren. Benutzt ein Kind Stereotypien als Kommunikationsmittel, sollten Eltern ihm andere, einfach zu handhabende Mittel zur Verfügung stellen, um auf seine Bedürfnisse aufmerksam zu machen. Neigt das Kind besonders in Situationen großer Anspannung oder bei Überforderung zu stereotypem Verhalten, sollten Eltern herausfinden, wodurch sich das Kind überlastet fühlt. Ursachen könnten Störungen im Tagesablauf oder Reizüberflutung sein, aber auch Gewohnheiten wie zu langes Schlafen kommen infrage.

Für viele Stereotypien gibt es keinen erkennbaren Auslöser. Verhaltensweisen, die, wie Brauns schreibt, „Belohnung in sich selbst“[633] finden, scheinen der reinen Selbststimulation zu dienen. Sie lassen sich selten ganz abschaffen.

Die vielleicht beste und erfolgversprechendste Strategie, Stereotypien zu kontrollieren, ist das Self-Management. Hier demonstriert ein Trainer dem Betroffenen, worin die als störend empfundenen Verhaltensweisen bestehen und leitet ihn an, diese zu registrieren und abzuschalten.[634]

Letztere Behandlungsform erscheint mir am sympathischsten, da hier der Betroffene einen aktiven Part leisten kann und nicht bloß Objekt einer elterlichen Maßnahme ist. Entsprechend umstritten erscheinen andere Methoden, die oft den Charakter einer Bestrafung aufweisen. Manche Eltern reagieren auf Stereotypien mit Aufmerksamkeitsentzug, Einsperren oder Festhalten.[635] Dies widerspricht nicht zuletzt der Vorstellung, Behinderte so zu akzeptieren, wie sie sind, und sie nicht für ihre Andersartigkeit zu benachteiligen.

Es stellt sich die Frage, ob Eltern überhaupt in die Stereotypien ihrer Kinder regulierend eingreifen bzw. versuchen sollten, diese abzuschalten. Notwendig wird ein Eingreifen auf jeden Fall, wenn sich das Kind durch seine selbststimulierenden Handlungsweisen Verletzungen zuführt. Selbstverletzendes Verhalten wird gehäuft bei jüngeren Kindern

---

632 Vgl. Klicpera/Innerhofer, 2002, 148.
633 Brauns, 2004, S. 29.
634 Vgl. Klicpera/Innerhofer, 2002, 307.
635 Vgl. ebd., 306.

geringerer Intelligenz festgestellt, die sich nicht durch Sprache verständigen können. Es nimmt zu, je reizärmer das Umfeld ist. Man nimmt an, dass der Körper bei den selbstverletzenden Handlungen vermehrt endogene Opioide ausschüttet, die ein positives Gefühl verschaffen. Hinzu kommt, dass viele Betroffene Schmerzen ohnehin nicht als unangenehm wahrnehmen. Dietmar Zöller beschreibt, dass er sich extreme Reize zufügen müsse, um seinen Körper zu spüren:

> Ich habe es immer sehr geliebt, wenn man mich fest angepackt hat. Irgendwann habe ich dann gemerkt, daß ich mir solche angenehmen Gefühle auch selbst verschaffen kann, indem ich mir z.B. auf die Nase haue.[636]

Zöllers Lage ist prekär: Um sich zu spüren, die eigene Integrität und Lebendigkeit wahrzunehmen, muss der autistische Mann zu Gewalt greifen und dadurch seinem Körper Schaden zufügen. An Beispielen wie dem Zöllers wird deutlich, dass es sich bei Selbstverletzungen nicht zwangsläufig um eine psychische Störung handeln muss.

Manche Verhaltensweisen mögen auf den Betrachter aggressiv wirken, sind aber nicht in dieser Weise beabsichtigt. Ein Beispiel dafür liefert Gunilla Gerland:

> Die Kauflächen der Zähne reagierten manchmal ebenfalls unglaublich empfindlich auf Berührung, fast elektrisch, und schienen mit einer empfindlichen Stelle im Nacken gekoppelt zu sein. Wenn dieses Gefühl allzu unerträglich wurde, half es, in irgendetwas hinzubeißen. [...] Am allerbesten war es, in Menschenfleisch zu beißen. [...] Es gefiel mir, Menschen zu beißen, und ab und zu durfte ich meine große Schwester beißen.[637]

Viele autistische Menschen lernen, weniger auffällige Stereotypien auszubilden und diese wenn möglich in der Öffentlichkeit zu unterdrücken. Hier wird ein wichtiger Unterschied zu den Tics offensichtlich: Tics können im Gegensatz zu Stereotypien nicht unterdrückt werden. Mit diesem Unterscheidungsmerkmal grenze ich bei mir selbst Tics gegen Stereotypien ab.

Meinen Tics kann ich mich trotz aller Anstrengung nicht widersetzen. Ich muss handeln, egal, ob ich es in einer bestimmten Situation vielleicht lieber vermeiden will. Auf meine Stereotypien greife ich eher bewusst zurück. Das stereotype Verhalten macht einen Teil meiner Persönlichkeit aus. Meine Tagesabläufe sind so durchgeplant, dass man von einem stereotypen Tagesablauf sprechen könnte. Aber auch im Kleinen weist mein Verhalten stereotype Züge auf, die sich sowohl im motori-

636 Autistische Menschen verstehen lernen II, 1996, 16.
637 Gerland, 1998, 15f.

schen als auch im verbalen Bereich zeigen. Im Folgenden möchte ich einige Beispiele nennen:

Meine ersten Bewegungsstereotypien sind im Stubenwagen aufgefallen. Wenn ich als Säugling mit den Händen geflattert habe, nahm meine Mutter meine Händchen, drückte sie sanft und sagte „ruhig, ruhig". Als Kleinkind bin ich zeitweise nur auf Zehenspitzen gegangen. Ein paar Jahre später habe ich mich mit Vorliebe schnell und lange im Kreis um die eigene Achse gedreht und es dabei genossen zu sehen, wie meine Umgebung in bunten Fetzen an mir vorbeiwirbelte.

Meinen Eltern machten besonders meine Selbstverletzungen zu schaffen. Meistens traten sie auf, wenn ich meine Zornesattacken bekam, und sie konnten so heftig sein, dass meine Mutter richtige Angst um mich bekam. Ich schlug wie wild um mich und warf meinen kleinen Körper durch die Gegend. Manchmal half nur noch Festhalten, eine Methode, zu der meine Mutter nur äußerst ungern griff.

Selbstverletzendes Verhalten trat auch ganz unvermittelt auf, so dass man mich kaum zwei Minuten unbeaufsichtigt lassen konnte. Noch nicht mal in den Laufstall konnten meine Eltern mich ruhigen Gewissens setzen. Wenn es mich befiel, umfasste ich mit beiden Händchen die Gitterstäbe und schlug immer wieder mit dem Kopf gegen die harten Stäbe. Sie nahmen mich sofort raus, sagten Dinge wie „Das tut doch weh! Das muss Dir doch weh tun!", fassungslos, dass ich keine Schmerzen zu spüren schien. Später, als ich aus dem Laufstallalter heraus war, schlug ich immer noch mit dem Kopf gegen Dinge, jetzt bevorzugt gegen Zimmerwände bzw. den Boden.

Zu meinen Lieblingsbeschäftigungen gehörte lange mein Murmelspiel. Meistens spielte ich es in den frühen Morgenstunden, wenn alle anderen noch im Bett lagen. Ich legte einige Murmeln auf die Innenseite des Deckels von einem kleinen Marmeladenglas. Den Deckel hielt ich an einer Seite zwischen Daumen und Zeigefinger fest und schwenkte ihn ganz schnell hin und her. Ich liebte das Klackern der Murmeln, wenn sie gegeneinander stießen, und beobachtete fasziniert, wie die Murmeln zu bunten Streifen wurden, je schneller ich den Deckel bewegte.

Später zog ich mich stundenlang mit dem Bobby Car auf die Terrasse zurück. Als ich das kleine rote Autochen geschenkt bekommen hatte, hatte es mich überhaupt nicht interessiert. Erst Jahre später, als ich ihm schon längst entwachsen sein sollte, wurde es zum lockenden Objekt. Jeden Nachmittag bin ich auf dem Bobby Car Runde um Runde auf unserer kleinen Terrasse im Kreis gefahren. Wohltuend war für mich, wenn meine Füße die immer gleichen Unebenheiten des rauen Steinbodens im munteren Wechsel berührten. Nie wäre ich auf die Idee gekommen, meine Strecke um eine kleine Tour durch den Garten zu erweitern oder mit dem Bobby Car auf die Straße zu gehen. Die kleine Terrasse bot mir alles, was ich brauchte, und erfüllte mich mit einem tiefen inneren Gefühl der Zufriedenheit. Ich lauschte dem gleichmäßigen Surren der Räder und dem rhythmischen Aufkommen meiner Füße auf dem Boden und vergaß dabei alles um mich herum. Selbst Regen und Kälte konnten mich nicht abhalten. Aufgeben musste ich mein Hobby notgedrungen, als ich für das Bobby Car endgültig zu groß geworden war und mit den Beinen nicht mehr genug Platz hatte, um Schwung zu holen.

Wenn ich erst einmal einen liebgewonnenen Bewegungsablauf aufgenommen hatte, wollte ich ihn über Jahre hinweg nicht ablegen. So war es auch mit dem Rad schlagen. Die geschmeidigen Mädchen mit ihren biegsamen Puppenkörpern aus meiner Klasse konnten wunderschöne Räder schlagen und tolle Kunststücke auf ihren Händen ausführen. Es hat Monate gedauert, bis ich es lernte, ein Rad zu schlagen. Tag für Tag hatte ich verbissen trainiert und mich über jedes Stückchen gefreut, das ich meine Füße höher in die Luft wirbeln konnte, und über jeden winzigen Moment, den ich es länger auf den Händen aushielt. Das ständige Trainieren ging so sehr in mich über, dass es zur Manie wurde, und ich damit auch nicht mehr aufhören konnte, als ich den Radschlag längst perfekt beherrschte. Mit Vorliebe habe ich im Wohnzimmer und im Flur vor meinem Zimmer meine Räder geschlagen. Aber auch auf der Straße, in Supermärkten, auf Parkplätzen und in Innenstädten habe ich den Radschlag vollzogen, nur bei fremden Leuten zu Hause habe ich mich nicht immer getraut. Beim Radschlagen ist vielleicht der Übergang zum Tic fließend. Ich konnte mich dem Impuls nur selten widersetzen, spürte aber auch eine selbststimulierende, beruhigende Wirkung dabei. Das kurzzeitige „auf dem Kopf stehen“ und die raschen Bewegungen und fliegenden Bilder waren wohltuend.

Die Phase des Radschlagens hielt drei bis vier Jahre an, und wieder war es meine Körpergröße, die der geliebten Übung ein Ende bereitete. Ich war so groß geworden, dass meine Eltern befürchteten, ich könne mit den Füßen an die Deckenlampen stoßen oder herumstehende Dinge beschädigen.

Die beruhigende Wirkung von Stereotypien nutze ich auch, um einzuschlafen. Seit ich denken kann, kreisle ich im Bett mit einem meiner beiden Füße. Ich drehe dabei den Fuß aus dem Knöchel heraus und strecke und beuge gleichzeitig die Zehen. Ich kann die Bewegungen auch abschalten, habe aber gemerkt, dass ich ohne ihren beruhigenden Effekt nicht gut einschlafen kann. Als Kind habe ich gedacht, dass alle Menschen vor dem Einschlafen mit ihren Füßen kreiseln. Doch bis heute habe ich es bei noch niemandem sonst beobachten können.

Manche Stereotypien lasse ich auch jetzt noch in der Öffentlichkeit zu. Wenn mir im Universitätshörsaal alles zu viel wird, ich mich bei der Vorlesung längst ausgeklinkt habe, schaukle ich zur Beruhigung mit dem Oberkörper hin und her. Ich kann dabei völlig abschalten, vergesse alles um mich herum und finde auf diese Weise eine kleine Welt der Geborgenheit inmitten von Fremdheit unter den Studierenden. Mittlerweile ist es mir auch egal, wenn Kommilitonen mich dabei beobachten. Ich habe das Selbstbewusstsein gewonnen, dass ich mich nicht wegen etwas zu schämen brauche, dass mir gut tut und mir hilft, den harten Alltag zu meistern.

## Stereotypes Alltagsleben

Die Bewältigung des Alltags ist für Menschen mit Autismus eine Herausforderung. Viele müssen auf detaillierte Planungen und routinemäßige Abläufe zurückgreifen, um die alltäglichen Handlungen überhaupt strukturieren und ausführen zu können.

Rituale und sich wiederholende Handlungen sind in einem bestimmten Maß Bestandteil des menschlichen Wesens. Einige Rituale haben sich über Generationen hinweg als Traditionen festgesetzt. Sie bestimmen noch heute, wie die Mehrzahl der Menschen die Feierlichkeiten an bestimmten Brauchtums- oder Festtagen begeht. Rituale an sich sind nichts Schlechtes. Ohne sie wäre unser Leben um einiges ärmer und auch chaotischer.

### *Alltagsroutinen*

In ihrem Tagsablauf weisen die Betroffenen wenig Flexibilität und Spontaneität auf. Das Interesse an Neuerungen und Veränderungen ist gering. Typisch sind gleichbleibende Mahlzeiten, die täglich zur selben Zeit eingenommen werden, und feste Regeln, die zum Beispiel das Aufstehen und zu Bett gehen organisieren.

Auf Umgestaltungen im Tagesplan oder das Nicht-Einhalten von Ritualen reagieren Menschen mit Autismus oft auf sehr heftige, für Außenstehende kaum nachvollziehbare Weise. Besonders bei kleinen Kindern kann es zu extremen Wutausbrüchen und Panikattacken kommen. Bei älteren Kindern und Erwachsenen machen sich Anzeichen großen Stresses und starker Anspannung bemerkbar.

Neues, und sei es auch eine Änderung zum Positiven, ist mit Angst vor dem Unbekannten verbunden und wird wenn möglich vermieden. So berichtet Temple Grandin, dass sie während ihrer Internatszeit lieber ihr altes, kleines Zimmer behalten habe, als es gegen ein neues, komfortableres einzutauschen.[638]

Letztlich führt auch die Angst vor Veränderungen dazu, dass bestimmte Abläufe fortlaufend wiederholt werden. Leo Kanner hat entsprechende Eigenarten bei Donald festgehalten:

> Die meisten seiner Aktionen waren Wiederholungen, die immer in der gleichen Weise ausgeführt wurden, in der sie ursprünglich vollführt worden waren. Wenn er einen Block drehte, musste er immer mit der gleichen Oberfläche anfangen. Wenn er Knöpfe aufreihte, arrangierte er sie immer in einer bestimmten Reihenfolge, die in sich kein besonderes Muster darstellten, aber die gleiche Ordnung aufwiesen, in der ihm sein Vater dies zum ersten Mal gezeigt hatte.[639]

Gewisse Routinen gehören zum Tagesablauf eines jeden Menschen. Dazu zählen eingeschleifte Gewohnheiten wie ein morgendlicher Abschiedskuss für den Ehepartner genauso wie eine Gute-Nacht-Geschichte für die Kinder. Für kaum einen Erwachsenen bricht jedoch eine Welt zusammen, wenn er die Kinder einmal ohne Gute-Nacht-Geschichte ins Bett schickt oder ohne Abschiedskuss zur Arbeit fährt. Bei einem autistischen Menschen verhält es sich anders. Sein emotionales Gleichgewicht kann durch minimale Abänderungen durcheinander geraten und den ganzen weiteren Tagesplan gefährden, was ich aus eigener Erfahrung bestätigen kann. Abweichungen vom Gewohnten stellen für mich eine so große Belastung dar, dass ich längere Zeit brauche, um mich darauf einzustellen und die Dinge neu zu ordnen.

Das starre Festhalten an routiniertem, vertrautem Handeln vieler autistischer Menschen mag umso weniger verständlich erscheinen, je sinnloser die Handlungen in den Augen anderer sind. Die Wichtigkeit, warum zum Beispiel jeden Morgen bestimmte Gegenstände auf einem genau definierten Platz angeordnet werden müssen, kann wohl nur ein autistisch denkender und empfindender Mensch nachfühlen.

Viele dieser Vorlieben betreffen die Ernährung. Uta Frith berichtet von einem Jungen, der Jahre lang nur weißes Sandwichbrot gegessen habe, und von einem anderen Knaben, dessen Ernährung ausschließlich aus trockenen Nudeln bestanden hätte.[640]

Routinen können als besonders komplexes und erweitertes stereotypes Verhalten interpretiert werden. Der Drang dazu fügt sich in das Bild einer mangelnden zentralen Kohärenz ein. Da sich die Betroffenen kaum einen

---

638 Vgl. Grandin, 2005a, 76.
639 Kehrer, 2005, 16.
640 Vgl. Frith, 2003, 176.

Überblick über eine Handlung in ihrer Gesamtheit verschaffen können, muss jede neue, fremde Handlung zwangsläufig mit erhöhter Anstrengung einhergehen. Ein vertrauter, ritualisierter Ablauf, bei dem jede Handbewegung Tag für Tag gleich abläuft, verschafft Erleichterung.

Ein verstärktes Ritualbedürfnis wird in Stresssituationen beobachtet. Stress kann ausgelöst werden, wenn das Kind mit Unbekanntem konfrontiert oder zu neuartigem Handeln aufgefordert wird. Michelle Turner hat gezeigt, dass autistische Kinder unabhängig von ihrem intellektuellen Niveau nur eingeschränkt neue Dinge sagen oder tun können. In entsprechenden Situationen neigen sie besonders stark zu repetitivem Verhalten.[641]

Ich merke an mir selbst, wie sehr ich zu Zeiten großer Anspannung auf meine Routinen angewiesen bin. Sie dienen zur Entspannung und steigern mein Wohlbefinden. Routinen sind ein Heilmittel für mich. Eine anstrengende Woche an der Uni kann ich am besten kompensieren, indem ich das Wochenende zu Hause mit meinem ritualisierten Tagesablauf verbringe.

Meinen Tagesablauf habe ich so geplant, dass ich mit den Anforderungen des Alltags möglichst gut fertig werde. Meine Eltern haben es über die Jahre hinweg geschafft, meine Gewohnheiten zu respektieren. Meine Mutter richtet sich mit der Einteilung der Mahlzeiten nach mir und stimmt ihre Besorgungen auf meine Ruhephasen ab. Meine ganze Familie achtet aber auch auf Kleinigkeiten, dass ich zum Beispiel zu meinen Zeiten ins Badezimmer oder in die Küche gehen kann.

Ich habe gelernt, dass viele Menschen nicht damit umgehen können, wenn jemand jeden Tag genau das Gleiche zu den gleichen Zeiten tut und isst. Nachdem ich mit spontanen, ehrlichen Antworten einige schlechte Erfahrungen gemacht hatte, bin ich vorsichtiger geworden mit dem, was ich sage.

Es tut weh, wenn Menschen meine für mich so richtige Lebensweise mit einfältigen Kommentaren versehen. Ich weiß, dass es vielen anderen Betroffenen genauso geht. Der eine oder andere mag sich vielleicht ansatzweise in meinem detaillierten Tagesplan wiedererkennen. Mit der folgenden Aufzählung der Dinge, die ich täglich tue, möchte ich nicht zuletzt auch zeigen, wie sehr es Angehörige Tag für Tag herausfordern kann, mit einem auch noch so intelligenten, hochfunktionierenden autistischen Menschen zusammenzuleben.

641 Vgl. ebd., 179.

Mein Tagesplan*:

| | |
|---|---|
| 5:04 Uhr | Aufstehen |
| 5:07-5:36 Uhr | Morgengymnastik: auf die halbe Minute genau festgelegt, wann welche Übung ausgeführt wird |
| 5:36-5:42 Uhr | Badezimmer: Waschen, Zähne putzen und Umziehen |
| 5:42-6:15 Uhr | Arbeit am Schreibtisch: Lernen für die Uni oder basteln |
| 6:15-6:35 Uhr | Schreiben am Computer |
| 6:35 Uhr | Runter laufen und Teewasser aufsetzen, dann weiter schreiben |
| 6:55 Uhr | Frühstück zu Ende vorbereiten, Getränke für den Tag aus dem Keller hoch holen, weiterschreiben |
| 7:30 Uhr | Zum Bäcker laufen und Frühstücks-Brötchen für die Familie besorgen |
| 8:15 Uhr | Frühstück |
| 9:00 Uhr | Eine Runde spazieren gehen bzw. in die Stadt zu Plus oder ins Kaufland gehen und Einkäufe erledigen |
| 10:00-10:30 Uhr | Im Sommer Gartenarbeit, sonst aufräumen oder Schreiben |
| 10:30-11:30 Uhr | Meine erste Zwischenmahlzeit, dabei lese ich in einem Buch |
| 11:30-12:45 Uhr | Körperliche Betätigung wie Gartenarbeit; Keller, Speicher oder Zimmer aufräumen; bügeln; restliche Zeit zum Schreiben verwenden |
| 12.45-13:00 Uhr | Mittagessen |
| 13:50-14:40 Uhr | Joggen und anschließend duschen |
| 15:00-15:30 Uhr | Nachmittagsimbiss, dabei sitze ich am Computer, recherchiere und beantworte Emails |
| 15:30-16:40 Uhr | Schreiben am Computer |
| 16:40-17:00 Uhr | Meine zweite Zwischenmahlzeit am Schreibtisch, dabei lese ich Recherchematerial |
| 17:00-18:00 Uhr | Schreiben am Computer |
| 18:00 Uhr | Abendbrot vorbereiten |
| 18:11-19:52 Uhr | Abendgymnastik in meinem Zimmer, dabei lese ich Notizen zum Lernen durch und sehe aufgenommene Sendungen wie „Die Sendung mit der Maus" oder „Quarks und Co" an |

* Dieser Tagesplan gilt nur für Tage, die ich komplett zu Hause verbringen kann. Wenn ich nach Bonn zum Studieren fahren muss oder einen Ausflug mache, muss ich entsprechende Änderungen vornehmen.

| | |
|---|---|
| 19:52-20:15 Uhr | Abendbrot in mein Zimmer tragen, am Computer nachgucken, ob neue Emails gekommen sind, der Katze Lucky ihr Futter geben |
| 20:15-21:15 Uhr | Abendbrot |
| 21:15 Uhr | Im Badezimmer fertig machen, danach ins Bett |

Mein Tagesplan macht keinen Unterschied zwischen Wochenenden, Feiertagen und Werktagen. Jeder meiner Zuhause-Tage läuft gleich ab und lässt sich auch durch Dinge wie Weihnachten kaum ablenken. Gute Tage sind Tage, die plangemäß ablaufen, es sind „Tage mit Wirsing". Die meisten Tage an der Uni sind daher keine guten Tage.

Überraschende und unerwartete Abweichungen vom Gewohnten können mich stark mitnehmen. Im schlimmsten Fall reagiere ich mit Wut, so wie damals, als ich noch das kleine Kind war, das seine Eltern mit Zornesattacken schockierte. Meine Wut habe ich mittlerweile besser im Griff; trotzdem leide ich noch unter den Attacken und versuche, ihre Auslöser so gut es geht zu vermeiden.

Viele Leute mögen es unangemessen finden, wegen einer kleinen Planänderung einen Wutanfall zu bekommen. In ihren Augen und ihrem Empfinden nach ist es das auch. Menschen mit Autismus nehmen die Welt aber anders wahr und haben andere Bedürfnisse. Daher verschiebt sich bei ihnen der Maßstab, was angemessen ist und was nicht. Ich könnte mich zum Beispiel nie darüber aufregen, wenn eine Sportmannschaft verliert oder sich eine Musikgruppe auflöst. So wichtig wie die Lieblingsmannschaft oder die Lieblingsband für andere Leute sind für mich meine Routinen. Doch im Gegensatz zum Ärger über ein verlorenes Fußballspiel kann kaum jemand die emotionale Krise nachempfinden, die bei mir ein Verzicht auf meine geliebten Routinen hervorruft.

Heute akzeptiere ich meinen Lebensrhythmus, weil ich einfach weiß, dass er mir gut tut. Das war nicht immer so. Ich zweifelte an mir selbst und fragte mich immer wieder, warum ich so reagiere wie niemand anderes: Warum regt es mich auf, wenn ein anderer „meinen" Lichtschalter zur Unzeit ausschaltet? Warum können alle außer mir einigermaßen locker damit umgehen, wenn Besuch unerwartet vor der Tür steht? Warum ist es wichtig für mich, im Vorfeld genau zu wissen, wie etwas ablaufen wird?

Es bringt nichts, diese Gefühle unterdrücken zu wollen. Im Gegenteil – es richtet viel Schaden an. Als ich es versuchte, kam mir das Gefühl für mich und meine natürlichen Bedürfnisse abhanden. Ich lebte ein Leben, ohne dabei zu fühlen.

Mittlerweile habe ich zu meinen Gefühlen zurückgefunden. Ich kann wieder weinen. Oft weine ich, wenn ein Wochenende vorbei ist und ich wieder nach Bonn zum Studieren fahren muss. Allein das bis zu fünfstündige Pendeln jeden Tag ist kraftraubend. Und dennoch – um nichts in der Welt möchte ich wieder alleine in einer Studentenwohnung in Bonn leben.

Damals hatte ich keinen Ersatz finden können für mein festes Tagesschema, das ich zu Hause lebte. Ich wusste nichts mit meiner freien Zeit anzufangen und fühlte mich, als würde ich hilflos irgendwo zwischen Raum und Zeit hängen. Ich hatte Angst, wenn Veranstaltungen an der Universität früher als vorgesehen zu Ende waren, da ich mit der Leere meines Zimmers nichts anzufangen wusste. Genauso ergriff mich Panik, wenn ich an der Uni aufgehalten wurde und ich in meinen angestrengt unternommenen Planungen hinterherhinken musste. Alles überforderte mich, vom Einkaufen gehen bis zum Abwasch. Berge mit Schmutzwäsche wuchsen, Geschirr wurde nicht abgewaschen, Müll nicht rausgebracht. Je mehr das Chaos um mich herum zunahm, desto stärker verfiel ich in Lethargie.

Diese schmerzhaften Erfahrungen haben mich einerseits gelehrt, wie unselbstständig und wie wenig ich dem praktischen Leben gewachsen bin, andererseits weiß ich jetzt aber auch, dass ich durch meine Routinen vieles kompensieren kann.

Trotzdem achte ich darauf, dass meine zwanghaften Routinen nicht ausarten. Ich prüfe hin und wieder, wie sehr meine kleinen Angewohnheiten einen reibungslosen Tagesablauf beeinträchtigen. Dass ich beim täglichen Quarkanrühren in Gedanken die drei Könige des Gesamtreiches Israel, die drei großen griechischen Philosophen der Antike sowie die Namen der drei Schiffe, mit denen Kolumbus Amerika entdeckt hat, aufsage und mich, bevor ich mein Buch in die Hand nehme, an die Notrufnummern „112“ und „110“ erinnere, ist sicherlich vollkommen unnötig. Aber es stört auch nicht. Und falls einmal ein Notfall eintritt, weiß ich wenigstens, welche Telefontasten ich drücken muss. Bei einer Quizshow könnte ich wiederum mit meinen „drei Dreiheiten“ punkten.

Viele meiner repetitiven Verhaltensweisen haben für mich einen Sinn und ich habe sie aus einem bestimmten Zielvorhaben heraus entwickelt. Ein Beispiel ist die Routine mit den Abreißkalendern. Täglich stehen auf unseren beiden Kalendern bis zu sechs Sprüche, Tipps, Witze und Ähnliches. Bevor ich anfange zu frühstücken, lese ich die Blätter durch und lege sie wieder zurück. Während ich meine erste Tasse Tee leere, versuche ich, mich an den Inhalt jedes einzelnen kurzen Textes zu erinnern. Während dieser Zeit bin ich nicht ansprechbar und starre abwesend vor mich hin. Für mich ist das mein morgendliches Gedächtnistraining – für viele andere vielleicht nur eine „Spinnerei“.

### *Stereotype Interessen*

Ebenso wie ihre Handlungen und das Spielverhalten im Kindesalter erscheinen auch die Interessen von Menschen mit Autismus wenig abwechslungsreich. Die extreme Vorliebe für ein bestimmtes Interesse kann sich wie bei dem fünfjährigen Donald schon früh ausprägen. Leo Kanner berichtet:

> Er interessierte sich für Bilder „und kannte sehr bald eine Unzahl von Bildern aus Comton's Enzyklopädie". Er kannte die Bilder der Präsidenten „und kannte die meisten Bilder seiner Vorfahren und Verwandten".[642]

Besonders für Menschen mit dem Asperger-Autismus ist es charakteristisch, sich mit einem engumschriebenen Interessengebiet, dem so genannten „Spezialinteresse" zu befassen. Bei dieser Beschäftigung spielt oft das Sammeln eine vorrangige Rolle. Je nach Alter und geistigen Fähigkeiten werden Gegenstände oder Informationen angehäuft.[643]

Eine ausgeprägte Sammelleidenschaft weisen nicht nur autistische Menschen auf. Doch die Art, wie Menschen mit Autismus sammeln, ist eine besondere: „Häufig ist die Beziehung dieser Kinder zu den Dingen auf das *Sammeln* eingeengt. [...] Das Sammeln, besonders in der Art, wie die Autistischen es betreiben, bedeutet eine Entseelung des Besitzes."[644]

Was der Wiener Kinderarzt Hans Asperger beschreibt, geht auf seine Beobachtungen zurück, dass Menschen mit Autismus Dinge zweckentfremdet sammeln bzw. dass sie ein eher irrelevantes Detail an ihnen besonders faszinierend finden. Oft gehe es auch einfach nur um das Gefühl, etwas zu besitzen. Asperger berichtet von einem Jungen, der sich aus diesem Grund das Ziel gesetzt habe, 1.000 Zündholzschachteln zusammenzubekommen. Ein anderer Junge, der sich leidenschaftlich für Bindfäden interessiert habe, habe diese gehortet ohne je einen Gedanken daran zu verlieren, wie er sie verwenden könne. Gewöhnliche Jungen würden nach Ansicht Aspergers durch Bindfäden und ähnliche Gegenstände zu allerlei Streichen angeregt werden.

Auch Klicpera und Innerhofer bezeichnen die autistische Bindung an Gegenstände als außergewöhnlich. „Abnorm" empfinden sie besonders die Wahl der Gegenstände. Interessant seien gerade „sperrige Sachen wie Hebel, Schlüssel, Deckel usw."[645]

Wenn die Kinder älter werden, verändert sich ihr Umgang mit dem Spezialinteresse. Asperger hat Folgendes beobachten können:

---

642 Kehrer, 2005, 14.

643 Vgl. Attwood, 2000, 104.

644 Asperger, 1961, 192.

645 Vgl. Klicpera/Innerhofer, 2002, 155.

Im späteren Alter der Kinder wird diese Sammelleidenschaft meist interessanter und vernünftiger durch die Wahl der Objekte, ihre Ordnung und geistige Verarbeitung – aber die richtigen Sammlernaturen sind eben auch im Alter meist Sonderlinge mit deutlichen autistischen Wesenzügen.[646]

Autistischen Kindern fällt es schwer, ihre Aufmerksamkeit von einem Gegenstand zu einem anderen zu wechseln. Indem sie sich auf nur ein Thema fixieren, können sie dieses Defizit kompensieren.[647]

Das Spezialinteresse fordert einen entsprechend großen Raum im Alltag des Kindes. Dies geht meist auf Kosten von anderen, mehr altersgerechten und vielseitigeren Beschäftigungen.[648] Auch das ohnehin schwach ausgeprägte soziale Bedürfnis wird dem Lieblingsinteresse untergeordnet.

Das Spezialinteresse kann einsam machen. Doch im Gegensatz zu zwanghaften Störungen, bei denen Betroffene versuchen, sich ihnen zu widersetzen, wird die Beschäftigung mit dem gewählten Spezialgebiet als Vergnügen empfunden.[649]

Eine Liste mit möglichen Interessengebieten wäre lang. Jede auch noch so bizarr anmutende Materie kann zum Spezialinteresse werden. Oft wirkt der Gegenstand des Interesses gerade in Verbindung mit der ausübenden Person als merkwürdig. Miriam Hartz ist Mutter zweier Kinder und liebt Fahrräder. Ihre Begeisterung für Fahrräder begann, als sie zu ihrem fünften Geburtstag ein eigenes Fahrrad geschenkt bekam. Später wurden klapprige, reparaturanfällige Drahtesel zu ihrem vornehmlichen Interesse. Hier kann Miriam ihrer zweiten Leidenschaft nachgehen: dem Reparieren. Die Sammlerin trennt sich von keinem Fahrrad, „in dem mein Schweiß steckt".[650]

Es gibt auch Fälle, in denen das Interesse an sich eher gewöhnlich ist, aber die Art des Umgangs absonderlich erscheint. Hans Kehrer berichtet von dem neunjährigen Thomas:

Sein frühes und starkes Interesse für Rock- und Pop-Musik hat zwanghaften Charakter, indem er stets das Rundfunkprogramm auswendig weiß und dabei kontrolliert, ob und wann die Sendungen kommen.[651]

Andere Spezialinteressen fallen weniger auf. Männer, die sich für in der Gesellschaft als „typisch männlich" geltende Dinge wie Mechanik oder Computer interessieren, können mit ihrem Interesse genauso gut getarnt

646 Vgl. Asperger 1961, 192.
647 Vgl. Klicpera/Innerhofer, 2002, 156.
648 Vgl. Jørgensen, 1995, 41.
649 Vgl. Attwood, 2000, 104.
650 ASPERGIA, 1/2005, 12.
651 Kehrer, 2005, 12.

sein wie Frauen, deren Faszination sich auf Kleidung, Make-up oder gesunde Ernährung bezieht.

Der dänische Kinderpsychiater Professor Gillberg, der für seine Liste mit Diagnosekriterien für den Asperger-Autismus bekannt ist, glaubt an einen Zusammenhang zwischen der autistischen Fixiertheit und einem gestörten Essverhalten. Für einen autistischen Menschen mit seinem stark reglementierten Leben, unflexiblen Essenszeiten, einem beschränkten Speiseplan und gedanklicher Starre ist die Gefahr relativ groß, Krankheiten wie Magersucht zu entwickeln. Wenn gerade bei jungen Leuten noch ein immenser Anpassungsdruck hinzukommt, steigt das Risiko zusätzlich.

Essstörungen gehören zu den psychischen Erkrankungen, die bei autistischen Menschen besonders häufig auftreten. Ole Sylvester Jørgensen beruft sich in seinem Buch „Autismus oder Asperger" auf Untersuchungen von Marie Råstam und Christopher Gillberg, welche sich mit der Häufigkeit von Anorexia nervosa (Magersucht) und dem Asperger-Syndrom in der Bevölkerung befassen. Es ergab sich, dass ca. 15 % der mit Anorexie diagnostizierten Betroffenen auch das Asperger-Syndrom zeigten.

Die Kriterien für das Asperger-Syndrom wurden hier besonders streng gefasst. Ein ausgeprägtes Interesse für das Thema „Essen/Gewicht", wie es Essgestörte gewöhnlich aufweisen, wurde alleine nicht als Spezialinteresse akzeptiert. Damit ein Patient der Gruppe der Asperger-autistischen Menschen zugeordnet werden konnte, musste er mindestens ein anderes starkes Interesse besitzen.[652]

Es stellt sich die Frage, was Menschen mit Autismus dazu antreibt, einen solch hohen Zeitaufwand in ein spezielles, einseitiges Thema zu stecken, das – wie beispielsweise das Auswendiglernen von Geschichtsdaten – denkbar nutzlos erscheint. Vielleicht erledigt sich diese Frage von selbst. Autistische Menschen empfinden es eben nicht als Zeitvergeudung, wenn sie immense Datenmengen auswendig lernen. Für sie sind ganz andere Dinge zeitberaubend, zum Beispiel einen geselligen Nachmittag mit anderen Menschen verbringen zu müssen. Auch viele andere Beschäftigungen, mit denen normale Menschen Zeit geradezu totschlagen, gehören selten zu den Dingen, die autistische Menschen gerne tun. Viele von ihnen sind unmotiviert für Gruppentätigkeiten oder Mannschaftssportarten, gehen nicht gerne einkaufen und beschäftigen sich kaum mit ihrem äußeren Erscheinungsbild. Tony Attwood bringt es auf den Punkt:

---

652 Vgl. Jørgensen, 1998, 93.

> Wenn der gesellschaftliche Umgang mit anderen Menschen als harte Arbeit empfunden wird und nicht als etwas, was man besonders gerne tut, und wenn man keine Lust hat, ständig vor dem Fernseher zu sitzen – was kann man da sonst tun, als sich mit etwas beschäftigen?[653]

Temple Grandin, erfolgreiche Designerin von Viehbetrieben, kann die Wichtigkeit eines Spezialinteresses nur unterstreichen:

> Wenn es den Psychologen gelungen wäre, mir meine Fixierung auf Viehpferche abzugewöhnen, würde ich heute vielleicht irgendwo dahinvegetieren und Seifenopern anschauen.[654]

Manchen Menschen ist es wie Grandin gelungen, das Spezialinteresse beruflich nutzbar zu machen. Durch ihre Arbeit erfahren sie eine innere Freude, welche sie in zwischenmenschlichen Beziehungen so nicht erleben können. Auch das beschreibt Temple Grandin:

> Ich weiß, dass in meinem Leben etwas fehlt, aber ich habe einen aufregenden Beruf, der meine ganze Aufmerksamkeit in Anspruch nimmt. Indem ich meinen Geist ständig beschäftige, lenke ich mich von dem ab, was mir fehlen könnte.[655]

Für Grandin gehören einige ihrer Bauprojekte „zu den schönsten Erfahrungen meines Lebens“.[656]

Ähnlich wie bei Stereotypien und Ritualen wird ein Zusammenhang festgestellt zwischen der Intensität, in welcher das Spezialinteresse verfolgt wird, und den Stressfaktoren aus dem Alltag. Der Eifer, mit dem das Lieblingsthema betrieben wird, nimmt bei Belastung zu. Spezialinteressen bringen eine beruhigende Wirkung mit sich. Sie sind darauf ausgerichtet, in einem eng umgrenzten Gebiet Ordnung zu schaffen, indem etwa Informationen tabelliert und katalogisiert werden. Der Betroffene erzeugt sich so einen Hort der Ruhe, Entspannung und Gleichmäßigkeit.[657]

An mir selbst erlebe ich eine therapeutische Wirkung meines Spezialinteresses Schreiben. Erlebtes in Worte zu fassen hat dazu beigetragen, dass ich über einige schlimme Phasen meines Lebens hinweggekommen bin. Das Schreiben hilft mir, Dinge zu ordnen und mir Zusammenhänge bewusst zu machen.

Wenn ich abends zittrig, überanstrengt und überfordert durch das Reizüberangebot in der Welt da draußen nach Hause komme, kann ich beim Schreiben Abstand gewinnen. Nie kann ich so leicht in meine „Zu-

653 Attwood, 2000, 105f.
654 Ebd., 109.
655 Grandin, 1997, 175.
656 Ebd., 176.
657 Vgl. Attwood, 2000, 105.

hause"-Welt eintauchen, wie wenn ich am Computer sitze und drauf los schreibe.

Das Spezialinteresse zum Beruf zu machen, ist nicht immer umsetzbar. Mein Traum ist es, Wissenschaftsjournalistin zu werden. Doch bin ich Realistin genug, um zu ahnen, dass ich bei einem solchen Beruf nicht unbedingt mit genügend Geld zum Lebensunterhalt rechnen kann. Daher bin ich froh, dass noch eine zweite „Seele in meiner Brust" schlägt und ich meine naturwissenschaftlichen Neigungen in meinem Pharmaziestudium nutzbar machen kann. Mit einer rein wissenschaftlichen Karriere kann ich mich auch anfreunden.

Die Liebe zu Naturwissenschaften hat mich seit früher Kindheit begleitet. Besonders reizvoll waren Fragen, die niemand beantworten konnte, wie das große Rätsel meiner Kindheit: „Wie sieht das Ende des Weltalls aus?" Ich setzte mich auf mein Bobby Car, fuhr Kreise auf der Terrasse und grübelte. Was wäre, wenn das Universum ein Ende hätte? Wie sähe so ein Ende aus? Ich stellte es mir als eine riesige Menge aufgeschichteter Steine vor. Das warf eine neue Frage auf: Was ist hinter den Steinen? Leere konnte ich mir dort nicht vorstellen und selbst wenn, irgendwann musste doch auch die Leere ein Ende haben. Ebenso wenig konnte mich die Vermutung beruhigen, das Universum sei unendlich. Unendlich konnte ich mir erst recht nicht vorstellen. Irgendwann erfand ich ein Modell, mit dem ich vorübergehend leben konnte: Ich ließ wieder einmal meinen Finger über die Oberfläche eines Balls gleiten. Ich merkte, dass ich dies unendlich lange fortsetzen könnte, da ich zwar immer wieder die gleichen Stellen berührte, aber nie an ein Ende kommen würde. Eine ähnliche Art von Endlosigkeit stellte ich mir für das Weltall vor.

Von dem Mysterium Weltall habe ich mich nie ganz loslösen können, nur das Niveau, auf dem ich mich damit befasse, ist abstrakter geworden. Besonders die String-Theorie mit ihren vielen Dimensionen und die Möglichkeit multipler Universen faszinieren mich heute.

Von den Naturwissenschaften fühle ich mich besonders zur Chemie hingezogen. Fasziniert war ich, als ich erfuhr, dass alles aus Atomen aufgebaut ist, und Atome nur zu einem schwindend geringen Teil aus Materie bestehen. Als kleines Mädchen stand ich staunend vor einem Stuhl und konnte nicht fassen, dass dieser so einen stabilen Eindruck machte, obwohl er doch quasi aus „Nichts" bestand.

Im Chemieunterricht hing ich an den Lippen der Lehrerin. In kaum einem Fach habe ich so gerne und bereitwillig gelernt wie hier. Chemie beantwortete so viele meiner Fragen und konnte mich immer wieder zum Staunen bringen. Bald schon hing ein großes Periodensystem an meiner Wand, zu einer Zeit, als bei Gleichaltrigen Popsänger oder Sportler von den Wänden grinsten.

Nach zwei Semestern, die ich irrtümlich Medizin studiert habe, bin ich jetzt bei der Pharmazie angekommen. Dieses Fach befriedigt nicht nur meine chemischen Interessen, sondern versorgt mich auch mit einer spannenden, naturwissenschaftlichen Rundumausbildung. Schön finde ich auch, dass ich mit meinem Studienfach den Traum meiner Mutter leben darf, für die ihr Chemiestudium nur ein dürftiger Ersatz für das ersehnte, aber damals nicht umsetzbare Pharmaziestudium ist.

### *Fixierungen – unterbinden oder fördern?*

Autistische Kinder führen vieles, was sie tun, ins Extreme. Wenn sie einmal ein Thema, eine Idee oder ein Gegenstand fesselt, können sie sich nur schwer davon lösen. Das erwählte Objekt beherrscht ihre Gedanken und bestimmt ihr ganzes Tun und Streben.

Oft ist der Gegenstand des Interesses eher bizarr. Eltern empfinden das Verhalten ihres Kindes absonderlich. Vielfach wollen sie seine Fixierung „abschalten".

Diese Erfahrung hat Temple Grandin machen müssen. In ihrem Buch „Emergence – labeled autism" beschreibt sie, wie sie als kleines Mädchen von einer Maschine träumte, die sie kontrolliert drücken würde. Später setzte sie diese Idee in die Tat um. Bis die mittlerweile Berühmtheit erlangte „squeeze machine" entwickelt war, war es allerdings ein langer Weg. Grandin beschritt ihn beharrlich und ließ sich von keinem Hindernis aufhalten – weder von mechanischen Schwierigkeiten bei der Konstruktion noch durch den Widerstand von Seiten anderer Menschen, die in der Maschine etwas Anrüchiges sehen wollten. Das ehrgeizige Ziel setzte bei dem jungen Mädchen einen Reifungsprozess in Gang. Um die Maschine konstruieren zu können, arbeitete die bis dahin schwierige Schülerin endlich für die Schule. Sie hatte begriffen, dass sie den Bau ihrer Maschine ohne ein bestimmtes Vorwissen nicht würde bewerkstelligen können.

Wie im Falle von Grandin können Fixierungen zu positiven Entwicklungen eines Kindes führen. Grandin lehnt daher die Einstellung vieler Pädagogen, Fixierungen auf jeden Fall bekämpfen zu wollen, entschieden ab.

Fixiertsein hat viel mit Beharrlichkeit zu tun. Beharrlichkeit ist nicht umsonst eine der typischsten Charaktereigenschaften autistischer Menschen. Sie haben das Durchhaltevermögen, auch dann noch hartnäckig an einem Problem weiterzuarbeiten, wenn alle anderen schon längst aufgegeben haben.

Beharrlichkeit ist einer der vorteilhaftesten Züge der Betroffenen. Nur mit Beharrlichkeit lassen sich die wirklich großen Ziele erreichen. Wer sich immer nur kurz und vorübergehend mit etwas befasst, wird zwar in der Breite mehr kennen gelernt, aber keines der Themen wirklich in seiner Tiefe erlebt haben.

Interessen waren bei mir schon immer extrem und rigide ausgeprägt. Ich kann mich nicht daran erinnern, ein Interesse nur mal kurz, d.h. einige Tage oder Wochen aufrechterhalten zu haben. Ich fühle mich erst dann richtig wohl mit einem Gegenstand, wenn ich bereits einige Zeit damit verbracht habe. Es ist vielleicht vergleichbar, wie wenn normale Leute sagen, dass sie mit Fremden „erst mal warm werden müssen". Bei mir und einem neuen Interesse ist es genauso. Wenn wir aber erst mal „warm miteinander" geworden sind, kann mich kaum noch etwas davon trennen.

Als Beispiel aus meiner frühen Kindheit möge ein Hüpfball dienen, den ich als kleines Kind einmal zu Weihnachten geschenkt bekommen habe und der mich erst wenig interessierte. Nachdem ich mich einige Zeit lang an seinen Anblick und seine Anwesenheit gewöhnt hatte, erkundete ich langsam den dunkelroten Ball mit seinen vielen bunten Konfettipunkten. Zaghaft setzte ich mich drauf und begann zu hüpfen. Das Hüpfen war großartig für mich und hatte einen ausgleichenden und beruhigenden Effekt. Schon bald waren ich und mein Hüpfball unzertrennlich. Ich bewegte mich im Haus nur noch auf zwei Beinen, wenn ich eine Treppe hoch gehen musste, ansonsten hüpfte ich kreuz und quer durch alle Zimmer. Ich hüpfte in die Küche, um etwas zu essen zu holen, hüpfte zur Toilette und ins Wohnzimmer. Wenn ich wütend war, benutzte ich den Hüpfball als Ventil, sprang damit so hoch ich nur konnte und hoffte, mit dem Kopf die Decke erreichen zu können.

Als der Hüpfball altersschwach wurde, kauften meine Eltern mir einen neuen, größeren, diesmal in gelb. Ich fand das Kunststoffgelb scheußlich und außerdem fühlte sich der Hüpfball viel härter an als mein roter Lieblingsball, der allmählich seine Luft verlor. Den gelben Ball akzeptierte ich nicht als Ersatz und gab mein Interesse am Hüpfen auf.

Später fixierte ich mich eher auf geistige Dinge. Ich beschloss im Alter von neun Jahren, die Bibel zu lesen. Von nun an las ich jeden Abend genau eine Doppelseite in dem über tausend Seiten starken Wälzer. Ich begann mit dem Inhaltsverzeichnis und hörte mit den Worterklärungen im Anhang auf. Halbe Sachen gibt es für mich nicht. Die Bibel wurde von der ersten bis zur letzten Zeile abgearbeitet.

Gerne lerne ich auch Dinge auswendig. Eine Zeit lang war ich auf Geografie fixiert. Ich lernte alle Länder der Erde mit ihren Hauptstädten auswendig, anschließend die 50 Bundesstaaten der USA und die längsten Flüsse, höchsten Berge und größten Seen der Erde.

Das Periodensystem der chemischen Elemente lernte ich von links nach rechts auswendig. Ich kannte dann zwar alle Elemente, aber ich merkte, dass mir dieses Wissen im Unterrichtsalltag nicht viel brachte. So ergeht es mir mit vielen meiner Fixierungen. Ich komme von einem Gegenstand nicht los und lerne mehr dafür, als eigentlich nötig ist. Entsprechend weit geht mein Wissen in die Tiefe, und da ich ein sehr gutes Gedächtnis habe, profitiere ich davon auch früher oder später.

Eine meiner positiveren Eigenschaften ist, dass ich nie aufgebe. Auf diese Weise habe ich schon viel erreicht – nicht zuletzt auch das Sprechen lernen. Hätte ich damals nicht völlig darauf fixiert sein können, hätte ich es wahrscheinlich nicht geschafft.

### *Exkurs: Intelligenz-Profile und Savants*

Intelligenz beschreibt im weitesten Sinne die Fähigkeit, Zusammenhänge zu erkennen und optimale Lösungen zu finden. Die Psychologie fasst darunter kognitive Fähigkeiten zusammen, also die Fähigkeiten verstehen und abstrahieren zu können, Probleme zu lösen sowie Wissen und Sprache anzuwenden.[658]

Mensa in Deutschland e.V., eine Vereinigung von Hochbegabten, gibt zur Definition auch folgende Kurzformel an: „Intelligenz ist, was der Intelligenztest misst".[659] Das Ergebnis eines Intelligenztests wird als so genannter Intelligenzquotient oder kurz IQ ausgedrückt. Beim IQ handelt es sich um einen relativen Wert. Üblicherweise bezieht man ihn auf den Mittelwert der Gesamtbevölkerung, der bei einem IQ von 100 liegt. Die IQ-Verteilung in der Bevölkerung hat die Form einer Gauß'schen Glockenkurve: Die größte Gruppe, rund 68 %, hat einen Wert von 85 bis 115, was als normal gilt. Alles, was unter 70 liegt, wird als geistige Beeinträchtigung interpretiert und bei Werten über 130 spricht man von Hochbegabung.[660]

Standarisierte Intelligenztests bei autistischen Kindern hat erstmals Elisabeth Wurst, eine Kollegin von Hans Asperger, durchgeführt.[661] Heute geht man davon aus, dass ungefähr drei Viertel der autistischen Kinder mit einem IQ von unter 70 eine geistige Behinderung aufweisen[662]. Umstritten ist allerdings, in wie weit die üblichen Intelligenztests

658 Vgl. http://de.wikipedia.org/wiki/Intelligenz.
659 Vgl. http://www.mensa.de/index.php?id=59.
660 Vgl. http://de.wikipedia.org/wiki/Intelligenz.
661 Vgl. Attwood, 2000, 130.
662 Vgl. Klicpera/Innerhofer, 2002, 30-31.

den geistigen Fähigkeiten gerade von mutistischen Kindern mit Autismus gerecht werden können.

Die intellektuelle Leistungsfähigkeit autistischer Menschen ist zu einem interessanten Gegenstand der Forschung geworden. Das Intelligenzprofil der Betroffenen unterscheidet sie eindeutig von normalen Menschen. Bei Letzteren weisen die einzelnen Untertests im Intelligenzprofil ein gleichmäßiges Niveau auf. Die Leistungen eines autistischen Menschen führen jedoch zu einem ungleichmäßigen und inhomogenen Intelligenzprofil. In den einzelnen Untertests treten charakteristische Stärken und Schwächen auf. Dies ist unabhängig davon, ob der Betroffene eine niedrige, durchschnittliche oder hohe Intelligenz besitzt.[663]

Schwachpunkte im autistischen Intelligenzprofil zeigen sich bevorzugt in Bereichen, die kommunikative oder soziale Kompetenzen erfordern. Auch Aufgaben, bei denen Überlegungen und Vorstellungen über den Verlauf von Ereignissen entwickelt werden sollen, bereiten Probleme. Als Beispiel sei der Test „PA" („picture arrangement") genannt. Bei diesem Test geht es darum, einzelne Bilder zu einem Comicstrip zusammenzufügen, der eine sinnvolle Handlung wiedergeben soll. Hier kommen bei den meisten Menschen mit Autismus deutliche Defizite zutage.

Stärken liegen hingegen in Tests, die reine Gedächtnisleistungen erfordern oder beispielsweise das räumliche Vorstellungsvermögen untersuchen, wie etwa der Block-Design-Test.[664]

Bemerkenswert ist, dass auch geistig stark beeinträchtigte autistische Kinder Leistungs-Hochs haben können, die weit über ihrem allgemeinen Durchschnittsniveau liegen. Diese inhomogene Intelligenzverteilung kann sich besonders im schulischen Alltag als problematisch auswirken. Lehrer können ein Kind, das in einer Teildisziplin hervorragende Leistungen erbringt, allgemein für sehr talentiert halten und damit völlig überschätzen. Oft wird das schlechte Abschneiden des Kindes in anderen Fächern auf Faulheit oder Nicht-Wollen zurückgeführt.

Die beachtlichen Teilleistungen mancher Menschen mit Autismus können zu der irrigen Annahme führen, dass autistische Menschen zwangsläufig hochbegabt seien oder besondere Fähigkeiten besäßen. Dieser Ansicht zufolge könnten viele Betroffene ihre Fähigkeiten nur nicht kommunizieren – zum Beispiel als Folge mangelnder Sprachentwicklung. Wissenschaftlich ist es allerdings haltlos, jedem autistischen Menschen überragende Fähigkeiten zusprechen zu wollen.

Bei stark ausgeprägten, isoliert erscheinenden Begabungen spricht man von Inselbegabungen. Diese ungewöhnlichen Fähigkeiten in Teilbe-

---

663 Vgl. Frith, 2003, 139.

664 Vgl. Jørgensen, 1998, 73.

reichen wirken umso spektakulärer, je schwerer der betroffene Mensch in anderen Bereichen beeinträchtigt ist. Wie extrem dies ausgeprägt sein kann, möge folgendes von Hans Kehrer angeführte Beispiel zeigen: Ein Mädchen summte mit sieben Monaten seine erste Arie. Mit drei Jahren spielte es ein wenig Klavier und mit sieben bereits Klavier und Geige. Beim Singen traf es immer den richtigen Ton. Der IQ des Mädchens wurde mit 73 getestet. Es lernte erst mit 19 Jahren richtig zu sprechen.[665]

Das Mädchen kann man als musikalischen „Savant" bezeichnen. Savants sind Menschen, die bei gleichzeitiger geistiger, psychischer oder sensorischer Behinderung in Teilbereichen fulminante Leistungen erbringen können. Früher wurden die Betroffenen mit dem französischen Ausdruck „Idiot Savant" bezeichnet. Idiot deutet auf ihre gleichzeitige geistige Behinderung hin, „Savant" bedeutet „Kluger" oder „Wissender". Heute hat sich der weniger herabsetzende Begriff „Savant" durchgesetzt. Auf seinem Spezialgebiet kann ein Savant Leistungen erzielen, die oft weit über dem liegen, was ihm intellektuell überlegene Menschen vollbringen können.[666]

Ungefähr zehn Prozent aller autistischen Menschen sollen besondere Inselbegabungen aufweisen. Die Talente bei allgemein niedriger Intelligenz erstrecken sich in der Regel auf musikalische oder zeichnerische Begabungen, des weiteren auf Rechenfähigkeiten, das Erlernen von Fremdsprachen sowie Gedächtnisleistungen, speziell das Kalenderrechnen.[667] Wie eng gefasst die Leistungsspitzen sind, kann man am musikalischen Talent erkennen: So geschickt sich viele autistische Kinder mit einer Savant-Begabung für Musik auch in der Wiedergabe bestimmter Tonqualitäten erweisen, so zeigen sie in anderen musikalischen Fertigkeiten doch extreme Defizite. Sie können oft Melodien nicht nachsummen und haben kein Gefühl für den Rhythmus.[668]

Faszinierend wirkt das Kalenderrechnen. Ein Begabter kann in wenigen Sekunden zu einem beliebigen Datum den richtigen Wochentag nennen. Man nimmt an, dass diese Fähigkeit nicht allein auf gesteigerter Merkfähigkeit und Gedächtnisleistung beruhen kann, sondern dass die Betroffenen gleichzeitig auch über ein außergewöhnliches akustisches oder visuelles Vorstellungsvermögen verfügen müssen. Des Weiteren wurde festgestellt, dass sich autistische Menschen mit Kalendergedächtnis meist schon früh intensiv mit Kalendern beschäftigen und bestimmte Rechenmethoden kennen gelernt haben. Durch ständige Wiederholung

665 Vgl. Kehrer, 2005, 37.
666 Vgl. Hermelin, 2002, 10 (Anmerkung des Übersetzers).
667 Vgl. Frith, 2005, 146.
668 Vgl. Klicpera/Innerhofer, 2002, 35f.

könnten die Rechenprozesse automatisiert worden sein. Wie das genau funktionieren soll, ist ungeklärt.[669]

Uta Frith glaubt, dass die savantischen Fähigkeiten Zeichen einer anders funktionierenden Intelligenz sein könnten. Sie beruft sich dabei auf den australischen Forscher Ted Nettlebeck, der die herkömmlichen Theorien von Intelligenz für unzureichend hält, um das Savant-Phänomen zu beschreiben. Er schlägt vor, dass bei den Betroffenen das Gehirn in der Lage sein könnte, völlig neuartige kognitive Vorgänge auszuführen, die unter anderem eine direkte Verbindung zum Langzeitgedächtnis beinhalten würden.[670]

Eine Rolle spielen könnte auch die mangelnde zentrale Kohärenz, die den Betroffenen das Alltagsleben so sehr erschwert. Sie könnte sich hier als Quelle für die besondere Kreativität erweisen. Hinweise darauf liefert zum Beispiel die darstellende Kunst. Viele Bilder und Zeichnungen von Savant-Künstlern beginnen mit einem einzigen, unwichtigen Detail. Stück für Stück, Element für Element wird daraus das gesamte Bild aufgebaut. Ganz anders gehen professionelle Maler vor. Sie beginnen mit einem groben Umriss des ganzen Bildes.[671] Auch Grandin begründet zeichnerische Leistungen, insbesondere die erstaunlichen perspektivischen Darstellungen, damit, dass ein autistischer Mensch die Welt aus vielen Details zusammengesetzt wahrnehme. Er zeichne nicht das zusammengesetzte Objekt, also nicht das „*Konzept* eines Hundes“, sondern den realen Hund, so Grandin.[672]

Die gleiche Methode – vom Detail zum Ganzen – wird in anderen, typischen Savant-Gebieten wiedergefunden. Das absolute Gehör könnte nach Frith ebenfalls dadurch verursacht werden, dass einzelne Elemente, hier Elemente einer Melodie, fokussiert werden könnten. Dafür spreche auch die generelle Beobachtung, dass viele autistische Kinder ein absolutes Gehör aufwiesen.[673]

Besondere Rätsel gibt auf, dass die außergewöhnlichen Fähigkeiten nachlassen können, je mehr Fortschritte das Kind in seiner normalen Entwicklung macht. Klicpera und Innerhofer berichten von dem Mädchen Nadja, das im Alter von drei bis fünf Jahren zwar nicht sprechen, aber wunderbar habe zeichnen können. Als es durch Anstrengungen von Seiten der Eltern schließlich doch sprechen gelernt habe, habe es immer weniger gezeichnet. Ihre einzigartige Fähigkeit sei verschwunden.[674]

669 Vgl. Kehrer, 2005, 38.
670 Vgl. Frith, 2003, 149.
671 Ebd., 150.
672 Vgl. Grandin, 2005b, 333
673 Vgl. Frith, 2003, 150.
674 Vgl. Klicpera/Innerhofer, 2002, 33.

Neben den geistig beeinträchtigten Betroffenen mit ihren eventuell vorhandenen Inselbegabungen gibt es im autistischen Spektrum auch eine kleine Gruppe Menschen, die eine sehr hohe Intelligenz aufweisen und damit über die Masse der Menschen herausragen. Diese meist Asperger-autistisch Betroffenen sind zwar mit einer Hochbegabung gesegnet, können aber dennoch aufgrund ihrer autistischen Beeinträchtigungen erhebliche Lernschwierigkeiten aufweisen. Hohe Intelligenz ist bei Kindern kein Garant für gute Noten. Um gute Noten zu bekommen, muss man hart arbeiten, besonders, wenn man als autistischer Mensch besondere Strategien benötigt, um sich Wissen anzueignen. Die Hochbegabung und die entsprechende Erwartungshaltung von Seiten der Eltern und Lehrer können dann geradezu zur Qual werden. Oft habe ich mir während meiner Schulzeit gewünscht, weniger intelligent und dafür frei zu sein. Ich hatte Angst, an einem Intelligenztest teilzunehmen, der die allgemeine Vermutung, dass ich hochbegabt sei, bestätigen könnte. Ich fürchtete, dass der Druck dann nur noch mehr zunehmen würde.

Das Lernen nahm den Platz eines Spezialinteresses ein. Es war zeitweise das einzige, was meinem Leben noch Freude bescherte, und ich richtete meinen ganzen Tagesplan darauf aus. Am glücklichsten war ich, wenn ich mich in einen Lerngegenstand richtig verbohren und mir autodidaktisch große Wissenshappen vornehmen konnte. Mit Begeisterung habe ich mir im Selbststudium Latein beigebracht, als mir nach dem Schulwechsel fast alle Grundlagen fehlten.

Lernen ist nur dann erfreulich für mich, wenn ich es zu Hause und alleine machen kann. In der Schule bzw. jetzt an der Uni, unter Zeitdruck und in der Gegenwart anderer Menschen ist es mir fast unmöglich.

Einen Intelligenztest habe ich dann doch noch gemacht. Er gehörte zu den Untersuchungen und Tests, denen ich mich bei meiner Autismus-Diagnose unterzogen habe. In meinem Intelligenzprofil zeigt sich die typisch autistische Diskrepanz zwischen Verbal- und Handlungsintelligenz. Neben meinen außergewöhnlichen Stärken im verbalen Bereich kann ich mich nun endlich zu meinen Schwächen in anderen Bereichen bekennen. Die Bezeichnung „hochbegabt“ hat für mich ihren Schrecken verloren.

### *Exkurs: Genialität und Autismus*

> Es hat den Anschein, dass man, um in der Wissenschaft oder in der Kunst Erfolg zu haben, einen Schuss Autismus haben muss. Zum Erfolg gehört notwendigerweise die Fähigkeit, sich von der Alltagswelt, von einfachen, praktischen Dingen abzuwenden, die Fähigkeit, ein Thema mit Originalität zu überdenken, um in der Kreation neue, unberührte Wege zu gehen und alle Begabungen in dieses eine Spezialgebiet zu lenken.[675]

Hans Aspergers Vermutung bedient das gängige Klischeebild vom „zerstreuten Professor". Ein Zusammenhang zwischen Autismus und überragenden Fähigkeiten ist allerdings nicht von der Hand zu weisen und ein ernster Gegenstand der Forschung geworden.

Professor Michael Fitzgerald, ein Dubliner Hirnforscher, ist überzeugt, dass die Fehlschaltungen im Gehirn, die zum Autismus führen, zugleich Ursache für herausragende Kreativität seien. Fitzgerald glaubt, dass viele Geistesgrößen und Künstler vom Autismus betroffen seien. Er belegt dies anhand von autistischen Zügen, die er in ihren Biografien findet. Seinen Auswertungen zufolge sollen unter anderem die Physiker Albert Einstein und Isaac Newton, der Komponist Wolfgang Amadeus Mozart, aber auch Philosophen wie Ludwig Wittgenstein, Schriftsteller wie Hans Christian Andersen oder Künstler wie Andy Warhol Formen des Autismus gehabt haben. Fitzgerald ist speziell von einem Zusammenhang zwischen dem Asperger-Syndrom und herausragenden Leistungen überzeugt und hat dies auf folgende Formel gebracht:

Intellektuelle Fähigkeiten + Asperger-Syndrom + leidenschaftliches Interessengebiet = Akademischer Erfolg[676]

Fitzgeralds Überlegung bedeutet nicht, dass es jeder Mensch mit dem Asperger-Syndrom zu revolutionierenden Entdeckungen bringen kann. Unumstritten ist jedoch, dass viele typisch autistische Züge dem Erfolgsstreben eines Wissenschaftlers oder Künstlers dienlich sein können. Menschen mit Autismus haben die Fähigkeit, ihre Energien über lange Zeit hinweg in eine bestimmte Richtung zu bündeln. Sie scheuen weder Arbeit noch Mühen, um auf ihrem Gebiet voranzukommen und lassen sich nicht durch Hindernisse oder Rückschläge aufhalten. Ihr Blick fürs Detail kommt der wissenschaftlichen Arbeitsweise entgegen, ebenso ihre Offenheit gegenüber völlig neuen Ideen und Vorgehensweisen.

Albert Einstein ist vielleicht das Paradebeispiel schlechthin, um autistische Züge mit Genialität zu verbinden. Im Einstein-Jahr 2005 rückte der Physiker mit all seinen verschrobenen und exzentrischen Zügen in die Öffentlichkeit. Die meisten Autoren schrecken allerdings vor dem

---

675 Vgl. Attwood. 2000, 144.

676 Vgl. Harpor/Lawlor/Fitzgerald, 2005, 242-243 .

Schritt zurück, Einstein als autistisch beeinträchtigten Menschen darzustellen. Jürgen Neffe erwähnt zwar in seiner viel wahrgenommenen Einstein-Biografie „Einstein. Eine Biografie" Simon Baron-Cohens Mutmaßung, dass Einstein autistisch gewesen sein könne, doch lässt er dies unkommentiert im Konjunktiv stehen:

> Eigenschaften wie verspätetes Sprechen, frühes Besessensein von wissenschaftlichen Fragen und Probleme mit sozialen Beziehungen gäben Anlass, bei Einstein das ‚Asperger Syndrom' zu vermuten – eine Form des Autismus, die in der Regel nicht mit Lernschwierigkeiten einhergeht.[677]

Neffe beschreibt auch das „Einstein-Syndrom", ein Begriff, der von Thomas Sowell von der Universität Stanford eingeführt worden sei. Das Einstein-Syndrom beschreibe Kinder, die wie Einstein spät sprächen, intelligent seien und ein gewisses Rückzugsbedürfnis zeigten.[678]

Die Nähe Einsteins zum autistischen Spektrum kommt in Neffes Biografie deutlich zutage. Als besonders ergiebig erweist sich dabei das Kapitel 2 „Wie aus Albert Einstein wurde. Psychogramm eines Genies".[679] Neffe erklärt Einsteins Exzentrik einerseits und Genialität andererseits damit, dass sich der Forscher immer etwas Kindliches bewahrt und auch die sorglose Art des Kindes nie abgelegt habe. Einstein selbst hätte dem wohl zugestimmt:

> Wenn ich mich frage, woher es kommt, daß gerade ich die Relativitätstheorie gefunden habe, so scheint es an folgendem Umstand zu liegen: Der Erwachsene denkt nicht über die Raum-Zeit-Probleme nach. Alles, was darüber nachzudenken ist, hat er nach seiner Meinung bereits in seiner frühen Kindheit getan. Ich dagegen habe mich so langsam entwickelt, daß ich erst anfing, mich über Raum und Zeit zu wundern, als ich bereits erwachsen war. Naturgemäß bin ich dann tiefer in die Problematik eingedrungen als ein gewöhnliches Kind.[680]

So fähig Einstein in der Physik war, so hilflos erwies er sich im Alltag. Er kümmerte sich wenig um Körperpflege, hatte Probleme mit den Tischmanieren und konnte keine richtige Beziehung zu seinen Söhnen aufbauen. Temple Grandin fügt hinzu, dass Einstein als Kind nie Anschluss an Spielkameraden gesucht habe und dass zu seinen Lieblingsbeschäftigungen das Puzzeln und der Bau von Kartenhäusern gehört hätten. Er habe eine extreme Konzentrationsfähigkeit aufgewiesen und sich stundenlang mit einem Problem auseinandersetzen können.[681]

---

677 Neffe, 2005, 43.
678 Vgl. ebd.
679 Vgl. ebd., 24-45.
680 Ebd., 32f.
681 Vgl. Grandin, 1997, 228ff.

All das können Hinweise darauf sein, dass Einstein tatsächlich im autistischen Spektrum einzuordnen gewesen wäre. Posthum muss es allerdings bei Spekulationen bleiben.

Man mag als Gegenargument einwenden, dass Einstein in der Öffentlichkeit viel zu charismatisch aufgetreten sei, um autistisch gewesen zu sein. Bei näherer Hinsicht klingt dies wenig überzeugend. Gerade autistische Menschen sind oft sehr gut darin, Rollen zu spielen. Auf der Bühne zu stehen und *vor* Leuten zu sprechen wird von vielen als leichter empfunden, als *mit* den Menschen zu sprechen.

Doch die Genialität hat auch ihre Kehrseite. In Familien, in denen gehäuft autistische Fälle auftreten, finden sich ebenso besondere Anfälligkeiten für Depressionen und andere affektive Störungen.[682]

Temple Grandin äußert sich zu diesen „Begleiterscheinungen" der Genialität:

> Es ist wahrscheinlich, dass das Genie eine Anomalie darstellt. Würde man die Gene eliminieren, die den Autismus und andere Störungen wie manische Depressionen verursachen, so blieben wahrscheinlich nur langweilige Konformisten mit wenigen kreativen Ideen zurück. Das Bündel interagierender Gene, die für Autismus, manische Depressionen und Schizophrenie verantwortlich ist, hat in niedriger Dosierung wahrscheinlich eine vorteilhafte Wirkung.[683]

Wie Licht nicht ohne Schatten sein kann, muss wohl auch der eine oder andere für seine besonderen Fähigkeiten einen Preis zahlen. Doch bei allen Problemen, Krisen und schlechten Tagen, die mir mein Autismus beschert, wollte ich meine Begabungen nie gegen ein Leben ohne Autismus eintauschen. Mein Autismus macht mich erst zu dem, was ich bin. Er befähigt mich dazu, aus meinen Begabungen das Äußerste herauszuholen, indem er mich mit Beharrlichkeit, Einsatzfreude und Liebe zum Detail ausstattet.

Nicht jeder ist dazu fähig. In der Schule habe ich intelligente und begabte junge Menschen kennen gelernt, die wenig aus ihren Fähigkeiten gemacht haben. Anstatt zu lernen und sich weiter zu bilden, dröhnten sie sich mit Musik voll, feierten Nächte durch und setzten sich mit Rauschmitteln außer Gefecht.

Talente, die nicht gefördert werden, verkümmern. Vielleicht braucht es tatsächlich eine kleine Prise Autismus, um das Beste aus sich herauszuholen.

682 Vgl. ebd., 225.
683 Ebd.

## V. Gruppe D: Motorik

Nach den Diagnosekriterien von Gillberg werden Auffälligkeiten in der Motorik als ein gesondertes Kriterium speziell für das Asperger-Syndrom aufgefasst. Körperliche Ungeschicklichkeit und schwerfällige Bewegungen sind aber auch typische Anzeichen vieler Kinder mit frühkindlichem Autismus. Weiterhin gehört zu den motorischen Auffälligkeiten, dass Betroffene Probleme mit der Willkürmotorik bis hin zu gravierenden Handlungsstörungen aufweisen können.

**Das motorische System**

Die motorische Entwicklung eines Kindes nimmt bereits vor der Geburt ihren Anfang. Ab etwa dem fünften Schwangerschaftsmonat kann die Mutter seine Bewegungen im Bauch spüren. Gleich nach der Geburt ist das Baby zu einer ganzen Menge meist reflexartiger Bewegungen fähig, unter anderem dem Saug- und Schluckreflex.[684]

In der frühen Kindheit entwickeln sich die Fähigkeiten der Grundmotorik. Dazu zählen zum Beispiel Sitzen, Krabbeln oder Laufen. Diese elementaren Bewegungsformen sind bei allen Kindern unabhängig von Rasse oder Kulturkreis die gleichen. Die Reihenfolge des Erwerbs wird als gleich beschrieben. Gewaltige Unterschiede betreffen hingegen die Geschwindigkeit, in der sich Kinder die einzelnen Entwicklungsschritte aneignen.[685]

Die Grundmotorik lässt sich in die grobmotorische und die feinmotorische Motorik untergliedern. Zur Grobmotorik gehören all jene Bewegungen, bei denen ein motorischer Nerv viele Muskelfasern steuert. Darunter fallen zum Beispiel die großen Muskelgruppen, die für unseren aufrechten Gang sorgen und Beine und Arme steuern. Im Gegensatz dazu aktiviert bei der Feinmotorik ein motorischer Nerv nur wenige Muskelfasern. Hierzu zählen Bewegungen der Augen, des Mundes, die Mimik, aber auch die Handgeschicklichkeit.

Die erste eigenständige Fortbewegungsmöglichkeit des Kindes ist das Krabbeln. Dabei handelt es sich um einen komplizierten Bewegungsvorgang, in den beide Gehirnhälften mit einbezogen sind. Das Kind probiert so lange aus, bis es einen erfolgreichen Bewegungsplan gefunden hat. Dieser wird dann so oft wiederholt, bis die Bewegung automatisiert ist. Das Kind muss nun nicht mehr überlegen, wie das Krabbeln genau funktioniert.

684 Vgl. http://www.ifp-bayern.de/cms/Onlinetexte_motorentw.pdf.
685 Vgl. ebd.

Das Krabbeln ist weit mehr als nur eine Übergangsform vom Sitzen oder Liegen zum Laufen. Durch das Krabbeln wird die so genannte Kreuzbewegung automatisiert. Bei Kreuzbewegungen handelt es sich um die gleichzeitige Bewegung von Körperteilen der rechten und linken Körperseite. So wird beim Krabbeln gegengleich rechter Arm – linkes Bein und linker Arm – rechtes Bein nach vorne gezogen. Auf diese Weise trainiert das Kind die Koordinationen seiner beiden Körperhälften. Doch damit nicht genug. Durch Kreuzbewegungen wird das Zusammenspiel von rechter und linker Gehirnhälfte gefördert. Ersichtlich wird dies, wenn man die Steuerungszentren im Gehirn betrachtet: Bewegungen der rechten Körperseite werden vorrangig durch die linke Gehirnhälfte gesteuert und die der linken Körperseite durch die rechte Gehirnhälfte.[686]

Mit der Zeit verfeinert sich die Motorik des Kindes immer mehr. Seine Bewegungen werden sicherer und geschmeidiger. Im Vorschulalter bilden sich Formen der sportlichen Motorik wie etwa Laufen, Klettern und Springen aus. Bald schon ist das Kind zu anspruchsvolleren Bewegungsformen wie Schwimmen, Fahrradfahren oder Geschicklichkeitsübungen fähig. Auch der Handlungsradius des Kindes wird größer. Es kann nun gezielt in seine Umwelt eingreifen. Dafür benötigt es neben seinen entsprechenden motorischen Fähigkeiten Informationen über die Beschaffenheit der Umwelt. Selbst für so scheinbar simple Alltagshandlungen wie das Greifen nach einem Glas ist das Zusammenspiel von Motorik und Sensorik unerlässlich. Ein Glas in die Hand zu nehmen, erweist sich so als ein überaus komplexer Vorgang, und es ist erstaunlich, wie wenig störanfällig er in der Regel bei normalen Menschen verläuft.

Schon vorab muss das Gehirn wichtige Entscheidungen treffen: Wie soll der Geschwindigkeitsverlauf der Bewegung aussehen und wie weit muss die Hand geöffnet werden? Weiter muss reguliert werden, wie fest man zupackt und wie viel Kraft man aufwendet. Nur wenn die Greifkraft präzise eingestellt ist, wird verhindert, dass wir beispielsweise beim Beeren pflücken die Früchte zerdrücken oder einem Tier beim Hochnehmen weh tun. Zuletzt muss auch die Hebekraft an das Objekt angepasst sein. Eine besondere Herausforderung ist das bei einem sich ändernden Gewicht, wenn zum Beispiel ein Glas in der Hand mit Wasser gefüllt wird.[687]

Die Ausführung einer solchen Handlung unterliegt der Willkürmotorik, welche ihren Namen daher hat, dass sie durch den Willen steuerbar ist. Für normale Menschen ist es entsprechend selbstverständlich, eine Handlung, die sie sich vorstellen können, auch motorisch umsetzen zu

---

686 Vgl. http://www.medizinfo.de/kinder/entwicklung/grundmotorik.shtml.
687 Vgl. Schmidt, 1999, 47.

können, es also vom „ich will etwas tun" zum „ich tue" kommen kann. Sie erleben ihren Körper als ein verlässliches Werkzeug, über das sie voll verfügen können.

### Motorische Entwicklung bei autistischen Kindern

Autistische Kinder haben in jeder Hinsicht eine eigene Art, sich zu entwickeln. Die Entwicklung von Fähigkeiten muss nicht langsamer als bei anderen Kindern verlaufen. Was sich aber typischerweise unterscheidet, sind die Reihenfolge der Fähigkeitsentwicklung sowie die zugrundeliegenden Lernmechanismen.

Uwe Petersen, Vater eines autistisches Kindes, hat es auf einer Tagung „Autismus und Familie" im November 1994 so formuliert, dass sein Nils den „Fahrplan der normalen Entwicklung"[688] nicht eingehalten habe:

> ... er konnte nicht sitzen in einem Alter, da andere Kinder schon krabbelten. Mit 6 Monaten wies unser Sohn einen Entwicklungsrückstand von zwei Monaten auf. [...] Er konnte mit einem Jahr noch nicht krabbeln, aß nur flüssige oder breiige Nahrung, trank nicht aus der Tasse, konnte erst mit 15 Monaten selbständig stehen.[689]

Die von Petersen beschriebenen Beobachtungen sind ein Beispiel für eine ungewöhnliche Ausbildung von Fähigkeiten bei autistischen Kindern. Einige motorische Auffälligkeiten treten gehäuft auf. Dazu zählt zum Beispiel, dass viele Kinder das Laufen vor dem Krabbeln erlernen.[690]

Die ungewöhnliche Reihenfolge im Erwerb von Fähigkeiten kann sich problematisch für die ganze weitere Entwicklung des Kindes auswirken. Besonders der Stufe des Krabbelns wird große Bedeutung beigemessen, da nur so frühzeitig das Zusammenspiel der beiden Gehirnhälften trainiert werden kann. Dieses Zusammenspiel ist so wichtig, weil in den beiden Gehirnhälften eben nicht nur die Steuerungszentren für die jeweils andersseitige Körperhälfte angesiedelt, sondern auch die übrigen Fähigkeiten charakteristisch auf beide Hemisphären aufgeteilt sind.

Für viele Tätigkeiten wie etwa das Lesen oder Schreiben benötigt man Fähigkeiten aus beiden Gehirnhälften. Es ist daher anzunehmen, dass sich Versäumnisse in der Grundmotorik später als Lernprobleme bemerkbar machen können. Weiterhin werden auch Fehlentwicklungen im sozialen Verhalten oder beim Erlernen der Sprache beobachtet. Viele

---

688 Petersen, 1994, 15.
689 Ebd., 15.
690 Vgl. Wing, 1973, 19.

Kinder mit schlecht entwickelter Grundmotorik leiden außerdem unter physischen oder psychischen Problemen.[691]

Autistische Kinder erscheinen häufig eingeschränkt, wenn es um die Ausübung praktischer Tätigkeiten geht. Oft fehlen ihnen die dafür nötigen grob- und feinmotorischen Fähigkeiten. Die resultierenden Handlungsunfähigkeiten wurden lange als bewusste und gewollte Verweigerungshaltungen interpretiert. Erst in den 90er Jahren fand man heraus, dass diese Handlungsstörungen auf neurologischen Ursachen beruhen. Die Betroffenen wollen nicht provozieren, sondern sind im Gegenteil selbst den eigenen Handlungen und Handlungsverweigerungen ausgeliefert.

Zurückzuweisen ist die Interpretation, dass neuromotorische Probleme beim Autismus auf eine beeinträchtigte Intelligenz hinweisen müssen. Douglas Biklen, ein Wissenschaftler, der sich besonders um die gestützte Kommunikation verdient gemacht hat, ist überzeugt, dass autistische Menschen, die nicht fähig sind zu sprechen, durchaus ein inneres Sprachsystem entwickelt haben können. Es lassen sich eben nicht generell Rückschlüsse von motorischen Problemen, wozu eben auch die Sprechunfähigkeit zählen kann, auf die Intelligenz ziehen.[692]

Was sind die Betroffenen aber dann? Wenn nicht geistig behindert, dann vielleicht „motorisch“? Das war Jahre lang meine Antwort auf die quälende Frage, warum ich vor allem in sportlichen Disziplinen immer wieder versagte. Ganz schlimm war der Schulsport. Warum wollte mir hier nichts gelingen, so sehr ich mich auch anstrengte und bemühte? Warum erzeuge ich beim Schwimmen einen Rückwärtstrieb? Warum verzweifelt jeder Trainer an der Art, wie ich den Badmintonschläger halte? Warum kann ich einfach nicht mit dem Ball umgehen, im Gymnastik-Tanzunterricht keine zwei Schritte nachmachen und versage bei allem, was auch nur ein bisschen Körperkoordination verlangt?

Früher konnte ich mich mit Erklärungen trösten. Ich war insgesamt ein eher unsportlicher Typ. Dann begann ich täglich zu joggen und jeden Abend ein Gymnastik-Programm zu absolvieren. Mein Körper wurde zunehmend ausdauernder und biegsamer. Ich kann im Stehen problemlos die Handflächen auf den Boden legen und die Beine auf dem Boden liegend zu einer geraden Kerze in die Höhe strecken. Meine Kondition ist so gut, dass ich Stunden lang durchlaufen kann. An Armen, Beinen und dem Bauch habe ich Muskelmasse aufgebaut. Und dennoch. Die miserablen Leistungen im Sportunterricht blieben. Bei allen anderen half Training, warum nicht bei mir? Das Prädikat „motorisch behindert“

691 Vgl. http://www.medizinfo.de/kinder/entwicklung/grundmotorik.shtml.
692 Autistische Menschen verstehen lernen II, 1996, 29.

schien mir als einziges passend. Allein, ich wusste gar nicht, ob es so etwas überhaupt gibt ...

In meiner motorischen Entwicklung ist schon früh einiges anders als bei normalen Kindern verlaufen. Es dauerte ungewöhnlich lange, bis ich aufrecht sitzen konnte. Krabbeln lernen wollte ich gar nicht. Mit 11 Monaten begann ich zu laufen. Kurz darauf fand ich Gefallen am Krabbeln – und zwar mit Vorliebe rückwärts.

Fahrradfahren lernte ich nur beschwerlich, richtig Schwimmen kann ich bis heute nicht. Ich stoße mich andauernd, da ich meinen Körper immer noch schlecht koordinieren kann. Mein körperlicher Ausdruck wird von vielen Menschen als seltsam empfunden. Dies mag auch daran liegen, dass ich den eigenen Körper als steif und ungelenk wahrnehme. Die grazilen und elfengleichen Bewegungen anderer Mädchen wollen mir beim besten Willen nicht gelingen.

### Störungen und Auffälligkeiten

Der Schweregrad und die Ausprägungsformen motorischer Beeinträchtigungen sind individuell verschieden. Sie füllen die ganze Spannbreite von leichter Asperger-autistischer Ungeschicklichkeit über Bewegungsstereotypien bis hin zu schweren Handlungsstörungen und Dyspraxien aus.

Auffälligkeiten in der Motorik autistisch behinderter Menschen wurden erstmals bei Hans Asperger erwähnt. Der Kinderarzt fand wiederholt motorische Ungeschicklichkeiten bei den von ihm untersuchten Jungen vor.

Lorna Wing und Tony Attwood wenden hier den Begriff Katatonie an. Katatonie ist eigentlich ein Fachterminus aus dem Bereich der Schizophrenie, wird hier aber allein auf motorische Erscheinungen bezogen. Die beiden Autoren beschreiben damit Symptome wie eigenartige Handstellungen, das plötzliche Einfrieren in Bewegungen und die Schwierigkeit, eine Handlung zu vollenden. In den 90er Jahren des letzten Jahrhunderts hat Daniel Rogers den Begriff der Katatonie erweitert. Er umfasst nun auch Abweichungen in der motorischen Funktion, der Willkürmotorik, der Gesamtaktivität und der Sprache.[693]

Die Verwandtschaft des Autismus mit der Schizophrenie kommt besonders im Bereich der Handlungsstörungen zum Ausdruck. Dies ist auch medizinhistorisch begründet. Eugen Bleuler, der als erster die Krankheitsbezeichnung Autismus gebrauchte, beschrieb damit nicht die Behinderungsformen, die wir heute als autistische Spektrumskrankheiten kennen, sondern ein Kernsymptom der Schizophrenie. Bei diesem Kern-

693 Vgl. ebd., 29.

symptom handelte es sich um ein einseitiges, auf sich bezogenes Denken. Dieses ist unter anderem durch „Zwangshandlungen, automatische Handlungen, Befehlsautomatien und dergleichen“ charakterisiert.[694]

Später wurde der Begriff Autismus von der Schizophrenie losgelöst. Kanner und Asperger beschrieben fast zeitgleich, aber unabhängig voneinander ein ähnliches Krankheitsbild: Asperger nannte es „autistische Psychopathie“, Kanner sprach von „frühkindlichem Autismus“ („early childhood autism“).[695]

Schizophrenie und Autismus sind längst als zwei völlig verschiedene Störungsbilder definiert. Einige Gemeinsamkeiten führen jedoch dazu, dass noch heute autistische Menschen fälschlicherweise mit Schizophrenie diagnostiziert werden können. Auch wenn es im Erscheinungsbild Überschneidungen geben mag, haben die Störungen beim Autismus doch ganz eigene Ursachen. Dies möchte ich im Folgenden anhand der Handlungsausfälle zeigen.

### *Wahrnehmungsbesonderheiten*

Handlungsstörungen beim Autismus können eine Folge der besonderen Wahrnehmungsverarbeitung sein.

Eine gestörte Sinneswahrnehmung nimmt auf verschiedene Weise Einfluss auf das Handeln. Joachim Bauer geht mit seiner These „Menschen fühlen, während sie handeln“[696] sogar so weit, die Empfindungen bei einer Handlung als einen zentralen Punkt für die Handlungsplanung zu interpretieren. Damit ergäben sich zwei Voraussetzungen für die Vorstellung, Planung und Ausführung von Handlungen: Einerseits müssten motorische Nervenzellen entsprechende Handlungsprogramme entwerfen, andererseits benötigt man Informationen darüber, wie sich die Handlung in ihrer Umsetzung anfühlen werde. Diese Informationen liefert die Eigenwahrnehmung aus dem Körperinneren, die sogenannte Propriozeption.[697]

Bei Menschen mit autistischer Behinderung kann die Eigenwahrnehmung gestört sein. Betroffene berichten von Problemen, ihren eigenen Körper zu spüren oder sich über die Stellung der einzelnen Körperglieder zu versichern. Donna Williams beschreibt, wie sie ihre Hände erlebt:

> In siebenundzwanzig Jahren hatte ich oft meine eignen Hände berührt. Es waren einfach Fleischklumpen, Blut und Knochen, die aufgrund von Position, Funktion und Aussehen etwas darstellten, was wir ‚Hände‘ nennen. Es

694 Asperger, 1961, 177.
695 Vgl. Kehrer, 2005, 9.
696 Bauer, 2005, 40.
697 Vgl. ebd., 41ff.

gab keine emotionale Bindung an sie, kein Gefühl, dass sie mir persönlich gehörten, und das Berühren von Händen hatte keine Bedeutung. Es war einfach ein Zusammenstoß von zwei derartigen Objekten im Raum.[698]

Entsprechend beeinträchtigt ist bei Betroffenen wie Williams die Fingergeschicklichkeit, was wiederum die Handlungsfähigkeit deutlich einschränkt.

Ludo Vande Kerckhove, ein niederländischer Forscher, hat nach einer Ursache für die mangelnde Körperwahrnehmung gesucht. Er vermutet, dass ein zu hoher oder zu niedriger Muskeltonus dafür verantwortlich sein könnte, dass die Betroffenen zu viele bzw. zu wenige Informationen über ihre Haltung und Bewegung erhielten.[699] Jan Baum nimmt hingegen an, dass die optische und kinästhetische Wahrnehmung nicht gleichzeitig und korrelierend ablaufen könnten. Beobachtungen an autistischen Kindern deuten darauf hin, dass diese ihre Bewegungen nicht durch visuelle Informationen steuern würden. Die Kinder konnten sich zum Beispiel mit einer Sicherheit, als sei es helllichter Tag, durch einen völlig dunklen Raum bewegen.[700]

Bei vielen Menschen, die unter autistischer Behinderung und Störungen in der Reizverarbeitung leiden, unterliegt die Qualität der Wahrnehmung ständigen Veränderungen. Wahrnehmungsverzerrungen führen dazu, dass Abstände falsch eingeschätzt[701] oder Dinge nicht erkannt werden. Auch diese Eigenart hat unmittelbare Konsequenzen auf die Handlungsfähigkeit.

Handlungsstörungen und -ausfälle können auch eine Reizüberflutung, einen so genannten „Overload" als Ursache haben. Betroffene sind dann kaum mehr imstande, zielorientiert zu handeln. Ein Beispiel kann ein Einkauf in einem gut besuchten Supermarkt sein. Was für die meisten Menschen unangenehm ist, bedeutet für einen Menschen mit Autismus eine regelrechte Qual. Er weiß sich umgeben von gehetzten Menschen, die laut reden und hektisch hin und her strömen, verschiedenste Reize prasseln auf ihn ein, Lockangebote und das umfassende Warenangebot fordern seine Aufmerksamkeit. Der Betroffene kann die Dauerbeschallung mit Musik nicht ausblenden, keine Lautsprecherdurchsage überhören und wird durch einen nur als gewaltig zu beschreibenden Geruchscocktail verwirrt. All diese Ablenkungen und Verwirrungen wirken handlungslähmend, im extremen Fall und besonders bei Kindern furchterregend.

Liane Willey beschreibt einen Einkauf mit ihrer autistischen Tochter:

698 Williams, 1986, 185; zitiert nach: Oesterreich/Schirmer, 7.
699 Vgl. Kerckhove, 1998, 184, zitiert nach: Oesterreich/Schirmer, 7.
700 Vgl. Baum, 1978, 71; zitiert nach: Oesterreich/Schirmer, 7.
701 Vgl. Zöller, 2001, 10.

> Zum Beispiel waren wir vor kurzem einmal beim Einkaufen in einem Geschäft, das durch seine vielen Reize sehr an ihren Sinnen gezerrt hat. Ich lächelte sie stolz an, als sie mich darum bat, sie in den Einkaufswagen zu setzen und mit allem, was wir einkaufen würden, zuzudecken.[702]

Ich kenne eine ganze Reihe Betroffener, für die Einkäufe zu erledigen ziemlich unerträglich ist. Allein die vielen Menschen werden als großer Stressfaktor erlebt. Ich gehe selbst nur ungern in neue und große Geschäfte. Die vielen unbekannten Waren und Angebote bringen mich völlig durcheinander. Ich kann nur das kaufen, was auf meinem Einkaufszettel steht. Ein Problem ist schon, wenn sie das Produkt von einer Marke, die meine Mutter notiert hat, nicht führen. Als ich einmal aus der Tiefkühlabteilung ein bestimmtes, mit Mozzarella und Tomate belegtes Baguette kaufen sollte, musste ich zu meinem Entsetzen feststellen, dass dieses Geschäft kein einziges Produkt von dieser Marke verkaufte. Ich überlegte hin und her und rannte wie eine Wahnsinnige die Reihen von Tiefkühltruhen ab. Nach fast zehn Minuten hatte ich mich dazu durchgerungen, ein Mozzarella-Baguette von einer anderen Marke zu nehmen. Ich war nass geschwitzt und völlig fertig. Und damit hatte ich erst einen Posten auf meiner Liste erledigt.

Nur Dinge, die ich routinemäßig mehrmals in der Woche kaufe, bereiten mir keine Probleme. Hier weiß ich genau, wo das gewünschte steht, seien es nun die Pudding-Joghurts für meine Schwester, Bananen, mein Griesbrei oder die Pfundpackungen Quark.

### *Motorische Störungen*

Gezielte Handlungen sind nur möglich, wenn sich die motorischen Systeme sinnvoll steuern lassen. Bei Menschen mit Autismus treten hier verschiedene Störungen auf. Einige davon sind auf Beeinträchtigungen in der Willkürmotorik zurückzuführen.

> Man stelle sich vor, man möchte ein A schreiben, habe auch eine klare Vorstellung davon, wie ein A aussieht, habe auch klare Vorstellungen – wenigstens kann man sie rekonstruieren und erinnern – welche Bewegungen man durchführen muß, um ein A auf das Blatt Papier zu schreiben. Doch die Hand tut nicht das, was man will. Statt dessen spielt der eigene Körper völlig unwillentlich mit einem verrückt, weil gerade die Wetterlage ungünstig ist.[703]

Mit diesen Worten leitet Reinhard Krüger seine editorische Notiz zu Dietmar Zöllers Buch „Autismus und Körpersprache“ ein. Dietmar Zöller beschreibt in diesem Buch, wie es ist, eine Handlung, die er ausführen *will*, nicht von der gedanklichen Ebene in die praktische umsetzen zu

702 Willey, 2003, 139.
703 Krüger in Zöller, 2001, 9.

können. Sein Körper gehorcht ihm nicht, noch nicht einmal dann, wenn es um so scheinbare gewöhnliche und einfache Übungen wie das Sprechen geht.

Lutz Bayer hat ähnliche Probleme wie Dietmar Zöller. Auch er kann nur gestützt kommunizieren:

> Ich weiß, daß ich beim Anziehen zu langsam bin, ich soll wollen und ich spüre mich nicht. Wer hilft mir beim Wollensloch? Wollen ist allsichere Sollsache.[704]

Diese und vergleichbare Äußerungen von Betroffenen verdeutlichen, dass die Schwierigkeiten beim Handeln kein intellektuelles Problem sind. Doch genau das nehmen viele außenstehende Beobachter immer noch an. Da keine offensichtliche körperliche Behinderung vorliegt, können sie sich die Handlungsstörungen nur durch eine intellektuelle Beeinträchtigung erklären. Im Extremfall wird sogar so weit gegangen, dass dem Betroffenen auch andere menschliche Erlebnisse wie Denken und Empfinden aberkannt werden.

Birger Sellin ist ein aufsehenerregender Fall, der täglich das Gegenteil beweist. Der junge Mann wird seit frühester Kindheit als autistisch beschrieben. Sein wacher, mitteilungsbereiter Verstand ist gefangen in einem Körper, der ihm nicht gehorcht. Erst mit 17 Jahren und mit Hilfe der gestützten Kommunikation ist es Sellin möglich geworden, mit der Außenwelt zu kommunizieren. Seine tagebuchähnlichen Eintragungen sind Zeugnisse eines sensiblen jungen Menschen, der sich viele Gedanken um sich und seine Umwelt macht:

> ich will es tatsächlich daß ihr wisst wie es da innen in autistischen kindern aussieht ohne das schreiben zu tangieren haben wir sagen wir solche angst die ohnegleichen ist kannst du dir vorstellen wie es ist in einem sozialen system zu leben daß dich auf immer für verrückt erklärt es ist die inkarnation solcher auswüchse elementarer bösigkeit daß es keine beschreibung gibt aus der erkenntnis solcher auswüchse sehen wir daß unser system nicht stimmen kann ich will daß jeder weiß daß autistische kinder nicht dumm sind wie es oft angenommen wird ich bin ohne schreiben kein richtiger mensch denn es ist die einzige ausdrucksweise die ich habe es ist außerdem der einzige weg zu zeigen wie ich denke dies tue ich auch aber es noch sehr schwer fast eine strapaze finde ich.[705]

Für Birger Sellin ist es eine Kraftanstrengung, sich auf diese Weise mitzuteilen. Doch wie er selbst sagt, ist es seine einzige Chance, zumindest kurzzeitig an der Welt um ihn herum teilhaben zu können. Es ist für einen normalen Menschen wohl kaum nachzuvollziehen, was diese Ein-

704 Autistische Menschen verstehen lernen II, 1996, 6.
705 Sellin, 2001, 29.

samkeit und Verzweiflung bedeutet, die ein Mensch wie Birger Sellin jeden Tag seinen Lebens ertragen muss.

Dietmar Zöller, der selbst von starken motorischen Problemen betroffen ist, kann dies eher verstehen. Zusammen mit anderen Betroffenen hat er sich Gedanken darüber gemacht, warum sie nicht so handeln können, wie sie wollen. Er ist mit Lutz Bayer übereingekommen, dass man erst dann seinen Willen einsetzen könne, wenn man sich überhaupt spüre.[706] Und genau das ist oft das Problem autistischer Menschen: Sie spüren sich selbst, ihren eigenen Körper, viel zu selten. Wenn man seinen Körper nicht spürt, kann man ihn auch nicht lenken. Viele Betroffenen fühlen sich dadurch ihrer Ich-Identität beraubt. Dazu Lutz Bayer: „Wollen ist eine Sache des Ichs, ohne Körpergefühl geht das Ich beinahe verloren“.[707]

### *Körperhaltung und Mimik: der Muskeltonus*

Eine steife Körperhaltung und eine ausdrucksschwache Mimik fallen auf den ersten Blick auf. Viele Betroffene leiden unter der Unlenksamkeit ihres Körpers und der Ausdrucksschwäche ihres Gesichts. Eine Ursache vor allem für Ersteres könnte auf muskulärer Ebene zu finden sein:

Es scheint, dass der Muskeltonus (vom griechischen tonos = Spannung) bei autistischen Menschen verändert ist. Als Muskeltonus bezeichnet man die Grundspannung der Muskeln. Auch bei Ruhe sind unsere Muskeln nicht völlig entspannt. Die so genannte Ruhespannung wird vom Nervensystem individuell gesteuert. Sie trägt wesentlich zur aufrechten Körperhaltung des Menschen bei und bestimmt, ob der Körper schlaff oder straff erscheint.

Bewegungen entstehen aus einem Zusammenspiel zwischen veränderter Muskelspannung und der Fähigkeit, Muskeln willkürlich verkürzen zu können. Wie sich beide Funktionen ergänzen, soll am Kauen gezeigt werden: Zuerst wird der Unterkiefer durch Verkürzen des Kaumuskels angehoben, bis sich beide Zahnreihen berühren. Dann wird der Muskeltonus erhöht, so dass beide Zahnreihen fest aufeinander gedrückt werden können. Zusätzlich sorgt der Tonus in den Kaumuskeln dafür, dass der Unterkiefer nicht einfach der Schwerkraft folgend nach unten fällt.[708]

---

706 Vgl. Zöller, 2001, 92.

707 Autistische Menschen verstehen lernen II, 1996, 17.

708 Vgl. von Brandis/Schönberger, 1991, 85.

Bei Menschen mit Autismus fehlt eine regulierte und gemäßigte Grundspannung. Zwischen den extremen Zuständen Schlaffheit und Angespanntheit gibt es bei ihnen kaum eine Zwischenstufe.[709]

Die Auswirkungen einer zu hohen Grundspannung können sein, dass eine betroffene Person Schwierigkeiten hat, Bewegungen zu initiieren. Ihre Bewegungsabläufe sind häufig explosionsartig.[710] Eine schlappe Muskulatur lässt den Menschen kraftlos erscheinen. Entsprechendes wurde bei Kindern mit Autismus schon 1965 von Hutt beschrieben.[711]

Eine große Ansammlung Muskeln befindet sich im Gesicht. Diese Muskeln ermöglichen es, dass die Mimik eines Menschen so facettenreich erscheinen kann. Der mimische Ausdruck autistischer Menschen ist stark eingeschränkt. Dies wird in der Regel auf kognitive Ursachen wie eine fehlende Theory of Mind zurückgeführt. Vielleicht trägt aber auch eine unlenkbare Motorik ihren Teil zur begrenzten Mimik bei. Diese Erklärung würde meinem eigenen Empfinden sowie Untersuchungen meiner Gesichtsmuskulatur entsprechen.

Im Aachener Klinikum erwies sich besonders meine Mundmuskulatur als unterentwickelt. Um überhaupt sprechen zu können, musste ich meine Zungen- und Lippenmuskulatur lange trainieren. Auch andere Übungen, für die man Gesichtsmuskeln braucht, haben mir große Probleme bereitet. Ich habe lange gebraucht, bis ich mit den Augen zwinkern oder ein Auge unabhängig vom anderen zukneifen konnte. Pfeifen habe ich bis zum heutigen Tag nicht lernen können.

Durch mein beharrliches Üben ist mir auch manchmal Außergewöhnliches gelungen: Ich habe als kleines Kind die Zunge nicht rollen können. Redensartlich sagt man, dass Menschen entweder Zungenroller seien oder es nie lernen würden. Damit wollte ich mich nicht abfinden, schon allein deshalb nicht, weil meine kleine Schwester ihre Zunge rollen konnte. Ich habe meine Zunge mit den Fingern immer wieder gerollt und jeden auch noch so kleinen Fortschritt als Bestätigung dafür genommen, dass es sich lohnt, weiterzumachen. Heute beherrsche ich das Zungenrollen.

Ich habe das Gefühl, dass ich nicht die gleiche Kontrolle über meinen Körper habe wie andere Menschen. Früher litt ich darunter, eine starre, unbiegsame Körperhaltung zu besitzen. In der Schule machten sich die anderen Kinder über meine gerade Haltung lustig. Besonders schlimm war für mich, dass ich in der Grundschule sowieso schon zu den Größten gehörte, und durch den durchgestreckten Rücken noch länger wirkte. Lieber hätte ich einen Buckel gehabt, um mich kleiner machen zu können.

709 Vgl. Autistische Menschen verstehen lernen II 1996, 21.
710 Vgl. Kerckhove, 1998,184; zitiert nach: Oesterreich/Schirmer, 7.
711 Vgl. Wing, 1973, 25.

Zu Hause musste ich zusehen, wie der Vater mit meiner kleinen Schwester spielte und diese vergnügt jauchzte, wenn er sie durch die Luft wirbelte. Obwohl ich nie an der Stelle meiner Schwester hätte sein wollen – der Körperkontakt wäre mir einfach zu überwältigend gewesen – tat es doch weh, wenn mich Leute umarmten und meine Haltung mit einem „Du bist steif wie ein Brett“ quittierten.

Ich habe mir wirklich Mühe gegeben, nicht steif wie ein Brett zu sein. Es glückte mir nicht. Man hätte mir erklären müssen, wie es funktioniert, anschmiegsamer zu werden. Von alleine konnte ich es einfach nicht. Aber das wollte niemand verstehen. Vielleicht ist es auch gar nicht zu verstehen für Menschen, die einfach an einen anpassungsfähigen, beweglichen Körper gewöhnt sind.

Mittlerweile habe ich mich mit meinem Körper abgefunden. Bestimmte Dinge kann ich eben nicht leisten. Und da ich seit der Grundschule nicht mehr viel gewachsen bin, bin ich jetzt über meine gerade Haltung sogar froh. Einen Buckel will ich bestimmt nicht mehr haben.

***Exkurs: Spiegelneuronen und Motorik***

Handlungsstörungen wie auch eine allgemeine Ungeschicklichkeit können auf neuronale Ursachen zurückgeführt werden. Hierfür seien noch einmal die Spiegelneuronen betrachtet.

Spiegelneuronen sorgen auch dafür, dass wir allein durchs Anschauen Handlungssequenzen verstehen können. Sie sind entscheidend für die Fähigkeit, durch Beobachten lernen zu können, und maßgeblich daran beteiligt, wenn Bewegungen nachgemacht werden.

Bereits ab dem sechsten Lebensmonat verfolgen gesunde Kinder interessiert Bewegungsabläufe und beginnen sie zu speichern. In Experimenten zeigt sich, dass ein Kind in diesem Alter einen Ball, der hinter eine Sichtblende rollt, auf der anderen Seite der Blende erwarten kann. Daraus entsteht später die Fähigkeit, eine Vorstellung vom Endzustand einer Handlung entwickeln zu können.

Mit zwölf bis 14 Monaten kann das Kind Ziele und Absichten von beobachteten Handlungen voraussehen und verstehen. Ab dem 18. Monat ist es fähig, gezielt zu imitieren und am „Modell zu lernen“.[712]

Das Nachahmungsverhalten autistischer Kinder fällt im Vergleich dazu gering aus. Eine weitere Besonderheit ist, dass Betroffene frontal vorgemachte Bewegungen spiegelbildlich imitieren. Dies sei durch ein Beispiel veranschaulicht: Der Versuchsleiter steht gegenüber der Versuchsperson und hebt seine rechte Hand. Die erhobene rechte Hand ist also ge-

712 Vgl. Bauer, 2005, 64ff.

genüber der linken Hand der Versuchsperson. Diese Bewegung soll imitiert werden. Die meisten Menschen mit Autismus erheben ihre linke Hand. Das nennt man spiegelbildliches Nachahmen. Ein normaler Mensch wird hingegen eine geistige Drehung um 180 Grad vollziehen und dadurch die Perspektive des Versuchleiters einnehmen. Aus dieser Perspektive weiß er, dass er seine rechte Hand hochhalten soll.

Es wird deutlich, wo beim frontalen Nachahmen die Schwierigkeiten für autistische Menschen liegen: Sie betrachten nur die eigene Sichtweise auf die Hand des Versuchsleiters und können sich eben nicht in seine Perspektive hineinversetzen. Diese Schwäche erschwert es ihnen oder macht es gänzlich unmöglich, Bewegungsabläufe korrekt zu imitieren. Liane Willey wurde dieses Defizit besonders bewusst, als sie als junges Mädchen Cheerleader werden wollte:

> Wenn wir die Tanzeinlagen probten, stand normalerweise einer der Kapitäne der Tanztruppe gegenüber und machte uns die Bewegungsabläufe vor. Ich weiß nicht, wie die anderen es auf die Reihe brachten, aber es schien so, als ob jeder außer mir seinen Körper dazu bringen konnte, sich in die entgegengesetzte Richtung von dem zu bewegen, was uns da vorgemacht wurde. Wenn also unsere Mannschaftsleiterin ihren linken Arm bewegte, bewegten sie auch ihren linken. Ich tat es nicht. Wenn jemand mir gegenüberstand und den linken Arm bewegte, dann bewegte ich meinen rechten.[713]

Willey fand nach einigen Wochen „bilateraler Quälerei" einen Ausweg. Sie konnte die Tanzschritte ein wenig erfolgreicher lernen, wenn sie sich als Letzte in die Reihe stellte und die Leute, die wie sie nach vorne schauten, direkt nachmachen konnte.[714]

Denselben Trick wie Willey habe ich im Gymnastik-Tanz-Unterricht des Oberstufensports angewendet. Wir Mädchen standen in zwei oder drei Reihen der Lehrerin gegenüber. Anfangs habe ich mich ganz nach vorne gestellt, um freie Sicht auf die Lehrerin zu haben. Ich war motiviert und gab mir große Mühe, ihren Bewegungen zu folgen. Aber schon nach wenigen Schritten habe ich mich so verheddert, dass ich den Anschluss verlor.

Irgendwann wurde mir klar, worin mein Problem bestand: Bewegte sich die Lehrerin zur rechten Seite, neigte ich mich zur linken und umgekehrt. Spätestens dann, wenn ich mit dem Mädchen neben mir zusammenstieß, wusste ich, dass ich wieder die falsche Richtung eingeschlagen hatte. Nach einer Weile stellte ich mich in die hinterste Reihe. Ich achtete nur noch auf die Bewegungen der Tänzerinnen vor mir. Bald hatte ich raus, welche Mädchen ich besonders gut nachmachen konnte.

---

713 Willey, 2003, 39.

714 Vgl. ebd., 40.

Es waren meist die gemütlichen, eher molligen, die sich langsam bewegten und mir Zeit ließen mitzukommen.

Das Sorgenkind meiner Sportlehrerin bin ich weiterhin geblieben. Sie gab mir ihre Musikkassetten mit nach Hause, damit ich dort weiter üben konnte. Bis ich allerdings zu Hause war, hatte ich die Tanzschritte längst vergessen. Auch als ich den Korbleger für das Basketballspiel zu Hause trainieren sollte, zeigten sich kaum Verbesserungen. Die Sportlehrerin zeigte sich enttäuscht von meiner scheinbaren Faulheit.

Tatsächlich hatte es nichts mit Trägheit zu tun. Was bei mir eben im verbalen und logisch-denkenden Bereich „zu viel" angelegt ist, fehlt bei der motorischen Intelligenz. Ich halte es für einen großen Verlust, nur so schlecht nachmachen zu können. Gerade bei praktischen Tätigkeiten, denen ich in meinem pharmazeutischen Studium recht häufig nachgehen muss, ist es ein großes Handicap. Ich muss mir von den Assistenten mehrmals und in kleinen Schritten demonstrieren lassen, welche Handgriffe man in welcher Reihenfolge bei einem Versuch anwenden muss. Viele Assistenten verlieren dabei die Geduld. Es ist mir unangenehm, noch mal nachfragen zu müssen, wenn ich einen Bewegungsablauf schon wieder vergessen habe. Menschen, denen etwas bereits durch Anschauen in Fleisch und Blut übergeht, sind klar im Vorteil. Sie können nicht verstehen, dass dieses mühelose Lernen bei anderen so nicht funktioniert.

## Besonderheiten in der Motorik

### *Motorische Probleme als Diagnosekriterium*

Auffälligkeiten in der Motorik werden je nach Diagnosekriterien zu den besonderen Merkmalen für das Asperger-Syndrom gezählt (vgl. Gillberg[715]). Das Erscheinungsbild dieser Auffälligkeiten wird als heterogen beschrieben.

In der Grobmotorik können Ungeschicklichkeiten, ein Mangel an Koordination und neben der starren Körperhaltung auch ein steifer, merkwürdig anmutender Gang auffallen.

Zu Auffälligkeiten feinmotorischer Natur zählen zum Beispiel Probleme beim Schreiben, die sich in einem unsauberen Schriftbild äußern.

Schwächen zeigen sich vor allem dann, wenn es um Bewegungsabläufe geht, die ein hohes Maß an Koordination erfordern. Das ist bei den meisten Sportarten der Fall. Viele Menschen mit Autismus haben Schwierigkeiten, einen Ball zu werfen oder zu fangen. Sie müssen vergleichsweise lange üben, um überhaupt ein bisschen Gefühl für den Um-

715 Zum Beispiel in: Attwood, 2000, 217.

gang mit Sportgeräten zu bekommen. Auch wenn manche Betroffene begeisterte Schwimmer sind, bereiten doch die normgerechten Schwimmbewegungen Probleme. Liane Willeys Träume, Schwimmen als Leistungssport zu betreiben, scheiterten daran:

> Ich konnte stundenlang schwimmen, aber das ging nur dann gut, wenn ich dabei meine beiden Arme gleichzeitig bewegen konnte und meine Beine ebenso synchron. Doch ich litt entsetzlich, wenn von mir bilaterale Koordination verlangt wurde oder mein Gleichgewicht gefragt war. Wenn ich zum Beispiel meinen linken Arm durchzog, konnte ich es nicht koordinieren, gleichzeitig mit meinem rechten Bein zu treten.[716]

Die gute Nachricht ist, dass sich autistische Menschen vieles durch hartnäckiges Üben beibringen können. Was sie sich einmal erarbeitet haben, beherrschen sie oft exzellent. Es gibt autistische Kinder, die mit einem erstaunlichen Geschick Spielzeugmaschinen bauen oder Objekte zeichnen können[717], Tätigkeiten, für die ein erhebliches Maß an feinmotorischer Koordination erforderlich ist.

Handlungsschwächen und motorische Schwierigkeiten fallen besonders bei hochfunktionierenden Betroffenen, also jenen mit der Diagnose Asperger-Syndrom oder high functioning Autismus, auf. Obwohl es mittlerweile umstritten ist, werden bisweilen motorische Auffälligkeiten immer noch als Merkmal genutzt, um verschiedene Typen von Autismus gegeneinander abzugrenzen. Die These, dass motorische Unbeholfenheit ein typisches Merkmal für den Asperger-Autismus sei, geht auf Hans Asperger zurück:

> Wie sie in der Ambulanz die Tür aufmachen, wie sie beim Ballspielen niemals einen schönen Bubenwurf aus lockeren Gelenken, aus harmonischer Zusammenarbeit des ganzen Körpers zuwege bringen, sondern grotesk komisch, mit eckigen abrupten Bewegungen beidhändig ‚schupfen', manchmal, in der Erregung, känguruartig mithüpfend, wie sie nie richtig bemessen können, wie der Ball fliegen, wie er abspringen wird und daher regelmäßig danebengreifen – damit charakterisieren sie sich vom ersten Moment der Bekanntschaft an, so wie sie das auch tun mit dem ersten Satz, der aus ihnen tönt.[718]

Im Gegensatz zu Asperger verzichtete Leo Kanner darauf, motorischen Auffälligkeiten besonderes Gewicht beizumessen.

Je nach Testbedingungen gelten bis zu ca. 90 % aller Asperger-Betroffenen als unbeholfen und ungeschickt. Getestet werden in der Regel Geschicklichkeit mit den Händen, die Fähigkeit zu balancieren oder mit

---

716 Willey, 2003, 38.
717 Vgl. Frith, 2005, 162-163.
718 Asperger, 1961, 180.

dem Ball umzugehen.[719] Viele dieser Studien lassen sich jedoch nur unter Vorbehalt verallgemeinern. Oft variieren die Ausgangsvoraussetzungen oder die angewandten Messmethoden, oder die zugrundeliegenden Definitionen von „motorischer Ungeschicklichkeit“ sind uneinheitlich.[720] Ebenso spielt das Alter der Probanden eine entscheidende Rolle. Es hat sich gezeigt, dass Kinder mit frühkindlichem Autismus relative Stärken im Balancieren und in grobmotorischen Fähigkeiten wie Klettern aufweisen. Die körperliche Agilität nimmt jedoch mit dem Alter ab, so dass sich ältere Personen anhand ihrer Motorik nicht mehr eindeutig von Asperger-Betroffenen abgrenzen lassen. Das Diagnosemerkmal „motorische Auffälligkeiten“ würde dadurch auf ein frühes Entwicklungsstadium eingeschränkt werden.[721]

Die vielleicht größte Schwierigkeit dieser Studien ist, dass man auf Probanden zurückgreifen müsste, die sich eindeutig im autistischen Spektrum einordnen lassen würden. Die Grenze zwischen Asperger- und high functioning-Betroffenen verschwimmt jedoch. Auf der Suche nach Unterschieden in der Motorik als mögliches Differenzierungskriterium setzt man also etwas voraus, das man eigentlich erst finden will.

Viel eher als harte Grenzen scheint es dem Wesen des autistischen Spektrums zu entsprechen, dass motorische Ungeschicklichkeiten im ganzen Kontinuum vorkommen. Bei Menschen mit Asperger-Syndrom, die im Alltag als unauffällig durchgehen können, mögen motorische Ungeschicklichkeiten und Schwächen im praktischen Bereich allerdings stärker auffallen. Gerade weil sie die Öffentlichkeit suchen und sich stärker mit sozialen Situationen konfrontieren, fällt ihre motorische Andersartigkeit auf.

Wie schwer es sein kann, Motorik als ein für die Diagnostik richtungsweisendes Merkmal einzusetzen, kann mein Beispiel zeigen. Ich glaube, dass ich als Kleinkind deutlich die Kriterien für den frühkindlichen Autismus erfüllt habe. Dank guter Entwicklungsbedingungen und kompetenter therapeutischer Hilfe habe ich extreme Fortschritte gemacht und bin als Zwanzigjährige „nur“ mit dem Asperger-Syndrom diagnostiziert worden.

Meine motorischen Auffälligkeiten entsprechen den Kriterien für das Asperger-Syndrom nach Gilberg. Unverständlich ist mir jedoch, wie man diese typisch „aspergerischen“ Auffälligkeiten erklären will, wenn ich als Kind tatsächlich frühkindlich-autistisch gewesen bin. Sollen sich die Probleme erst ausgebildet haben, nachdem ich mich kognitiv und so-

719 Vgl. Frith 2005, 163.
720 Vgl. Kim/Volkmar/Sparrow, 2005, 101.
721 Vgl. ebd., 99.

zial vom schwereren Autismus fortentwickelt habe? Dem widerspricht meine Erinnerung: Ungeschickt bin ich schon immer gewesen und gerade als kleines Kind konnte ich kaum die Balance halten oder auf einem Bein stehen.

### *Motorische Ungeschicklichkeit – Folgen für den Alltag*

Gunilla Gerland berichtet, wie sie in ihrer Kindheit unter ihrer wenig zuverlässigen Motorik gelitten hat:

> Aufgrund meiner unbeholfenen Motorik fiel ich oft hin und verletzte mich oder verrenkte oder verstauchte mir die Füße. Also war es nicht weiter verwunderlich, daß ich im Alter von dreizehn Jahren hinfiel und mir einen Zahn ausschlug.[722]

Heute ist sich die Schwedin ihrer Ungeschicklichkeit bewusst. Sie weiß, dass sie achtsam mit ihrem Körper umgehen muss und bestimmte Betätigungen wie das Skifahren besser meidet:

> Es hätte lebensgefährlich werden können, wenn ich plötzlich nicht mehr gewußt hätte, wo ich meine einzelnen Körperteile hatte, oder wenn mir auf einem Skihang das Gefühl für Geschwindigkeit und Abstand oder für oben und unten abhanden gekommen wäre.[723]

Dietmar Zöller hat motorische Probleme, weil er seinen Körper selten spürt:

> Meine Beinnerven machen, was sie wollen. Mal sind sie da, mal sind sie wie abgetrennt, und ich hänge in der Luft, und aus lauter Panik halte ich mich irgendwo fest oder werfe Dinge herum. Ich habe dann keine Kontrolle mehr über mich.[724]

Unter einem mangelnden Körpergefühl in einem Extrem wie Dietmar Zöller es beschreibt, leiden nur wenige Betroffene. Ich spüre meinen Körper eigentlich immer, habe aber das Gefühl, ihn nicht so gut steuern zu können. Meine Beine sind stets voller blauer Flecken, Kratzer und Striemen. Ich ratsche mich an allem, was nur irgendwie im Weg steht.

Obwohl ich als Kind nie wild gewesen bin, habe ich mich oft verletzt. Ich bin von Schaukeln und Rutschen heruntergefallen, habe mich nie getraut, auf Bäume zu klettern, da ich ständig abglitt, und habe mich auch sonst oft zusammenreißen müssen, wenn andere Kinder tobten. Bei mir führte Ausgelassensein oft zu körperlichem Schaden. Diese Erfahrung machte ich zum Beispiel im Toskana-Urlaub 1992. Ich versuchte auf einem gepflasterten Platz über ein niedriges Zäunchen zu springen.

---

722 Gerland, 1998, 175.
723 Ebd., 236.
724 Zöller, 2001, 89.

Es misslang. Ich blieb mit den Fußspitzen an der obersten Querstrebe hängen und kam mit dem Gesicht genau auf den Pflastersteinen auf. Bei diesem Unfall verlor ich eine Ecke von meinem gerade erst neu gewachsenen Vorderzahn. Es war ein herber Verlust für mich. Ich war traurig, dass es keinen Milchzahn getroffen hatte. Der Schaden an dem bleibenden Zahn wird mich mein Leben lang begleiten.

## Besonderheiten beim Handeln

### *Das Zwangs-Handeln: Handeln aber nicht Handeln-Wollen*

> MANCHMAL HABE ICH MICH AUCH NICHT UNTER KONTROLLE WANN ICH AUFHÖREN SOLL. JA, ICH TUE FIELE DINGE DIE NICHT MEINEM WILLEN UNTERLIEGEN, MEIN KÖRPER IST VON MEINEM GEIST GESPALTEN.[725]

Der unter Autismus leidende Albrecht Leipert fasst eine besondere Art von gestörter Willkürmotorik in Worte: Der Körper führt Bewegungen aus, obwohl der Betroffene gar nicht handeln will. Betroffene wie Leipert sind auf extreme Weise der Eigenwillkür ihres Körpers ausgeliefert.

Dietmar Zöller sind Begebenheiten wie diese bekannt:

> Einmal bin ich von zu Hause weggelaufen, ziellos. Im Keller eines Nachbarn hat man mich gefunden. Ich weiß nicht, wie ich dorthin gekommen bin. Ich kann mich auch nicht erinnern, daß das Weglaufen von meinem Willen gesteuert war.[726]

Bisweilen kann sich unbewusstes und ungewolltes Handeln auch in unkontrollierten Lautäußerungen ausdrücken. Gunilla Gerland berichtet davon:

> In diesen Vorschuljahren gab ich Geräusche von mir. Immer wenn ich etwas tat, mußte ich schnauben und grunzen. Beim Zeichnen zum Beispiel schnaubte ich in regelmäßigen Abständen vor mich hin. Oder im Bett, da grunzte ich [...] Diese Geräusche kamen meistens, wenn alles ringsum still und ruhig war, und obwohl ich sie selbst nie bemerkte, störten sie oft meine Umgebung.[727]

Gerland vermutet, dass das Schnauben eine stimulierende Wirkung auf sie haben könnte. Ähnlich wie das Motorengeräusch im Auto würden die Geräusche ihr Nervensystem anregen.

---

725 Ebd., 20.
726 Ebd., 25.
727 Gerland, 1998, 33.

Handeln aber nicht handeln wollen erinnert in vielen Zügen an das Tourette-Syndrom. Wo genau die Grenzen zu ziehen sind, ist nicht immer klar festzustellen.

### *Handlungsstörungen*

Extreme Handlungsstörungen werden mit dem Begriff Apraxie beschrieben. Eine Apraxie liegt vor, wenn jemand bei voll erhaltener Motorik keine sinnvollen Zweckbewegungen ausführen kann. Die betroffene Person ist dann nicht imstande, einen Handlungsentwurf in eine konkrete Handlung umzusetzen.[728]

Menschen mit Autismus fühlen sich nicht immer richtig verstanden, wenn ihre handlungsorientierten Schwierigkeiten als Apraxien bezeichnet werden. Dietmar Zöller zieht es vor, bei seinen Steuerungsproblemen von Handlungsstörungen zu sprechen:

> Auf der Strecke bleibt aber zwangsläufig die Möglichkeit, diese Welt mitzugestalten. Und das meine ich, wenn ich den Begriff Handlungsstörung benutze, nicht im medizinischen Sinn, ich spreche darum meist nicht von Apraxie oder Dyspraxie.[729]

Handlungsstörungen sind bei autistischen Betroffenen oft starken Schwankungen unterworfen und von der Tagesform abhängig. Dazu Gunilla Gerland:

> Die Erwachsenen konnten natürlich nicht verstehen, warum ich es an einem Tag schaffte, allein irgendwo hinaufzuklettern, am nächsten hingegen, wenn andere Kinder anwesend waren, überhaupt nicht klettern konnte.[730]

Susanne Schäfer hat eine berufliche Tätigkeit gefunden, bei der sie Linsen schleifen kann. Obwohl sie dies gut beherrscht, können ihr Fehler unterlaufen. Ihre Muskeln führen nicht immer das aus, was Schäfer von ihnen verlangt. Sie beschreibt daher ihren Start in einen Arbeitstag wie folgt:

> Jacke & Co. ausziehen. Arbeitssandalen und Kittel anziehen. Hände waschen. Tasche in meiner Pausenecke auspacken. Hände mit Schutzcreme einreiben, Armschienen anziehen. (Letztere hat mir der Arzt verschrieben, damit die Muskeln nichts anderes machen als ich es ihnen selbst befehle – sonst fallen die Linsen runter, was sehr schlimm ist, weil sie dann kaputt gehen!)[731]

---

728 Vgl. Remschmidt, 2005, 45.
729 Zöller, 2001, 13.
730 Zitiert nach: Schirmer, 1999, 91
731 Schäfer, 2002, 223.

Brita Schirmer vermutet, dass die Armschienen dazu beitragen, die Muskelkontrolle zu erhöhen.[732] Dieser Effekt könnte vergleichbar sein mit jenem, den Schreiber bei der gestützten Kommunikation erfahren, wenn ein anderer ihnen den Arm stützt.

Besonders anfällig für Störungen im Handlungsablauf sind Betroffene, wenn sie unter Druck oder Zeitknappheit handeln müssen. Gunilla Gerland, die jede Bewegung mit Bedacht ausführen muss, leidet unter solcher Bedrängnis. Sie erzählt von einem Kindheitserlebnis im Urlaub. Sie hätten zusammen eine Windmühle besichtigt, als dem Vater die Idee gekommen sei, Gerlands Schwester Kerstin einen Schrecken einzujagen. In aller Eile habe er Gerland die Leiter runter getrieben, damit sich die Schwester alleine eingesperrt in der Windmühle fürchte:

> Ich besaß kein Empfinden dafür, wo meine Arme und Beine waren, wie hätte ich eine Leiter hinunterklettern sollen? Aber ich spürte seine Gereiztheit, daher war mir klar, daß ich mich beeilen mußte. Ich tastete nach der Leitersprosse, stürzte aber stattdessen in die Tiefe.[733]

Gerland zog sich eine Gehirnerschütterung zu. Die in Hast vollzogene Handlung hatte sie überfordert.

Dietmar Zöller klagt darüber, dass sein Körper nicht das ausführe, was er im Kopf plane. Dies schränkt ihn extrem in der Ausführung seiner Handlungen ein. Ohne fremde Hilfe gelingt dem jungen Mann kaum etwas. Dazu Zöller:

> Ich konnte auch im Kopf genau planen, was ich tun musste, um z.B. einen bestimmten Platz im Ort zu erreichen. Ich malte mir sogar die Wege auf und vergaß kein Gebäude und keinen Baum dabei. Aber niemals hätte ich den Weg alleine zurücklegen können.[734]

Ein anderes Mal hatte sich seine Mutter beim Wäscheaufhängen ausgesperrt. Sie klopfte ans Fenster und wollte von ihrem Sohn eingelassen werden. Zöller blieb regungslos sitzen. Im Nachhinein sagt er, dass er vorgehabt habe, die Tür zu öffnen. Aber seine Absicht sei undurchführbar geworden, als seine Mutter ans Fenster geklopft und ihn damit abgelenkt habe.

Handeln wollen, die Absicht dazu besitzen, das Geplante aber nicht in die Tat umsetzen zu können, ist für Betroffene eine schlimme Sache. Gleichwohl sind nicht alle Menschen mit Autismus so extrem betroffen wie Dietmar Zöller. Ich bin an die Freiheit gewöhnt, dass ich Handlungen, die ich ausführen möchte, meistens auch vollenden kann. Zwar glau-

---

732 Vgl. Schirmer, 2003, 12.
733 Gerland, 1998, 68.
734 Zöller, 2001, 25.

be ich, dass mich vieles mehr Konzentration und Kraft kostet als normale Menschen, aber ich bin stolz darauf, es überhaupt bewältigen zu können.

Nur selten passiert es mir, dass meine Muskeln nachlassen und mir Dinge aus der Hand gleiten, ohne dass ich es merke. Ein gefährliches Erlebnis hatte ich im pharmazeutisch-chemischen Labor, als ich eine Flasche mit hochgiftigem Phenol trug und mir diese herunterfiel. Ich hörte ein Scheppern. Erst, als ich die Flasche in Scherben am Boden liegen sah, konnte ich mir denken, was passiert sein musste: Mein Griff musste nachgegeben und die Flasche freigelassen haben. Wie das genau vor sich gegangen ist, weiß ich nicht. Ich weiß nur, dass ich die Flasche fest mit beiden Händen umklammert gehalten hatte.

### *Wenn Handeln Anstrengung ist*

Manchmal fällt jede auch noch so kleine Bewegung schwer. Sogar das Steuern einfacher motorischer Tätigkeiten wie das Kauen kann große Konzentration erfordern. Dazu Gunilla Gerland:

> Niemand konnte sich wohl vorstellen, daß das Kauen tatsächlich schwerfiel. Aber ich konnte meine Kiefer nicht so gut steuern. Mich überhaupt zu bewegen, war schon eine große Anstrengung, denn ich mußte alles, was ich tat, erst denken, um es überhaupt tun zu können. Ich musste meinem Körper gleichsam ununterbrochen befehlen, das auszuführen, was er tun sollte, indem ich es dachte.[735]

Oft fällt besonders das Anfangen einer Handlung schwer:

> Ich muss mir selbst ausdenken können, was ich motorisch umsetzen will, dann klappt es besser, aber auch nicht zuverlässig, weil das Anfangen so schwierig ist[736],

so Dietmar Zöller.

Um handeln zu können, muss er von seiner Mutter „Starthilfe" bekommen. Dann gelingt dem ehrgeizigen Mann so einiges. Ein Beispiel sei das Badputzen, wozu Zöller stolz sagt: „... und wenn ich in Gang gesetzt bin, dann putze ich eine Kachelwand sauber."[737]

Beeinträchtigungen treten gehäuft bei Tätigkeiten auf, die bei den meisten Menschen automatisiert ablaufen. Viele Menschen mit Autismus haben das Gefühl, Handlungen nicht genügend automatisieren zu können. Auch dazu äußert sich Dietmar Zöller:

735 Gerland, 1998, 12.
736 Zöller, 2001, 46.
737 Ebd., 29.

> Ich habe viel zu wenig automatisierte Bewegungsabläufe in meinem motorischen Gedächtnis gespeichert. Das lässt sich offensichtlich auch nicht aufholen; es war vermutlich auch nie aufholbar.[738]

Für Gunilla Gerland war selbst das Gehen eine Kraftanstrengung:

> Es fiel mir schwer, weit zu Fuß zu gehen, für den Kinderwagen wurde ich allerdings als zu groß betrachtet. Die Umgebung, die bestimmt hatte, wie lange Kinder im Kinderwagen fahren durften, nahm keine Rücksicht darauf, daß ich immer erst ‚ich gehe' denken musste, um gehen zu können.[739]

Automatisierte Bewegungen, die bei anderen nebenbei und fast unbemerkt ablaufen, fordern Gerlands Aufmerksamkeit. Das erweist sich besonders bei komplexen Handlungsabläufen als Hindernis. Jeden Einzelschritt, den normale Menschen einfach aus ihrem „Speicher" abrufen können, müssen Betroffene immer wieder aufs Neue denken und planen. Donna Williams beschreibt entsprechend ihren verzweifelten Versuch, eine Mahlzeit zuzubereiten:

> Ich nahm ein paar Sachen heraus, starrte sie an und fragte mich, was ich tun sollte. ‚Essen. Kochen', soufflierte ich mir, stand da und fragte mich, wie. ‚Kochen. Herd', fuhr ich fort. Eine halbe Stunde war bereits vergangen. ‚Schrank. Töpfe', sagte ich und war im Begriff, den Schrank zu öffnen, konnte das aber nicht, weil ich bereits etwas in den Händen hielt. Ich stellte die Sachen ab, holte Töpfe und Pfannen aus dem Schrank und starrte sie an. ‚Töpfe, Herd', sagte ich und sah den Herd an. ‚Anschalten', befahl ich und schon ging er an.[740]

Die Australierin bemühte sich noch eine Weile vergebens die alltägliche Tätigkeit auszuführen. Am Ende ließ sie ihren Tränen freien Lauf, denn „Eine Stunde oder so später warteten die Pfannen und das Essen immer noch darauf, auf den Tisch gebracht zu werden." [741] Verzweifelt stellte Williams fest: „Jeder Impuls wurde von seinem Gegenteil blockiert."[742]

Was Williams als „Blockierung eines Impuls durch sein Gegenteil" empfindet, wird auch als Akinesie bezeichnet. Eine Akinesie hemmt Bewegungen und Gedanken und kann sie zum völligen Stillstand bringen. Bekannt ist dieses Phänomen bei Menschen mit dem Parkinsonschen Syndrom.[743]

Ebenfalls zur Handlungsunfähigkeit führt das plötzliche Einfrieren von Bewegungen. Der Betroffene handelt erst recht flüssig, bis er in sei-

738 Ebd., 45.
739 Gerland, 1998, 31.
740 Zitiert nach: Schirmer, 1990, 89.
741 Zitiert nach: ebd.
742 Zitiert nach: ebd.
743 Vgl. ebd.

nen Bewegungen erstarrt. Besonders häufig tritt dies bei komplexen Bewegungsabläufen auf, und zwar meistens an den Stellen, an denen der Handelnde einen neuen Teilschritt anknüpfen muss. Der fließende Übergang in die nächste Teilhandlung gelingt nicht. Bisweilen versuchen Betroffene Ersatzbewegungen anzuwenden, um das „Einfrieren“ zu verhindern. Dazu Angelika Empt, eine vom Autismus betroffene Frau:

> Um die Hilflosigkeit nicht zu spüren und die Verwirrung, die dann auftritt, mache ich dann eine Ersatzbewegung, die überhaupt nichts mit der Bewegung zu tun hat, die ich ausführen will. Dann will ich nur das Loch nicht im Bewegungsmuster spüren. Die Ersatzbewegung ist ein Lückenfüller.[744]

Einfrierende Bewegungen und Handlungen, die mittendrin einfach abreißen, erlebe ich vor allem dann, wenn ich müde bin, abgelenkt werde oder einen völlig neuen Bewegungsablauf ausführen möchte. Selbst Alltagshandlungen, die ich schon unzählige Male ausgeführt habe, verlangen meine volle Konzentration. Am liebsten arbeite ich daher alleine, bitte zum Beispiel meine Familie, die Küche zu meiden, wenn ich sonntags meine Brötchen backe. Generell gilt, dass man mich nicht ansprechen und schon gar nicht anfassen sollte, während ich handle.

Das normale Gehen auf einer ebenen Strecke ist für mich kein großes Problem. Aber schon in der Wohnung fängt es an, schwieriger zu werden. Ich muss mich konzentrieren, damit ich nicht an Dinge stoße, immer daran denken, nicht zu sehr mit meinen Armen zu wedeln, um nicht versehentlich Gegenstände von den Schränken zu reißen. Wenn ich die Treppe hoch oder runter laufe, muss ich meine Konzentration auf meine Schritte richten. Werde ich dabei unerwartet angesprochen, ist die Gefahr groß, dass ich stolpere. Ich habe in der letzten Zeit schon wieder einige „Beinahe-Stürze“ erleben müssen.

### Gesamtaktivität: katatoner Stupor und Stereotypien

Die Gesamtaktivität autistischer Kinder ist häufig von Extremen geprägt. Oft werden Ruhelosigkeit und Hyperaktivität beobachtet. Ausdrücke für Übererregung können Bewegungsstürme, Zerstörungen oder Autoaggressionen sein. Lorna Wing weist darauf hin, dass Überaktivität „mit 3 oder 4 Jahren die Regel“[745] sei. In diesem Alter und auch noch Jahre danach beschrieb mich meine Mutter als kleinen „Wibbel“. Ich konnte kaum stillsitzen, musste immer in Aktion, immer in Bewegung sein.

Das andere Extrem sind Zustände ausgeprägter Untererregung. Die Kinder erscheinen dann passiv und lustlos, tun gar nichts oder beschäfti-

744 Ebd., 91.
745 Wing, 1973, 25.

gen sich stereotyp. Ein gesundes, ausgeglichenes Mittelmaß weisen autistische Kinder hingegen nur selten auf.[746]

Das Verhaltensbild vieler Kinder mit Autismus wird durch impulsive Handlungen geprägt. Impulsivität kann als Folge von schwachen exekutiven Funktionen betrachtet werden. Diese sind normalerweise dafür verantwortlich, dass die Impulsivität zugunsten eines übergeordneten Plans zurückgedrängt wird.[747] Wie sich impulsives Verhalten äußern kann, veranschaulicht Hans Asperger an einem Fallbeispiel:

> Plötzlich beginnt er, sich rhythmisch auf die Schenkel zu schlagen, oder laut klatschend auf den Tisch, gegen die Wand zu schlagen, oder auf eine andere Person loszuschlagen, oder im Saal herumzuhüpfen, ganz ohne Rücksicht auf das Staunen der anderen. Diese Impulse kommen meist ganz spontan, werden aber auch manchmal durch bestimmte Situationen ausgelöst.[748]

Bei kleinen Kindern mag es noch angehen, wenn sie plötzliche Impulse nicht unterdrücken. Je älter ein Kind wird, desto mehr sollte es sich jedoch „zusammenreißen“ können. Mir ist das immer schwer gefallen. Ich konnte und kann Impulsen nur schwer widerstehen. Oft war es mir hinterher peinlich, wenn man mich auf frischer Tat ertappt hatte. Ein sehr einprägsames Erlebnis war, als eine Freundin meiner Mutter zu Besuch war und ihr kleines Baby dabei hatte. Mich faszinierte dieser kleine Mensch, der so weich und frisch aussah. Gerne hätte ich diese verlockend weich aussehende Haut einmal berührt, den Geruch des Kindes eingesogen. Aber ich traute mich nicht, einfach die Hand auszustrecken oder die Mutter zu fragen. Bevor die Freundin fahren wollte, ging sie noch mal auf die Toilette. Das Kind legte sie in der Küche auf der Eckbank ab. Meine Mutter war in einem anderen Zimmer. Da überkam es mich. Ohne nachzudenken griff ich nach dem Kind und hob es leicht an. In dem Moment stand auch schon seine Mutter in der Tür. Vor Schreck ließ ich das Baby sofort los. Es schlug mit seinem Kopf auf die Eckbank zurück. Passiert ist ihm zum Glück nichts. Der Schrecken saß vor allem mir in den Gliedern.

Ein anderes Mal waren wir im Urlaub in einem Ferienhaus, in dem es von Mäusen nur so wimmelte. Meine Eltern stellten Mäusefallen auf, diese altmodischen Dinger, bei denen ein Stückchen Speck in eine Drahtvorrichtung gespannt wird. Alle paar Tage trugen sie eine getötete Maus nach draußen. Ich sollte die kleinen toten Tierchen nicht anfassen, sah ihnen aber lustvoll hinterher. Eines Tages fand ich beim Spielen eine Mäusefalle mit einer toten Maus. Ich wusste, dass ich die Tiere aus gu-

---

746 Vgl. Autistische Menschen verstehen lernen II, 1996, 21.
747 Vgl. Frith, 2003, 178.
748 Kehrer, 2005, 23.

tem Grund nicht anfassen sollte, da sie Krankheiten übertragen könnten. Doch wieder überkam mich ein Impuls. Ich drehte mich nach allen Seiten um und zog die Maus am Schwanz aus der Falle. Bevor ich mich weiter mit ihr beschäftigen konnte, standen auch schon die Eltern hinter mir. Sie waren sauer, weil ich ihr Verbot missachtet hatte.

Heute wirken sich meine Impulse hauptsächlich in Zornesattacken aus, in denen ich unkontrolliert um mich schlage, wie ein Derwisch durch das Haus wirble und ziellos Dinge um mich werfe. Manchmal geht dabei ein Glas zu Bruch oder eine Gabel wird verbogen, oft richte ich die Wut auch gegen mich selbst und habe hinterher Striemen an Armen oder Beinen. Wenn so etwas passiert, tut es mir besonders leid. Manchmal weine ich dann, weil ich es so schlimm finde, wie ich mich selbst behandelt habe.

### *Motorische Stereotypien*

Zu motorischen Stereotypien zählt der vielfach beobachtete „Zehenspitzengang", ein rhythmisches Schaukeln oder wildes Grimassieren. Weitere Ausprägungsformen sind wiederholtes sich um die eigene Achse Drehen, das so genannte „Flügeln" (ein rasches Auf- und Abbewegen der angewinkelten Arme) oder Finger- und Handbewegungen in Augenhöhe.[749] Exzessives Schaukeln[750], bizarre Bewegungen mit dem ganzen Körper oder das Flattern mit den Händen[751] werden ebenso wie Zeichen motorischer Unruhe wie etwa ein Auf- und Abtrippeln auf der Stelle beobachtet.[752]

Motorische Stereotypien treten im Allgemeinen umso gehäufter auf, je stärker Kinder geistig beeinträchtigt sind.[753] Wie alle Stereotypien nehmen sie bei Aufregung und in Stresssituationen zu. Die daraus abgeleitete beruhigende Wirkung erläutert Temple Grandin. Sie wendete rhythmisches Verhalten bewusst als Entspannungsmittel an:

> Andere Methoden, um mich gegen die Welt abzuschotten, wenn ich von übermäßigem Lärm bedrängt wurde, bestanden darin, daß ich rhythmisch hin und her wippte oder mich im Kreis drehte. Das Wippen gab mir ein Gefühl der Ruhe.[754]

In einigen Fällen können Bewegungsstereotypien ausgenutzt werden, um das autistische Kind zu fördern. Dabei wird individuell auf den Be-

749 Vgl. Klicpera/Innerhofer, 2002, 144f.
750 Vgl. ebd., 144.
751 Vgl. Poustka et al., 2004, 20.
752 Vgl. Klicpera/Innerhofer, 2002, 145.
753 Vgl. Frith, 2005, 140.
754 Grandin, 1997, 53.

troffenen und seine speziellen Stereotypien eingegangen. Stereotypes Verhalten wird dabei aufgelöst und umgewandelt, indem man beispielsweise ein Kind, das sich im Zehenspitzengang fortbewegt, für die Wahrnehmung seiner Fußsohlen sensibilisiert. Dies kann durch Fußmassagen, barfuß gehen auf verschiedenen Materialen oder Springen auf dem Trampolin gelingen. Ähnlich kann man mit einem wedelnden Kind verfahren. Seine Verhaltensweisen können ausgenutzt werden, um es mit Tüchern tanzen und sich nach Musik bewegen zu lassen.

Manche Stereotypien weisen auch auf besondere Fähigkeiten oder Neigungen hin, die weiter ausgebaut werden können. So kann etwa versucht werden, das Klopfen und Schlagen mit Gegenständen dahingehend umzuwandeln, dass das Kind Nägel einschlägt, trommelt, mit einer Werkbank spielt oder bestimmte Rhythmen nachklopft. Kinder, die gerne grimassieren, können ihr Gesicht erkunden, indem sie sich im Spiegel betrachten, Luftballons aufblasen und Seifenblasen produzieren.[755]

Einige dieser Methoden haben einige ältere Betroffene vielleicht auch ganz unbewusst in ihren Alltag mit aufgenommen. Ich laufe zum Beispiel zu Hause nur barfuß. Ich liebe es, unterschiedliche Oberflächen unter meinen Füßen zu spüren, gehe im Sommer auch im Garten über die geflieste Terrasse oder über die Wiese.

Eine besondere Neigung habe ich zum Schaukeln und Wippen. Als Kind habe ich phasenweise exzessiv geschaukelt. Benutzt habe ich dazu im Sommer die Schaukel in unserem Garten und im Winter ein altes hölzernes Schaukelpferd. Als ich begonnen habe, das Holzpferd zu benutzen, war ich dafür eigentlich längst zu groß. Trotzdem zog es mich gerade jetzt in unwiderstehlicher Weise an. Ich habe Stunden darauf verbringen können und alles um mich herum vergessen. Immer wieder hin und her und her und hin genoss ich es, meinen Oberkörper nach vorne und hinten schwingen zu lassen.

Trampolin springen war ebenfalls eine meiner Leidenschaften. Allerdings besaß ich dafür nur die kürzeste Zeit ein eigenes Trampolin. Die längste Zeit über dienten diesem Zweck zwei dicke Matratzen, die in meinem Zimmer übereinander lagen. Auf diesen Matratzen konnte ich ewig herumhopsen. Ich habe mich in die Höhe geschwungen und durch die Luft gewirbelt und es geliebt, wie sich mein Zimmer dabei um mich drehte.

755 Vgl. Kohl/Zisch, 1998, 71.

### *Autismus und Sport*

Sport ist für viele Betroffene ein wichtiger Ausgleich. Stresssymptome und Hyperaktivitäten gehen dann merkbar zurück. Aber nicht jede sportliche Betätigung ist gleich gut geeignet. Der Sportunterricht in der Schule ist für die meisten Schülerinnen und Schüler mit Autismus eine Stätte ständigen Misserfolgs und großer Frustration. Für übliche Mannschaftssportarten wie Fußball oder andere Ballspiele sind sie nicht geeignet. Auch das allgemeine schlechte Körperempfinden kann ein großes Hindernis darstellen, wie Gunilla Gerland beschreibt:

> Der Sportunterricht, der immer besonders belastend gewesen war, wurde in den oberen Klassen noch demütigender, weil unsere Lehrerin voll der besten pädagogischen Ambitionen war. Von dem, was von mir erwartet wurde, konnte ich eigentlich überhaupt nichts. Und vieles wagte ich gar nicht erst zu versuchen. Da ich weder wußte, wie mein Körper zusammengefügt war, noch, wie er sich im Raum verhielt, war es mir einfach zu gefährlich.[756]

Viele Betroffene klagen über eine schlechte Koordination, die ihnen die Beteiligung weiter erschwert. Temple Grandin spricht davon, dass es fast unmöglich sei, zwei motorische Aufgaben gleichzeitig zu bewältigen.[757] Auch der Gleichgewichtssinn ist oft mangelhaft ausgebildet, vielen Betroffenen fehlt zudem jede Geschicklichkeit im Umgang mit einem Ball. Weiterhin mangelt es am Rhythmusgefühl. Das erschwert es Betroffenen, sich mit anderen synchron im Rhythmus zu bewegen. Dieses Defizit schränkt das Feld möglicher sportlicher Betätigungen weiter ein. Tanzen, Aerobic oder Ballett erscheinen also weniger geeignet.

Menschen mit Autismus wählen in der Regel unkomplizierte Sportarten, denen sie alleine nachgehen können wie etwa Joggen, Fahrrad fahren oder Wandern. Auch Schwimmen kann eine beliebte Sportart für viele Betroffene sein. Andere neigen zu exotischeren Bewegungsformen wie etwa Paddeln oder Klettern. Von Mannschaftssportarten ist abzuraten, schon allein deshalb, weil autistische Menschen sich selten als gute Teamspieler erweisen. Vielleicht ist es Zufall, vielleicht auch instinktives Verhalten, dass bei den vielfältigen Sportarten, die ich in meinem bisherigen Leben – meist vergebens – ausprobiert habe, keine einzige dabei war, der man in einer Mannschaft nachgeht.

Begonnen hat meine sportliche Karriere im Ballettverein. Meine Mutter war ganz entzückt von der Idee, dass meine Schwester und ich kleine Ballerinas werden sollten. Sie selbst hatte bis ins Jugendalter Ballettunterricht erhalten und diesen sehr gerne besucht. Also wurde ich in

---

756 Gerland, 1998, 195.

757 Vgl. Grandin, 2005a, 34.

einen glitschigen, badeanzug-ähnlichen rosa Anzug gesteckt, musste eine fürchterlich feste und enge Strumpfhose anziehen und kleine rosa Schuhe, die ganz in Ordnung waren, da sie eine flexible angenehme Gummisohle hatten, die so schön am Boden klebte.

Die Unterrichtsstunden wurden für mich zur Qual. Ich verstand nicht, warum ich mich mit anderen Mädchen in einer Reihe aufstellen sollte, warum wir nachmachen sollten, wenn die Frau da vorne ihre Beine und Arme verbog, und warum das ganze noch im Rhythmus einer seltsamen Musik erfolgen sollte. Die Trainerin sah schnell ein, dass bei mir keine großen Erfolge erzielt werden konnten. Entsprechend rasch war mein Gastspiel im Ballettverein beendet.

Als nächstes stand Turnen auf dem Programm. Mädchen verschiedenen Alters wurden hier ihren Fähigkeiten nach gefördert. Meistens war es so, dass die Älteren an die schwierigeren Geräte durften, während die Kleineren sich mit den einfacheren Übungen begnügen mussten. Ich besuchte den Turnverein ein gutes Jahr lang. Ich bin nie aus der Gruppe der kleinen Neulinge herausgekommen. Die anderen Mädchen aus meiner Schulklasse turnten längst bei den Großen. Sehsüchtig schaute ich zu ihnen rüber.

Damit hatte ich vom Sport erst mal genug. Aber es folgten weitere Kränkungen. Auf dem Gymnasium litt ich, wenn mich niemand in seine Mannschaft wählen wollte. Nicole – das war immer die Spielerin, die niemand haben wollte, im schlimmsten Fall hat sich die Mannschaft, die sich nicht mit mir belasten musste, sogar gefreut, da der schlechteste Spieler an ihnen vorbei gegangen war. Das schmerzte. Beim Schwimmen lachten die Kinder mich aus, weil ich nur ein bisschen Brustschwimmen konnte und dabei meinen Hintern angeblich so komisch nach hinten strecken würde.

Ich begann mich vor dem Sportunterricht zu drücken. Regelmäßig „vergaß" ich meinen Sportbeutel zu Hause. Für den Schwimmunterricht ließ ich mir Entschuldigungen schreiben. Spaß am Sport bekam ich erst wieder, als ich mit einer Schulfreundin zusammen in einem Badmintonverein spielte. Das Spiel mit dem Federball bereitete mir wirklich Freude. Doch auch hier hielt ich es nicht lange aus. Nach einem halben Jahr hatten sich wieder alle weiterentwickelt – nur ich nicht. Der Trainer hatte an allem etwas auszusetzen; wie ich mich übers Feld bewegte, den Schläger führte oder den Ball schlug.

Und wieder herrschte einige Jahre Pause. Dann erwachte mein Interesse am Joggen und an Yoga. Ich lief nun täglich meine immer gleiche Runde über die Felder und trainierte abends Übungen aus einem Yogabuch. Im Laufe der Zeit wurde aus dem Yogatraining ein Gymnastiktraining.

Als sich in meiner Klasse fast alle für einen Tanzkurs anmeldeten, machte ich auch mit. Ich wollte dazu gehören. Hier zeigte sich, dass ich absolut kein Gefühl für Rhythmus habe. Ich muss sogar beim Klatschen abgucken, um es einigermaßen rechtzeitig hinzubekommen. Bald schon wollte niemand mehr mit mir tanzen, alle, selbst die dicken, unbeweglichen Jungen bewegten sich besser zur Musik als ich. Ich kam mir vor wie ein hässliches Entlein. Natürlich fragte mich niemand, ob ich mit ihm zum Abschlussball gehen wollte. Trotzig sagte ich, dass mich der Abschlussball sowieso nicht interessiere und ich ohnehin nicht gegangen wäre. Innerlich aber blutete mir das Herz.

Später interessierte ich mich für Selbstverteidigung. Einige Monate trainierte ich Ju-Jutsu, eine asiatische Kampfsportart, die der Selbstverteidigung dient, in einem Verein. Kurz vor der ersten Gürtelprüfung trat ich wieder aus. Ich sah keine Chance, meinen weißen Anfängergürtel gegen einen Gelben austauschen zu können. In den ganzen Monaten hatte ich noch nicht mal die einfachsten Kombinationen begreifen können. Auch merkte ich, dass die körperliche Nähe, die für Kampfsportarten nötig ist, mir zuwider war.

Seitdem habe ich um Sportvereine einen großen Bogen gemacht. Ich habe vieles ausprobiert und mich nirgends zu Hause gefühlt. Den Sport, den ich jetzt betreibe, mache ich alleine. Fürs Joggen, Fahrradfahren, Walking oder meine gymnastischen Übungen brauche ich keinen Verein. Ich kann meinem eigenen Tempo ungestört nachgehen und brauche mich in meinen Bewegungsabläufen von niemandem kritisieren zu lassen.

## Mögliche Beeinträchtigungen im Alltag

### *Epileptische Anfälle*

Epileptische Anfälle kommen bei autistischen Kindern gehäuft vor. Oft tritt die Epilepsie erst ab der Pubertät auf, seltener wird sie bereits im Babyalter beobachtet. Geistig schwerer beeinträchtigte Menschen sind am stärksten betroffen.

Im Gegensatz zu normalen Menschen, bei denen das Risiko für epileptische Anfälle im ersten Lebensjahr am größten ist, ist bei Menschen mit Autismus eine deutliche Zunahme mit steigendem Alter zu verzeichnen. Schätzungen gehen davon aus, dass 14 bis 42 % der autistischen Menschen unter Formen der Epilepsie leiden.[758]

---

758 Vgl. Kehrer, 2005, 43.

Die Art der Anfälle ist unterschiedlich. Einige können so unauffällig sein, dass sie leicht fehlinterpretiert werden. Dazu gehören zum Beispiel psychomotorische Anfälle, die sich in einer Weise äußern, dass sie sich in das gewöhnliche Erscheinungsbild vieler autistischer Personen einfügen. Zu den Symptomen gehören unter anderem, dass der Betroffene in seiner Aktivität anhält, starr vor sich hinblickt, reizbar erscheint und zu aggressivem Verhalten neigt.[759]

### *Autofahren*

Viele Menschen mit Autismus fühlen sich im Straßenverkehr unsicher. Gunilla Gerland hat schon große Schwierigkeiten, alleine eine Straße zu überqueren:

> Immer, wenn ich ohne Hilfe einer Ampel eine Straße überqueren mußte, benötigte ich meine äußerste Konzentration, um abschätzen zu können, wie weit entfernt die Autos waren und mit welcher Geschwindigkeit sie auf mich zukamen. Oft blieb ich so lange stehen, bis weit und breit kein Auto zu sehen war. Wenn möglich, wartete ich, bis ein anderer Passant die Straße überquerte, und verließ mich ganz auf dessen Urteil.[760]

Es ist verständlich, dass Menschen wie Gerland Probleme haben werden, wenn sie sich in ein Auto setzen und selbst aktiv am Autoverkehr teilnehmen sollen. Trotzdem bedeutet Autofahren immer auch ein großes Stück Unabhängigkeit. Es ist daher wohl nur verständlich, dass viele höher funktionierende Menschen mit Autismus den Wunsch haben, einen Führerschein zu erwerben. Doch erweist sich das nicht immer als ganz einfach. Koordinationsprobleme, Wahrnehmungsstörungen und Schwierigkeiten, auf mehrere Reize gleichzeitig zu reagieren, machen ihnen zu schaffen. Einige Betroffene aus meinem Bekanntenkreis haben aus diesen Gründen nie einen Führerschein gemacht. Andere haben ihn, fahren aber nur äußerst ungern Auto.

Ich habe lange gebraucht, bis ich richtig Autofahren konnte. Mit viel Glück hatte ich den Führerschein relativ schnell erworben. Auf einer meiner ersten Fahrten stieß ich dann aber gleich beim Einparken an ein anderes Auto. Ich hatte den Abstand und die Ausmaße des Autos falsch eingeschätzt. Auch in der Folgezeit passierten mir Fehler. Die ersten zwei Jahre würgte ich regelmäßig an Ampeln den Motor ab. Aber ich werde besser. Und vor allem: Das Autofahren macht mir riesigen Spaß. Es ist für mich ein Stück Lebensqualität, auf das ich nicht verzichten mag.

Autofahren ist für mich eine der angenehmsten Arten, mich fortzubewegen. In öffentlichen Verkehrsmitteln leide ich unter der Anwesenheit

---

759 Vgl. Klicpera/Innerhofer, 2002, 182f.
760 Gerland, 1998, 228.

der anderen Menschen, ihrem Lärm und ihren Ausdünstungen. In meinem Auto bin ich nur für mich alleine. Ich kann ungestört Selbstgespräche führen und weiß sicher, dass mich niemand einfach an den Schultern fassen und irgendwohin drücken wird.

### *Folgen für den Spracherwerb*

Motorische Störungen können eine mögliche Ursache für Artikulationsschwierigkeiten bis hin zu Sprachunfähigkeit sein. Dies ist eine logische Konsequenz, da Muskeln im Lippen- und Zungenbereich maßgeblich daran beteiligt sind, dass wir Laute und Worte bilden können. Wie alle Muskeln, die willkürlich gesteuert werden, kann auch die Motorik dieser Muskeln Störungen und Ausfällen unterworfen sein.

Was die „Sprechmuskeln" besonders anfällig macht, ist, dass die Bewegungen beim Sprechen schnell, fein und perfekt aufeinander abgestimmt sein müssen. Sprechen ist eine komplexe Abfolge von Bewegungen. Dem normalen Menschen fällt das nicht auf, er erledigt es völlig unbewusst. Menschen mit Autismus müssen hingegen oft jede dieser kleinen Bewegungen gezielt steuern. Gunilla Gerland beschreibt, wie sich das anfühlt. Für die Schwedin bedeutete Sprechen noch bis ins Erwachsenenalter hinein eine enorme intellektuelle Anstrengung:

> Der Umgang mit Menschen wurde mir auch dadurch erschwert, daß es mich so große Mühe kostete, zu sprechen und gleichzeitig etwas anderes zu tun. Eine Konversation zu führen erforderte so viel Energie, daß ich dabei möglichst ruhig an einem Tisch sitzen mußte, ohne mich gleichzeitig auf etwas anderes konzentrieren zu müssen.[761]

Bei Dietmar Zöller ist das Problem noch extremer. Der vom Autismus betroffene Mann kann auch heute nur gestützt kommunizieren. Lange Jahre hat Zöller sprachtherapeutischen Unterricht erhalten. Zöller zu dem Ergebnis der Mühen:

> Ich meine, dass es das Problem der gestörten Willkürmotorik war und bis heute geblieben ist, das mir das normale Sprechen unmöglich macht.[762]

Eine halbwegs normale sprachliche Verständigung klappt bei Zöller nur mit seiner Mutter, selten auch mit anderen vertrauten Personen. Dazu der Betroffene:

> Ich schaffte die Nachahmung von Lauten, Wörtern und Sätzen so schlecht, weil ich den Bewegungsablauf mühsam suchen musste, bevor das Gewünschte herauskam.[763]

---

761 Ebd., 234.
762 Zöller, 2001, 155.
763 Ebd.

Wie beim Handeln müsse er jede Bewegung seines Mundes und seiner Lippen bewusst planen und ausführen, Schritte, die bei anderen Menschen automatisiert abliefen. Erschwerend komme bei ihm seine schwach ausgebildete Mundmuskulatur hinzu, sowie die Tatsache, dass seine Wahrnehmung im taktilen Bereich so schlecht sei. So spüre er oft nicht, ob seine Zunge den Gaumen berühre, was zu erheblichen Schwierigkeiten in der Artikulation und Lautbildung führe.[764]

Ich möchte dies mit einer Betäubungsspritze beim Zahnarzt vergleichen. Obwohl sich in der Mundmuskulatur nichts grundlegend verändert hat und der Sprechapparat weiterhin einsatzfähig ist, bereitet das Sprechen mit gefühllosen Lippen und Wangen große Mühe. Wie mag es dann erst einem Menschen wie Zöller ergehen, der fast nie „Anwesenheit" in seinem Körper spürt?

Für ihn wie für andere unter Sprachlosigkeit leidende Betroffene ist die gestützte Kommunikation zum einzigen zuverlässigen Verständigungsmittel geworden. Dazu Lutz Bayer:

> Ohne Schreiben bin ich stumm
> ohne Seelenbild für andere.[765]

Menschen mit Autismus wollen ihr „Seelenbild" anderen mitteilen. Dies kann nicht immer auf konventionellem Weg gelingen. Aber mit etwas Mut sowie Geduld und Unterstützung aus dem Umfeld können Betroffene zumindest eingeschränkt an der Welt „da draußen" teilnehmen.

---

764 Vgl. Zöller 2001, 155.
765 Autistische Menschen verstehen lernen II, 1996, 17.

# Glossar:

### *Douglas Biklen*

Der amerikanische Erzieher Douglas Paul Biklen (geb. 08.09.1945) setzte sich besonders für die gestützte Kommunikation (FC) ein. Biklen begegnete dieser Methode das erste Mal in Australien und führte sie in den USA ein. FC ermöglicht es, dass Menschen, die unter Dyspraxien leiden, kommunizieren können, indem eine Vertrauensperson ihnen beim Schreiben die Hand stützt. Die Methode gilt als umstritten.

Biklen hat als Koproduzent des Films „Autism Is a World" im Jahre 2004 Bekanntheit erlangt.

### *Festhaltetherapie*

Die durch Druckstimulation entstehende Ruhe könnte eine der Ursachen sein, warum die kontrovers diskutierte Festhaltetherapie zu Erfolgen führen kann. Bei dieser 1984 von der amerikanischen Kinderpsychiaterin Martha Welch entwickelten Therapie wurde ursprünglich davon ausgegangen, dass die Bindung zwischen Mutter und Kind beim Autismus gestört sei und durch ein oft nur gewaltsam durchzuführendes und langanhaltendes Festhalten gebessert werden könne. Die Ausgangshypothese der Therapie ist heute obsolet und doch scheint es wahrscheinlich, dass das kraftvolle Festhalten einen positiven Effekt auf das Verhalten des Kindes hat.[766]

### *Irlen-Syndrom*

Das Irlen-Syndrom ist eine Wahrnehmungsstörung im visuellen Bereich, die 1981 von der Schulpsychologin Dr. Helen Irlen entdeckt wurde. Irlen untersuchte erwachsene Menschen mit Legasthenie. Durch Zufall entdeckte sie, dass einige der Probanden besser lesen konnten, wenn sie die Schrift durch eine bunte Folie entzifferten. Die Forscherin fand heraus, dass bei dieser Teilgruppe eine Störung der Wahrnehmungsverarbeitung visueller Reize vorlag. Die Betroffenen erwiesen sich als äußerst licht- und farbempfindlich.[767]

Das Irlen-Syndrom ist eine Störung, unter der ca. 47 % der Legastheniker leiden und auch eine Vielzahl Menschen mit Autismus. Verbesserung, nicht aber Heilung kann durch die von Irlen entwickelten Brillen verschafft werden. Diese Brillen müssen individuell nach den Bedürfnis-

766 Kehrer, 2005, 132f.

767 Vgl. http://www.irlen-center.de/seiten/leseprobe.php.

sen eines Patienten angefertigt werden. In folgenden Bereichen können Fortschritte erzielt werden:

- Koordination der Grob- und Feinmotorik,
- kommunikative Fähigkeiten,
- Kontrolle über das eigene Verhalten und erhöhtes Körperbewusstsein,
- Augenkontakt und Aufmerksamkeit,
- soziale Fertigkeiten.[768]

Folgende Verhaltensweisen können auf ein Irlen-Syndrom hinweisen:

- Blinzeln oder Runtergucken,
- mangelnder Augenkontakt,
- Augenreiben und -drücken,
- Verwirrung oder Hypnotisierung durch Farben, Muster oder Licht,
- verändertes Verhalten in hellem Licht,
- schlechte räumliche Wahrnehmung und mangelnde Körperwahrnehmung,
- Schwierigkeiten mit Treppen und dem Fangen von Bällen.

***Birger Sellin***

Birger Sellin wurde 1973 in Berlin geboren. Er ist mutistisch und kann sich nur mittels der gestützten Kommunikation verständigen. Sellin ist ein Bestsellerautor: Seine Texte sind in sieben Sprachen übersetzt worden und werden von Amerika bis Japan gelesen.

***Sensorische Integration***

Die sensorische Integration ist eine Behandlungsmethode, die der kalifornische Arbeitstherapeut Jean Ayres entworfen hat. Ziel dieser Behandlung ist es, Kindern mit Autismus Erleichterung bei Berührungsempfindlichkeit zu verschaffen und ihr Nervensystem zu beruhigen. Die Therapie besteht aus verschiedenen Komponenten, besonders wichtig erscheinen die Ausübung von starkem Druck sowie eine Stimulation des Gleichgewichtssinns. Letzteres wird durch behutsames Schaukeln erreicht. Durch die Behandlung verringern sich die Wahrnehmungsbesonderheiten, was sich in einem gemäßigteren Verhalten äußert.[769]

---

768 Vgl. http://www.irlen.com/autism_main.htm.
769 Vgl. Grandin, 1997, 97ff.

# Nachwort der Autorin

Ein Leben ohne Autismus – ist das wünschenswert? Diese Frage kann ich für mich mit einem eindeutigen „Nein“ beantworten. Für mich ist mein Autismus keine Krankheit, die es zu heilen gilt. Mein Autismus ist für mich eine besondere Weise zu leben, zu denken, zu fühlen und zu handeln.

Mein Weg und der Weg vieler anderer autistischer Menschen ist außergewöhnlich und daher nicht immer leicht. Es ist stets einfacher, sich vom Strom mittreiben zu lassen, als ab und an dagegen an zu schwimmen. Menschen mit Autismus, die schon von ihrem Wesen her aus der Masse ihrer Mitmenschen herausstechen, sind permanent zu dieser Anstrengung gezwungen. Und doch erscheint es wichtig, dass es solche Menschen gibt, Menschen, die Tag für Tag den Mut aufbringen, gegen äußere und innere Widerstände „ja“ zu sich zu sagen.

Menschen, die wie autistische Menschen „anders“ sind, machen unsere Gesellschaft erst bunt und interessant. Sie sind es, die als kauzige Gesellen für Gesprächsstoff sorgen, die uns mit ihren Eigenheiten in Büchern oder im Fernsehen unterhalten und die unsere Welt mit Erfindungen, Werken und Entdeckungen bereichern.

Doch was macht sie so besonders, diese Menschen mit Autismus? Leider definiert man ihre Andersartigkeit in erster Linie über negative Attribute, sie werden als unsensibel, unkooperativ, stur, inflexibel und exzentrisch im Verhalten beschrieben. Selten hört man, sie seien selbstbestimmt, eigendynamisch, hartnäckig, zuverlässig und geradlinig. Es werden Stärken ausgeblendet und Schwächen überbetont.

Auffällig ist dies schon bei der Feststellung der Autismus-Symptome. Es ist ein Unterschied, ob man sagt „Das Kind ist unfähig, Zusammenhänge zu erkennen“ oder „Das Kind hat einen bemerkenswerten Blick fürs Detail“. Beide Eigenschaften sind zwei Seiten einer Medaille. Es geht nicht darum, die schlechte Seite für immer wegzudrehen. Es geht darum, sich die gute Seite einmal anzuschauen.

Was ich mir wünsche, ist, dass Angehörige und Betreuer ihren Blick für die gute Seite schärfen. Ein Kind mit Autismus ist ein außergewöhnliches Kind, aber auch ein Kind, das es ungleich schwerer haben wird als seine Altersgenossen. Es wird reichlich Kämpfe mit der fremden Welt da draußen ausstehen müssen und da ist es sicherlich eine Erleichterung, wenn es in dem Bewusstsein aufwachsen darf, besondere Stärken zu besitzen.

Mir tut es weh, wenn ich von Kindern höre, die Zeichen des Autismus aufweisen, und von allen Seiten abgelehnt und irgendwann in Verwahranstalten abgeschoben werden. Andere auffällige Kinder werden mit Betäubungsmitteln wie Ritalin still gestellt. Ich möchte nicht prinzipiell den Einsatz von diesen und ähnlichen Medikamenten kritisieren – bei der richtigen Person zur rechten Zeit können sie eine wertvolle Lebenserleichterung darstellen. Doch wenn ich mir die großen Verkaufszahlen entsprechender Präparate in Apotheken anschaue, überkommen mich Zweifel, ob das immer nötig und berechtigt ist. Ein Medikament zu verschreiben, ist ein leichter Weg der Behandlung. Die Frage ist, ob man damit jedem Betroffenen gerecht wird.

Von Ärzten, Therapeuten aber auch Betreuern und Angehörigen wünsche ich mir, dass sie auffälliges Verhalten nicht von vornherein als „falsch" etikettieren und abschalten wollen, sondern es im Gegenteil in gesetzten Grenzen akzeptieren. Wachstum, Entwicklung und Entfaltung sind nicht ohne stützende Hilfe möglich. Gleichwohl sollte Erziehung so sein, dass dem Kind Freiräume gelassen werden, seine eigenen, wenn auch ungewöhnlichen Interessen zu verfolgen, seine Persönlichkeit ungehindert durch äußere Erwatungshaltungen entfalten und sich in seinem Tempo auf seine ganz spezielle Weise entwickeln zu dürfen.

Menschen mit Autismus mit ihren besonderen Fähigkeiten sind wichtig – auch und gerade in der Berufswelt. Hier braucht man Menschen, die anders sind, Menschen, die sich in Projekte verbeißen können, die unermüdlich weitermachen, wenn andere längst aufgegeben haben, und die mit ihrem außergewöhnlichen Blickwinkel auf völlig neue Lösungsmöglichkeiten aufmerksam machen können. Leider wird es diesen Menschen oft schwer gemacht. Ihre Eigenarten werden belächelt und ihre mangelnde Teambereitschaft kritisiert. In einer Welt, in der so genannte „Soft Skills" hoch bewertet werden, ist es für Menschen mit Autismus schwer. Aber auch ein Albert Einstein oder ein Isaac Newton wäre unter diesen Voraussetzungen wohl kaum glücklich geworden.

Menschen mit Autismus haben überall da Probleme, wo ihnen Vorstellungen von außen aufgedrückt werden, wo ihnen zu wenig Freiheiten gelassen werden, wo sie gegen ihre Natur leben müssen. Kindergärten und Schulen sind derartige Plätze. Die herkömmlichen Einrichtungen sind kaum geeignet für ein Kind mit besonderen Ansprüchen. Es würde wohl niemand auf die Idee kommen, ein blindes Kind mit einem gedruckten Schulbuch arbeiten zu lassen. Von einem autistischen Kind verlangt man jedoch täglich, das es in überfüllten, lauten Klassenzimmern konzentriert arbeitet, ständig mit anderen Kindern zusammen ist und sich an deren Maßstäben messen lässt.

Die angesprochenen Problemfelder können nicht von heute auf morgen gelöst werden. Trotzdem sollten gerade wir Betroffene uns darüber im Klaren sein, dass es noch viel zu tun gibt, reichlich Gründe, um weiterhin auf unsere Randgruppe aufmerksam zu machen.

Mein Wunsch für die Zukunft ist nicht Heilung vom Autismus, sondern ein erhöhtes Bewusstsein für andersartige Menschen. Denn nur, weil einige von uns verschieden sind, kann unsere Gesellschaft funktionieren. Einen beeindruckenden Vergleich dafür habe ich in einem Bericht eines autistischen Menschen im Internet gelesen: Eine Schreibmaschine würde nicht funktionieren, wenn sie allein aus Schrauben bestehen würde.[770]

Ein Leben ohne Autismus kann ich mir nicht vorstellen. Es wäre nicht mehr mein Leben. Ich habe mir viel erkämpfen können und habe große Pläne für die Zukunft. Mein Leben soll erfüllt sein, sowohl im privaten, beruflichen als auch im gesellschaftlichen Bereich.

---

770 http://ballastexistenz.autistics.org/?m=20060226

# Literatur:

## Hefte/Magazine

Interview von Heike Frank mit Miriam Hartz. „Meine alten Drahtesel". In: ASPERGIA, 1/2005, S. 12-13.

Kids & Teens. Freunde – was sind das? In: ASPERGIA 4/2005, S. 22.

Busse, Jochen: „Autismus – Nerven unter Spannung". In: „autismus. Zeitschrift des Bundesverbandes „Hilfe für das autistische Kind" Vereinigung zur Förderung autistischer Menschen e.V. (Hrsg.). Nr. 48/1999, S. 26-33.

Autistische Menschen verstehen lernen II. Mit Beiträgen von Betroffenen. Verein zur Förderung von autistisch Behinderten e.V. Stuttgart. 1996.

Fischer, Erhard: Förderung der Wahrnehmung. In: Ministerium für Bildung, Wissenschaft und Weiterbildung Rheinland Pfalz (Hrsg.). Handreichungen zu den Empfehlungen zur Förderung von Schülerinnen und Schülern mit autistischem Verhalten. Mainz. 1997 (Erstdruck), 1998 (Nachdruck), S. 28-53.

Kohl,Jutta/Zisch, Gaby: Erschließung der Umwelt. In: Ministerium für Bildung, Wissenschaft und Weiterbildung Rheinland Pfalz (Hrsg.). Handreichungen zu den Empfehlungen zur Förderung von Schülerinnen und Schülern mit autistischem Verhalten. Mainz. 1997 (Erstdruck), 1998 (Nachdruck), S. 69-83.

Rothenberger, Aribert/Banaschewski, Tobias: Autismus in Verbindung mit Tics und Stereotypien. In: „Hilfe für das autistische Kind e.V." (Hrsg.). Autismus und Gesellschaft. Tagungsbericht. Hamburg. 2003, S. 59-66.

Nagy, Christiane: Leben mit unserem autistischen Schulkind. In: Tagungsbericht des Bundesverbandes „Hilfe für das autistische Kind" Vereinigung zur Förderung autistischer Menschen e.V. (Hrsg.). 8. Bundestagung. Autismus und Familie. Hamburg 1995, S. 19-23

Petersen, Uwe: Leben mit unserem autistischen Kleinkind. In: Tagungsbericht des Bundesverbandes „Hilfe für das autistische Kind" Vereinigung zur Förderung autistischer Menschen e.V. (Hrsg.). 8. Bundestagung. Autismus und Familie. Hamburg 1995, S. 15-18

## Bücher

Aarons, Maureen/Gittens, Tessa: Das Handbuch des Autismus. Ein Ratgeber für Eltern und Fachleute. Weinheim/Basel 2000.

Asperger, Hans: Heilpädagogik. Einführung in die Psychopathologie des Kindes für Ärzte, Lehrer, Psychologen, Richter und Fürsorgerinnen. Wien 1961[3].

Attwood, Tony: Das Asperger Syndrom: Ein Ratgeber für Eltern. Stuttgart 2000.

Bauer, Joachim: Warum ich fühle, was Du fühlst. Intuitive Kommunikation und das Geheimnis der Spiegelneurone. Hamburg 2005[2].

Baron-Cohen, Simon: Vom ersten Tag anders. Das weibliche und das männliche Gehirn. Düsseldorf/Zürich 2004.

Von Brandis, H.J./Schönberger, Winfried: Anatomie und Physiologie für Krankenschwestern sowie andere medizinische und pharmazeutische Fachberufe. Stuttgart/Jena/New York 1991[8].

Delacato, Carl H: Der unheimliche Fremdling. Das autistische Kind. Ein neuer Weg zur Behandlung. Freiburg i.Br. 1985[3].

Dornes, Martin: Der kompetente Säugling. Die präverbale Entwicklung des Menschen. Frankfurt a.M. 1998[8].

Dzikowski, Stefan/Vogel, Cordula: Störungen der sensorischen Integration bei autistischen Kindern. Probleme von Diagnose, Therapie und Erfolgskontrolle. Weinheim 1988.

Fischer, Erhard: Wahrnehmungsförderung. Handeln und sinnliche Erkenntnis bei Kindern und Jugendlichen. Dortmund 2000.

Frith, Uta: Autism. Explaing the Enigma. Malden. Oxford. Carlton 2003[2].

Frith, Uta (Hrsg.): Autism and Asperger syndrome. London 2005[16].

Haddon, Mark: Supergute Tage oder die sonderbare Welt des Christopher Boone. München 2003[5].

Harpur, John/Lawlor, Maria/Fitzgerald, Michael: Succeeding in College with Asperger Syndrome. London/Philadelphia 2005[3].

Hermelin, Beate: Rätselhafte Begabungen. Eine Entdeckungsreise in die faszinierende Welt außergewöhnlicher Autisten. Stuttgart 2002.

Janetzke, Hartmut R.P.: Stichwort Autismus. München 1997[3]

Jørgensen, Ole Sylvester: Autismus oder Asperger. Differenzierung eines Phänomens. Weinheim/Basel 1998.

Kehrer Hans E.: Autismus. Diagnostische, therapeutische und soziale Aspekte. Heidelberg 2005[7].

Kim, Ami/Volkmar, Fred R./Sparrow, Sara S. (Hrsg.): Asperger Syndrome. New York/London 2000.

Klicpera, Christian/Innerhofer, Paul: Die Welt des frühkindlichen Autismus. München/Basel 2002[3].

Moore, Charlotte: Sam, George und ein ganz gewöhnlicher Montag. Mein Leben mit zwei autistischen Kindern. München 2004.

Nieß, Nicosia/Dirlich-Wilhelm, Hanne: Leben mit autistischen Kindern. Erfahrungen und Hilfen. Freiburg/Basel/Wien 1995.

Oesterreich, Rainer: Das Netz des erinnerbaren Handelns. Ein Gedächtnismodell. Heidelberg 1994.

Papoušek, Mechthild: Vom ersten Schrei zum ersten Wort. Anfänge der Sprachentwicklung in der vorsprachlichen Kommunikation. Bern 1994.

Poustka, Fritz/Bölte, Sven/Feineis-Matthews, Sabine u.a.: Ratgeber Autistische Störungen. Informationen für Betroffene, Eltern, Lehrer und Erzieher. Göttingen, Bern/Toronto/Seattle 2004.

Remschmidt, Helmut: Autismus. Erscheinungsformen, Ursachen, Hilfen. München 2005[3.]

Schäfer, Susanne: Sterne, Äpfel und rundes Glas. Mein Leben mit Autismus. Stuttgart 2002[2].

Schmidt, Robert F.: Physiologie kompakt. Berlin/Heidelberg/New York/Barcelona/Hongkong/London/Mailand/Paris/Singapur/Tokio 1999[3]

Szagun, Gisela: Sprachentwicklung beim Kind. Weinheim/Basel/Berlin 2000.
Tomatis, Alfred A.: Der Klang des Lebens. Vorgeburtliche Kommunikation – die Anfänge der seelischen Entwicklung. Reinbek b. Hamburg 1990.
Wilker, Friedrich-Wilhelm: Autismus. Darmstadt 1989.
Wing, J.K. (Hrsg.): Frühkindlicher Autismus. Weinheim/Basel 1973.

## (Auto-)biografien

Brauns, Axel: Buntschatten und Fledermäuse. Mein Leben in einer anderen Welt. München 2004[3].
Gerland, Gunilla: Ein richtiger Mensch sein. Autismus – das Leben von der anderen Seite. Stuttgart 1998.
Grandin, Temple: Thinking in Pictures: and other Reports from My Life with Autism. New York 1995.
Grandin, Temple: „Ich bin die Anthropologin auf dem Mars". Mein Leben als Autistin. München 1997.
Grandin, Temple: Emergence: Labeled Autistic. A true story. New York/Boston 2005.
Grandin, Temple: Ich sehe die Welt wie ein frohes Tier. Wie ich als Autistin Menschen und Tiere einander näher bringen kann. Berlin 2005b.
Neffe, Jürgen: Einstein. Eine Biographie. Reinbeck b. Hamburg 2005.
Schäfer, Susanne: Sterne, Äpfel und rundes Glas. Mein Leben mit Autismus. Stuttgart 1997.
Sellin, Birger: ich will kein inmich mehr sein. botschaften aus einem autistischen kerker. Herausgegeben von Michael Klonovsky. Köln 2001[7].
Willey, Liane H.: Ich bin Autistin – aber ich zeige es nicht. Leben mit dem Asperger Syndrom. Freiburg i.Br. 2003.
Zöller, Dietmar: Autismus und Körpersprache. Störungen der Signalverarbeitung zwischen Kopf und Körper. Berlin 2001.

## Aufsätze/Sonstiges

Blech, Jörg/von Bredow, Rafaela: „Zellen zum Gedankenlesen". Interview mit dem Neurologen Vilayanur Ramachandran. Erschienen in: Der Spiegel. 10/2006, S. 138-141
Script zur WDR-Sendereihe „Quarks & Co". Wunder Wahrnehmung – von Sinnestäuschungen und Hirngespinsten. WDR Juni 2005. Oder unter www.quarks.de
Kanner, Leo: Autistic disturbances of affective contact. Nervous Child 1943; 2: 217-250.
Nagy, Christine: Leben mit unserem autistischen Schulkind. In: Bundesverband „Hilfe für das autistische Kind e.V." (Hrsg.): Autismus und Familie. Tagungsband. Hamburg 1994, S. 19-23.
Petersen, Uwe: Leben mit unserem autistischen Kleinkind. In Bundesverband „Hilfe für das autistische Kind e.V." (Hrsg.): Autismus und Familie. Tagungsband. Hamburg 1994, S. 15-18.

Rutter, Michael: Charakteristische Verhaltensweisen und kognitive Funktion psychotischer Kinder. In: Wing, J.K. (Hrsg.): Frühkindlicher Autismus. Weinheim/Basel 1973, S. 76-105.

Rutter, Michael: Prognose. Psychotische Kinder im Jugend- + frühen Erwachsenenalter. In: Wing, J.K. (Hrsg.): Frühkindlicher Autismus. Weinheim/Basel 1973, S. 105-122.

Schirmer, Brita: Gestützte Kommunikation und Handlungsstörung. In: Lang, Monika/Koch, Arno (Hrsg.): Gestützte Kommunikation – gestütztes Handeln. Fachtagung vom 16. März 2002 an der Justus-Liebig-Universität Gießen (= Autismus. Studien, Materialen und Quellen Bd. 7). Berlin 2003, S. 21-43.

Schirmer, Brita/Oesterreich, Rainer: Schwierigkeiten beim alltäglichen Handeln aus der Sicht eines handlungstheoretischen Modells. In: Heilpädagogische Forschung (2000) 4, S. 199-212.

Schirmer, Brita: „Die Lehrer hörte ich nur selten". Wahrnehmungsbesonderheiten von Menschen mit autistischer Behinderung. In: Fachverband für Behindertenpädagogik, Landesverband Nordrheinwestfalen (Hrsg.). Mitteilungen 1/2001, S. 32-43.

Schirmer, Brita: Störungen bei der Ausführung willentlicher Handlungen bei Menschen mit Asperger-Autismus. In: Bundesverband „Hilfe für das autistische Kind" Vereinigung zur Förderung autistischer Menschen e.V. (Hrsg.) Tagungsbericht vom 22. bis 24. Oktober 1999 in Köln. Thema. High-functioning-Autismus und das Asperger-Syndrom, S. 86-94.

Wendeler, Jürgen: Neuere Forschungsergebnisse. In: Wing, J.K. (Hrsg.): Frühkindlicher Autismus. Weinheim/Basel 1973, S. 283-309.

Wing, Lorna: Grundlagen der Heilpädagogik für autistische Kinder. In: Wing, J.K. (Hrsg.): Frühkindlicher Autismus. Weinheim/Basel 1973. S. 227-250.

## Internetseiten

http://www.lexevita.de/physis/sinnesorgane, entnommen 21.07.2006.

http://de.wikipedia.org/wiki/Wahrnehmung, entnommen 25.12.2005.

http://www.osn.de/user/hunter/buch-a1.htm, entnommen 07.01.2006.

http://www.autismus-wir-eltern.com, entnommen 23.12.2005.

http://www.donna.williams.net, entnommen 02.01.2006, eigene Übersetzung.

http://www.schule-bw.de/schularten/sonderschulen/autismus/button/ansprechp/unterricht/anlage/Autismus-Handreichung-lbs11.pdf, entnommen 06.07.2006.

http://www.familienhandbuch.de(cmain/f_Aktuelles/a_Haeufige_Probleme/s_776.html, entnommen 07.01.2006.

www.familienhandbuch.de(cmain/f_Fachbeitrag/a_Kindheitsforschung/s_1815, entnommen 22.09.05.

www.familienhandbuch.de(cmain/f_Fachbeitrag/a_Erziehungsbereiche/s_698.htm, entnommen 22.09.05.

www.kjp.uni-marburg.de/kjp/legast/leg/ueberblick.htm, entnommen 04.01.2006.

http://www.zwaenge.de/./diagnose/zwangsstoerung.htm, entnommen: 07.07.2006.

http://aspergia.de/, entnommen 14.04. 2006.

http://www.aspergia.de/files/bosch-frauen.PDF, entnommen 04.03.2006.
http://www.liga-kind.de/pages/105weissenborn.htm: Jürgen Weissenborn, Sprachentwicklung und Sprachförderung in den ersten drei Lebensjahren, erschienen in „Liga für das Kind“, 1/05.
http://www.pabw.at/~wiw/autism2.html, entnommen 21.05.2006.
http://www.zwaenge.de/./diagnose/zwangsstoerung.htm, entnommen: 07.07.2006.
http://sciencenar.sciencemag./org/cgi/content/full/2006/220/1, entnommen: 18.07.2006.
http://www.dgsgb.de/pdf/Broschuere%20Bd.11%20Zwaenge.pdf#search=%22%20Funktion%20von%20Stereotypien%20Rositta%20Symalla%22, entnommen 05.03.2006.
http://de.wikipedia.org/wiki/Intelligenz, entnommen 12.03.2006.
http://www.mensa.de/index.php?id=59, entnommen 08.08.2006.
http://www.ifp-bayern.de/cms/Onlinetexte_motorentw.pdf, entnommen 10.08.06.
http://www.medizinfo.de/kinder/entwicklung/grundmotorik.shtml, entnommen 10.08.06.
http://www.irlen-center.de/seiten/leseprobe.php, entnommen 13.01.06.
http://www.irlen.com/autism_main.htm, entnommen 13.01.2006.

# Autismus

## Studien, Materialien und Quellen

1. Brigitte Able / Ruth-Tatjana Köngeter: Die Ohren öffnen für eine andere Welt. *Autismus und die Möglichkeiten eines Hörtrainings*
   ISBN 3-89693-183-0 • 222 Seiten • 9 Abb.

2. Gesine Goßlau: Förderung der Kommunikationsfähigkeit am Beispiel eines Kindes mit autistischer Behinderung
   ISBN 3-89693-188-1 • 106 Seiten

3. Berit Hansen: Menschen mit Autismus als Subjekte verstehen. *"Gestützte Gespräche" mit Birger Sellin*
   ISBN 3-89693-192-X • 186 Seiten • 4 Abb.

4. Dietmar Zöller: Gestützte Kommunikation (FC): Pro und Contra. *Diskussion aus der Sicht eines Betroffenen*
   ISBN 3-89693-198-9 • 208 Seiten • 4 Abb.

5. Brita Schirmer: Autismus in Berlin. *Ein Handbuch und Ratgeber mit Beiträgen zahlreicher Fachleute*
   ISBN 3-89693-201-2 • 254 Seiten • 18 Abb.

6. Nikolai Diligenski: Worte durchbrechen das Schweigen. *Ein russischer Autist berichtet über sich und seine Welt* [Übersetzung aus dem Russischen von Tatjana Langstein-Soljus und Rainer Langstein]
   ISBN 3-89693-224-1 • 96 Seiten • 14 Abb.

7. Monika Lang / Arno Koch (Hrsg.): Gestützte Kommunikation – gestütztes Handeln. *Fachtagung vom 16. März 2002 an der Justus-Liebig-Universität Gießen*
   ISBN 3-89693-225-X • 108 Seiten • 14 Abb.

8. Dietmar Zöller: Autismus und Lernen. *Erfahrungen mit unterschiedlichen Förder- und Lernstrategien*
   ISBN 3-89693-239-X • 149 Seiten • 74 Abb.

9. Dominique Blickenstorfer: MEINE WELT – DEINE WELT. *Meine Lebensgeschichte mit Asperger-Syndrom und Hochbegabung*
   ISBN 3-89693-243-8 • 110 Seiten

10. Sylvi Santalahti: Leben mit high-functioning-autism. *Eine finnische Mutter berichtet*
    ISBN 3-89693-248-9 • 112 Seiten • 7 Fotos

11. Melanie Matzies: Applied Behavior Analysis. *(Früh-)Förderung bei Autismus unter besonderer Berücksichtigung der Verhaltenstherapie nach O. Ivar Lovaas*

12. vds Brandenburg (Hrsg.): Autismus und herausforderndes Verhalten. *Fachtagung der AG Autismus im vds Brandenburg*
    ISBN 3-89693-420-1 • 112 Seiten • 5 Fotos

13. Claire Molnár: Applied Behavior Analysis und die Frage nach Selbstbestimmung
ISBN 3-89693-439-2 • 125 S. • 8 Abb.

14. Christine Preißmann: ... und dass jeden Tag Weihnachten wär'. *Wünsche und Gedanken einer jungen Frau mit Asperger-Syndrom*
ISBN 3-89693-446-5 • 119 Seiten

15. Dietmar Zöller (Hrsg.): Autismus und Alter. *Was autistische Menschen, ihre Angehörigen, Menschen, die mit ihnen arbeiten und Verbände zu diesem Thema zu sagen haben*
ISBN 3-89693-472-4 • 194 Seiten

16. Ute Osterwalder: ASSIA. *Ein ganz* normales *Mädchen*
ISBN 3-89693-475-9 • 119 Seiten • 51 Abb.

17. Nicole Schuster: Ein guter Tag ist ein Tag mit Wirsing. *Das Asperger-Syndrom aus der Sicht einer Betroffenen*
ISBN 978-3-89693-483-3 • 335 Seiten

18. Dietmar Zöller: Ich wollte, dass wir uns verstehen. *Briefe, Tagebücher, Berichte über Reisen (1993-2008)*
ISBN 978-3-89693-544-1 • 412 Seiten • 11 Abb.

19. Kristina Gellert: Persönliches Budget und Autismus. *Ansprüche, Erfahrungen, Hoffnungen und Ängste*
ISBN 978-3-89693-549-6 • 148 Seiten • 3 Abb.

20. Aspies e.V. (Hrsg.): Risse im Universum
ISBN 978-3-89693-274-7 • 226 Seiten

21. Klaus-Jürgen Neumärker: „... der Wirklichkeit abgewandt". *Eine Wissenschafts- und Kulturgeschichte des Autismus*
ISBN 978-3-89693-280-8 • 300 Seiten • 41 Abb.

22. Monika Wend-Erdel: Die Finanzierungssituation evidenzbasierter Fördermaßnahmen für autistische Kinder
ISBN 978-3-89693-295-2 • 145 Seiten • 12 Abb.

23. Dietmar Zöller: Nichts geht automatisch. *Autistische Verhaltensweisen verstehen lernen*
ISBN 978-3-89693-556-4 • 146 Seiten • 1 Abb.

24. Beata Urbaniak / Brita Schirmer: Die Frühförderung von Kindern mit Autismus-Spektrum-Störung
ISBN 978-3-89693-579-3 • 293 Seiten • 81 Abb.

25. AK_Hevonen: Offenes Herz & Schachteldenken. *The Autistic Art of Life*
ISBN 978-3-89693-581-6 • 342 Seiten

26. Brita Schirmer (Hrsg.): Buchstäblich und wort-wörtlich, oder: Die Welt der hochgeklappten Gehsteige. *Konkretismus in Psychologie, Psychopathologie und Psycholinguistik mit besonderer Berücksichtigung von Autismus-Spektrums-Störungen*
ISBN 978-3-89693-592-2 • 220 Seiten • 10 Abb.

27. Tory Kemper: Mo & Tory. *Geheimnis Autismus – Des Rätsels Lösung?*
ISBN 978-3-89693-613-4 • 128 Seiten

28. Sarah Flade: Kunst von Menschen im Autismus-Spektrum
ISBN 978-3-89693-617-2 • 187 Seiten • 30 Abb.

29. Monika Lang (Hrsg.): MAASarbeit. *Barrierefreiheit auf dem Weg in die Arbeitswelt für Menschen aus dem Autismusspektrum*
ISBN 978-3-89693-634-9 • 133 Seiten • 9 Abb.

30. Brita Peterson: BRITA – die STEINZEITfrau. *Eine Autistin irrt durch eine fremde Welt*
ISBN 978-3-89693-649-3 • 251 Seiten • 11 Abb.

32. Anke Lüth: Zauberhafte Lehrlinge. *Meine Schüler im Autismus-Spektrum und ein ganz normales Schuljahr*
ISBN 978-3-89693-686-8 • 114 Seiten

33. Sebner-Brüx, Jahn Georg: Darum prüfe, wer sich ewig bindet ...
*Emotionen, Ehe und Elternschaft im Leben eines Asperger-Autisten*
ISBN 978-3-89693-752-0 • 167 Seiten

34 Rieck, Susanne: Autismen als Chance *zum Lernen von Selbstverantwortung in Kommunikation und Beziehung*
ISBN 978-3-89693-765-0 • 2., überarb. Aufl. • 124 Seiten • 4 Abb.

---

WEIDLER in der Frank & Timme GmbH
Wittelsbacherstraße 27a, D-10707 Berlin • Tel. +49 30/88667911
info@frank-timme.de • www.frank-timme.de